临床专科护理技术丛书

实用急诊护理

（第三版）

上海市护理学会　组编

主　编　席淑华　李　蕊　彭　飞

副主编　赵建华　庹　焱　冯　丽

上海科学技术出版社

图书在版编目（CIP）数据

实用急诊护理 / 席淑华，李蕊，彭飞主编. -- 3版
. -- 上海：上海科学技术出版社，2023.1
（临床专科护理技术丛书）
ISBN 978-7-5478-5790-8

Ⅰ. ①实… Ⅱ. ①席… ②李… ③彭… Ⅲ. ①急诊－
护理 Ⅳ. ①R472.2

中国版本图书馆CIP数据核字(2022)第143835号

内 容 提 要

本书是"临床专科护理技术丛书"之一，书中密切结合急诊护理的发展，详细阐述了急诊护理学科的发展方向、急诊人员组织管理、急诊分诊技巧、急诊手术配合、急诊监护技术、急诊脏器功能衰竭的护理和急救用药观察等，重点突出急诊护理领域相关的最新理论、最新技术和实践经验。本书在上一版的基础上，增加了近年来新的急救技术，如体外膜肺氧合技术和护理等；对原有的"急诊抢救预案"，按照系统重新梳理，补充了新内容；增加了急诊护理管理的实践经验，完善了急诊特殊人群如孕产妇、幼儿等的护理管理内容。

本书内容全面，实用性、可操作性强，可作为各级医院急诊护理人员的参考书。

实用急诊护理（第三版）

上海市护理学会　组编

主编　席淑华　李　蕊　彭　飞

副主编　赵建华　庹　焱　冯　丽

上海世纪出版（集团）有限公司
上海 科 学 技 术 出 版 社　出版、发行
（上海市闵行区号景路 159 弄 A 座 9F－10F）
邮政编码 201101　www.sstp.cn
上海光扬印务有限公司 印刷
开本 787×1092　1/16　印张 22.5
字数：450 千字
2005 年 3 月第 1 版
2023 年 1 月第 3 版　2023 年 1 月第 1 次印刷
ISBN 978 - 7 - 5478 - 5790 - 8/R · 2551
定价：78.00 元

编者名单

主　编　席淑华　李　蕊　彭　飞

副主编　赵建华　庹　焱　冯　丽

编写者（按姓氏汉语拼音排列）

董　兰　樊　落　范　颖　蒋　蓉　李　岚

李　蕊　李文放　刘哲军　潘乃林　乔安花

邵小平　庹　焱　王佩珍　吴晓蓉　席淑华

赵建华　周丽金

前　言

随着经济发展,工业化、城市化进程加快和人民群众生活水平提高,急性疾病、灾害事故、突发事件越来越多,尤其是在近年来世界范围内突发性公共卫生事件、重大自然灾害事件频发,全社会对提高急救医疗水平的需求越来越大。在逐步建立起来的急救医疗体系中,医院急诊科的急救工作在应对各类突发事件、挽救伤病员生命中起着越来越重要的作用。

急诊护理学是一门实践性、科学性、技术性、服务性很强的学科,急诊工作是一项任务繁重、劳动强度大、风险高的工作,加之急诊患者病情复杂、变化快,有时难以预测,这就要求急诊护理人员不仅要有扎实的急救知识,还要有熟练的急救技能和良好的心理素质,才能适应急救医学发展的需要和社会的需求,抢救一切可以抢救的生命。因此,为了满足社会对急诊护理工作的需求,进一步强化急诊护理人员全方位的培训,我们于2005年编撰了《实用急诊护理》一书,并于2012年修订完成了第二版。

本书第一版和第二版不仅系统地介绍了急诊护理学科的发展方向、急诊人员组织管理及急诊抢救要点等,还将常见急救患者的抢救程序采用流程图的形式进行说明,简明易懂,一目了然;注重新知识、新理论、新技术、新方法的介绍,是实用性、操作性极强的培训教材;不仅作为上海市急诊护士适任培训的指定教材,还被广泛应用于各级医院急诊急救护理人员,乃至社区医院医师的在职培训,受到一致好评。

为了紧跟快速发展的急诊急救医学事业,使急诊急救护理与之相适应,编者在本书第二版的基础上修订了第三版。本次修订增加了急症患者急救情景模拟案例、两名以上护士抢救流程图、急诊护理质量指标、急诊预检分诊信息化建设、突发疾病的抢救预案,以及最新的ECMO技术、骨髓腔穿刺术、CRRT技术的护理操作要点。此外,本书还附有练习题,读者可以用手机扫描二维码阅读,随时巩固重要知识点和重点环节。

由于编者水平有限,不成熟和疏漏之处在所难免,恳请读者批评指正。

编　者

2022年1月

目　录

练习题与答案

第一章
绪　　论

近 20 多年以来,急救医学已经逐渐发展成为一门独立的新型综合性医学学科,而急救护理作为急救医学的重要组成部分,是研究各种急性病、急性创伤、慢性病急性发作患者抢救护理的一门新专业。随着全球工业化和城市化进程的快速发展,各类自然灾害和人为灾害不断增多,尤其是在近年来世界范围内突发性公共卫生事件、重大自然灾害的频发,促使急诊医学不断向前发展,这同时也对急救护理工作提出了更高的要求。目前,全世界范围内已经形成了由院前急救、医院急诊科(室)救治、重症监护治疗病房(intensive care unit,ICU)救治 3 部分组成的急救医疗体系,而在伤病员急救的 3 个环节中,急诊的急救与护理工作承前启后,对伤病员的存活和预后起着十分关键的作用。

第一节　急救护理的沿革

现代急救护理学起源于 19 世纪南丁格尔时代。20 世纪 50 年代初,世界上出现了最早用于监护呼吸衰竭患者的监护病房。20 世纪 60 年代起,急救护理技术进入了有抢救设备配合的阶段。至 20 世纪 70 年代始形成了急救医疗体系,即将院前急救—急诊室救治—ICU 或冠心病监护治疗病房(coronary care unit,CCU)救治统一成一个完整体系,建立起网络系统,并重视现场急救和护理。这既适合平时急救医疗工作,也适合战时或突发事故的处理。

早在 20 世纪 50 年代,我国各医院就出现了将危重患者集中在危重病房进行观察、护理的模式。20 世纪 70 年代始成立了 CCU。我国卫生部于 1980 年 10 月颁发《加强城市急救工作》文件。1983 年颁发《城市医院急诊室(科)建立方案》,明确提出城市综合性医院要成立急诊科。1986 年 11 月通过了《中华人民共和国急救医疗法》,充分体现了党和政府对急救医学工作的关心和重视。随着全国急诊(救)科和 ICU、CCU 的崛起,一支急救专业队伍已经建立,并于 1987 年 5 月成立了全国急诊学会。自 1987 年以来,我国多次召开急救医学学术会议,有力地促进了我国急救医学事业的发展。中华护理学会、各省市护理学会及护理教育中心也纷纷贯彻卫生部的精神,每年举办多期危急重症急救护理学习班,为急救护理队伍培养了一大批专业人才。同时,我国教育部也将急救护理学定为护理教育主干课程之一,研究生培养也设置了急救护理学的研究方向,旨在为我国的急诊护理专业培养专业性人才。

我国地处自然灾害高发区,随着经济发展、工业化和城市化进程的加快、人民群众生活水平的提高及老龄人口的不断增多,急诊工作也面临着很多新的课题。既往守在医院中等待患者的模式和组织体系已不能适应患者的病情需要,急需在组织结构、急救措施和人才培养及培训等方面进行变革。目前,全国各大、中城市的综合医院和某些专科医院都设置了急诊科(室),在北京、上海、天津及各省会城市相继成立了急救中心,建立了三级急救网络,并配备医师、护士等医务人员,器械设备得到了更新,急诊医学向专业化、系列化和标准化的方向发展。

随着急诊医学的发展,急诊护理的发展也成为时代的要求。而发展急诊护理专业,关键是要培训专业的急诊护理人员。为了能更好地承担急诊工作,护理人员要不断地更新知识,具备更广的知识面、更深的理论基础和更熟练的操作能力,从而向专业化的方向发展。

我国的急诊护理起步较晚,与国外相比还存在较大的差距。急诊护理的发展本身并没有现成的模式,需要靠自己去探索和设计。急诊护理学作为一门新学科,必须从理论上、技术上和经验上挖掘自身的潜能,提高护理人员专业素质,从整体上将急诊护理工作纳入科学化、规范化和标准化的范畴,逐渐形成独立的理论体系,这是发展我国未来急诊护理事业的关键。从实际出发,探索护士在急诊中的作用,以求在急诊护理理论上有所发展、在技术上有所创新,不断借鉴国际上先进的急诊护理经验,结合我国实际情况创建适合我国急诊医学特色的急诊护理体系,这将对促进广大人民群众的身心健康起到重要的作用。

第二节　急诊医疗体系

急诊医学(emergency medicine)是一门新学科,从国际上正式承认其是一门独立学科至今才 20 余年。随着社会的进步、医学科学技术的发展,急诊医学越来越受到人们的重视。旧的急救系统已不再适应现代社会的发展和人民群众求医的需求,这就需要建立一个崭新的急救体系,即"急诊医疗体系",由院前急救、医院急诊科(室)救治、ICU 救治 3 部分组成。具体地说,院前急救负责现场和途中救护,急诊科(室)和 ICU 负责院内救治。

一、院前急救

(一) 概念和目的　院前急救是对各种遭受危及生命的急症、创伤、中毒、灾难事故等的患者在到达医院之前,由急诊专业人员所进行的现场或者途中的紧急救治和医疗处理。院前急救的目的是争取时间和挽救患者生命。

现场急救是急危重症患者获救并减少并发症的基本保证,而时间就是生命,这在分级医疗体系中显得非常具体而突出。如 40%～50% 的心肌梗死患者因得不到现场救治而在最初数小时内死亡,2/3 以上严重交通事故伤患者在发生事故的 25 min 内可因得不到及时救治而死亡,严重创伤患者 80% 的预后取决于院前急救处理。因而,快速有效的院前急救工作,对保全患者生命及减少医院前期患者的伤残率和病死率至关重要。近年来,对院前急救战略性观念的重要转变就是向广大的社会人员推行院前基本急救技术(心肺复苏、止血、包扎、固定和搬运)的培训,目的是使急救的基本技术从专业领域的医务人员扩大到社会人员。北京市从 20世纪 90 年代开始培训社会人员,2008 年奥运会时,在册户口中每 60 人就有 1 人拥有急救证书。上海市红十字会在 2010 年世博会召开之前完成了百万市民的初级急救技能培训。广州市也借亚运会召开时机,加大对普通市民急救技能和知识的普及,提高了社会公民的整体急救意识和自救、互救的能力。

我国著名急救医学专家李宗浩认为,本着对生命负责的态度,一定要打破急救服务的垄断行为,实现"四化",即急救社会化、结构网络化、抢救现场化及知识普及化。这一目标将促使我国尽快建立一支庞大而完善的院前急救队伍和急救网络,普及全社会急救知识,提高全民急救意识,建立没有围墙的急救医院,从而达到提高院前抢救成功率的目的。

（二）健全院前急救医疗网络 院前急救不是一般的出诊，而是采用先进的现代装备和技术，迅速到达现场，实行综合救治措施。这就要求急救医学领域发生变革，使急救工作不再被动，结束以往以运输为主的时代，进入名副其实的院前急救时代。

1. 急救医疗管理

（1）组织机构与任务：县以上地区要由当地卫生行政单位，在政府领导下负责统一指挥本地区的急救医疗工作。实行三级急救医疗体制，组成本地区的急救医疗网。省、自治区、直辖市必须建立急救中心，掌握急救信息，负责抢救、监护、外出急救、培训和科研等工作，根据当地急救医疗指挥部的决定，负责急救的组织调研工作。其他城市可根据需要建立急救中心或急救站。一般拥有 40 万以上人口的城市或区域应设置急救医疗机构。

（2）通讯：各级地方政府要设置全国统一的"120"急救电话，急救中心（站）应发展急救所需的电台、无线电话、对讲机等通信工具。卫生部门要制订急救运输和通信工具的标准和使用、保养、维修管理制度。按卫生部每 5 万人口配备 1 台救护车的要求，配置普通型和监护型两类救护车，车内配置现代化医疗仪器设备及药品、器械。边远山区、林区、牧区城市，根据条件发展直升机救护，沿海地区及海岛应发展救护艇。

目前，"120"急救中心可运用高科技的信息可视化技术，建立全面而直观的桌面地图信息系统。当急救中心接到"120"呼救电话后，即可在连接的复杂而深层次的可视化地理分析系统中标出呼救地点，同时可在短约 30 秒的时间内，印出派车任务清单，派出救护车，并可帮助救护车选择到达呼救用户地点的最佳行车路线，以及送达最近、最合适的医院路线等，即利用各种数据之间的关系，作出快速有效的决策，以大大提高运作效率。当前，某些发达地区的"120"急救中心采用地理信息系统和电话定位系统相结合的模式，能通过所拨打的固定电话快速有效地对用户进行自动、准确的地点定位，为呼救人员提供最高效的救助。

（3）社会急救：社会各部门或单位接到急救求援信号时，必须从人力、物力、财力上给予援助，广大群众对各种场所发现的危重、急伤患者都有义务予以急救、送往医疗单位或向急救部门呼救。在易发生灾害的地区及工伤事故的厂矿，应组织专业性队伍或群众组织，铁路、民航及交通运输部门要同当地卫生部门建立急救医疗协作关系。

急救机构必须配备经过急救医疗培训的技术骨干，从事急救工作的管理、通讯、调度、运送等工作的人员也必须经过业务培训。医学院校要开设急诊医学专业课，普通中学应开设卫生课，普及急救知识。各地政府和红十字会组织要对红十字会员、消防人员、警察、司机、乘务员以及饮食行业服务人员进行现场初级救护技术的培训。

（4）患者的转送：转送的目的是尽快把患者送到医院治疗。转送时可能缺少运输工具，也可能由于其他种种原因导致转送时间比正常情况下的长，延误患者病情。为了顺利转送患者，做好各种准备工作至关重要。医师要对患者进行周详而完善的处理，使患者经受得住途中的颠簸和疲劳。对于医疗转送工作有以下要求：在及时施行医疗救护过程中，将患者转送到各相关医疗机构；为提高医疗救护质量，应尽可能减少医疗转送的过程；将患者决定性地送到预定专科医疗机构；将患者迅速转送到进行确定性治疗的医疗机构。

转送类别包括：用担架、应急器材转送患者；使用卫生运输工具，如救护车、救护用飞机、直升机、卫生列车、医疗船等；征用普通的运输工具转送患者，尤其是轻患者。在灾害事故中，不能单纯依赖转送车辆，直升机也是转送患者最理想的运输工具之一。目前发达国家都把注意力集中在转送工具的现代化上，主要是使用直升机进行转送，以及对出事现场患者的搜寻工作。经验证明，使用空运转送患者可显著缩短伤后入院的时间。

转送途中患者的安全至关重要,良好的转运装备是保证患者安全的关键因素之一。近年来,我国政府加大了在急诊医疗经济方面的投入。各个县级以上医院都配备了新型的救护车,车内设备先进,抢救器材齐全,包括简便的除颤仪、抢救药品齐全的急救箱、活动性担架、吸引器、气管插管管道、气垫床、轻便的骨折固定器和夹板等。

2. **现场组织协调** 意外事故发生时,卫生行政部门应快速反应,到达现场,建立临时指挥部,指挥医疗队伍急救;核实了解现场动态、伤情、受伤人数,提出具体抢救措施;通知各医院做好收治伤员的准备工作,对不同伤情的患者及时组织转送或疏散。视灾情需要调动第二梯队医疗队伍增援。抢救应与公安、交通运输、武警等有关部门做好协同工作(图 1-1)。

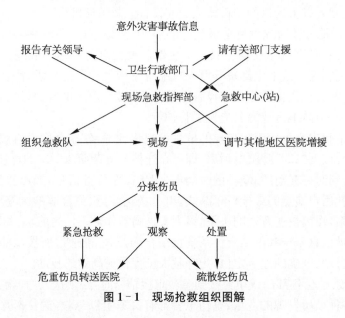

图 1-1 现场抢救组织图解

现场急救人员应来自急救医疗单位和二、三级医院为主的医务人员,辅以红十字会的初级卫生人员。调集的医务人员要有丰富的临床经验和较强的应急能力。急救的药品、器械设备、救护车、通信设施以及其他物资,平时应由卫生行政部门提出统一要求,各单位装备齐全,一旦有事,即可携往,随时备用。

(三) 各国急救模式简介

1. **美国** 20 世纪 70 年代起,美国的急救医疗工作逐渐发展起来,建立起新的体系,将医院前阶段和医院内的急救工作、康复工作结合在一起,培养了一批新型的急救医务人员,其中有急救护士、医助、急诊科护士以及急救科医师。

1973 年起,采用"911"作为全国通用的急救电话号码,救护车上有急救医助随车出诊。救护人员使用遥控装置与中心保持联系,并佩戴证章标志。在利用直升机进行救援方面,美国的使用率远较德国、法国等欧洲国家低,原因是可以就近派车或使用民间的直升机。

美国急救人员的培训包括急救医师、急救技术人员和急诊科护士的培训。急救医师已被公认为是医疗专业人员中的成员,急救技术人员则主要负责医院前阶段的抢救和运送工作。这类人员按其技术水平分为 3 类:随车急救护士(EMT—I)、中级急救护士(EMT—A)和急救医助(EMT—P)。采用培养随车急救护士和医助提供现场救护,这一措施不仅能迅速提高救治能力,而且节省了大量培训经费,急救医师只在必要时才随车出诊。在许多医院,医师不是全天在医院上班,急诊科护士往往成为第一个提供急救医疗服务的人,并且可通过对讲机和遥控系统给现场的急救人员提供服务。

20世纪90年代,美国国民对急诊医疗的需求日益增长,在10年间上升了26%,但是急诊医疗服务系统却没有相应地增加,造成急诊看病等候时间常常为数小时,延误了大量患者的治疗时机。在这种社会背景下,美国出现了独立急诊室的概念。独立急诊室并非医院,没有病房和手术室,但有常用的检查设备,如CT、B超、X线等。常坐落于人口日益增长的郊区和城郊结合部,远离于大医院,为社区居民提供快捷、方便的急诊服务,有助于减轻大医院急诊室的压力。目前,全美16个州都有这样的独立急诊室。尽管并未在美国完全普及,但独立急诊室数量的增加速度相当可观。

2. 英国 英国的急救医疗发展较早,1948年即开始实行"国家卫生服务制",向所有居民免费提供包括急救医疗在内(外国居民和旅游者可以享受免费的急救和急诊服务)的医疗服务,成为欧洲唯一的国家医疗制国家。1974年,改进为"国家卫生服务制",采用了分级规划和管理的方法,为居民提供医疗、预防以及急救服务。

英国急救工作的特点是服务项目种类繁多,急救站不仅为急症患者和意外事故伤员服务,而且负责转送非急症的患者。国家对于紧急情况下出车有统一的标准,即在接到呼叫后3 min内出车,7 min内到达出事地点。例如,伦敦急救站内建立的中心调度室,通过急救专用电话"999",可以接收整个伦敦地区的急救呼叫,并调动救护车。国家对救护车的装备有统一规定,必备的药品和器械有氧气、镇痛剂和复苏装置,必需的设备有100多种。一些城市正成立专科急救小组提供医院院前阶段的急救服务。在英国东北部的布里斯托尔市还设有流动复苏小组。

3. 日本 日本的急救医疗正成为一个普遍的社会要求,受到了各方面的重视,国家投给急救医疗的费用巨大,建立健全了一级、二级、三级急救医疗机构,急救医疗情报系统以及急救医疗制度使急救医疗得到了显著改善。

日本急救医疗体系主要由3个部分组成,即急救患者运送系统、急救患者治疗系统以及急救医疗情报联络系统。

急救患者运转工作由消防机构负责。消防机构的急救服务是唯一的全日制服务单位。消防部门设有急救队,每个急救队通常配备一辆急救车及3名急救人员,其任务是将患者从现场运送到医疗机构。急救医疗机构的职责是收治由消防机构等运来的患者。急救医疗情报系统通过电子计算机将本地区的医疗机构及消防总部联系起来,其职责是及时了解并掌握各医疗机构的情况,收到呼救通知时应立即根据所报病情选择最恰当的医疗机构,并通知家属或急救队将患者送达。

4. 德国 德国的急救工作中大部分患者的运送工作由红十字会完成,急救中心是一个设备先进的指挥系统,全国使用"110"急救电话呼叫。急救中心有4条线路与警察队相通,负责调度所在地的救护车和直升机,并协调医院接收伤病员的工作。救护车服务在出事地点集合分固定与临时两种。无论是从陆地上还是从空中运送伤病员,德国的救援工作都是高效率的,空中救援是德国急救工作的一大特点,德国被认为是当代世界空中急救在组织管理上最有成效的国家。

5. 澳大利亚 澳大利亚在急救医疗方面制订了心肺复苏的生命支持操作流程,绝大多数医院均按此或相似的流程进行。复苏的重点在于预防及早期发现,一旦发生,有流程图可参考,强调早期急救处理。

6. 中国 到 20 世纪 80 年代,我国急救医疗服务事业进入了新的发展阶段,首先扩大和整顿了各医院急诊室,增添了急救设备和医院救护车的数量。至 20 世纪 90 年代,各大城市已建立了急救医疗中心,各大医院已设置了急救科(室),初步形成了较完整的急救网络系统。

二、院内急救

(一) 急诊室救治

1. 急诊室救治的组织管理 医院医护管理人员在得到通知后,根据病情当即组织相关人员做好迎接患者及开展救治工作的准备。通知急救科及相关科室医师在急诊室待命,加强护理人员的配备;准备必需的救治设备和救护场所;通知药房、检验科和手术室以备随时需要。由院领导指挥,指定医疗、护理和后勤保障部门的负责人,协同作战,保证抢救工作有条不紊地开展(图 1-2)。

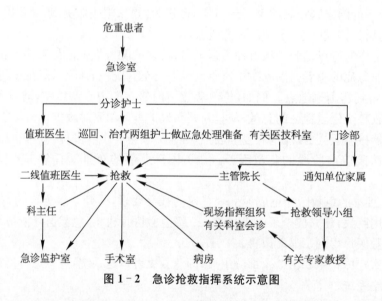

图 1-2 急诊抢救指挥系统示意图

(1) 危重伤员首先诊治:伤员到达医院后,急救科医师和护士各负责一名患者的分诊和编号。在分诊中要重点突出,抓主要矛盾,分检出危重患者并首先给予诊治。

(2) 相同情况集中处理:灾难伤病员因致病因素相同,临床表现也大多相同。除危重伤员外,对轻、中度伤病员可进行编号,集中一处,医护人员紧急诊治,并由护士将处置的结果认真记录,以免在抢救中出现治疗用药的重复和遗漏。如车祸伤病员均需做破伤风抗毒素(tetanus antitoxin, TAT)皮试、注射,若无专人负责编号,在忙乱中易出现重复注射和遗漏等状况。

(3) 分析病情妥善处理:突发性、群体性的成批伤员病情差异大,抢救稳定后患者需妥善安置,要求各科医师在诊治过程中认真分析病情,以决定患者去向。如需立即手术,则通过医教部与相关科室联系,办理住院手续。如需急诊留观的患者人数过多,应建立临时观察病房,安排技术力量强的医护人员值班,待病情平稳后回家。轻伤员在妥善处置后可立即回家。及时分流可减轻急诊工作的忙乱,保证患者按先重后轻、先急后缓的原则得到及时有效的救治,以提高抢救成功率。

(4) 多方协作统一指挥:成批伤病员送达急诊前,一般医院均已接到通知,并着手进行各项准备工作。通常由院长、医教部、护理部和急救科主任统一指挥,建立医院逐级联络系统,重要技术骨干应随身携带 BP 机或移动通信系统,调动全院各科室医护力量,集中人员进行抢救,力求做到工作中忙而不乱。

2. **急诊室抢救措施**　根据所获症状及体征迅速作出诊断及处理,原则是"先救命,再救伤"。

(1) 体位安置:对于轻症或中、重度患者,在不影响急救处理的情况下,协助患者处于舒适卧位;对于危重患者应予平卧位,头偏向一侧(怀疑颈椎损伤者除外)。

(2) 保持呼吸道通畅:观察口腔或咽喉部有无异物、舌后坠,及时解除气道梗阻。开放气道的方法有 3 种:仰头举颌法、仰头抬颈法及仰头举颏法。

(3) 维护呼吸功能:观察呼吸的频率、幅度、节律,有无呼吸困难、三凹征,检查局部有无创伤。通气正常者给予鼻导管或面罩吸氧;通气不佳或无呼吸者,可酌情选用口咽通气管、面罩、气管插管或气管切开予以呼吸支持,有条件者可行脉搏血氧饱和度(SpO_2)监测。

(4) 建立有效循环:观察脉搏、血压、皮肤色泽。无脉搏者,立即行胸外按压,必要时剖胸直接行心脏按压;循环功能衰竭者,应立即建立快速有效的静脉通路,根据医嘱采取扩容、纠正酸碱失衡、升压等对症治疗,同时做好交叉配血,在积极止血的同时做好输血的各项准备,还要特别注意有无内出血,积极查找出血来源,必要时做好紧急手术止血的准备。

(5) 简单的神经系统检查:观察意识水平、瞳孔形状、大小、光反射的变化及有无肢体活动。

(6) 彻底暴露患者:在不影响体温的情况下,可脱去或剪去患者衣服,以利于全面检查与伤情评价。

(7) 注意事项:标本采集和送检要及时,密切观察血压、脉搏、呼吸、SpO_2 等生命体征的变化,及时评估救治效果,并及时准确地完成护理记录。

3. **急诊危重患者接诊的要求**

(1) 快速接诊:当危重患者来院,护士应立即迎诊,将其推至抢救室,通知医师,先抢救后挂号。注意尽量减少搬动患者的次数,对做检查、住院、手术的患者安排医护人员护送,途中观察病情变化。

(2) 立即开放气道:将患者头偏向一侧,清除呼吸道异物,为有效呼吸提供保证;对昏迷患者给予吸氧,并做好气管切开、吸痰及辅助通气的准备。

(3) 迅速建立静脉通路:必要时采取多根静脉通道,可在上肢或颈外静脉经皮穿刺插入16号(或更大号)导管。由于留置导管不怕弯曲、不易滑脱,不影响测血压且操作容易又安全,故对抢救患者补充有效循环血量效果较好。

(4) 心理护理:急诊患者特别是外科患者多数是意外发病,无心理准备,对症状反应强烈,内心紧张,心情焦虑,不知所措。护士应主动关心患者,对患者不能有丝毫厌烦情绪,应抓住患者心理特点,使患者消除紧张心理,建立正确疾病认识,树立战胜疾病和克服困难的信心。

(5) 维持抢救秩序:急诊室常常拥挤嘈杂,陪客及围观的人群多,他们往往不知情况随便发表议论,给抢救工作带来干扰。值班护士常扮演组织抢救的角色,应以恰当的方式说服围观人员回避,保持一个良好的抢救环境。

(6) 及时向家属交待病情:对危重患者的抢救应及时向家属交待病情、主要的抢救措施及预后,让患者家属有心理准备,减少不必要的纠纷。

(7) 做好手术准备:做好术前皮试、术前用药及配血、备血等准备。

通过急诊室的抢救,患者的生命体征一旦平稳,应抓住有利时机进行分流,进急诊观察室或进病房,危重者进 ICU 进一步救治。

(二)重症监护治疗病房的救治

1. ICU 的治疗及目的   ICU 是针对疑难危重病例进行病情监测和进一步积极治疗的场所,因而也将 ICU 的救治称为"延续性器官功能支持"和"延续性生命支持",是运用先进的诊断方法和监测技术,对危重患者的病情进行连续的、细致的观察,以便及时采取积极的治疗和护理措施,从而有效地降低病死率,提高抢救成功率。

2. ICU 的必备条件   ①训练有素的专业医师和护士,能够对生命器官(多系统脏器)功能进行紧急或延续支持治疗。②先进的监测仪器设备,能够进行持续、动态、定量的监测,实时记录、贮存、分析数据资料,以指导临床治疗。③高效的监测、治疗技术手段,能对重要脏器功能进行有效的保护和救治,做到监测观察上要灵敏、仔细,判断上要迅速、准确,治疗上要及时、有效,处理方法上要兼顾整体和各器官间的相关性,强调工作的连续性和各学科间的协作性。

3. 重症监护的监测内容   ①体温监测:发热程度、热型、肛温与腋温的对比。②心血管功能监测:心电图动态监测、循环功能监测(心率和血压、中心静脉压、肺动脉压、毛细血管楔压、心排血量等血流动力学指标)。③呼吸功能监测:异常呼吸形式、呼吸衰竭类型、动脉血气和 SpO_2 监测、肺功能状态。④肾功能监测:包括血尿肌酐、尿素氮、尿比重、尿酸碱度、尿蛋白定量分析及代谢废物清除率、每小时及 24 h 尿量监测等。⑤神经系统监测:包括意识状态、瞳孔大小及对光反应、CT 或 MRI、脑电图及颅内压的监测。⑥血液系统监测:红细胞、白细胞、血小板、凝血因子的监测。⑦肝功能监测:血胆红素、白蛋白、球蛋白、酶学等。⑧胃肠系统监测:胃液的颜色、量及胃液 pH、胃黏膜内 pH(pHi)测定,胃肠蠕动、肠鸣音活动及肠胀气情况,大便的性状、量、颜色及潜血等。⑨细菌学监测:各种可能感染部位的细菌学检查。

第三节   急诊护理的特点

急诊作为急救医疗体系中的重要环节,其护理工作与其他专科护理工作相比,有其独特性。

一、工作随机性大,时间性强

生命的急救具有很强的时间性,急诊护理工作强调的是速度,特别是在交通事故、地震、火灾、建筑物倒塌、爆炸、各类中毒等突发性公共卫生事件常常导致数十例甚至上百例伤员突然来诊,或是患者突发心搏骤停、心脑血管疾病时,常需要医护人员在短时间迅速到达现场展开抢救,并根据需要实施昼夜连续监护。由于急诊救护工作随机性大、常无固定安排时间,且医护人员与伤病员接触时间短暂,要求急救人员迅速作出诊断,并实施有效的急救措施,充分体现"时间就是生命"。

二、护理工作要求高,技术复杂

急救护理的对象是人,鉴于患者的疾病种类复杂、健康基础不同、年龄差距大及工作随机性大、时间性强等特点,急诊急救对护理人员的工作提出了很高的要求。急诊护理的业务范围涉及多种病情凶险需要紧急救治和严密监护的病种,如心搏骤停、各种类型休克、多器官功能障碍综合征（multiple organ dysfunction syndrome，MODS）和多器官功能衰竭（multiple organ failure，MOF）、严重创伤、急性昏迷、急性呼吸衰竭和急性呼吸窘迫综合征（acute respiratory distress syndrome，ARDS）等急危重症患者,病情复杂,护理难度大。因而要求护理人员为训练有素的专业急诊护士,经正规培训考核后持证上岗,具备较为全面的护理知识与病情观察能力,熟练掌握基础和高级生命急救基本理论和操作技术,能配合医师开展各种危重患者的急救和护理工作。

急诊护理工作对护理人员技术操作要求极高,仅掌握一般的护理技术是不够的,还必须掌握急救和监护技术。前者主要包括对院前和急诊室患者实施心肺复苏、人工气道建立、电复律、除颤、洗胃等急救技术,后者主要是对急诊 ICU 患者实施生命体征、心电、神志以及各器官系统功能监测的技术。急诊护士只有熟练掌握以上技术,才能适应急诊急救护理工作的发展需要。

三、与各学科之间协作性强

急救医学是一门跨专业的边缘学科,很多内容存在纵横交叉。一名具有严重休克的复合伤、多发伤患者,首先需要各专科（脑、胸、泌尿、骨和普外科）手术处理创伤,随着病情发展的血流动力学改变,微循环障碍,酸碱与水、电解质紊乱,氧与二氧化碳失衡,血浆渗透压改变,致使发生多系统器官功能衰竭,这是一系列复杂的内科难题。因而,急救医学不是单纯重复其他临床各科,而是与其相互联系,所以其业务范围涉及甚广,工作性质不仅与各临床科室既紧密相连,又有其独立性和专业性。在各类急救工作中离不开多学科之间的协作。无论哪一科室或哪一个部门环节脱节或安排不当,都会直接影响到急诊急救的效果和患者的安危。因此,协调各学科之间的关系,统一指挥、统一调度才能保证患者在较短的时间得到及时的救治。急救护理具有协作性强的特点,这一特点要求护理人员树立全局观念,加强协作,密切配合。在急救工作中如果出现矛盾,要加强联系,互相沟通,共同协商,以解决问题。

四、社会性强,影响面广

急救技术水平的高低和服务质量的优劣常涉及千家万户和社会的方方面面,故其要求高,社会影响大。能否及时、高效地抢救各类急危重患者,反映了一个国家、一个地区、一所医院的管理水平和医护技术力量,反映了一个医院的整体救治水平,是医院的窗口与缩影。鉴于这一点,要求从事急救专业的医护人员不仅要具备高超的急救监护技术能力,还要具备全心全意为伤病员服务的品德。同时,还要做好与当地卫生部门、急救中心、救护大队以及兄弟医院间的协调工作,建立良好的合作关系。

（席淑华　樊落）

第二章
急诊科的组织与管理

急诊科是医院急症诊疗的首诊场所,也是社会医疗服务体系的重要组成部分。急诊科实行24 h开放,承担来院急诊患者的紧急诊疗服务,为患者及时获得后续的专科诊疗服务提供支持和保障。综合医院急诊科设有内、外、妇、眼耳鼻喉、儿科等专科诊室。因此,急诊科的工作可以说是医院总体工作的缩影,直接反映了医院的医疗、护理工作质量和医务人员素质水平。21世纪的急诊科突出了多专科诊室的特色和融入了急诊患者重症监护的优势,因而在现代急救医疗体系中占有重要地位。

第一节　急诊科的任务

(一)急诊医疗　这是急诊科的基本任务。急诊医疗主要是指院内日常的急诊、急救工作,即立即组织人力、物力对来急诊科的急危重症患者进行争分夺秒的抢救,以维持患者的生命,并防止并发症及稳定病情;对不影响生命而发病急速的患者进行早期、认真、细致地诊察和治疗,使其早日康复,防止病情加重或恶化。

(二)院前急救　根据卫生行政领导部门赋予的任务,承担一定区域(或地段)内呼救患者的现场抢救和运送途中救治,或根据急救中心的指令临时担负辖区外紧急出诊或参加各种意外事故、突发性灾害的现场急救工作。

(三)教学　对调入急诊科的医师、护士进行岗前培训,系统学习急诊医学知识,熟悉和掌握急救知识和技能,承担医院和基层医疗单位在职医务人员急诊医学教学和业务指导,其内容重点是对危及生命的各类综合征的急救理论知识及急救技术与操作,如心肺脑复苏、多发性损伤、休克、MODS,各种意外伤害如电击伤、溺水、中暑、中毒等进行培训。

(四)科研　研究、分析急诊工作质量的监控,总结急诊工作经验,探索其规律,提高急诊组织管理水平;开展有关急症病因、病程、发病机制、诊断与治疗、护理方面的研究工作,进一步寻找新的诊治途径,不断提高急危重症抢救水平。

第二节　急诊科的设置

一、急诊科布局原则

急诊科位置的选择首先要以方便患者就诊治疗为原则,设在医院内便于患者迅速到达的区域,并临近各类辅助检查部门,标志必须醒目、突出,便于患者寻找。白天应有指路标志,夜间应有指路灯标明急诊科位置。急诊科的门应足够大,门内大厅宽敞,以利担架、车辆的进出,急诊各科室及通道要光线明亮、空气流通、通道宽敞,以便于治疗、观察患者和人群流动。另外,电源设置合理,保证中央空调及电话的正常使用,如有条件要设壁式氧气和吸引管道系统。

二、主要科室设置

急诊科应设医疗区和支持区,医疗区包括预检处、就诊室、治疗室、处置室、抢救室和观察室,有条件的可设急诊手术室和急诊监护室;支持区包括挂号、各类辅助检查部门、药房、收费和安全保卫等部门。

(一)预检处　预检处应设在急诊入口处。预检护士一般由有经验的护士担任,具体负责分诊和挂号工作。预检护士要做到快速疏导患者进入抢救室或各科诊室,立即呼叫有关医师来诊,了解抢救室、临时输液室、观察室等主要岗位的工作状态,合理调配医护人员,使患者迅速得到诊断和治疗。

1. 急救呼叫系统　在预检处设一部专用电话机或呼叫系统,由预检护士管理和运作,预检护士接到急救中心危重患者预报,及时通知医务科、抢救室医师和护士,做好抢救准备工作,并呼叫相应的科室医师。

2. 电脑台　急诊预检处的电脑与急诊收费处、门诊收费处的电脑都是联网的,有助于急诊工作快速、高效地运行,亦为患者提供方便。

3. 各种常用检查用品　如手电筒、压舌板、体温计等。

4. 各种护理文件记录表格　如患者就诊登记本、接救护车登记本、死亡患者登记本、传染病登记本、常用化验单等。

5. 为就诊患者提供便民服务　备有候诊椅、平推车、轮椅车、老花眼镜、笔、一次性茶杯、水等。

(二)各科诊室　急诊设内科、外科、妇产科、眼科、耳鼻喉科、口腔科、皮肤科、急救科等诊室。诊室主要设置如下:每个科室单独一间,根据科室就诊情况配备带有遮隔措施的诊断床若干张,根据诊断床数量配备壁式氧气和吸引管道装置,各诊室的医师由急诊科专职医师或者各临床科室轮流委派医师担任。

(三)抢救室　由专职急救人员负责抢救。如病情危重、复杂,需要其他科室来会诊时,有权急呼有关科室到场,共同抢救。抢救室主要设置如下。

1. 抢救室布局　足够的空间、充足的光线,墙壁上配有抢救常用的流程图,如心搏骤停的抢救程序、脑溢血的抢救程序、脑外伤的抢救程序等,还有抢救室工作制度、抢救护士文明服务规范和消毒隔离制度。

2. 抢救床及床旁设备　设抢救床3~6张,每床占地面积以 $1.4~1.6\ m^2$ 为宜。抢救床为可摇起、带轮子的推车式,既可固定当床,又可当车推患者检查,床旁设有心电监护仪、壁式氧气、墙壁负压吸引装置,房顶安装轨道式输液架及遮隔布幔。

3. 抢救仪器设备　抢救室内备有心电图机、除颤仪、心脏按摩机、洗胃机、呼吸机、临时起搏器、床旁拍片机等仪器和抢救车,并备有开胸包、腰穿包、胸穿包、气管切开包、洗胃包、静脉切开包、导尿包、压舌板、开口器、拉舌钳、牙垫等抢救器械。

4. 常用抢救药品

(1)心血管系统用药:肾上腺素、异丙肾上腺素、阿托品、利多卡因、甲磺酸酚妥拉明、多巴酚丁胺、多巴胺、去乙酰毛花苷等。

（2）呼吸系统用药：氨茶碱、尼可刹米、山梗菜碱等。

（3）镇静、镇痛药：地西泮、苯巴比妥、盐酸哌替啶等。

（4）其他类：呋塞米、氢化可的松、解磷定、贝美格（美解眠）、地塞米松、退热药等。

5. 必备抢救物品　全套气管插管箱、胃管、三腔管、吸痰管、气囊导尿管、胸腔引流瓶、各种型号吸氧管、冰袋、冰帽、加压输血器、外科止血带、气胸抽气机、氧气袋等。

6. 常用液体　平衡液、5%碳酸氢钠、20%甘露醇、血浆代用品、右旋糖酐和各种浓度葡萄糖注射液等，并备有输血、输液物品。

所有抢救物品必须做到"五定一保持"：定时核对、定人保管、定点放置、定量供应、定期消毒，保持良好的备用状态。

（四）急诊注射室　主要处置急诊患者静脉注射、肌内注射、抽血送检等工作。一般放置有治疗柜、治疗桌、氧气筒等，治疗柜内存放各种常用无菌物品，治疗桌上放置碘酒、乙醇、一次性无菌注射器、针头、手消毒液等，桌边备两张注射台供患者使用，并有遮隔设备以保护患者隐私。

（五）急诊输液室　分为患者输液室和治疗室两部分，一般设输液躺椅40～50张，主要根据医院急诊就诊人数设输液躺椅数量，并配置墙壁供氧和负压吸引管道装置，房顶安装轨道式输液架，在治疗室内配备相应的输液用品和必需的抢救药品、器材。

随着输液患者的逐年增加，医院现有的输液室空间已不能满足患者的需求，尤其是节假日、高温季节等输液高峰时，输液患者在走廊、大厅等地，不但影响医院正常的医疗秩序，也给患者带来诸多不便。随着市场经济的发展，人们的收入呈现出较大的差异，消费观念、消费水平也各不相同，而医院目前单一的消费层次已不能适应新形势的发展，不能满足不同消费层次的需要。因此，在输液室内应设立卧位输液区和座位输液区，增设备有20个左右输液座位的备用输液室以应对输液高峰时患者的分流，增设1人、2人间的特需输液室，内设电视机、独立的卫生间，室内环境舒适、温馨并可实行点名输液服务以满足高消费层次患者的需求。同时建立输液配置中心，护士可以从繁琐的加药工作中解脱出来，将更多的时间留给患者，让护士回到患者身边，实实在在地做好患者的身心护理。

（六）急诊观察室　由相对固定的医务人员负责。留观对象为短时间内不能明确诊断、病情有危险的患者，或抢救处置后需要待床住院的患者。一般设40～60张观察床，主要看各医院实际情况和需要。

急诊观察室按医院内正规病房设置和管理，有单独的医师办公室、护士站、治疗室、库房、开水房等。急诊观察室内设立正规床位，床号固定，对每一位留观患者均应书写正规病历，建立医嘱本、病情交班本、各种护理记录单等。

（七）急诊清创室　急诊清创室的位置与急诊抢救室相邻，应分为无菌手术室和处置室两部分，里间为无菌手术室，外间为处置室，一般急诊清创缝合应由专科医师在急诊室施行。

1. 基本设备　简易手术床、活动手术桌、无影灯、紫外线灯、器械柜、污物桶、洗手池、治疗台、中心供氧装置和吸引装置等。

2. 手术用物　清创缝合包、妇检包、刮宫包、烧伤包、手套、皮肤消毒液、麻醉药、无菌敷料、各号缝线等。

3. 一般用物　煮沸消毒锅、治疗巾、包布、备皮刀、外用药、棉签、换药碗、各种消毒容器、绷带、胶布、消毒油纱布、止血带等。

（八）发热急诊　将发热急诊诊区安置在医院大门附近通风良好处，远离其他急诊和病房区域,患者进医院大门先测体温,对发热者进行分检,在医院大门和诊区门前设明显标志,诊区周围设隔离带,由导诊护士引导发热患者进入诊区就诊。

诊区内设立挂号处、候诊室、诊室、收费处、药房、化验室、CT 室、X 线摄片室、鉴别室、治疗室,并配备心电图机、腕式血压表、心电监护仪、除颤仪、氧气桶、呼吸机等急救设备。发热患者集中处置,并提供 16 层纱布口罩。

发热患者的就诊流程:①患者来就诊,先为患者测体温,若腋下体温大于 37.3 ℃,督促其戴好口罩并引导患者到发热诊室就诊,排除严重急性呼吸综合征(severe acute respiratory syndrome, SARS)后再到专科治疗。②发热急诊患者就诊如怀疑 SARS,做好胸片及血常规检查,并请院内专家会诊。如排除 SARS 且需输液治疗,与发热输液室护士联系,指导患者到发热输液室输液。③未排除 SARS 者,通知区 CDC 专家来院进一步诊断、采样后,通知隔离病房医护人员接收患者,并派专用车接患者。④根据市、区 CDC 在 48 h 内的检验报告,如明确疑似病例或确诊病例,由区 CDC 负责转至市内定点医院,如不能完全排除 SARS 且不能转至定点医院,则在隔离病房继续观察,直至符合 SARS 患者出院标准后方可准许患者出院。⑤凡与可疑病例接触的医务人员和场所,严格按消毒隔离规范进行彻底消毒。

第三节　急诊人员配置与管理

一、急诊科人员配置

根据各医院急诊任务的轻重及医院人员总编制情况确定急诊科的编制。实行院长领导下的科主任负责制,设有专职主任医师、副主任医师、主治医师、住院医师、副主任护师、主管护师、护师(技术职称)、科护士长、护士长、护士、卫生员、保安人员等。2009 年,卫生部医政司在《医院急诊科设置与管理规范(征求意见稿)》中对急诊科医护人员配置进行了说明(表 2 - 1)。

表 2 - 1　急诊科医护人员配置表

急诊量 (日平均人次)	抢救量 (日平均人次)	观察 床位数	日观察 人次	医师 (人)	护士长 (人)	护士 (人)
≤100	4	10	12	12～14	1	25～30
101～200	8	15～20	20	18～21	2	40～50
201～300	12	21～30	25	24～26	2	50～60
301～400	16	31～40	30	27～28	3	60～70
401～500	20	31～40	30	29～30	3	70～80
≥500	20	31～40	30	31～40	3	80 以上

二、急诊室的管理要求

(一) 组织管理要求

(1)急诊室医务人员必须有救死扶伤的精神,业务水平高,技术操作熟练,掌握各专科知识。

(2)急诊工作应严肃认真,坚守工作岗位,一丝不苟,严格执行规章制度和操作规程,决不马虎了事、弄虚作假。工作中一旦发生差错,应及时报告,不得隐瞒。

(3) 急诊工作中,危急的病情就是抢救的命令,应严密观察病情,如发现病情突变,须给予应急处理。遇有大批外伤或中毒等患者来院时,要立即组织抢救,并向院领导汇报。

(4) 急诊室应配备技术熟练、知识面广的护士长,负责全面工作,另设几名业务能力强的高年资护士担任副护士长或组长,协助护士长工作。

(5) 成立急诊 SARS 护理协调小组,由护理部和急诊科直接领导,科护士长协调负责,一名急诊护士长全面负责发热诊区工作,合理安排发热诊室的医务人员,医务人员应相对固定,工作 4 周更换,避免因大范围人员轮转而增加重新熟悉业务的时间,同时也减少医务人员不必要的感染机会。

(二) 业务管理要求

1. 预检处管理

(1) 实行昼夜 24 h 应诊,急诊分诊应由有经验的护士担任。

(2) 遇有涉及刑事案件者应向保卫部门和派出所报告。

(3) 对传染病或疑似传染病患者,应直接送至传染病专科诊室就诊。

(4) 对就诊伤病员应简要询问伤病情况,观察生命体征,根据病情需要填写血、尿、便常规检验单。

(5) 按伤情分轻、重、急依次组织就诊,对危重伤病员应立即送抢救室并通知医师和抢救室护士,迅速组织抢救。

(6) 遇有严重工伤事故或集体中毒而来诊的大批伤病员时,应立即报告科主任、行政总值班及院领导。

(7) 严格执行登记制度,做好传染病登记、预检登记、接救护车登记、死亡登记和入院登记。

(8) 坚持首诊医师负责制,不得随便涂改科别,或让患者去预检处改科别。

2. 抢救室管理

(1) 制订常见的危重急症抢救预案,配备必要的急救仪器和设备。

(2) 急救工作要树立时间就是生命的观念,分秒必争,严密组织,合理分工,密切协作,做到"急、准、好"和严肃认真,紧张而有序。

(3) 急诊科医师、护士应熟练掌握急救仪器设备的技术性能和操作,熟悉抢救预案。

(4) 要严格执行急救工作制度和技术操作常规。

3. 观察室管理

(1) 入观察室的患者由主管医师负责观察和处理,坚持每日查房和疑难重症三级查房制度。

(2) 对留观的患者应写急诊留观病历,医疗终结由病案室归档保存。

(3) 护士应主动巡视病房,密切观察病情,做好治疗、护理工作;如有病情变化,应及时报告;每晨应进行集体交接班和重危患者床头交班。

(4) 主管医师和护士向患者及家属交待留观、陪住等有关制度,留观时间一般不超过 5 d。

(5) 患者离开观察室应有医师的医嘱,离开时要妥善交待病情和注意事项。

4. 发热诊室的管理

(1) 根据上海市 SARS 患者收治规定,扩大发热诊室,改建发热诊室独立候诊区,加强急诊科发热专用诊室及医学观察留观室就诊患者追踪登记管理制度,完善运送患者入院、转院指引。

（2）加强发热的预检分诊工作，对于腋下体温大于 37.3 ℃者应引导至发热诊室就诊，尽快接受治疗，并将患者的诊断、去向、准确地址填写在分诊登记本上，以备查询。

（3）举办 SARS 知识讲座，组织医务人员进行 SARS 知识的学习和技能培训。为运送患者入院、转院的卫生员、司机讲授消毒隔离知识，制作运送患者入院、转院时穿脱隔离衣的指引图片，供工作人员学习。

（4）建立发热患者报告网络，详细填写发热急诊有关情况日报表，24 h 内汇报医务科网络管理，建立科学的网络体系，严防 SARS 疫情蔓延。

5. 急诊医疗文书管理

（1）急诊医疗文书包括：病历、抢救治疗记录、急诊手术记录、各种检查结果等。急诊病历要简明扼要、及时、准确、字迹清楚。

（2）体格检查既要全面细致，又要重点突出；生命体征如体温、脉搏、呼吸、血压、瞳孔等记录应写具体数据，不能以"正常"代替；症状应记录其发生的时间、部位及性质；对中毒者应写明接触毒物的时间、毒物名称、剂量、来院时间等；各种申请检查报告完整，粘贴有序。

（3）诊断及鉴别诊断要有依据；各类医嘱、病情变化、交接班以及患者来院和离院均应记录时间；对复杂、疑难、危重患者，随时记录病情变化、上级医师、会诊医师意见及处理效果等；抢救和死亡病历应记录带时间性的抢救过程；急诊手术记录准确、及时，麻醉记录齐全。

6. 急诊工作质量控制标准　急诊患者病情急、危、重，急诊急救工作时间性强，接到呼救后能否立即出动，诊断是否准确，处理是否及时，关系到患者的预后和生命。因此，加强急诊管理，提高急诊工作效率和质量，除要求医务人员做到主动、热情、耐心周到的服务外，还必须做到"快、准、好"。考核评定急诊工作质量有以下指标作为参考。

（1）护士分诊准确率达到 90%以上，护理技术操作合格率达 95%，基础护理合格率达 90%。

（2）危重患者抢救脱险率达 80%～85%；留观患者诊断符合率达 90%；门急诊病历和护理记录及时、准确、完整，合格率达 90%以上；医疗器械、设备、物品完好率达 100%。

（3）急诊各部分设置布局合理，减少交叉穿行，有利于就诊和抢救。清洁与污染区分开，环境整洁，工作有序。

（4）有平时呼救、大规模灾害事故以及常见危重病的急救预案，接到呼救后在规定的时间内出动并到达急救现场。

（5）无等级医疗事故，差错发生率控制在规定的指标内。

第四节　急诊科的管理制度

一、急诊工作制度

（1）急诊伤病员进入急诊室后，预检护士应主动热情接诊，扼要询问病情，作出初步分类，迅速办理挂号登记手续，填写病卡，通知有关科值班医师诊治。对危重伤病员应先行抢救，再办理有关手续。

预检护士应准确记载伤病员到达时间、医师到达时间、伤病员处理结果及去向。

（2）对病情危重的伤病员，在急诊医师未到达前，值班护士应先采取必要的抢救措施，或请其他科在场的值班医师作紧急处理。急诊医师到达后，值班护士应密切配合做好抢救工作。

（3）急诊医师应坚守岗位，不得离开指定地点，不得参加大会、听课、看电影或电视等。兼顾病房的急诊医师每天接班后，应到急诊室签到，并注明所在地点，如因事离开，应找人代班，并通知急诊室，代班人到急诊室签到后，才能离开。

各病区接到召唤急诊医师的电话，应立即通知急诊医师，不得延误。急诊医师听到急诊召唤后，应立即赶至急诊室。

（4）各辅助诊疗科室，均应指派急诊值班人员，坚守岗位，接急诊通知后，立即赶赴急诊室，优先检查，尽快地报告检查结果。

（5）急诊医师如经仔细检查确无本科情况时，应在病历上详细写明检查情况后，转科或请有关科会诊，商定处理办法，不得延误。

（6）对急诊和留观的伤病员，应留陪伴者，以便了解病情，照顾伤病员，及时与家属和其所属单位联系。

（7）急诊伤病员是否需住院或留观，由急诊医师决定，特殊情况可请示上级医师。

（8）急诊伤病员住院及检查，应由急诊室工作人员或家属陪送，重危伤病员必须由工作人员陪送。住院伤病员应先办理住院手续后住院，若病情危重须送手术室抢救，可先送手术室抢救，然后再补办住院手续。急诊伤病员已决定收住院者，病区不得拒收。

（9）急诊室须充分做好急救药品器材的准备，固定存放地点，指定专人负责，每日检查，随时补充，同时做好外出抢救人员、药品、器材与运输工具的准备，保持临战状态。

（10）值班护士交接班时，应检查一切急救用品的性能、数量及其放置位置，如有缺损或不适用，应立即补充更换。放置位置有误时，立即纠正。担任急诊医护人员如需出诊，必须有人代替工作。

（11）严格执行交接班及查对制度。对急诊观察患者，应床旁交班，避免将处理未毕的事项交他人处理，特殊情况必须离开时，应交待清楚。交接班时应注意查对，将交接事项摘要记入交班本，并双方签字。

（12）凡遇因交通事故、斗殴致伤、服毒、自杀等涉及法律者，应立即上报医务科或院总值班，并通知公安部门及有关单位来人处理，要留陪送人员。

（13）遇传染病或疑似传染病的患者，应按消毒隔离制度执行。

（14）进修生应进修 3 个月，经考核合格后才能参加急诊，实习医师必须有教师随时在旁指导。对进修、实习医师要热情帮助，耐心指导，严格要求。

二、预检分诊制度

（1）急诊预检分诊必须由熟悉业务知识、责任心强、临床经验丰富、服务态度好的护士担任。

（2）预检护士必须坚守工作岗位，不得擅自离岗，如有事离开时必须由相应的护士代替。

（3）预检护士应主动热情接待每一位前来就诊的伤病员，扼要了解病情，重点检查体征，并进行必要的检查（包括测体温、脉搏、呼吸及血压等），根据病情需要填写血、尿、便等检验申请单。

（4）遇有危、急、重伤病员，应立即通知有关科室值班医师作紧急处理，而后补办挂号手续，各有关科室要主动配合。

（5）注意传染病的预检，对患传染病的患者或疑似传染病者均应到隔离室就诊，以防交叉感染与传染病扩散，并做好传染病登记工作。

（6）对于短时间内反复急诊或辗转几个医院都未收治的急诊伤病员，即使其临床表现可能不符合急诊条件，也应适当放宽，予以恰当处理，避免贻误病情。

（7）遇有严重工伤事故、交通事故及其他突发事件、大批伤病员来院、特殊患者、外宾及港澳同胞来诊时，应立即通知科领导及医务科，以便组织抢救。对涉及刑事、民事纠纷的伤病员，除向医务科汇报外，还应向有关公安部门报告。

在预检分诊过程中遇有困难时，应向护士长汇报，或与有关医师共同分诊解决，以提高预检分诊质量。

三、首诊负责制度

（1）凡第一个接待急诊患者的科室和医师均称为首诊科室和首诊医师。

（2）首诊医师发现涉及他科的或确系他科的患者时，应询问病史、进行体检、写好病历，并在进行必要的紧急处置后，才能请有关科室会诊或转科，不得私自涂改科别，或让患者去预检处改科别。

（3）凡遇有多发伤或诊断未明的患者，首诊科室和首诊医师应承担主要诊治责任，并负责及时邀请有关科室会诊，在未明确收治科室时，首诊科室和首诊医师应负责到底。

（4）如患者确需转科，且病情允许搬动时，由首诊科室和首诊医师负责联系安排。如需转院，且病情允许搬动时，由首诊医师向医务科汇报，落实好接收医院后方可转院。

（5）涉及两科以上疾病的患者收治，由急诊科组织会诊，协调解决，有关科室均应服从。

四、抢救制度

（1）急诊抢救工作须组织健全，分工周密。参加抢救的医护人员必须做到严肃认真，分秒必争。

（2）抢救工作事先要有充分准备，做好各种抢救的预案，抢救时应快速、准确，争取时机，千方百计，尽最大努力进行抢救。

（3）抢救危重患者应按照病情严重程度和复杂情况决定抢救组织工作：①一般抢救由有关科室急诊医师和当班护士负责。②危重患者抢救应由该科急诊组长和急诊护士长组织抢救。③遇有大批伤病员、严重复合伤等情况时，由急诊科主任具体组织有关医师共同抢救，并上报院总值班。

（4）急诊室护士应提高警惕，做好抢救准备工作。遇有危重患者应立即通知护士长，同时立即通知值班医师，并及时给予必要的处理，如吸氧、吸痰，测体温、血压、脉搏、呼吸等。

（5）参加抢救的医护人员要严肃认真，积极主动，听从指挥，既有明确分工，又要密切协作，避免忙乱，不得互相指责、埋怨。应做到一科抢救，多科支援，一科主持，多科参加。

（6）抢救工作中遇到有诊断、治疗、技术操作等方面的困难时，及时请示上级医师。上级医师要随叫随到，召之即来，迅速参加抢救工作。

（7）一切抢救工作均要做好记录，要求及时、准确、清楚、扼要、完整，并必须注明执行时间。

（8）口头医嘱要准确、清楚，尤其是药名、剂量、给药途径与时间等，护士要复述一遍，避免有误，并及时记录于病历上，并补开处方。

（9）各种急救药物的安瓿、输液空瓶、输血空袋等用完后暂行保留，以便统计与查对，避免医疗差错。

（10）一切急救用品实行"五固定"制度（定数量、定地点、定人保管、定时核对、定期消毒），各类仪器要保证性能良好。急诊室抢救物品一律不外借，值班护士要班班交接，并作记录。用后归放原处，清理补充。

（11）对于经抢救病情稳定或需转入病房或手术室治疗的患者，急诊室应派人护送；病情不允许搬动者，需专人看护或经常巡视；对已住院的急症患者定期追踪随访，以提高救治水平。

（12）检查总结：应由急诊主管医师或护士长于抢救后组织总结。内容如下：①患者到院后处理是否及时、正确。②组织是否得力，医护配合如何。③抢救中有何经验教训。

（13）凡发生下列情况者，应严肃处理：①抢救中不积极主动，不负责任，强调客观而延误抢救时机者。②抢救中互相推诿，借故拒绝救治，造成不良影响者。③听到抢救召唤，却借故不到抢救现场，或召唤后久不到场，因而延误抢救时机者。

五、多发伤的抢救制度

1. 多发伤的抢救程序

（1）伤员到达急诊室后，应先抢救后挂号，由预检护士立即通知急诊科主管急诊的领导和医务科。

（2）首诊医师应在迅速检查伤情后，立即通知急诊护士请有关科会诊，在会诊医师未到前，首诊科医师应抓紧进行抗休克等应急处理，护士在伤病员到达后应立即测量血压，并建立静脉通路。

（3）病区接到急诊室传呼抢救的电话后，接电话人应迅速通知有关人员，不得以"人不在""不知道"回答，延误抢救时机。

（4）有关科室接到抢救多发伤伤员的通知后，应立即由主治医师以上人员 10 min 内迅速赶至急诊室，争分夺秒地做好早期救治，轮转医师或进修医师一般不负责多发伤会诊。

（5）会诊的组织：①急诊科主管急诊的领导或医务科领导主持会诊。②如上述领导不在场，由首诊科主治医师以上人员主持。③会诊医师切忌只看局部情况，忽视患者整体的情况，在诊断未明的情况下，应积极进行补液、吸氧等抗休克应急措施。④会诊医师在共同会诊、明确收治后才能离开，不得只写会诊意见，不参加抢救。⑤会诊医师提出的会诊意见，除专科性较强的特殊检查或操作外，均应坚持谁提出谁执行的原则。⑥决定手术时，由护士提前告知手术室。

（6）多发伤伤员收治原则：以哪科伤情为主收入哪科；对于伤情复杂一时难以明确者，主持会诊的医师有权决定收治，任何科、任何人不得拒收拒治；贻误病情者，要追究责任。

（7）在病情允许搬动时，应由医务人员护送到手术室或病房。

（8）收入病房后，有关科参加急诊会诊的医师应继续参加抢救，每日定时查看伤员，会诊由伤员所在科的经治主治医师以上人员负责。

（9）抢救结束时，参加抢救人员进行总结。内容如下：①抢救是否及时有效。②有何经验教训、建议。

2. 多发伤抢救要求

（1）所有参加抢救人员必须有高度的责任心和爱心，全力以赴争分夺秒地抢救。

（2）参加抢救的医护人员必须以主人翁的态度进行工作，不得推诿、拒收拒治，以免延误抢救时机。

（3）各科之间、医护之间要一切从伤员利益出发，提倡顾全大局，互相配合，互相支持，反对互相埋怨。

（4）医技科室和其他有关科室都必须为抢救伤员提供方便，必要时昼夜值班，保证各种辅助检查随到随查。

六、留观制度

（1）急诊伤病员，病情危重、诊断不明或有生命危险、必须医护监护者，可由值班医师酌情决定留院观察。留观的伤病员，应留一名陪客照顾。

（2）留观对象包括：①诊断一时难以明确，离院后病情可能突然变化趋于严重者。②病情需要住院，但无床位且一时不能转出者。③高热、腹痛、高血压、哮喘等经治疗后需暂时观察疗效者。④其他特殊情况需要留观者。

（3）对于决定留观的伤病员，值班医师通知观察室护士；对于危重疑难患者，接诊医师应当面向观察室医师交待病情。

（4）可疑传染病、肺结核（无大出血）、精神病患者，不予留观。

（5）患者到观察室后，护士应立即报告观察室值班医师，及时查看患者。观察室医师开出医嘱，护士按医嘱进行治疗、护理和观察。

（6）观察室医师和护士应经常巡视患者，发现病情变化及时处理，并做好病程记录和护理记录。

（7）留观时间视病情而定，一般 24 h，最多 5 d，特殊情况例外。急诊护士有权督促各科急诊医师和住院总医师及时处理留观伤病员。

（8）各科住院总医师应每早、晚到急诊观察室，协同本科值班医师处理留观患者。各科分管急诊的科主任应每周到急诊查房 1 次，解决处理疑难患者。

（9）对于危重伤病员，值班医师应及时向患者家属交待病情，取得家属的理解，必要时需家属签字。

（10）加强基础护理。急诊患者多系危重，极易发生各种并发症，如肺炎、压力性损伤等，护士必须认真地进行各项护理操作，随时注意检查各种导管，如氧气管、导尿管、胃肠减压管等有无堵塞，发现异常及时处理，并严格床旁交接。

（11）观察室医师和护士下班前应巡视一遍患者，对重危患者要做好床边交班，并写好交班记录。

（12）留观患者离室时，由值班医师下达医嘱，护士向患者交代出室手续，办理好出室手续、交还借用的物品后，方可离室。

七、观察室规则

（1）凡住室留观伤病员，必须有值班医师医嘱，并与观察室值班人员联系后，方可入室，伤病员应听从值班人员安排。

（2）留观伤病员住室后，观察室值班护士应向住室留观伤病员或陪伴者点交被褥等，并交待住室应注意的事项。

（3）留观伤病员应留陪客一人照顾，坐陪，不得携带躺椅及帆布床，不得随便离开观察室。

（4）留观伤病员的治疗，须经值班医师开好处方，凭处方取药，口服药遵照说明自行服用。

注射及静脉用药取药后,将药品交给值班护士,以便按时治疗。

(5) 保持观察室内清洁和肃静,室内一切设备不得随意搬动,室内禁止吸烟、打闹、喧哗,以保证伤病员的治疗和休息。

(6) 伤病员留观时间,一般不超过5 d,经值班医师决定出室时,应立即办理出室手续,交还借用物品。

八、急诊监护室规则

(1) 急诊监护室工作人员在工作中应以热忱、负责的精神完全彻底地做好医护工作,坚守工作岗位,不得擅离职守。

(2) 不符合住院条件,但根据病情需急诊监护室监测和抢救治疗的患者,可收入监护室进行监护治疗。

(3) 本室值班医师和护士,根据病情严密注意监测、治疗和抢救。凡收入监护室的患者,必须开好医嘱,按格式规定及时书写病历,随时记录病情及处理经过。

(4) 各值班医师早晚各查房1次,重病随时查,主治医师每日查房1次,及时修订诊疗计划,指出重点工作。主任和教授每周查房2次,检查各级医师医疗工作情况,组织重大抢救的会诊、讨论,修订诊疗计划。

(5) 监护室值班医护人员对监护的患者,要按时详细认真地进行交接班工作,每班要有详细书面记录。

(6) 未经医护人员允许的无关人员不得随意进入病室,病室内不能闲聊,以免影响监护,室内应做到四轻(说话轻、操作轻、走路轻、关门轻)。

(7) 病室内一切急救药品、仪器不得外借,以免影响抢救工作,特殊情况需外借时,应经科领导同意,用毕立即归还,并由病室组长检查有无损坏。

(8) 熟悉各种药品器材,正确使用妥善保管。加强急救观念,做好随时抢救的准备。

九、急诊手术室(清创室)工作制度

(1) 凡进入手术室的工作人员必须穿工作服,必要时更换手术室专用的衣、帽、鞋、口罩等。

(2) 手术室应严格执行无菌技术,除参加手术及有关人员外,其他人员一概不准入内。

(3) 手术室内应保持肃静,不可大声谈笑,禁止吸烟。

(4) 值班人员应坚守岗位,随时准备接受急诊手术,不得擅离。

(5) 手术室工作人员应熟悉手术室内各种物件的固定位置、地点及使用方法,用后放回原处,急救药材定期检查补充。

(6) 手术前要了解患者的一般情况,给予精神安慰,消除紧张情绪。对意外创伤的患者尤其需要全面观察生命体征的变化,以便及时发现休克等危症。室内一切器械物品未经值班人员许可,不得擅自外借。

(7) 手术完毕,用过的器械应及时清洗、消毒并放回原处。

(8) 严重污染或特殊感染手术用过的器材,应特殊处理。

(9) 手术室每日紫外线消毒2次,每周大消毒1次。

十、急诊室查对制度

（1）医师开医嘱、处方、申请单、书写病历、进行技术操作或手术时，均要查对患者姓名、性别、年龄、病变部位、手术部位以及药品名称、剂量、用法等。

（2）护理人员要严格执行"三查七对"制度。三查：查服药、注射与各种治疗处置的前、中、后。七对：核对床号、姓名、药名、剂量、浓度、用法、时间。

（3）凡注射青霉素、链霉素、破伤风抗毒素时，必须认真查对皮试结果，避免发生意外。

（4）抢救患者时，医师下达口头医嘱要准确、清楚，尤其是药名、剂量、给药时间与途径等，护士要复述一遍，各种急救药品的安瓿、输液瓶用完后暂时保留，以便统计与查对。

（5）清点和使用药品前，要检查药品质量、标签、失效期和批号，如不符合要求，不得使用。使用毒、麻、限、剧药时要经过反复核对。静脉给多种药物时，应注意配伍禁忌。

（6）取血时，应与血库工作人员共同查对姓名、住院号、血型、编号。输血前，须经两人查对无误后，方可输入。输血完毕，瓶内余血保留 24 h 后方可处理，以便发生输血反应时查验。

十一、消毒隔离制度

（1）医护人员上班时间应着工作服，戴工作帽，并保持整洁，诊疗工作前后均应洗手，必要时用消毒液浸泡。

（2）注射、换药、导尿、穿刺等，要严格遵守无菌操作规程。

（3）无菌容器、器械、器械盘、敷料缸、持物钳等要定期消毒，消毒液定期更换，体温表用后要用消毒液浸泡。

（4）预检护士应认真仔细地对急诊患者进行预检。对疑似传染病者应及时请传染科会诊，确诊为传染病后由传染科联系转院，转出前应就地做好消毒隔离工作。

（5）抢救室、观察室、注射室每日用紫外线消毒 2 次，走廊每日应定期做重点喷雾消毒。

十二、请示汇报制度

（1）遇有下列情况时，预检护士应向医务科汇报：①遇有大批外伤、中毒、特殊意外伤害、重型多发伤等患者来诊。②特殊患者、英雄模范、社会知名人士及港澳同胞等。③涉及法律问题的伤病员。④急诊患者转院需向医务科报告，由医务科联系好收治医院后方可转出。

（2）急诊医师遇到危重疑难病症或处理有困难时，应向急诊组长或住院总医师汇报。

（3）发生医疗差错或医疗事故时，在班医护人员应立即向上级医师报告，积极采取补救措施，并向医务科和护理部汇报。

（4）遇有医疗纠纷时，应向院总值班汇报，协助处理。

（5）院总值班应视情况向上级有关部门汇报请示。

十三、交接班制度

（1）急诊交接班必须严肃、认真。医师、护士应提前 10 min 到位交接班。

（2）每日清晨由护士长主持，顺序站立交接班。交班护士应声音清晰，口齿清楚，按要求熟练地报告交班内容，要求背诵交班。晨会中可适当安排小讲课、提问及示教，布置当日工作或应注意的问题等，一般不超过 15 min。

（3）交班前要做好准备工作（写好交班记录，整理好诊察桌上物品，放置整齐），处理完本班应做的工作,不得将本班应完成的工作遗留给下一班。

(4) 急诊患者必须坚持床头交接班,医护人员要交接病情和治疗情况,护士同时要交接特殊护理(如压力性损伤护理、口腔清洁、各种导管通畅情况等)及详细阅读有关护理记录。

(5) 值班医师或观察室医师在交接班时应仔细查对全部留观患者和临时输液患者,不得遗留患者,诊察室交接医师应将去做检查、尚未处理完的患者向接班医师交待清楚。

(6) 接班人员要认真听取交班报告,对交接班中不清楚的问题,应在当时交接清楚,必要时应记录在病历中。

十四、死亡伤病员处理制度

(1) 伤病员死亡须经值班医师按死亡指征确定后,记录在病案内,并须记录抢救经过,注明死亡时间,具体到时、分。

(2) 值班人员应按《常规》规定,认真做好尸体料理:①确定证明呼吸与心跳停止,才能料理尸体(用棉花塞好死者口、鼻、耳、肛门、阴道外口等,有伤口者应予缝合,更换敷料)。②尸体标签要填写完整、准确、清楚。③传染病患者的死亡料理,应按消毒隔离要求处理。

(3) 伤病员死亡后,由医师填写"死亡证"1份、"尸体识别卡"3张,1张卡片固定于死者胸前殓衣扣上,1张系于右手腕上,1张固定于包裹尸体被单上,由太平间工人核对卡片后将尸体接走。

(4) 检查死者遗物,需要有两人在场。交给家属或其所属单位时,应有第三者在场,必要时交护士长保存,遗物不能带入太平间。

(5) 查看尸体必须经家属或其所属单位同意、医务科批准。

(6) 为提高急诊诊疗水平,应尽量动员死者亲属争取尸检。尸检必须在家属同意签字,并经院领导批准后才能进行。有医疗纠纷者,按《医疗事故处理条例》有关规定执行。

十五、药品器材保管制度

(1) 各类抢救物品,应分类存放,位置固定,账物相符,定期检查,用后及时登记,并开处方补齐。

(2) 外用药、剧毒药、麻醉药应与其他药物分开放置,严格保管,逐班交待,用后及时补充并做好登记。

(3) 药瓶标签应明显,注明药名、浓度、剂量,标签不清或无标签的药物不得使用。

(4) 护士长应定期清点药品,注意失效期,检查时如发现有变色、混浊、沉淀等现象不得使用。

(5) 各种抢救器材要定点放置,有专人保管,定期消毒、保养、维修和补充,做到无丢失、无损坏、无锈蚀。

(6) 熟悉各种抢救器材性能,严格遵守操作规程和防护措施。

十六、急诊登记制度

(1) 急诊室应建立严格的登记制度,认真填写急诊登记簿。

(2) 急诊伤病员登记,由预检护士负责,按登记项目认真逐项进行登记,不得遗漏。

(3) 预检护士下班时,进行小结与总结(日班负责小结、夜班负责总结),并填写好日报表,签名,写明值班时间。

（4）急诊室除认真做好急诊伤病员登记外,同时应认真做好危重抢救登记、留观登记、小手术登记等登记工作,护士长应逐日检查各种登记情况。

十七、急诊值班制度

（1）急诊医师由各科派出或急诊科医师担任,受本科主任及急诊科主任双重领导。

（2）参加急诊工作的医师应具备以下条件:责任心强,具备 1 年以上临床工作经验(进修生必须来院工作 3 个月以上);能独立处理本科常见病、多发病,并经本科主任审查合格者。

（3）坚守工作岗位,不得擅离职守,值班期间不得参加集合、听课,不得看电影、电视,不得会客;因事需暂时离开时,应向值班护士告知去向和时间。

（4）值班期间不得自行换班或请人代班,有特殊情况需换或请人代班时,必须经住院总医师批准(护士须经护士长批准),在落实好代班人员后方可离开。

（5）8 h 值班制医师和护士夜间不得睡觉,12 h 值班制医师在处理完患者后可到指定地点休息。有急诊患者时,必须随叫随到。

（6）兼病房值班的急诊值班医师,上班时必须到急诊签到,并将值班地点写在去向牌上。凡未按时到者,急诊值班护士应督促其来室签到;无故不签到或签到后不在指定地点者,值班护士有权提出警告或报告上级领导。

（7）值班护士认真执行各项护理制度和技术操作规程,正确执行医嘱,各班护理工作达到质量标准。

（8）放射科、临床实验科、药材科等医技科室应指派急诊值班人员,值班人员应认真工作,坚守岗位;临床科室需要配合时,接到通知应立即赶至现场,参加抢救和检查;医技科室接到急诊送检单,应优先予以检查,迅速报告结果。

十八、病情证明及病假制度

（1）急诊值班医师必须在询问病史、进行必要的体检及辅助检查后,根据病情开具病情证明或病假单,并在病历中注明。

（2）非急诊值班医师,不得开具急诊病情证明及病假单;实习医师开具病情证明或病假单必须经带教医师复核签名并盖章后方可有效。

（3）急诊病假视病情决定,一般 1～3 d,不超过 1 周,脑血管疾患、脑外伤、骨科患者根据病情可适当延长。

（4）病情证明或病假单必须在预检处盖章后才能生效。预检护士应凭急诊病历加盖公章。

（5）急诊病情证明中不得写建议调换工种或工作,不得开照顾营养等内容。

十九、涉及法律问题伤病员处理办法

（1）对于自杀、他杀、交通事故、殴斗致伤及其他涉及法律问题的伤病员,医护人员应本着人道主义精神,积极救治,同时应增强法纪观念,提高警惕。

（2）预检护士应立即通知急诊科、医务科,并报告公安或交通部门。

（3）病历书写应实事求是、准确、清楚,检查应全面、仔细。病历要注意保管,切勿遗失或涂改。

（4）开具验伤单及诊断证明时,要实事求是,并经上级医师核准。对医疗工作以外的其他

问题不随便发表自己的看法。

（5）对于服毒患者，须将患者呕吐物、排泄物留下送毒物鉴定。

（6）对于昏迷患者，须与陪送者共同清点患者的财物。有家属在场时应交给家属；若无家属，可由值班护士代为保管，但应同时有两人共同签写财物清单。

（7）涉及法律问题的伤病员在留观期间，应与公安部门联系，派人看护。

二十、发热诊室的工作制度

（1）隔离病房通风良好，独立设区，与其他病区相隔开，设两个出入口，做到工作人员与患者进出口分开。

（2）隔离病区严格划分清洁区、半污染区和污染区，各交界处必须设擦脚垫，并用消毒液浇湿，不定期加消毒剂，保持脚垫湿润。3 个区域必须每天用消毒液喷或洗、擦消毒 2 次。

（3）进入病区应戴 16 层棉纱口罩、帽子、鞋套、手套，穿隔离衣。

（4）当班医务人员应坚守岗位，不得随意离岗；如有隔离患者，未转诊前负责所有治疗工作，严禁无关人员入内。

（5）隔离患者均须戴口罩，严格隔离，严格管理，不得离开隔离病房。

（6）严格探视制度，不得陪护，不得探视，严格做好个人防护。

第五节　急诊护士的专业品德

急救医学在人类健康事业中占有重要的地位，急救治疗护理工作的质量历来是衡量每所医院水平、服务质量、应急能力的一个重要标准。因此，急诊室（部、科）是医院管理应该特别重视的要害部门，除了重视急诊部门的人员配备、技术培训和物质、设备的供应，重视对医务人员道德素质的培养尤为重要。

一、急诊护理范围

为了保证急诊患者得到及时治疗，提高急诊医疗质量和方便患者，必须制订急诊范围。凡由于疾病急性发作、创伤或异物进入体内造成痛苦，甚至生命处于危险状态的患者，均属急诊范围，应予紧急处理。

急诊范围包括：①急性外伤。②突然发生的急性腹痛。③突发性高热。④各类休克。⑤突发大出血。⑥心肺脑功能衰竭或 MOF。⑦昏迷不醒。⑧耳道、鼻道、咽部、眼内、气管或食管中有异物。⑨眼睛急性疼痛、红肿或急性视力障碍。⑩中毒、中暑、自杀、淹溺、触电。⑪疑似烈性传染病。⑫急性过敏性疾病。⑬医师认为合乎其他急诊抢救条件者（如手术后需要进行救治的急危重患者）。

二、急诊护士的品德要求

（一）要有深厚的同情心　患者的心理特点如下：①急诊患者病情突发，迫切希望得到最快治疗。②慢性病患者病情加重，对生存有强烈欲望。③外伤患者心理压力大，希望能早日复元。④腹痛患者要求尽快止痛。⑤自杀患者发作时有后悔感。护理人员面对这些患者，要有救死扶伤的深厚的同情心，体贴家属的焦急心理和痛苦，给患者亲切的关怀和细心的照料，根据不同心理有针对性地提出护理措施。

1. **服毒自杀患者**　服毒自杀患者是由于各种痛苦的折磨、内心不同程度的创伤,才会失去理智而做出自杀行动,更需要医护人员热情的关怀和照料,以适当的语言鼓励患者,消除其悲观厌世的念头,使他们振作精神,重新点燃生活的信心和希望。

2. **意外损伤患者**　外伤患者占急诊患者的30%,无论何种原因所致的外伤,多出现伤口出血、疼痛。突然受到刺激易产生恐惧、紧张不安心理,也容易将不冷静的情绪转移到医务人员身上。医务人员应深表同情,对患者及家属的这些情绪予以谅解。一方面用温和的语言安慰患者,一方面用最快的速度作出准确判断,争取制订最佳抢救方案,以达到最理想的疗效。

3. **急腹症患者**　各种原因引起的腹痛患者,占急诊人数21%。这类患者常有烦躁、厌闷、不信任治疗的心理。急诊护士针对这种心理,应多方关怀安慰患者。患者腹痛剧烈,难以忍受,迫切要求止疼,如不予以用药止痛,就认为是医务人员不体贴、没有同情心。对于此类患者,一方面应耐心说明不用止痛针的原因,鼓励患者坚持片刻以便确诊对症治疗;一方面应给患者准确迅速检查,尽快明确诊断。

（二）要有良好的职业道德　护理工作是一个为患者服务的高尚职业,涉及人生、老、病、死的全部过程。在护士心目中,患者的需要应高于一切,要做到这一点必须具备全心全意为患者献身的精神。急诊护理人员常年与危重患者打交道,易产生见多不怪的心理,工作中出现慢条斯理或不紧不慢的现象,这都是缺乏良好职业道德的表现。急诊护理人员要牢固树立"时间就是生命"和"抢救就是命令"的强烈观念,要突出一个"急"字。做到急患者所急、争分夺秒、全力以赴,尽量缩短从接诊到抢救时间,以便赢得患者的生命。良好的职业道德还应在具体工作中得以充分体现。

1. **抢救危重患者**　急诊抢救的危重患者多伴有神志不清,抢救时家属又不允许在场。护理人员应对患者有同情心,对患者热情、爱护、认真细致,具备严肃认真、一丝不苟的工作作风,不要因患者神志不清、对外界不能感知而随意议论患者或谈论与抢救无关的事情。抢救过程中动作要轻柔,给患者脱衣服、提放患者时不要粗暴;不要认为患者无痛觉或抢救成功可能性小,静脉穿刺或肌内注射就能随意进行;更不能放松无菌观念,尽量避免不必要的损伤。要营造严肃、认真、紧张、有序、全力抢救患者的氛围。尽量排除各种影响抢救的因素,不管是任何原因或干扰,都要任劳任怨,不怕苦、不怕累地完成抢救工作,真正体现医务人员救死扶伤、治病救人的人道主义精神。

2. **善后护理**　死亡是人生过程中的一种自然现象,任何人都是不可避免的。由于死亡的不可逆性,人们对待死亡是非常重视的。同时,人们对死者都有不同程度的恐惧和回避感,不愿做或不敢做善后护理,操作时精神紧张。简单、随便或是由于急诊死亡患者见多了认为"对一具尸体不必认真"的想法和做法都是不道德的。急诊护士在急诊护理中虽然对患者死亡习以为常,但在护理工作中应始终体现对死者和家属的同情、尊重与关心,从而更好地体现出护理工作深远的社会价值。护理中应做到动作轻、稳、认真,感情真挚,表情严肃,更不能嬉笑。将善后护理仍看成是对人的护理,是对人整体护理的继续和最后完成。善后护理体现了人与人之间的爱,体现了人道主义永存和社会对个人自始至终的关心和负责。同时要做好家属疏导工作。

3. **挽救无名氏**　人的生命只有一次,人死不可复生。生命死亡的这种不可逆性,使人的生命价值表现得十分突出。因此每个人都有他自身的价值和人格尊严。虽然患者的地位、职业、贫富不同,但他们在人格上是平等的,享有医疗的权力也是平等的。急诊工作中经常接诊到路人送来身无分文的无名氏,医护人员要本着人道主义的精神,对于痛苦、灾难中的一切患者都要给予同情、关心、爱护,积极投入抢救,争取在最短的时间内处置好患者并予以妥善安排,而不能只考虑其身份或无力支付抢救费用而拖延甚至推诿拒收患者,这也是急诊护士基本的职业道德。

(三)要有严谨性和主动性　护理工作以医学科学理论为指导,具有严格按照操作程序、严格执行医嘱的要求。护士是否严格遵守护理制度、认真做好各项护理工作,直接影响护理质量的好坏,关系到患者的生命安危。急诊护理工作中每日处置大量医嘱,护士必须做到准确、及时、无误。护理工作的严格性不仅体现在严格按医嘱执行各项治疗、遵守各项技术操作规范上,而且体现在对患者病情的严密观察中,这是急诊护士道德责任的表现。及时严密的观察使患者的某些危象和并发症得以早期发现而防治。在急诊工作中强调严格性的同时还要求护士有积极性、灵活性和主动性。要一切从患者的利益出发,要不失时机地给患者以有效、合理的处置,不应消极地等待医嘱而贻误病情。在接诊抢救患者时,在医师未到达之前要及时给氧、输液、洗胃、人工呼吸、胸外心脏按摩、止血等,主动承担一定的治疗抢救任务。对一些患者反应、病情变化、药物不良反应等应主动报告医师,主动配合医师的治疗,主动为治疗提供信息方案。对接诊的打架、斗殴、交通事故、服毒自杀或有法律纠纷的患者先做好处置工作,再及时与当地公安部门及医院总值班联系;抢救记录要详细、准确,要公正地反映病情;操作严谨,态度热情,予以正面劝导,不能歧视挖苦。

三、急诊护士的能力要求

随着医学事业的发展,急诊科作为一个特殊的医疗环境,越来越显示出它的重要性。其工作特点是随机性强,患者病情危重,病种复杂。因此,急诊护理人员只有具备扎实的专业理论知识、精湛的急救技术、良好的心理素质和沟通技巧、敏锐的观察力、突出的应变能力及高度的法律意识,才能胜任急诊科护理工作。

(一)专业实践能力　娴熟的专业技术在急诊实践中是为患者赢得宝贵生命的关键因素。牢固树立时间就是生命的观念,时时体现积极主动和认真负责的精神,紧急处理做到稳、准、轻、快、沉着冷静,让患者有安全感。操作准确无误,用较少的时间高质量地完成操作,如现代化仪器的熟练使用、独到的急救意识和观察能力、高超的急救技术和快速敏捷地协助医师评估隐匿伤情的能力,都要求急诊护士不断更新知识,掌握急诊护理所需的基础知识、技能和相关的专业知识,提高整体的素质。

(二)评判性思维能力　急诊科护理工作忙、急、杂、乱,有研究显示80%以上的护士在从事急诊工作早期遇到紧急突发事件(如重型外伤、猝死等各类突发事件)时高度紧张,没有独立思考、主动解决问题的能力和意识。而急诊护士非常需要具备对问题进行分析、评估、判断、决策的能力,不能机械地执行医嘱而不假思索,如观察能力不但是评判性思维能力的反映,也是护理危重症患者必备的能力和衡量护士心理品质的重要标志,是广泛的知识、熟练的技巧和高尚情感的结合。

(三)管理能力　急诊科工作手续繁杂,紧急情况多,患者的病情变化多端,急诊护士必须能够做到眼观六路、耳听八方,做到心中有数。每日对自己的工作要有良好的计划和安排,能在紧急状况时调配和组织相关的资源应对突发事件,并能对各项工作进行评价和监督,以确保患者的安全。

(四)协调合作能力　在危重患者救助中,护士扮演着举足轻重的特殊角色。护士与患者接触时间相对较多,有效的沟通能调动患者与疾病作斗争的信心,有助于医疗护理计划顺利进行。此外,急诊患者病情复杂,需要多学科进行合作来保证患者的生命安全和医疗、护理质量。因此,良好的沟通协调能力是急诊护士必须要掌握的能力之一。

(五)专业发展能力　急诊护士要具有促进学科发展的意识,着眼于专业的整体发展趋势,在新的经济体制下,成为一个"学习型"护士,并逐渐成长为一个"专家型"护士。

席淑华等通过 Delphi 法建立系统的急诊专科护士核心能力评价指标体系,并为每项能力指标推荐了可评价方法,为急诊科护士的任用、培训和评价提供了科学、客观和可行性较强的依据(表2-2)。

表2-2　急诊专科护士核心能力评价指标体系

一级指标	二级指标	三级指标评价标准	评价方法
专业实践能力	运用知识的能力	1. 能掌握呼吸系统疾病的相关基础知识、临床表现及意义,能够在下列紧急情况下实施有效的护理措施: ● 张力性气胸 ● 开放性气胸 ● 血气胸 ● 气管异物 ● 喉头水肿 ● 支气管急性哮喘发作 ● 慢性阻塞性肺疾病急性发作 ● 多发性肋骨骨折	理论考试,OSCE
		2. 能掌握循环系统疾病的相关基础知识、临床表现及意义,能够在下列紧急情况下实施有效的护理措施: ● 心搏骤停 ● 致命性心律失常 ● 心力衰竭 ● 急性心肌梗死	理论考试,OSCE
		3. 能掌握休克的相关基础知识、临床表现及意义,能够在下列紧急情况下实施有效的护理措施: ● 低血容量性休克 ● 过敏性休克 ● 感染性休克 ● 神经性休克 ● 心源性休克	理论考试,OSCE
		4. 能掌握神经系统疾病的相关基础知识、临床表现及意义,能够在下列紧急情况下实施有效的护理措施: ● 意识障碍 ● 颅脑损伤 ● 脑血管意外 ● 脊髓损伤 ● 癫痫发作	理论考试,OSCE

一级指标	二级指标	三级指标评价标准	评价方法
专业实践能力	运用知识的能力	5. 能掌握消化道系统疾病的相关基础知识、临床表现及意义，能够在下列紧急情况下实施有效的护理措施： • 胃、十二指肠球部溃疡穿孔 • 急性胆囊炎 • 肝功能衰竭 • 急性胰腺炎 • 急性化脓性胆管炎	理论考试，OSCE
		6. 能掌握泌尿系统疾病的相关基础知识、临床表现及意义，能够在下列紧急情况下实施有效的护理措施： • 输尿管绞痛 • 急性肾功能衰竭	理论考试，OSCE
		7. 能掌握内分泌系统疾病的相关基础知识、临床表现及意义，能够在下列紧急情况下实施有效的护理措施： • 高血糖危象 • 低血糖危象 • 肾上腺危象 • 甲状腺危象	理论考试，OSCE
		8. 能掌握围生期妇女正常的生理变化，并能掌握下列疾病的病理症状及意义，能够在紧急情况下实施有效的护理措施： • 异位妊娠破裂 • 先兆子痫 • 急产	理论考试，OSCE
		9. 能识别下列常见急性传播性疾病，并能采取有效地防护措施和疾病处理方案： • H1N1 等流感 • SARS • 艾滋病 • 肺结核大咳血	理论考试，OSCE
		10. 能掌握常见中毒的病因和急救处理方法，能够迅速有效地为中毒患者实施干预措施	理论考试，OSCE
		11. 能对下列严重创伤患者进行正确的创伤评分并采取急救措施： • 烧伤 • 挤压伤 • 多发伤	理论考试，OSCE
		12. 能掌握疼痛的发病机制及对机体的影响，能够对下列急性疼痛患者实施适当的干预措施： • 胸痛 • 腹痛 • 背痛 • 其他疼痛	理论考试，OSCE

（续表）

一级指标	二级指标	三级指标评价标准	评价方法
专业实践能力	运用知识的能力	13. 能掌握常见急救药物的作用、用药途径和反应,能够在紧急情况下正确地使用: • 心血管系统活性药物 • 呼吸兴奋剂 • 支气管扩张剂 • 利尿剂 • 溶栓药物 • 阿片类药物 • 非甾体抗炎药 • β受体阻滞剂 • 胰岛素 • 镇静安眠药 • 类固醇药物 • 常用解毒剂	理论考试,OSCE
		14. 能掌握下列生化检查指标的临床意义,并能熟练地应用到临床抢救中: • 三大标本(血、尿、便)的细胞计数 • 电解质(钾、钠、氯、钙、镁) • 肝、肾功能(二氧化碳结合力、淀粉酶、血糖、肌酐) • 心肌酶谱	理论考试,OSCE
		15. 能掌握心脏生电机制,能够判读正常的心电图并发现具有危险性的异常节律: • 窦性心动过速 • 窦性心动过缓 • 心房颤动 • 心房扑动 • 心室颤动 • 心脏停搏 • 心脏传导阻滞	理论考试,OSCE
		16. 能够根据患者的整体情况制订相应的健康教育内容	理论考试,OSCE
		17. 能识别精神因素对机体的生理病理影响及相关的护理知识,并能运用到焦虑、抑郁及自杀倾向的护理中	理论考试,OSCE
		18. 能熟悉各个民族的文化、宗教信仰和习俗,根据患者需求提供高质量的护理	理论考试,OSCE
		19. 能熟悉职业防护的相关知识、地方政策及上报程序	理论考试,OSCE
		20. 能掌握急诊护理相关法律法规所规定的专业实践行为权限,维护患者的隐私和权利	理论考试,OSCE
	专业技能	1. 能掌握院前急救的基本抢救技术: • 心肺复苏 • 去除气管异物(Heimlich 手法) • 止血 • 包扎	操作考试,OSCE

一级指标	二级指标	三级指标评价标准	评价方法
		• 固定 • 转运	
		2. 能掌握高级生命支持的技术： • 除颤 • 脑复苏 • 人工气道的管理 • 呼吸机的使用 • 心电监护仪的使用 • 复苏药物的使用 • 低温技术的使用 • 营养支持 • 氧疗 • 洗胃	操作考试,OSCE
		3. 能对下列紧急意外情况实施有效的急救措施： • 溺水 • 中暑 • 电击 • 群体性意外伤害	操作考试,OSCE
专业实践能力	专业技能	4. 能掌握下列监测技术的临床意义,并能熟练地应用到临床抢救中： • 血流动力学监测(中心静脉压、有创动脉血压的监测) • 呼吸功能监测(SpO₂、血氧分压的监测)	操作考试,OSCE
		5. 能掌握侵入性检查或治疗的相关知识,并能熟练地在抢救中配合： • 中心静脉插管 • 外周静脉插管 • 动脉导管 • 胸腔闭式引流 • 心脏复律	操作考试,OSCE
		6. 能在紧急情况下迅速、有效地置入下列管道并进行有效的管理： • 胃管 • 尿管 • 静脉通路	操作考试,OSCE
		7. 能正确留取各种急诊送检标本	操作考试,OSCE
		8. 能实施隔离措施和反向隔离措施	操作考试,OSCE
评判性思维能力	评估预见能力	1. 能对诊断不清和未诊断的急性病患者作出正确的评估,预见到可能出现的危及生命的状况	OSCE,病例考试,情景模拟
		2. 能判别急危重症和创伤患者的疾病性质和危重程度,迅速作出预检和分诊	OSCE,病例考试,情景模拟

（续表）

一级指标	二级指标	三级指标评价标准	评价方法
评判性思维能力	应变能力	1. 能对紧急情况作出有效、及时的反应,必要时实施危机干预和启动紧急程序	OSCE,病例考试,情景模拟
		2. 能结合急危重症患者迅速变化的病情,实施护理计划和干预措施	OSCE,病例考试,情景模拟
	分析综合能力	1. 能综合分析各种急危重症患者的评估资料,迅速实施有效的干预措施	OSCE,病例考试,情景模拟
		2. 能对不规范、有疑义的医嘱及决定进行质疑和核实	操作考试
	判断决策能力	1. 能准确评估出患者的需求,迅速、有效地确定首优护理问题并采取相应的护理措施	OSCE,病例考试,情景模拟
		2. 在接受任务、寻求咨询时,要使用正确的判断	OSCE,情景模拟
		3. 有能力确定适时使用应急抢救技术	OSCE,情景模拟
	评价能力	能对干预措施的结果进行观察、监督和评价	OSCE,病例考试,情景模拟
管理能力	计划能力	能够对紧急状况或批量伤亡事件的急救护理做好应对计划	OSCE,情景模拟
	组织能力	1. 能在发生批量伤病员就诊时及时调配抢救小组,有效地发挥团队力量	OSCE,情景模拟
		2. 能在紧急状况下有效地维持组织平衡,为患者提供连续性护理	OSCE,情景模拟
	督察能力	1. 能监督和指导相关人员按照规定实施各项干预措施	相关人员调查
		2. 能够实时评价低年资护士的急救护理质量,并及时纠正不恰当的护理行为	相关人员调查
沟通协调能力	沟通能力	1. 能与急危重症患者(清醒)及其家属(包括死亡患者家属)进行有效、恰当的沟通,给予情感支持	OSCE,情景模拟
		2. 能在抢救时与同事进行有效的沟通	OSCE,情景模拟
	协调合作能力	1. 能够协调各部门对患者实施有效的急救护理	OSCE,病例考试,情景模拟
		2. 能够在实施抢救措施时与其他医疗小组合作,提供最优护理	平常工作记录
		3. 能与急救患者保持良好的、适时的护患关系,在实施治疗的操作时,确保知情同意	OSCE,病例考试,情景模拟
	自我调适能力	1. 能够在急救护理实践中保持积极、乐观的心态	相关人员调查
		2. 能够运用减压方法自我疏导,必要时寻求他人的帮助	相关人员调查

（续表）

一级指标	二级指标	三级指标评价标准	评价方法
专业发展能力	学习能力	有能力通过文献阅读、网络检索等方式主动学习急诊、急救的专业知识,提升个人的专业实践能力	问卷调查,相关人员谈话
	科研能力	1. 有能力撰写与急诊科研项目有关的论文	科研成果评定
		2. 具有在急救护理实践中开展科研项目的意识和水平	
	教学能力	1. 能在急诊急救技术方面培训低年资护士,并对培训效果进行有效的评价	讲课时专家现场评价或问卷调查
		2. 有参与和组织社区急救培训,包括志愿者和社区居民救护技能培训的能力	

注:OSCE,客观结构化临床考试。

第六节　急诊护理文书的管理与书写

急诊护理文书是记录患者在急诊救治过程中护士为其提供的治疗护理过程的客观资料,是使护理工作顺利进行、衡量护理工作质量、开展护理临床科研和实施护理管理的依据,同时有些护理文书也是处理医疗纠纷和医疗事故争议的重要依据,具有一定的法律效力。因而其书写和管理必须按照相关规定严格执行,以确保其完整可靠。

一、急诊护理文书的内涵及管理要求

（一）急诊护理文书的内涵　急诊护理文书包括如下一系列文案:登记本（预检登记本或急诊登记、发热患者预检登记、传染病登记、死亡登记、留观患者登记）、护理记录单（体温单、一般患者护理记录单、危重患者护理记录单、血糖和尿糖监测记录单、末梢循环观察记录单）、抢救记录和交班报告本。

（二）急诊护理文件管理　护理文件必须建立严格的管理制度,各班护理人员均须按照管理要求执行。

（1）各种护理文件按规定放置,记录或使用后归放原处。

（2）必须保持护理文件的清洁、整齐、完整,防止玷污、破损、拆散或丢失。

（3）患者家属不得翻阅护理文件,不得擅自将护理文件带出病区。

（4）护理文件应妥善保存。各种记录保存期限为:①体温单、一般护理记录单、危重患者护理记录单、血糖和尿糖监测记录单、末梢循环观察记录单作为病历的一部分随病历放置,患者出观后送病案室长期保存。②预检登记本或急诊登记、发热患者预检登记、传染病登记、死亡登记本、留观患者登记、抢救记录、交班报告本保存1年,以备查阅。

（三）病案排列顺序　病案按规定顺序排列,使其规格化、标准化,便于管理和查阅,其要求同住院患者。

1. 住院留观期间病案排列顺序　①体温单（按时间先后倒排）。②医嘱记录单（按时间先后倒排）。③入院病历与入院记录。④诊断分析与治疗计划。⑤病程记录,包括计划治疗内容。⑥会诊记录单。⑦辅助诊断检查报告单（包括影像报告单、心电图检查报告单、各种内镜检查报告单、超声波检查报告单、眼耳鼻喉科检查报告单、各种功能检查报告单等）。⑧特殊治疗单（按时间先后顺序排）。⑨检验记录单（按页码次序顺排）。⑩检验报告单（按时间先后顺序自上而下地粘贴于检验报告单左边）。⑪各种护理记录单（血糖和尿糖监测记录单、末梢循环观察记录单、一般患者护理记录单、危重患者护理记录单）。⑫上次住院病案或其他行政证明、外院病情介绍等。

2. 出观病案排列顺序 ①死亡报告单。②住院证。③～⑪同住院期间病案③～⑪排列顺序。⑫医嘱记录单（按时间先后顺排）。⑬体温单（按时间先后顺排）。⑭其他。

二、急诊护理文书的书写

（一）各种登记记录本的书写 急诊各种登记记录本的建立方便了急诊日常护理工作的连续，也便于护理工作量和流行病学的统计和分析。书写时需按照规定的内容填写，字迹清晰、工整，不刮、粘、涂改，以方便查阅。

1. **预检登记本** 预检登记本记录的是急诊就诊患者的一般信息，要求记录患者就诊日期、就诊时间、患者姓名、性别、年龄、工作单位或家庭住址（电话）、科别、初步诊断等内容，每页须由值班护士签名、签时间，每 24 h 小结患者总数。

2. **发热患者预检登记** 发热患者预检登记是 SARS 流行以后开始建立的登记，旨在将疑似 SARS 的患者专册载录，便于 SARS 的预防及管理。记录内容包括日期、序号、患者姓名、性别、年龄、体温、症状、分诊科别、住址及证件号、联系方式、患者来源（本区、外区、外地）、接触史（疫区、患者）等。

3. **传染病登记** 传染病登记记录的是在急诊就诊的、确诊为某种传染病患者的一般信息，便于传染病的预防及管理。其内容包括科室、日期、门诊号或住院号、患者姓名、性别、年龄、职业、家庭住址、工作单位及地址、发病日期、初诊日期、报告日期、诊断依据（临床、实验室）、处理情况（住院、转院、留观）、备注（病种、病名）等。

4. **死亡登记本** 死亡登记本记录的是在急诊死亡的患者信息，内容包括日期、科别、患者姓名、年龄、性别、出生年月、死亡原因、抢救医师、抢救护士、医保或非医保、留观或非留观、家庭住址、备注等。

5. **留观患者登记本** 留观患者登记本记录的是急诊留观患者的一般信息及流动情况，内容包括患者姓名、床号、性别、年龄、地址、科别、诊断、是否病危、入院日期、转院日期、转至何院、转归日期（进观、死亡、出院）等。

6. **急诊抢救患者记录** 急诊抢救患者记录是对在急诊抢救室接受抢救的患者的一般信息及抢救情况的记载，内容包括患者姓名、年龄、性别、单位、住址、入院时间、入院情况（既往史、主要辅助检查结果）、体检情况：体温（T）、脉搏（P）、呼吸（R）、血压（BP），及入院诊断、抢救经过、最后诊断、患者转归（留观、住院、出院、死亡）、转归时间等，并有首诊医师、抢救医师和抢救护士的签名。

7. **交班报告本** 急诊的交班报告本一般为留观患者而设，要求记录交接各班次患者的流动情况及新入院患者、出院患者、有病情变化的患者的一般信息，各班应有护士签名和时间。书写要求较一般登记本更为严格，不得有任何污迹和刮擦、涂改痕迹。

（二）随病历保存的护理文书的书写 随病历保存的护理文书具有法律效力，应严格按照要求书写，以使其切实成为有价值的参考资料或法律证据。具体要求如下：①记录内容必须客观、及时、准确、真实、完整。②文字简明扼要,应用医学术语和公认的缩写代号;除专有名词外,不可用中英文掺杂叙述。③文笔流畅,字迹工整,书面清洁,不写非正式简体字和自造字。若有书写错误,须在错处划两条横线以示去除,不得刮、粘、涂改。④必须按照格式要求逐项填全各栏项目,除特别规定外,应逐行记录,不可有空行。若有空行时,应以斜线划去。⑤各种记录一律用蓝笔或红钢笔书写,并签全名,以示负责。⑥体温单、一般患者护理记录单、危重患者护理记录单的书写按照具体规定。

1. **体温单的填写**　体温单是记录体温、脉搏、呼吸以及患者其他重要信息的表格,除体温、脉搏、呼吸等以外的信息,还包括:①患者入观、入院、出观、死亡等情况。②摄入液量、各种排出量、各种引流量、血压、体重等情况。由于从体温单上可以反映出患者的概况,所以在患者住院期间,应将体温单列为病历的首项,以便于查看。

2. **一般患者护理记录单**

(1) 书写内容:包括患者姓名、留观床位号、页码号、记录日期和时间、病情观察情况、护理措施和效果、护士签名等。对于新留观患者,护理记录单主要书写入观时间、主诉、病情、曾行何种治疗、目前的病情、入观给予何种处置、即刻给予的治疗护理及效果,并交代下一班须观察及注意的事项。

(2) 书写要求:原则为客观、真实、及时、完整和准确。要求护士根据医嘱和病情对患者留观期间的护理过程进行客观地记录。①凡一、二、三级护理患者(除病危、病重患者书写"危重患者护理记录单"外)均要求书写一般患者护理记录单。新入观患者首次记录应由当班护士完成,以后班班记录;如是一级护理患者,病情变化随时记录,记录时间应具体到分钟,病情稳定后每日至少记录1次;如是二、三级护理患者,有特殊病情变化时需及时记录,记录时间具体到分钟。出观指导有记录,有创检查应有记录。②护理记录单一律用蓝笔填写,字迹必须清楚,不得涂改。③护士长应定期检查护理记录的书写情况,用红笔修改并签名。床位护士要求及时书写并做好交接班。④青霉素试验阳性者首次记录体现在护理记录单上,同时将三日九交班落实在交班本上。⑤护理记录单应妥善保管,随病历存档。

3. **危重患者护理记录单**

(1) 适用范围:危重患者护理记录单适用于病危、病重、抢救患者。

(2) 书写要求:①护士应根据医嘱和患者病情对其在留观期间的护理过程进行客观记录,记录应根据相应专科特点书写。记录内容包括患者姓名、留观床号、页码、日期和时间、出入液量、体温、脉搏、呼吸、血压等病情观察、护理措施和效果、护士签名等。记录时间应具体到分钟。②记录单书写应当文字工整、字迹清晰、表述准确、语言通顺、标点正确。书写过程中出现错字时,应用双线划在错字上,不得采用刮、粘、涂等方法掩盖或去除原来的字迹。③危重患者护理记录单一律用蓝黑墨水钢笔书写,危重患者记录须每班进行小结,24 h进行总结。日班小结上下用蓝黑钢笔划两条横线,晚夜班用红色墨水笔划上下两条红线。危重患者小结应顶格写,先交本班内(除夜班记录24 h外)出入量,然后用文字小结本班情况。病情变化随时记录,并签名。④日期用阿拉伯数字表示,月、日间以短线连接,如"12-31";跨年份时要在月、日前注明新的年份。⑤除口服用药外,其他应注明药物用法,如"im""iv""胃管内注入"等。⑥入量、出量后面免写"ml""cc"等体积单位;所有用药应填写在摄入栏内,患者用药后的动态变化应记录在病情栏内。⑦在写小结或总结时,入量中的血及血制品、钾等应分类小结,出量中的尿、大便、呕吐物等均应根据需要分类小结。病情须三班小结(16:00、24:00、7:00),签全名。⑧病情记录要体现客观性、真实性、准确性、及时性、完整性,避免主观性的描述。⑨青霉素试验阳性者首次记录应体现在危重患者护理记录单上,以后三日九交班落实在交班本上。⑩停止危重患者护理记录应遵医嘱且有病情说明,病情动态变化详见"一般患者护理记录单"。危重患者护理记录单应妥善保管,随病历存档。

4. 血糖、尿糖监测记录单　应根据需要填写,适用于血糖不稳定、需要长期定时监测血糖、尿糖的患者。眉栏应注明患者姓名、科室、病区、床号及住院号,页脚注明页码,表格正文依次填写日期、时间及血糖、尿糖测定结果,单位为 mmol/L。

5. 末梢循环观察记录单　适用于因石膏或夹板等固定,可能引起肢体循环功能障碍或不良,需要监测肢端循环情况的患者。眉栏注明患者姓名、科室、病区、床号、住院号及时间(年、月、日),页脚注明页码,表格正文部分依次填写监测部位、色泽、温度、感觉、运动、肿胀程度、毛细血管充盈时间、动脉搏动强度等,并签名以示负责。在填写表格时,若所有观察指标均与健康侧比较正常时用"√"表示;填写肿胀程度,正常无肿胀用"√"表示,皮纹加深用"－"表示,肿胀但皮纹存在用"＋"表示,肿胀明显且皮纹消失用"＋＋"表示,极度肿胀并出现水疱用"＋＋＋"表示;填写毛细血管充盈时间时,正常用"√"表示,减慢用"↓"表示,加快用"↑"表示,消失用"－"表示。

第七节　急诊风险管理

在现代护理管理中风险管理受到护理管理者的关注。护理风险是指在护理过程中不安全因素直接或间接导致患者死亡或伤残后果的可能性,除具有一般风险的特性外,还具有风险水平高、风险不确定性、风险复杂性等特点。

急诊是生命的绿色通道,具有患者病情危、急、重以及不可预见性、风险性大、流动性大、病谱广、工作任务繁重、工作难度大等特点,同时被动面临偶然和意外灾害事故所致的突发伤、批量伤员的救治,急诊科属于高风险科室,具有高风险性,也是导致医疗纠纷投诉发生的隐患。护理服务过程中患者流动、设备运转、疾病的护理等是一个动态的过程,因此,作为管理者,不仅要教育护士认识到在急诊医疗护理行为中具有承担高风险的义务,强化风险意识,而且更重要的是要加强风险管理,不断地探索可能存在的护理风险,将高风险因素降至最低限度。急诊科可能存在的护理风险管理以及应采取的预防措施如下。

一、压力性损伤及高危预防风险评估与报告制度及预防措施

(一)压力性损伤及高危预防风险评估与报告制度

(1)凡病危、病重及一级护理的患者,责任护士均应根据患者实际情况进行压力性损伤危险因素评分。

(2)如压力性损伤危险因素评分达到高危,责任护士应填写《压力性损伤评估表》及《高危监控随访记录单》,落实各项护理措施,并及时报告护士长核实确认并签名。

(3)压力性损伤高危患者由责任护士告知患者及家属存在发生压力性损伤的风险及需要配合的注意事项,落实各项防范措施,在首次护理记录单上正确记录,并请家属签名。

(4)新入院带入的压力性损伤患者,由责任护士负责填写《压力性损伤评估表》及《高危监控随访记录单》,并在首次护理记录上正确记录压力性损伤的范围、创面等情况,落实压力性损伤治疗护理措施,并请家属签字。

（5）护士长应将压力性损伤高危患者及带入压力性损伤的患者情况及时报告总护士长，总护士长在查看患者的基础上确认并签名。

（6）护士长对责任护士制订及落实的皮肤护理措施的合理性进行评价，总护士长应定期检查压力性损伤护理措施的落实情况，提出指导意见并签名。

（7）护士应当于当班完成新入院及转入患者的压力性损伤风险评估，并填写《高危监控随访记录单》。

（8）患者转科时，转出科室应及时将《高危监控随访记录单》随病历送至转入科室。转入科室可延续使用，但应重新评估记录。

（9）责任护士在患者住院期间应视病情变化，即时重新进行压力性损伤危险因素评分。

（10）患者出院或死亡时，护士长应及时将监控随访记录于《护士长手册》。

（二）预防压力性损伤的护理措施

（1）接受新入院、转入、大手术后的患者，应认真检查皮肤情况，发现问题当面交接清楚，并做好记录。

（2）年老、体弱、消瘦、瘫痪、长期卧床等不能自行翻身的患者，应建立翻身卡，翻身每2h1次。酌情给予海绵垫、气垫床，骨、关节突出处垫软枕或气圈。班班床旁交班，并做好记录。

（3）协助患者翻身时，避免拖、拉、推等动作，以防擦伤皮肤。放置便器时应轻放、轻取，时间不宜过长，以防止因时间过长阻碍血流而导致组织损伤。

（4）保持床单干燥、平整，及时更换潮湿的尿布及被褥。经常用温水给患者擦身，保持皮肤清洁平整，同时增加全身营养的摄入。

（5）高危压力性损伤预报及带入压力性损伤的患者，由当班护士根据实际情况进行压力性损伤评分，填写《压力性损伤评估表》及《高危监控随访记录单》，向患者和家属告知实际情况及注意事项，做好护理记录，并请家属签字。加强各班皮肤护理及床旁交班，及时监控皮肤情况。

（6）护士长及总护士长按要求对压力性损伤高危患者的防范措施进行检查督导并签名。

（7）对于病情不允许翻身或经过反复劝说而拒绝翻身的患者，医师、护士应分别做好记录，并向患者及家属告知发生压力性损伤的可能性和预防压力性损伤的重要性，由家属签字。

二、跌倒/坠床风险评估、认定与报告制度及预防措施

（一）跌倒/坠床风险评估、认定与报告制度

（1）凡病危、危重及一级护理的住院患者均应进行跌倒/坠床高危评估。

（2）步态不稳者、高危跌倒/坠床人群，责任护士填写《跌倒/坠床评估表》及《高危监控随访记录单》，及时报告护士长核实确认并签名。

（3）经评估认定为高危跌倒/坠床的患者，责任护士做好护理记录，告知患者及家属注意事项，并请家属签字。落实各项安全防范措施。

（4）总护士长查看患者核实后确认签名。

（5）患者住院期间应每班随访监控记录1次，护士长定期评估检查预防措施的落实情况及监控记录情况并签名。总护士长应定期跟踪检查，提出指导意见并签名。

（6）新入院、转入患者应在当班完成高危评估及《高危监控随访记录单》的填写。护士长不在班时由代护士长或主班护士负责核实并签名。晚夜间及双休日的患者由当班护士作初步评估，做好预防措施的落实，护士长次日核查并签名。

（7）患者转科时，转出科室应及时将《高危监控随访记录单》随病历送至转入科室，做好交接工作。

（8）当患者病情变化或转入时，护士应根据患者情况重新进行评分，修订预防措施，并做好护理记录。

（9）当患者发生跌倒/坠床后，护士长应及时逐级汇报，并组织护士分析发生的原因，制订整改措施，填写《住院患者跌倒/坠床登记表》上交护理部。

（10）患者出院或死亡时，护士长应及时将监控随访结果记录于《护士长手册》。

（二）跌倒/坠床预防措施

1. 对入院患者的教育和评估　接收新入院、转入的患者，护士应认真进行跌倒/坠床高危评估，经评估确认为跌倒/坠床高危人群者，应告知患者和（或）家属并签字，做好护理记录，并落实安全防范措施。

2. 加强对跌倒/坠床高危人群的重点防范

（1）填写《高危监控随访记录单》，并持续跟踪随访，每班随访记录1次。护士长及总护士长定期督导防范措施的落实情况。

（2）落实各项安全防范措施：床尾挂"跌倒"警示牌，两侧放置床栏，必要时使用保护性约束工具。

（3）护士加强巡视观察，检查安全防范措施的落实情况，并每班床边交班。

3. 为患者提供安全的修养环境　维持病室、浴室内灯光明亮及地面干燥；病室床旁走道障碍清除；病床刹车固定，将床降至适宜的高度；将床头柜、垃圾袋、便盆及生活用品放置于患者伸手可及之处。

4. 加强患者及家属的宣教

（1）陪护者应随时陪伴患者，暂时离开病房时须告知责任护士，晚夜间陪护床应紧靠病床。

（2）当患者步行活动时应穿防滑鞋。

（3）指导患者正确使用呼叫铃、上下床、床上使用便盆的方法。患者移位时应注意轮椅的固定。

（4）预防跌倒"十知"宣教，指导患者及家属掌握防范的相关知识：①当有服用安眠药或感头晕、血压不稳时，下床前应先坐在床缘，再由医护人员或家属扶下床。②当需要任何帮助而无家属在旁时，请立即拉铃呼叫护理人员。③若发现地面有水渍，请告诉工作人员，并避免在有水渍处行走，以防不慎跌倒。④将物品尽量收于柜内，以保持走道宽敞。⑤护士已将床栏拉起时，若需下床应先通知护士将床栏放下来，切勿翻越。⑥当所照顾的患者有烦躁、不安、意识不清等状况时，将床栏拉起，并予以约束保护。⑦向护士叙述可能导致跌倒的原因。⑧请穿防滑鞋。⑨病房夜间打开地灯。⑩当使用卫生间时，如有紧急事故马上拉紧急呼叫铃，告知护士。

三、导管滑脱风险评估、认定与报告制度及防范措施

（一）导管滑脱风险评估、认定与报告制度

（1）凡住院患者留置导管者均应进行高危导管滑脱评估。

（2）留置Ⅰ类导管者及高危导管滑脱人群，必须填写《导管评估表》及《高危监控随访记录单》，落实各项安全防范措施。

（3）责任护士经评估确定患者为高危导管滑脱者,应及时报告护士长,护士长确认后签名。

（4）总护士长现场查看患者后确认并签名。

（5）经评估确定患者为高危导管滑脱者,由责任护士在护理记录单上记录,告知患者及家属注意事项,并请家属签字。

（6）患者住院期间应每班随访监控记录1次。护士长每3～5 d评估检查预防措施的落实情况及监控记录情况,并签名。总护士长应定期跟踪检查,提出指导意见并签名。

（7）新入院、转入患者应在本班完成高危导管滑脱的评估及《高危监控随访记录单》的填写。护士长不在时由带护士长或主班护士负责核实并签名。晚夜间及双休日的患者由当班护士作评估,做好预防措施的落实,护士长次日核实并签名。

（8）患者转科时,转出科室应将《高危监控随访记录单》随病历送至转入科室,做好交接工作。

（9）当患者病情变化或由其他科室转入时,护士应根据患者情况重新进行评分,修订预防措施,并做好护理记录。

（10）当患者发生导管滑脱后,护士长应及时组织护士分析发生的原因,制订整改措施,并填写《住院患者导管滑脱登记表》,上交护理部。

（11）患者出院或死亡时,护士长应及时将随访监控结果记录于《护士长手册》。

（二）导管滑脱防范措施

（1）凡住院患者留置导管者均应进行导管滑脱评估。对留置Ⅰ类导管及高危人群,应加强落实防范措施。

（2）各种导管须妥善固定,保持适度的松紧。

1）气管插管或气管切开患者应用固定带系紧管道后绕于耳后,妥善固定导管（经口插管者包括对牙垫的固定）。固定带应以能伸进一指为宜,过松易引起导管滑脱,过紧会妨碍患者正常呼吸及头面部静脉回流。

2）深静脉置管:股静脉置管固定于大腿内侧,颈静脉置管应固定于耳后,避免患者躁动时抓脱。

3）胸管、腹腔引流管:选择适宜患者的胸带/腹带,保持胸带/腹带固定的适度松紧,用别针将导管固定于胸带/腹带或床单上。

4）深静脉置管、桡动脉插管、漂浮导管等患者,应定期更换贴膜,观察置管处缝针固定情况。

5）脑室引流管的细管应盘旋一圈固定于头部后再连接引流瓶。

（3）在为患者实施各种操作（如翻身、拍背、吸痰、更换床单、搬运等）时,应两人或两人以上操作,应先确认导管情况,由专人负责导管。使用机械通气的患者,在病情允许的情况下,护理操作时尽量分离呼吸机管道,以防套管受呼吸机管道重力作用而脱管。操作后应全面确认导管固定情况。

（4）烦躁不安、躁动及意识障碍者,应酌情使用保护性约束工具,或根据医嘱给予镇静药物。护士应向陪护者实施告知宣教,严禁陪护者擅自解开约束。

（5）加强巡视,注意观察各种导管的固定、在位及通畅情况,并按专科护理要求做好护理记录。

（6）如缝针、贴膜、胶布及固定带等受潮、松脱时应及时更换处理。更换气管插管或套管者的胶布、固定带时,应两人操作,一人固定套管,一人更换。

(7) 对神志清楚的患者,应宣教置管的目的、重要性及托管的危害性,并安慰患者,以取得患者的主动配合,特别是不能耐受气管插管或气管切开者。

(8) 一旦出现导管滑脱,护士应保持镇静,立即采取紧急处理,并及时汇报医师及护士长。

(9) 严格执行交接班制度,所有导管必须实行床头交接,交接双方应对患者的置管逐一查看是否在位、有无渗血及脱出、气管套管固定带的松紧度及气囊的充盈度等,如因交接不清出现问题,由接班者承担责任。

四、急诊危重患者转运的管理

1. 目的　确保转运患者识别的准确性及患者转运途中的安全,降低护理风险。

2. 规范要求

(1) 护士确认医嘱后,认真核对患者信息,确认信息无误后联系相关科室,明确转运的时间、地点及所需的准备及物品。

(2) 转运患者前必须向患者或家属说明转运原因、程序和目的地,以取得配合。

(3) 正确评估患者的活动能力及全身情况,清醒患者应携带病历卡、住院证及患者床旁反向核对患者信息并告知患者或家属转入科室及床号。病危、病重、神志障碍、智力障碍、手术者应双人仔细核对患者信息,认真填写并佩戴手腕识别带,选择合适的搬运方法和工具,对可能出现异常的患者必须有护士陪送,并带上必备的抢救物品及药物。

(4) 搬运前安置好患者体位,安全固定各种管道,同时搬运工具必须确保安全。

(5) 转运途中密切观察患者病情变化,注意保暖,推车不宜过快。

(6) 在搬运过程前、中、后检查并保持各引流管和输液管的正常功能,保证患者的连续治疗不受影响。

(7) 到达后向接待科室的医务人员做好交接班工作。转入科室护士核对信息无误后在转科交接记录单上签名、签时间。

五、急诊输血管理制度

(1) 决定急诊输血治疗前,接诊医师应向患者或家属说明输同种异体血的不良反应和经血传播疾病的可能性,征得患者及家属的同意,并在《输血治疗同意书》上签字,无家属签字的无自主意识患者的紧急输血,应报上级医师、主管领导同意,备案,并记入留观病历。配血、取血及输血须由有资质的护士执行,特殊情况下可由有资质的医师取血。

(2) 采集血交叉标本时,须由办公室护士与采集者持《临床输血申请单》与血型交叉配血试验单内患者的各项信息核对,包括患者的床号、姓名、性别、年龄、住院号、急诊号和诊断,无误后,将化验单的一联贴于抽血试管中,由采集者持《临床输血申请单》、化验单及试管至患者处,使用两种患者身份识别的方法进行确认,正确无误后方可抽血,凡需急诊输血的患者,还需在申请输血前,抽取患者血液做梅毒、艾滋病、乙肝三项等血液项目检查。办公室护士与采集者在核对血型交叉配血报告单后,采集者应先抽取患者血型交叉配血试验的血标本,结果出来之后,再携带其余检查项目的试管进行血标本的采集。确保配血一人一次一管一单一针。

(3) 采集血标本时,不得在输入大分子溶液的通道中取血,应在另侧肢体血管取血,以防影响血型交叉试验结果。

（4）执行护士取血时必须携带病历和《临床用血领取单》到血库，取血护士与血库人员双方交接核对：受血者床号、姓名、性别、年龄、急诊号、血型（包括 Rh 因子）、血液成分、血量、有无凝集反应；核对血袋标签：献血者条形码编号、血型（Rh 因子）、血液有效期；检查血袋有无破损渗漏，血袋内血液有无溶血及凝块。

（5）凡血袋有下列情形之一，一律拒领：标签破损，字迹不清；血袋有破损、漏血；血液中有明显凝块。血浆呈乳糜状或暗灰色；血浆中有明显气泡，絮状物或粗大颗粒；未摇动时血浆层与红细胞的界面不清或交界面上出现溶血。

（6）血液领回急诊室后，由两名护士共同负责核对，核对的信息同取血时的信息，核对无误后方可输血，一般情况下，从取血到输血应由一人负责到底，中间不得转手，特殊情况（晚夜班、节假日、抢救患者等）除外。

（7）取回的血应尽快输入，并贴好标签，放置于相应的床号的筐内，执行护士在血库输血报告单的反面盖"输血核对专用章"，填写好日期、时间、血袋条形码编号及执行者签名，并在医嘱本上打钩，核对者在相应栏内签名。

（8）输血时，由两名护士共同携带病历至床旁，用两种识别患者的方法再次核对患者床号、姓名、性别、血型（包括 Rh 因子）及交叉配血试验结果。严格执行"三查九对"，三查即查血液的有效期、质量、输血装置是否完好，九对即对受血者床号、姓名、住院号、血型及交叉配血试验结果、供血者的血袋条形码编号、血型交叉配血试验结果，核对采血日期、种类、血量。用符合标准的输液器进行输血。

（9）输入的血液内不得加入其他药物，如钙剂、酸性或碱性药物、高渗或低渗溶液，以防止血液变质。输血前、后静脉滴注生理盐水冲洗管道，连续输入不同供血者血液时，两袋血之间用生理盐水冲洗输血管道。

（10）输血过程中应掌握先慢后快原则，再根据病情和年龄调整输注速度，并严密观察受血者有无输血反应，如出现异常情况应及时处理。

1）减慢或停止输血，更换输血器，用生理盐水维持静脉通路。

2）立即通知值班医师和血库值班人员，及时检查、治疗和抢救，并查找原因，做好记录。

3）疑为溶血性或细菌污染性输血反应，应立即停止输血，用生理盐水维持静脉通路，积极配合抢救，并保留剩余的血液和输血器具供检查分析原因。

（11）开始输血时速度宜慢，观察 15 min，无不良反应，将流速调节至要求速度。执行护士在医嘱本上签全名、签时间，并将血库输血报告单粘贴在病历中。

（12）输血完毕，及时将血袋送至血库低温保存 24 h。

六、吸痰告知制度

1. 目的　清除呼吸道分泌物或呕吐物。

2. 操作方法与步骤

（1）带用品至床旁，核对床号、姓名，接电源，连接导管，打开开关，用水试吸后，关上开关。

（2）帮助患者将头转向一侧，术者持导管从口腔或经鼻腔插入，边吸边将吸痰管上下移动，左右旋转，动作要轻。每次抽吸时间不宜过长。抽吸过程中要经常吸水冲通管道，保证管内负压。

（3）吸痰过程中随时用纱布擦净患者口鼻分泌物。注意观察口腔黏膜有无损伤。

3. 患者及家属须知 ①吸痰管插入口腔或鼻腔时,可损伤黏膜而引起少量出血。②吸痰时如引起轻微咳嗽,属于正常咳嗽,有助于肺部咯出分泌物。如剧烈咳嗽,为防止缺氧,宜休息片刻,并给予氧气吸入。③吸痰过程中,吸痰管刺激会厌,有可能会引起窒息和反射性呼吸停止。

4. 注意事项 ①严格执行无菌操作,治疗盘内吸痰用物应每日更换 1～2 次,吸痰管每次更换,勤做口腔护理。②每次插入吸痰时间不超过 15 s。③定时吸痰,当发现喉头有痰鸣音或排痰不畅,应及时抽吸。

七、安全告知制度

(1) 危重患者、行走不便的患者请使用便器,一律不准上厕所,防止因跌伤和晕厥而加重病情。如自己去厕所,一切后果自负。

(2) 对烦躁不安、神志不清的患者要加床栏,陪伴家属不得随意离开及撤下床栏,防止患者坠床。

(3) 患者住院期间禁用热水袋,防止烫伤,因老年人皮肤敏感性差。

(4) 患者住院期间未经经管医师同意,不得私自离院。

(5) 昏迷患者应除去义齿及隐形眼镜。

(6) 患者输液期间,家属不得私自调滴速,以免发生病情变化。

(7) 嘱患者穿防滑拖鞋,如布鞋、橡胶底拖鞋。病室及卫生间的地面应保持清洁干燥、无水迹,以防滑倒。

(8) 不可攀高或坐在窗台上。严禁酗酒、吸烟。

(9) 急诊留观患者需留陪护 1 人。

八、防止自杀患者再自杀告知制度

(1) 医务人员要鼓励患者树立信心,给予适当的安慰,提供良好的治疗与护理,以取得患者的信赖。

(2) 告知患者的家属要耐心、热情地照料患者,给予情感上的支持,解除其思想负担。

(3) 避免患者拿到损伤自己的物品,如剪刀、刀片之类的物品。

(4) 对神志不清、躁动患者要加床栏,以防坠床。必要时四肢加用约束带,防其自伤。

(5) 保持病区安静,避免各种不良刺激。

九、输注刺激性药物告知制度

(1) 输注刺激性药物时,输液肢体尽可能不动,因药物外渗会引起局部组织剧痛、变性甚至坏死。

(2) 若患者出现局部疼痛、肿胀、滴液不畅及可疑渗漏,应立即更换注射部位,切不可勉强输注。

(3) 输注刺激性药物期间,如患者为神志不清或躁动不安者,陪伴家属不得随意离开,以免发生意外。

(4) 必须加强巡视制度,原则上每 30～60 min 巡视 1 次。主要观察输注局部有无肿胀、疼痛、有无回血、滴液是否通畅,并于输液卡上做好记录。

(5) 加强交接班制度。输注刺激性药物的患者应床边交接,接班者对当日使用刺激性药物的患者,应做到心中有数。

（6）输注刺激性药物应做好一切准备工作,如事先排便;输注时间较长者可由护士协助做被动活动。

（7）如果发生刺激性药物外渗,应立即向护士长及护理部汇报,并详细记录局部皮肤变化和治愈情况。

（8）常见刺激性药物有化疗药物、去甲肾上腺素、多巴胺、重酒石酸间羟胺、多巴酚丁胺、尼莫地平、脂肪乳剂、甘露醇、甘油果糖、高渗葡萄糖等。

第八节　急诊护理质量监测指标

护理质量是医院质量的重要组成部分,护理质量评价是护理质量管理的中心环节,客观、科学、敏感的质量指标不仅可以有效地评价护理质量,而且能够帮助与指导临床护理工作。急诊护理作为急诊医学不可或缺的一部分,在危重症患者救治中发挥着越来越重要的作用,急诊护理质量监测指标是用科学、量化的标准对急诊护理质量进行评价,在推动急诊护理发展以及急危重症患者救治中起到关键性作用。

一、急诊专业医疗质量控制指标

见表 2-3。

表 2-3　急诊专业医疗质量控制指标

指标名称	定义	公式	意义
急诊科医患比	急诊科固定在岗(本院)医师总数占同期急诊科接诊患者总数(万人次)的比例	急诊科医患比=急诊科固定在岗(本院)医师总数/同期急诊科接诊患者总数(万人次)×100%	反映医疗机构急诊医疗质量的重要结构性指标之一
急诊科护患比	急诊科固定在岗护士(师)总数占同期急诊科接诊患者总数(万人次)的比例	急诊科护患比=急诊科固定在岗(本院)护士(师)总数/同期急诊科接诊患者总数(万人次)×100%	反映医疗机构急诊医疗质量的重要结构性指标之一
急诊科各级患者比例	急诊患者病情分级:Ⅰ级是濒危患者,Ⅱ级是危重患者,Ⅲ级是急症患者,Ⅳ级是非急症患者。急诊各级患者比例,是指急诊科就诊的各级患者总数占同期急诊科就诊患者总数的比例	急诊科就诊的各级患者总数/同期急诊科就诊患者总数×100%	反映医疗机构急诊医疗质量的重要结构性指标之一
抢救室滞留时间中位数	抢救室滞留时间是指急诊抢救室患者从进入抢救室到离开抢救室(不包括死亡患者)的时间(以 h 为单位)。抢救室滞留时间中位数是指将急诊抢救室患者从进入抢救室到离开抢救室(不包括死亡患者)的时间由长到短排序后取其中位数	抢救室滞留时间中位数=$X_{(n+1)/2}$,n 为奇数;抢救室滞留时间中位数 = $(X_{n/2} + X_{n/2+1})/2$,n 为偶数。注:n 为急诊抢救室患者数,X 为抢救室滞留时间	反映急诊抢救室工作量、工作效率的重要指标

（续表）

指标名称	定义	公式	意义
ST 段抬高心肌梗死（ST segment elevation myocardial infarction，STEMI）患者平均门药时间及门药时间达标率	STEMI 患者平均门药时间是指行溶栓药物治疗的 STEMI 患者从进入急诊科到开始溶栓药物治疗的平均时间。STEMI 患者门药时间达标是指在溶栓药物时间窗（发病 12 h）内，就诊的 STEMI 患者门药时间在 30 min 内。STEMI 患者门药时间达标率是指 STEMI 患者门药时间达标的患者数占同期就诊时在溶栓药物时间窗内应行溶栓药物治疗的 STEMI 患者总数的比例	STEMI 患者平均门药时间＝行溶栓药物治疗的心肌梗死患者门药时间总和/同期行溶栓药物治疗的心肌梗死患者总数×100% STEMI 患者门药时间达标率＝STEMI 患者门药时间达标的患者数/同期就诊时在溶栓药物时间窗内应行溶栓药物治疗的 STEMI 患者总数×100%	反映急诊绿色通道的效率
STEMI 患者平均门球时间及门球时间达标率	STEMI 患者平均门球时间是指行急诊 PCI 的 STEMI 患者，从进入急诊科到开始 PCI 的平均时间。STEMI 患者门球时间达标是指在 PCI 时间窗（发病 12 h）内，就诊的 STEMI 患者门球时间在 90 min 内。STEMI 患者门球时间达标率是指 STEMI 患者门球时间达标的患者数占同期就诊时在 PCI 时间窗内应行 PCI 的 STEMI 患者总数的比例	STEMI 患者平均门球时间＝急诊行 PCI 的急性心肌梗死患者门球时间总和/同期行 PCI 的急性心肌梗死患者总数×100% STEMI 患者门球时间达标率＝STEMI 患者门球时间达标的患者数/同期就诊在 PCI 时间窗内应行 PCI 的急性心肌梗死患者总数×100%	反映急诊绿色通道的效率
急诊抢救室患者死亡率	急诊抢救室患者死亡是指患者从进入急诊抢救室开始 72 h 内死亡（包括因不可逆疾病而自动出院的患者）。急诊抢救室患者死亡率是指急诊抢救室患者死亡总数占同期急诊抢救室抢救患者总数的比例	急诊抢救室患者死亡＝急诊抢救室患者死亡总数/同期急诊抢救室抢救患者总数×100%	反映急危重症患者救治成功率
急诊手术患者死亡率	急诊手术患者死亡是指急诊患者接受急诊手术后 1 周内死亡，除外与手术无关的原发疾病引起的死亡。急诊手术患者死亡率是指急诊手术患者死亡总数占同期急诊手术患者总数的比例	急诊手术患者死亡率＝急诊手术患者死亡总数/同期急诊手术患者总数×100%	反映急诊手术救治成功率
心肺复苏术后自主呼吸循环恢复（return of spontaneous circulation，ROSC）成功率	ROSC 成功是指急诊呼吸心搏骤停患者，心肺复苏（cardiopulmonary resuscitation，CPR）后自主呼吸循环恢复超过 24 h。ROSC 成功率是指 ROSC 成功总例次数占同期急诊呼吸心搏骤停患者行心肺复苏术总例次数的比例。同一患者 24 h 内行多次心肺复苏术，记为"一例次"	ROSC 成功率＝ROSC 成功总例次数/同期急诊呼吸心搏骤停患者行心肺复苏术总例次数×100%	
非计划重返抢救室率	因相同或相关疾病，72 h 内非计划重返急诊抢救室患者总数占同期离开急诊抢救室（出院或转其他区域）患者总数的比例	非计划重返抢救室率＝72 h 内非计划重返急诊抢救室患者总数/同期离开急诊抢救室（出院或转其他区域）患者总数×100%	反映急诊医师对患者病情评估的准确性

二、急诊护理质量监测指标

见表 2 - 4。

表 2 - 4　急诊护理质量监测指标

类别	指标名称	定义	公式	意义
结构指标	急诊科护患比	急诊科固定在岗护士(师)总数占同期急诊科接诊患者总数(万人次)的比例	急诊科护患比=急诊科固定在岗(本院)护士(师)总数/同期急诊科接诊患者总数(万人次)×100%	反映医疗机构急诊医疗质量的重要结构性指标之一
	急诊某层级护士的占比	不同能力级别护士在急诊所有注册护士中所占的比例	急诊某层级护士的占比=同期某层级护士的人数/统计周期内护士总人数×100%	1. 反映急诊中护士的人力资源结构配置情况 2. 研究护士结构配置与护理质量和患者安全的关系 3. 指导优化护士人力资源配置,反映患者获得的护理服务
	急诊护士离职率	统计周期内,急诊护士离职人数与累计在职护士总数的比例	急诊护士离职率=同期护士离职人数(统计周期末护士在职人数+统计周期内护士离职人数)×100%	1. 衡量急诊内部护士人力资源流动状况 2. 促进分析离职原因,为改善护理人力资源管理提供依据
	急诊设备的完好率	调查周期内急救设备完好的件数与急救设备件数的比例	急救设备完好率=调查周期内急救设备完好的件数/调查周期内的急救设备的件数×100%	急救仪器设备的完好与否直接影响急救的速度与效率
	急救药品的合格率	调查周期内急救药品完好的数量与急救药品数量的比例	急救药品合格率=调查周期内急救药品完好的数量/调查周期内的急救药品数量×100%	
过程指标	分诊目标反应时间达标率	抽样样本内目标反应时间达标的患者数量占随机抽样的急诊分诊患者总量的比例	达标率=抽样样本内目标反应时间达标的患者数量/随机抽样的急诊分诊患者数量×100%	控制急诊风险,保证危重患者的优先救治
	急诊预检分诊准确率	抽样样本内预检分诊正确的患者数量占随机抽样的急诊分诊患者总量的比例	准确率=抽样样本内预检分诊正确的患者数量/随机抽样的急诊分诊患者数量×100%	
	危急值的即刻汇报率	查看临床危急值登记本,接报数量及即刻转告的危急值数量	汇报率=调查周期内接到危急值即刻汇报的数量/调查周期内接到危急值数量×100%	

（续表）

类别	指标名称	定义	公式	意义
过程指标	抢救室滞留时间中位数	抢救室滞留时间是指急诊抢救室患者从进入抢救室到离开抢救室（不包括死亡患者）的时间（以 h 为单位）。抢救室滞留时间中位数是指将急诊抢救室患者从进入抢救室到离开抢救室（不包括死亡患者）的时间由长到短排序后取其中位数	抢救室滞留时间中位数＝$X_{(n+1)/2}$，n 为奇数；抢救室滞留时间中位数＝$(X_{n/2} + X_{n/2+1})/2$，n 为偶数 注：n 为急诊抢救室患者数，X 为抢救室滞留时间	反映急诊抢救室工作量、工作效率的重要指标
结局指标	急诊患者跌倒发生率	统计周期内急诊患者跌倒发生例次数（包括造成或未造成伤害）与统计周期内急诊患者总人日数的比例（千分比）	急诊患者跌倒发生率＝统计周期内急诊患者中发生跌倒患者次数/统计周期内急诊患者人数×1000‰	通过监测，可以了解发生情况，分析相关因素是否与护理不当和照护缺失有关，为制订改进策略提供依据
	急诊手术患者死亡率	急诊手术患者死亡率是指急诊手术患者死亡总数占同期急诊手术患者总数的比例	急诊手术患者死亡率＝急诊手术患者死亡总数/同期急诊手术患者总数×100%	反映急诊手术救治成功率
	ROSC 成功率	ROSC 成功是指急诊呼吸心搏骤停患者，CPR 后自主呼吸循环恢复超过 24 h。ROSC 成功率是指 ROSC 成功总例次数占同期急诊呼吸心搏骤停患者行 CPR 总例次数的比例。同一患者 24 h 内行多次 CPR，记为"一例次"	ROSC 成功率＝ROSC 成功总例次数/同期急诊呼吸心搏骤停患者行 CPR 总例次数×100%	反映急诊 CPR 成功率
	患者对急诊护理服务的满意率		满意率＝抽样样本内急诊患者表示满意的数量/随机抽样的急诊患者数量×100%	体现了患者对护理人员提供服务的满意程度，护理服务是否满足患者的需要

（邵小平　刘哲军　席淑华　樊落　李蕊）

第三章
急诊分诊管理

医院急诊科是救治急危重症患者的重要场所,急诊的特点是来诊人数没有计划性,患者的病情没有预见性。当同一时间内几名乃至几十名不同急危重症患者同时到急诊就诊,而急诊科又处于"拥挤"或"过度拥挤"状态时,急诊科有限的医疗资源(人力、物资、设备、环境、时间、流程等)与患者就医供需之间处于失衡状态,出现急诊就诊顺序混乱或"等候"时间过长等系列问题。因此急诊分诊有效管理是至关重要的一环。

第一节　急诊分诊概述

急诊分诊是急诊患者救治过程中的第一个重要环节。为保证病情危急、需要立即抢救的危重患者能够获得及时有效的救治,同时使等待治疗的患者需求得到关注,需要由有经验的急诊科护士根据分诊原则及程序,迅速对所有来诊患者按病情危重程度进行分诊,对可能有生命危险的患者立即实施抢救。急诊分诊直接关系到急诊患者救治速度、急诊服务质量及患者与家属对医院服务的满意程度。

一、急诊分诊概念

急诊分诊(emergency department triage)是指急诊患者到达急诊科后,由预检护士快速、准确地评估其病情严重程度,判别分诊级别,根据不同等级安排就诊先后次序及就诊区域,科学、合理地分配急诊医疗资源的过程。从临床狭义的角度上看,急诊分诊是急诊护士根据患者的主诉及主要症状与生命体征,对疾病的轻重缓急及隶属专科进行初步判断,安排救治顺序与分配专科就诊的一项技术。从广义上说,急诊分诊是在综合各种因素的基础之上,最大限度地合理利用医疗资源,使最大数量的患者获得及时有效救治的决策过程。

分诊"triage"源自法语,是"分类(sort)或挑选(choose)"的意思,最早用于第一次世界大战时中确定患者治疗的优先次序。第二次世界大战时,分诊用于分辨哪些伤员可以重返战地,哪些伤员需要送到战地医院。在战场上使用军用分诊的主要目的是尽可能让更多的士兵重新投入战斗,那些不严重的伤口可能获得优先治疗。医疗救护的分诊是以让最多数量的人员获得生存机会为首要原则,因此,那些最严重的而有实际挽救希望的损伤常能得到优先治疗。面对来急诊科就诊的患者,我们不可能同时治疗所有的患者,识别、评估和确定优先顺序便不可或缺。分诊时,不仅要决定优先救治谁,还要考虑患者的救治过程需要哪些医疗资源。当需求资源相对丰富时,分诊目标是给每个患者以最佳治疗;当需求资源严重短缺时,分诊目标是给最多数量的患者以最大限度的治疗,使更多的患者能够存活。

二、急诊分诊的作用

（一）**安排就诊顺序**　分诊可帮助护士在日益拥挤的急诊科快速识别需要立即救治的患者。急诊分诊就是分辨"重病"和"轻病"的就诊者，优先使那些病情最严重的患者能够获得最及时的治疗，保证患者安全，提高工作效率。当资源严重短缺时，如灾害急救，分诊（现场检伤分类）的原则是根据国际标准，使用黑、红、黄、绿统一标记，快速地进行检伤分类，决定是否给予优先救治和转运，以救治更多的伤员。

（二）**患者信息登记**　登记的内容包括患者的基本信息，如姓名、年龄、住址、联系电话、医疗保险情况等，以及患者医疗信息，包括到达急诊的时间、生命体征、主诉、意识状态等。

（三）**紧急处置**　这里的"处置"指两种情况：一是指急诊分诊护士对患者初步评估后，发现病情危重危及生命而采取的必要的初步急救措施；二是指患者病情暂无生命危险但对随后的治疗有帮助的简单处置，如外伤出血部位给予无菌纱布覆盖、压迫止血等。急诊分诊护士亦可根据所在医疗机构的规定或分诊预案（triage protocol）启动实验室、X 线以及心电图检查，缩短患者急诊就诊等待时间。

（四）**建立公共关系**　急诊分诊护士通过快速准确、有效的分诊，使危重患者的医疗需求立即得到关注，并通过健康教育或适时的安慰，与急诊科其他人员有效沟通，迅速与患者建立和谐的护患关系，增加患者满意度。

（五）**统计资料收集与分析**　应用计算机预检分诊系统对急诊患者的信息进行录入、保存，通过对信息的整理统计和分析，为急诊科管理、科研和教学提供基础数据和决策依据。

三、急诊分诊处的设置

为保障患者获得便捷的急救服务，保证急诊科救治的连续与畅通，并能与院前急救有效衔接，分诊处的地理位置、物品配备与人员设置对做好分诊工作是非常重要的。

（一）**地理位置**　分诊处须设置在明显的位置，一般设在急诊科入口处，有可直达救护车的通道，方便接收或转送危重患者。具有明显的标志，使患者一进入急诊科就能立刻看到分诊处，急诊分诊护士也能够第一时间清楚地看到每一位前来就诊的急诊患者，根据患者的情况主动提供服务。

（二）**物品设置**　一般配备下列物品：①基本评估用物：如体温计（耳温仪）、血压计（多功能监护仪）、听诊器、手电筒、压舌板等。②办公用品：如计算机、电话、病历本、病历卡和记录表格等。③患者转运工具：如轮椅、平车。④简单伤口处理用品：如无菌敷料、胶布、包扎用品、固定骨折用品等。⑤其他：配备一次性手套、口罩、手消毒剂以及纸杯、手纸、呕吐袋等简单便民物品；必要时亦可备用体重计、快速血糖检测仪、心电图机、快速心肌标志物检测仪、POCT检测仪等。

（三）**人员设置**　可设置下列人员：①急诊分诊护士：分诊区至少应设置一名急诊分诊护士，负责收集医疗护理相关信息，如患者就诊时的主诉、血压、脉搏、呼吸、体温、病情危重程度的判断等级等。急诊量大、分诊工作任务多的医院，可适当增加分诊人员的数量。②其他人员：如设置职员可负责提供急诊就诊病历、收集患者的基本信息情况、保险情况或挂号收费等；配备护理辅助人员，陪同患者检查、入院等；配备保安人员协助维持工作秩序，保障医护人员与患者安全。

四、急诊分诊护士应具备的条件及角色

急诊分诊护士通常是第一个接触患者和家属的医护人员，必须要有专业的医疗护理知识、敏锐的直觉和判断能力、丰富的工作经验、熟练的评估技巧以及良好的沟通能力，同时还需要对医院的行政体系有一定程度的了解，这样才能在最短时间内正确分诊。急诊分诊护士要在3～5 min内完成急诊患者的基本评估，然后根据病情严重程度分级。分诊的过程不是要收集足够的资料以确定患者诊断而是要确立正确的病情判断。急诊分诊护士有责任让各区域的工作人员工作顺畅。因此，急诊分诊工作是一项要求高、工作量大、工作节奏快、具有一定压力而又责任重大的急诊专科护理工作，并不是所有的急诊护士都能胜任。

（一）急诊分诊护士应具备的条件

1. 业务能力　分诊护士应由有3年及以上急诊工作经验、有丰富临床知识的护士担任，应具有利用专业知识快速评估、将患者正确分类的能力。

2. 沟通能力　善于沟通，具有良好的沟通技巧，能够在短时间内迅速与来诊患者和家属建立良好的护患关系。

3. 素质要求　分诊护士必须有高度的责任心和职业道德，具备机智、有主见及有礼貌的品质，应有敏锐的观察能力和急救意识。

（二）急诊分诊护士的角色

1. 接诊者　分诊护士应主动迎接每一位就诊者，强调以患者为中心，应用专业知识及敏锐的判断力，运用一定的沟通技巧询问病史，收集资料，测量生命体征及传递信息，合理安排就诊。

2. 咨询者　分诊护士应不厌其烦地倾听患者的抱怨、担心、害怕，接受其情绪反应，回答患者的疑问，给予安慰、支持，减轻其情绪压力，向患者讲解健康促进的知识。

3. 观察者　分诊护士在询问病史的过程中应密切观察每一位来诊患者的病情变化，安排就诊的先后顺序，不要耽误病情。患者就诊后在候诊区等候，分诊护士仍需对候诊的患者给予病情观察，及时进行再评估，以确保急诊患者的安全。

4. 分析者　分诊护士应运用护理专业知识和技术，利用医院中现有的医疗资源与设施去分析考虑，找出患者除症状外隐藏的问题，协助医师诊断，以满足患者的真正需要。

第二节　分诊程序

急诊分诊室是接待急诊来院患者的第一窗口，分诊护士要主动热情接待。分诊护士的责任是根据患者的主诉及主要症状和体征，进行初步考虑，分清疾病的轻重缓急及所属科室，安排救治程序，分配专科就诊，使患者得到迅速有效的诊治，为抢救患者赢得宝贵时间。同时通过分诊疏导、管理，使有限的急诊门厅空间得到充分的利用，使诊疗通道畅通无阻，急诊诊疗环境有序，给急诊患者享有充分的安全感，增加对医院的信任度。因此一名合格的分诊护士除了要有良好的职业素养，还要有较强的评估与分析病情的能力、敏锐的观测能力、预见疾病发展趋势的判断能力以及相应的管理能力。分诊护士不仅需要具备多专科疾病的医疗护理知识、急救知识与技能，还应具有丰富的医学、心理学、社会学、管理学等综合知识。

急诊分诊程序可分为接诊、护理评估、分诊处理三个步骤。

一、接诊

1. **保持急诊绿色通道畅通无阻** 患者由于某种疾病的急性发作，或由于慢性疾病的急剧变化，或突然遭受意外创伤、中毒等，身心感受到急性病痛，甚至感到生命受到威胁，处于危急状态而来医院急诊科就诊。医院急诊大厅应安排专职人员迎接救护车、出租车，以帮助接应、搬运患者。目前，医疗救护中心已与很多医院建立联系网络，当医疗救护中心铃声响起时，分诊护士应尽快在两次铃声内接听电话，并初步了解患者的有关信息，如患者的情况是急性创伤、中毒、出血还是其他疾病、患者生命体征是否稳定、意识状态如何等。若是意外伤害，还要了解是单发还是群体发生、大约能够到达的时间，以便可以作好充分的准备工作。分诊护士接到电话后应在数分钟内立即通知有关医师、急诊护士，准备抢救室空间、推车及其他急救医疗器械药品等，并通知有关辅助人员，疏通急救通道，迎接救护患者。

分诊护士听到救护车报警声，应与辅助人员或医师主动在医院急诊门口等候，以分秒必争处理患者。急诊患者来院就诊方式各不相同，除坐救护车外，乘坐出租车来急诊科的也不少。而居住在医院附近的居民，虽然有时病情很急，但由于患者对疾病的知识缺乏，也可能步行前往医院急诊。因此，分诊护士在接诊时要坚持做到对每一位到急诊室就诊的患者谨慎、仔细、认真负责，防止因患者就诊方式不同而干扰自己的思维和判断。急诊患者到达后，分诊护士应该快速对其情况进行分析评估与判断，急危重患者先安排入抢救室进行急救，其他患者可根据所属科室安排进入相应专科诊室等候诊治。在等待诊疗过程中，分诊护士还可以根据病情需要给予生命体征的测量，选送血、尿、粪等常规检查，以供给医师为诊疗依据，并可缩短患者诊疗时间。

2. **急诊患者信息录入** 急诊预检应该配置完善的信息管理系统，通过管理程序软件，将所有的急诊患者个人信息及就医信息自动录入，其内容包括患者编号、姓名、就诊日期、时间（精确到分）、患者性别、出生日期、职业、家庭地址、联系电话、初步诊断、生命体征、病情等级、患者的去向（急诊留观、入院、转院、急诊手术、死亡）。急诊预检的信息管理系统还应提供信息的存储传输、信息汇总、信息查询、动态分析等功能，使急诊预检患者信息实行数字化、智能化管理，不仅节省了分诊护士登记信息的时间，还优化了服务流程，提高了急诊预检管理的质量与效率，并为管理部门合理配置人力资源提供科学依据。

二、护理评估

分诊护士必须在第一时间内运用熟练的分诊技巧和专业知识，利用 5 min 左右时间，及早为急诊患者完成资料收集、评估工作，经综合思维作出判断，迅速区分患者病情严重程度及隶属科室，将危重的急诊患者移至抢救室进行急救处理。并决定请哪一科室医师诊治、急救，以及请谁来协助处理等。

(一) 常用的分诊技巧

1. Carry Weed 的 SOAP 公式

S（subjective，主诉）：患者或家属提供的最主要资料。

O（objective，观察）：看到的患者实际情况。

A（assess，估计）：综合上述情况对病情进行分析。

P（plan，计划）：组织抢救程序和进行专科分诊。

2. PQRST 法 可用于疼痛分析。

P(provokes,诱因):疼痛的诱因是什么,怎样可以使之缓解或加重。

Q(quality,性质):疼痛是什么感觉,患者是否可以描述。

R(radiates,放射):疼痛位于什么地方,是否向其他地方放射。

S(severity,程度):疼痛的程度如何,将无疼痛至不能忍受的疼痛比喻为1~10的数字,询问患者的疼痛相当于哪个数字。

T(time,时间):疼痛的时间有多长,何时开始的,何时终止,持续多长时间。

(二)护理评估中分诊技巧的应用

1. 收集资料　分诊护士可运用看、听、问、查方法获得患者可靠的第一手资料。

(1)快速目测:是一种简便、快捷的观察方法。在最短时间内用眼睛"扫描"一下患者的一般情况,并根据主诉的线索,重点观察1~2个项目,则可对患者病情的严重程度有个初步掌握,紧急情况下可立即处理。快速目测可以从以下几个方面进行观察:①患者的外表。如患者衣冠不整、污迹、血迹、破损,头部四肢有创伤,则可能是急性事件。患者可能受到外来作用力的损伤或患者的病情有突发状态,如跌倒、晕厥、意识丧失等过程。②患者的意识。是清醒、模糊还是昏迷,有无大、小便失禁状态,若是昏迷则需检查一下瞳孔是否正常,分诊护士必须进一步考虑引起昏迷的原因,并判断严重程度。③患者的皮肤。面色潮红可能有发热或高血压病症;皮肤湿冷、面色苍白可能为循环容量不足、毛细血管收缩应急反应所致;口唇、指甲发绀,提示为缺氧症状。④患者的体位与活动。患者若不能自由站立、行走、坐卧,则提示有急性疼痛、活动障碍;如弯腰屈膝按压局部,则局部有疼痛;肢体不能自由活动,则肢体有伤痛;一侧肢体活动障碍,可能有偏瘫;患者不能平卧有气促,则有心肺疾病急性发作的可能。

(2)倾听主诉:一般由急诊患者或家属诉说患者的主观感觉、发病情况。分诊护士必须将繁杂的主诉症状进行分析,了解患者来院急诊的主要原因及主要症状。如患者起床时突然跌倒,神志不清伴呕吐;患者近两日来发高热,有咳嗽、咳痰;患者2h前突然感到阵发性腹痛;患者半小时前有胸痛、胸闷等。

(3)引导问诊:分诊护士根据初步了解的信息,进一步对患者、家属提出有目的的提问。以便完善所需要的资料。引导问诊的内容可以有发病原因、诱发因素、既往病史、本次疾病发作时伴随的症状、院前用药及治疗效果。例如,一位急性胸痛患者来院急诊,分诊护士考虑患者是否有心绞痛时,可询问胸痛发作的时间、以往有无冠心病史、有无类似发作史、患者感受胸痛的部位、发作时有无胸闷、心悸、发病时是否服过药、用药后胸痛有无改善等问题。若患者胸痛为突然发生,伴有呼吸困难、咳嗽、疼痛持续向肩、手臂放射,考虑可能发生自发性气胸时,护士可询问患者发病前有无用力提物、剧烈咳嗽,有无慢性支气管炎、肺大疱、肺结核病史及既往发作史。

(4)分诊体检:分诊护士对急诊患者作护理体检也是分诊的一个重要步骤,特别值得一提的是在收集资料过程中,引导问诊和分诊体检难分先后次序,可边问边查,也可视病情决定先后次序。但限于时间,分诊体检仅限于对与病情有关的部位作重点检查,如监测生命体征,一般高热患者只测量体温;同时伴有休克症状的患者可以监测脉搏、血压;危重患者必须测体温、脉搏、呼吸、血压;昏迷患者应判断昏迷的严重程度,并观察瞳孔、四肢活动状态;腹痛患者可检查腹部体征,有无压痛、反跳痛、肌紧张。

(5)辅助检查:根据需要选留标本及时送检,安排急需检查项目。送检标本对急诊患者的诊治很重要,有时标本少,收集困难,丢失则会延误诊断。所以分诊护士应有预见能力,及时告之患者或家属将必要的标本留下来送检,如毒物不明时中毒患者的呕吐物、胃管内抽吸物,腹痛时怀疑肾绞痛患者的小便,疑似消化道出血患者的排泄物,腹泻患者的大便等。急诊预检处若能配备快速检测仪器,则更有利于分诊护士的快速判断,如快速血糖仪、心电图机等。

2. 估计病情　分诊护士根据患者的资料,估计病情的轻重缓急,安排就诊次序,使患者得到及时有效的救治。目前,我国的急诊医学对急诊患者病情的严重程度一般采用四分类法,分诊护士应该熟练掌握正确分类。以避免预检过度或预检不足导致的急诊资源消耗或产生其他不良后果。

Ⅰ类:病情危急,有生命危险。如心跳呼吸骤停、窒息、持续严重心律失常、急性心肌梗死、严重呼吸困难、大出血、休克、急性中毒、严重复合伤等,必须紧急救治。

Ⅱ类:病情较重,有潜在的危及生命的可能。如胸痛、气促、严重骨折、严重急腹症、突发剧烈的头痛、中度创伤、儿童高热等。可安排患者短时间尽快优先就诊,必要时监护患者重要生命体征。

Ⅲ类:病情较急、生命体征稳定,但有可能加重者。如高热、寒战、呕吐、急性哮喘、轻度外伤、腹痛等。可安排候诊,但需严密观察,并酌情考虑在一定时间内优先就诊的患者。

Ⅳ类:有急诊情况,但病情稳定,无生命危险。如感冒、咳嗽、泌尿道感染、轻度变态反应等,可安排等候就诊。

急诊患者病情变化多,有时只在一瞬间。因此,分诊护士必须时刻警惕,即使患者刚来院时病情并不很严重,也必须加强观察,以便安排患者得到及时有效的诊治。

目前,国际上采用标准化预检系统,运用预检标准对急诊患者进行快速、有序分类,其中有五级国际预检标尺。加拿大采用的急诊预检标尺(Canadian emergency department triage and acuity scale,CTAS)简介如下,提供参考。

一级:复苏(resuscitation)。对生命或肢体造成威胁或者迅速恶化,需要马上采取积极治疗,表现有心肺功能停止、重要损伤、休克、丧失意识、严重呼吸窘迫等。

二级:紧急(emergent)。可能对生命或肢体造成威胁,需要快速治疗。15 min 内应得到医师的评估诊治。

三级:较紧急(urgent)。病情有发展到需要紧急治疗的可能,可以伴随严重的不适或影响到工作或日常生活的功能。30 min 内应得到医师的评估诊治。

四级:较不紧急(less urgent)。有些患者由于年龄因素或病情可能恶化,可能产生并发症,但如果在 1～2 h 内得到治疗可以得以改善时,1 h 内应得到医师的评估诊治。

五级:不紧急(not urgent)。病情急性但并不紧急,或者可能是慢性病的一部分。治疗可以推迟甚至转到另一科室。2 h 内得到医师评估诊治。

预检过程是个动态过程,病情可能会在等待中好转或恶化。

三、鉴别分诊处理

分诊护士对急诊患者经过资料收集与病情估计的综合分析后可进行鉴别分诊与处理。

(1)将有生命危险的患者即刻安排到抢救室,由抢救室医师、护士进行急救处理,并呼叫有关科室协助救治,如麻醉科、眼耳鼻喉科等。

(2)根据患者疾病分类,将有潜在性危险病情征象告之相关科室的医务人员,进一步加强严密观察和及时处理,以迅速缓解患者症状。

(3)若病情复杂难以立即确定科室的,可根据涉及病情最严重的科室先诊治,并呼叫需要的专科医师会诊。

（4）为需要进一步检查、留院观察、住院、转院的患者进行联系与安排。

第三节　急诊分诊工作原则

急诊患者来到预检分诊处，虽然只有短暂几分钟，但对患者与家属来说却是缓解心理压力、减轻病症痛苦、渴望生命得以保护的第一驿站。而分诊护士面对的是紧张焦虑、痛楚万分的患者及其家属，因此分诊护士必须遵循科学规则，加强组织管理，以应对急诊的各种情况，这对提高预检分诊工作效率、提高患者救治效果是十分有意义的。

（1）预检分诊护士应当具有高度的责任心和丰富的专业知识及技能。接待患者和家属要做到文明用语，热情细心，充分理解患者和家属的心理状态，急而不躁，从容分诊处理，协调好多方面工作，安排好患者就诊秩序。

（2）需要抢救的急危重患者，应采取先救治后办理手续的原则，分诊护士应立即通知有关医师进行急救处理，并在医师来到之前，协同抢救室护士先给予适当的急救措施，如人工呼吸、胸外按压、吸氧、吸痰、建立静脉通路等。

（3）分诊时若病情复杂，涉及多专科，难以确定科别的，可按首诊负责制原则，请最初就诊科室处理；若为复合伤、多发伤，病情危重者可根据涉及病情最严重的科室首先负责诊治，有困难时也可请上级值班人员协调。

（4）对于一般急诊，可在办理手续的同时通知专科医师前来诊治，或引导患者到专科诊室等候诊治。

（5）维护有序的就诊环境，安排患者就诊时，既要考虑到先后次序，又要注意观察轻重缓急，合理安排，避免急诊患者因等候而延误救治。

（6）对交通事故、突发事件、吸毒、自杀或疑似他杀等涉及法律纠纷事件，应及时通知保卫部门、交通警察或公安司法部门进行处理。

（7）遇到重要情况，应及时报告医教科、行政值班或相关领导，必要时组织调配人员协助抢救，例如成批伤员、中毒患者、高干、知名人士、外籍患者等均应及时汇报。

（8）急诊患者需进一步检查或需要收治入院、急诊手术、留院观察或转院时，应协助与对方科室、医院联系，做好准备。危重急诊患者需等病情稳定后方可转送，并安排工作人员陪送，做好有关病情处理的口头及书面交接工作。

（9）做好急诊患者信息录入及资料收集、统计及保管等工作。

（10）掌握急诊就诊范围，做好分诊工作，对老年患者、婴幼儿、残疾患者可酌情照顾。

第四节　常用急诊分诊信息系统

随着社会的发展、人民生活水平的提高及就医需求的增长，急诊科拥挤现象越来越严重，急诊患者由于病情急、重，对医疗服务的时限性和有效性要求更加迫切。国外发达国家预检分诊标准化建设已经相对成熟，尽管各标准内容有一定的差异（表3-1），但综合来看，均按照病情危重程度进行分类。国内近年来积极吸取国外先进的预检分级标准发展中的经验，于2018年发布了更符合我国国情的《急诊预检分诊专家共识》，确保急诊患者按照该基本原则进行分级就诊,保证危重患者的优先救治,最大限度地利用有限的急诊医疗资源,保障患者安全。

一、国际急诊分诊系统

从 20 世纪 90 年代开始,多个国家开始组织专门的机构或委员会,在三类分诊模型的基础上研究制订新的分诊标准,目前国际上常用的分诊标准均为 5 级分诊标准,如 20 世纪 90 年代最先出现的澳大利亚分诊标准(Australasian triage scale,ATS),随后出现的加拿大预检分诊标准(Canadian triage and acuity scale,CTAS)、英国曼彻斯特分诊标准(Manchester triage scale,MTS)、美国急诊严重度指数(emergency severity index,ESI)等。部分国家还针对特殊人群另设标准,如 2001 年加拿大制订的儿童预检分诊标准(Canadian paediatric triage and acuity scale,PaedCTAS)、2006 年瑞典根据中老年急诊患者病情变化迅速及其生理特点制订的阿尔宾模型(Albin mode)。

(一) 美国分诊系统　即 ESI,是由美国的一组急诊医师和护士在 20 世纪 90 年代末创立的 5 级预检分诊系统(图 3-1)。自 2000 年 Wuerz 等首次发表对 ESI 的研究以来,该标准的临床测试、改进与研究一直持续至今,目前已发布第四版。ESI 将患者病情严重程度与资源利用相结合,指导分诊护士对患者进行评估并分配至相应的级别。

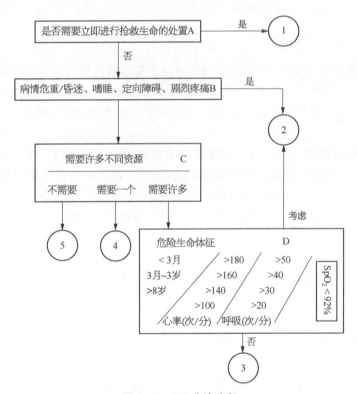

图 3-1　ESI 分诊流程

(二) 加拿大分诊系统　即 CTAS,是 1999 年加拿大急诊医学委员会组织编写的一种用于院前、急诊患者的"分类"方法。2004 年、2008 年、2013 年进行了 3 次补充和修订。CTAS 中 Ⅰ 级——复苏(resuscitation)是指患者情况危急威胁到生命或脏器有衰竭时,须立即进行强有力的治疗措施,患者标识为蓝色;Ⅱ 级——紧急(emergency)是指患者具有潜在生命危险或器官功能衰竭需快速进行医疗干预,患者标识为红色;Ⅲ级——紧急(urgent)是指患者有潜在发展到严重情况,可能需要急诊干预,患者可能感觉显著不适或影响功能能力、日常生活,患者标识为黄色;Ⅳ级——亚紧急(semi-urgent)是指患者的情况与年龄相关,有潜在恶化的可能,症状在1～2 h内处理可得到改善,患者标识为绿色;Ⅴ级——非紧急(non-urgent)是指患者可能急性发作,但没有证据显示有可能恶化的倾向,这些情况可以延迟处理或转诊到其他机构就诊,患者标识为白色。

(三)英国分诊系统　即MTS,由英格兰曼彻斯特市多家医院急诊科共同制订,1997年制订以来被英国大多数医院急诊科采用。MTS具有独特的分诊方法,包括52组固定流程表,每一个流程图均描述了"危及生命、疼痛、出血、起病时间、意识水平和体温"6个关键鉴别点。根据患者的主诉、症状选择并套用在相应的图表中,并按照图表指示最终分为5级,以不同颜色表示优先顺序,并要求在限定时间内予以救治:红——即刻(immediate),橙——非常紧急(very urgent,10 min),黄——紧急(urgent,60 min),绿——一般(standard,120 min),蓝——非紧急(non-urgent,240 min)。

(四)澳大利亚分诊系统　即ATS,由澳大利亚急诊医学院制订,1994年应用于澳大利亚,限定在10 min内将患者存在的最紧急的临床特征分为5个等级(Ⅰ～Ⅴ),各级别响应时间分别为:立刻、10 min、30 min、60 min、120 min。

二、国内急诊分诊系统

根据国家卫生和计划生育委员会发布的《急诊患者病情分级试点指导原则(征求意见稿)》和《医院急诊科规范化流程》(WS/T390 - 2012)(以下简称《流程》),2018年发布了更符合我国国情的《急诊预检分诊专家共识》,建立了一套简捷高效、快速准确、敏感可行的急诊预检分诊系统。

(一)预检分诊的级别　本标准按病情危急程度分为4级,每位患者的分诊级别不是固定不变的,分诊人员需要密切观察患者的病情变化,尽早发现影响临床结局的指标,并有权及时调整患者的分诊级别和相应的诊疗流程。

Ⅰ级为急危患者,需要立即得到救治。急危患者是指正在或即将发生生命威胁或病情恶化,需要立即进行积极干预。

Ⅱ级为急重患者,往往评估与救治同时进行。急重患者是指病情危重或迅速恶化,如不能进行即刻治疗则危及生命或造成严重的器官功能衰竭,或短时间内进行治疗可对预后产生重大影响。

Ⅲ级为急症患者,需要在短时间内得到救治。急症患者存在潜在的生命威胁,如短时间内不进行干预,病情可能进展至威胁生命或产生十分不利的结局。

Ⅳ级为亚急症或非急症患者。亚急症患者存在潜在的严重性,此级别患者到达急诊一段时间内如未给予治疗,患者情况可能会恶化或出现不利的结局,或症状加重及持续时间延长;非急症患者具有慢性或非常轻微的症状,即便等待较长时间再进行治疗也不会对结局产生大的影响。

(二)级别评定标准

(1)客观评估指标:依据患者生命体征、即时检验与检查等参数进行分级,包括心率、呼吸、血压、血氧饱和度、心电图、血糖、心肌酶等。

(2)人工评级指标:将患者的症状和体征按疾病严重程度进行划分。级别的确定是在患者主要症状体征基础上,以气道(airway)、呼吸(breath)、循环(circulation)、意识(disability)为主进行评估定级。

（3）分级颜色：急诊预检分诊分级可以借助电子信息化系统进行分诊管理和评估,可借助代表性颜色来识别分诊级别,起到警示作用。Ⅰ级予红色标识、Ⅱ级予橙色标识、Ⅲ级予黄色标识、Ⅳ级予绿色标识。

（三）响应时限与再评估机制　　响应时限是基于急诊预检分诊原则及医院医疗环境资源而确定,本共识推荐各级别患者响应时限如下:Ⅰ级急危患者为即刻,Ⅱ级急重患者为10 min,Ⅲ级急症患者为30 min,Ⅳ级亚急症患者为60 min,非急症患者为2～4 h。各响应时限的设定应以"轻、重、缓、急"为指导,在电子信息系统里设有颜色提示,在保证医疗安全的前提下,根据本地区及医院医疗环境与资源做适当调整。

各级别患者应在规定的响应时限内被妥善接诊,如超过响应时限,在信息电子信息系统有提示功能,应启动再评估机制。Ⅰ级和Ⅱ级患者要保障充足的医疗卫生资源,尽最大可能在响应时限内尽快完成评估,并与救治同时进行;Ⅲ级急症患者、Ⅳ级亚急症和非急症患者等候时间分别超过30 min、60 min 和2 h 时,须重新进行评估与定级,保障就诊安全。

（四）分诊工作量统计和质量督查　　预检护士通过电子信息化分诊系统进行分诊后,管理者可以通过急诊分诊系统进行工作量的统计,督查急诊预检分诊质量,并做数据分析。

第五节　症状鉴别分诊

一、意识障碍

意识障碍是指患者对自我的感知和客观环境的识别活动发生不同程度的丧失,是大脑功能紊乱所产生的严重症状之一。可以由颅脑损伤、病变引起,也可以因全身性疾病造成脑细胞缺血、缺氧或中毒,从而引起脑代谢障碍。患者来院急诊均由他人护送,主要表现可有:患者认知缺陷、思维错乱、幻觉、兴奋躁动或痴呆状,也可意识丧失,对周围环境刺激无反应。

（一）资料收集

1. **快速目测**　　患者对周围环境的反应是动还是静,四肢活动状态,有无呼吸异常、打鼾、呼吸困难,有无发绀、缺氧状态。

2. **倾听主诉**　　常由他人代诉,分诊护士需特别注意:意识障碍的症状是认知缺陷还是意识丧失,起病情况是突然发生还是渐进性,一过性还是持续性,发病前有无受到刺激。

3. **引导问诊**

（1）询问伴随症状:有无大、小便失禁,有无呕吐、腹泻,有无跌倒,有无发热、抽搐。

（2）询问病因:以往慢性疾病史,如高血压、糖尿病、慢性肝病、肾病、肺源性心脏病、癫痫、精神病,有无类似发作史。近期有无突发情况,如遭受创伤、情绪改变、服药、服毒或与有毒物质接触、特殊环境作业操作等。

（3）询问院前处理:是否经治疗用药及效果。

4. **分诊体检**　　要求重点突出,掌握情况准确,仅限于检查与意识有关的体征。

（1）生命体征与瞳孔的改变。

（2）呼吸、排泄物有无特殊气味。

（3）意识障碍严重程度,可根据格拉斯哥昏迷评分(glasgow coma scale，GCS)标准,以睁眼动作、言语反应、运动反应进行检查评估(参见 P95)。

（4）检查躯体有无损伤,四肢活动情况。

5. 辅助检查　对疑有中毒的患者留取尿液或呕吐物标本送检,疑有颅脑疾病者送 CT 检查,其他生化检查有血糖、电解质等。

（二）估计病情

1. 意识状态　嗜睡:可以被唤醒,能正确回答问题。意识模糊:能保持简单的精神活动,但定向能力障碍。昏睡:不易被唤醒,唤醒后答非所问。昏迷:轻度昏迷者呼之不应,对强烈疼痛刺激有反应,角膜及瞳孔反射存在;中度昏迷者对各种刺激无反应,对剧烈疼痛有防御反射,角膜反射微弱,瞳孔对光反射迟钝;重度昏迷者对各种强刺激均无反应。谵妄:意识模糊,定向障碍,感觉错乱、躁动乱语。

2. 危急征象　如患者意识丧失、瞳孔散大、颈动脉搏动消失,可认为是心跳停止,立即进行初级生命急救。昏迷伴生命体征不稳定:如高血压、低血压,高热、低体温、病理性呼吸、瞳孔改变等,脑出血、颅内高压、脑疝形成可能;震颤性谵妄:意识不清、发热、心动过速、瞳孔扩大、出汗;昏迷伴脏器功能衰竭:如肝、肾功能衰竭;中毒昏迷、严重创伤昏迷。

（三）鉴别分诊处理

1. 生命体征改变的分析　体温升高:先发热后有体温升高,见于严重感染性疾病。先有意识障碍后发热,见于脑出血、蛛网膜下腔出血或其他继发感染。心率改变:心动过缓可见于颅内压增高、房室传导阻滞、吗啡类中毒、毒蕈中毒;心动过速见于感染、震颤性谵妄。血压改变:血压升高见于高血压脑病、脑血管意外、肾病等;血压降低见于各种原因休克。呼吸改变:呼吸困难见于心肺功能不全、脑水肿、脑缺氧;呼吸变慢伴鼾声、缓脉,可能为脑出血。

2. 瞳孔鉴别　双侧瞳孔缩小为有机磷农药、巴比妥类、阿片类中毒、桥脑出血;双侧瞳孔散大见于颠茄类、乙醇(酒精)、氰化物中毒、癫痫、低血糖状态;双侧瞳孔不等大或忽大忽小可能为脑疝;双侧瞳孔对光反射不敏感提示昏迷;双侧瞳孔散大固定为脑不可逆损伤。

3. 气味鉴别　呼吸有氨味,且有慢性肝病史的患者可能为肝昏迷;呼吸有烂苹果味且有糖尿病史的可能为酮症酸中毒;呼吸有尿味,有慢性肾功能不全病史的可能是尿毒症昏迷;呕吐物有大蒜味,有接触农药或服用有机磷药物迹象者可能为有机磷中毒;呕吐物有酒味的可能为乙醇(酒精)中毒。

4. 皮肤颜色　皮肤为樱桃红色,考虑为一氧化碳中毒;全身皮肤发绀,可能为组织缺氧、亚硝酸盐类中毒;口唇、指甲发绀者为末梢循环障碍缺氧,可能为心、肺疾病或休克。皮肤瘀点、瘀斑,可能为出血性疾病或严重感染等。

5. 头颈部、四肢情况　有颈项强直者可能有中枢病变;见外耳道出血者,提示颅底骨折;头颅骨折、血肿者可能有脑震荡、硬膜下血肿;一侧偏瘫常见于脑血管意外;四肢无肌张力提示昏迷。

根据上述鉴别给予分诊,属神经科的有急性颅脑损伤引起的意识障碍,属急诊科的有各类中毒引起的意识障碍,属内科的有慢性疾病急性发作或恶化引起的意识障碍。

二、发热

发热是患者前往急诊就医常见的原因之一。正常人的体温受下丘脑体温调节中枢控制,并通过神经体液因素进行调节,达到产热与散热的动态平衡。当机体受到致热源的影响或其他各种原因引起体温调节障碍,体温高于正常范围可引起发热。

(一) 资料收集

1. **快速目测** 精神状态良好还是萎靡不振,有无畏寒、寒颤,有无出汗,意识是否清醒,面色潮红还是苍白,结膜有无充血,口唇有无疱疹,有无慢性病容、恶病质。

2. **倾听主诉** 发热开始时间,持续时间,体温的变化规律,发热时伴有的症状,如头痛、关节疼痛、咳嗽、咳痰、疲乏无力。

3. **引导问诊**

(1) 发热伴随症状:一般症状:有无寒战、高热、头痛、头晕。呼吸道症状:有无咳嗽、咳痰,痰的性质;有无胸痛,胸痛与呼吸的关系。消化道症状:有无呕吐、腹泻,有无腹痛,腹痛部位与性质。泌尿道症状:有无尿频、尿急、尿痛,排尿的色、质、量;有无关节疼痛肿胀,活动受限;有无出疹,皮疹的大小、部位、性质,出现时与发热的关系。

(2) 发热的原因:有无感受风寒,近期有无到过疫区、有无传染病接触史;近期有无手术、分娩、服药情况;生活工作环境的温湿度;有无急、慢性疾病,有无出血征象,有无各种创伤。

(3) 近期主要检查治疗、用药情况:如 X 线摄片、抗生素应用等。

4. **分诊体检**

(1) 测量生命体征:测量体温,意识不清者可测腋下或肛温。根据需要测量脉搏、呼吸、血压。高热患者注意脉率与体温升高是否成比例。

(2) 皮肤黏膜:有无皮疹、出血点,皮肤弹性是否良好,淋巴结有无肿大。

(3) 颈项是否有强直。

(4) 疼痛部位触诊:如腹痛患者,检查腹部有无压痛、反跳痛,腹肌有无紧张。关节痛患者其关节局部有无红、肿、热、痛、活动受限。

5. **辅助检查** 选择性检查如血白细胞计数、尿、粪常规、胸片、腹部 B 超等。

(二) 估计病情

1. **发热程度** 低热 37.5～37.9℃,中等热 38～38.9℃,高热 39～40.9℃,超高热 ≥41℃。

2. **危急征象** 发热伴意识障碍(中毒性脑病、脑炎、脑膜炎、脑出血);发热伴休克(高热脱水、感染性休克);小儿高热惊厥;严重的药物热等。

(三) 鉴别分诊处理

1. **感染性发热** 大多数急性发热、短程发热在 2 周以内。

(1) 疑似传染病:注意发病地区、季节、传染病接触史、动物接触史,如冬季好发流行性脑膜炎,夏季好发乙型脑炎。若患者 2 周前有不洁饮食史,近日有发热、胃纳减退、恶心饱胀、乏力伴黄疸,可能为病毒性肝炎。

(2) 系统性症状和体征:如鼻塞流涕、咳嗽咽喉痛者大多是上呼吸道感染;若发热伴有胸痛、铁锈色痰可能为肺炎;发热有呕吐伴腹痛、腹泻者可能是急性胃肠炎;高热、上腹痛伴呕吐、黄疸者可能是急性胆道感染;发热伴尿频、尿急、尿痛可能是尿路感染;发热伴意识障碍可能为全身性或中枢性感染。

(3) 淋巴结肿大:常见局灶性化脓性感染、结核病等。

2. **出疹性疾病** 可根据出疹的日期、皮疹的特点予以判断,如水痘、麻疹、猩红热、伤寒、风疹、药物热等。

3. **非感染性疾病** 有关节肿痛者见于风湿热、结缔组织疾病、痛风;高温环境下可能发生中暑、日射病；肿瘤患者发热见于急性白血病、淋巴瘤；脑出血患者有中枢性发热。

根据上述鉴别给予分诊处理：属内科的大多数为感染性发热、肿瘤发热、免疫性疾病；属外科的有胆道感染、淋巴系统感染；属神经科的有中枢性感染；属皮肤科的有皮肤表面化脓性感染、药物热；属感染科的有传染性疾病。

分诊护士对疑似传染病例要提高认知度，及时做好分诊、分流，同时还要做好医护人员的防护及消毒隔离工作。

三、呼吸困难

呼吸困难是指患者主观呼吸时感觉空气不足，呼吸费力，客观上表现为辅助呼吸肌参与呼吸运动，以增加通气量，患者可发生呼吸频率、节律、深浅度异常改变，严重者可出现鼻翼煽动、发绀、张口、抬肩、端坐呼吸甚至意识障碍。

（一）资料收集

1. **快速目测** 一般状况：是青少年还是中老年，胸廓脊柱有无畸形，有无营养不良、贫血貌。意识是否清醒，能否清楚顺利回答问题。呼吸运动是否有异常，有无呼吸困难、发绀缺氧、动则气促症状，吸气时有无三凹症状等。患者能否安静坐、卧或者需要半坐卧位。

2. **倾听主诉** 注意患者对气急或呼吸费力的自我感觉，起病的时间及症状。

3. **引导问诊**

（1）起病状态及发病因素：呼吸困难是突然发生还是逐渐加重，有无诱发因素，如发病前有无用力动作、剧烈咳嗽等。询问以往病史，有无急、慢性呼吸道疾病，如慢性支气管炎、哮喘，有无高血压病史、心脏疾患、肾病等。了解有无特殊因素：有无药物、毒物、过敏物质接触及异物误入气道。

（2）伴随症状：有无咳嗽、咳痰，痰的色、质、量。有无发热，有无胸痛、咯血。

（3）院外采取急救措施及效果。

4. **分诊体检** 测量生命体征，意识不清者查瞳孔，注意呼吸频率、节律、深度，有无动用辅助肌呼吸，检查胸廓有无异常，两肺呼吸音是否对称、有无哮鸣音、啰音，心率、心律有无改变，有无颈静脉怒张、肝肿大，下肢有无浮肿。

5. **辅助检查** 选查血气分析、血常规、血糖、胸片、心电图、B超等。

（二）估计病情

1. **呼吸困难严重程度** 轻度：中、重度体力活动可引起呼吸困难；中度：轻度体力活动可引起呼吸困难；重度：休息时也出现呼吸困难。

2. **危急征象** ①严重缺氧状态。②吸气性呼吸困难，如过敏反应时引起咽喉水肿、喉痉挛，呼吸道吸入异物引起气道性阻塞。③哮喘发作持续状态。④重要脏器功能不全引起的呼吸困难，如急性左侧心力衰竭引起肺淤血，颅脑疾患、颅内压增高刺激呼吸中枢引起呼吸改变，重症肌无力引起呼吸肌麻痹。⑤中毒引起的呼吸困难，如有机磷农药中毒、吗啡类中毒、代谢性酸中毒。⑥叹息样呼吸、下颌呼吸提示患者临终状态。

（三）鉴别分诊处理

（1）呼吸困难伴哮鸣音常见于支气管哮喘、心源性哮喘。

（2）突发性呼吸困难：吸气性呼吸困难可见于急性喉水肿、气管异物；混合性呼吸困难可见于自发性气胸、大片肺栓塞。

（3）呼吸困难伴有咳嗽、咳痰、发热，可见于慢性支气管炎、阻塞性肺气肿、肺部感染、肺脓肿等。

（4）呼吸困难伴一侧胸痛见于急性胸膜炎、大叶性肺炎、气胸、急性心肌梗死。

（5）大量浆液性泡沫痰见于有机磷中毒、急性左侧心力衰竭（粉红色泡沫痰）。

（6）呼吸困难伴昏迷见于急性中毒、肺性脑病、颅脑病变（呼吸深而慢，有节律异常）、代谢性酸中毒。

呼吸困难大多属于内科，原发性气胸可分诊为呼吸科，气管异物吸入可分诊为眼耳鼻喉科，颅脑疾患引起的呼吸困难可分诊为神经内、外科。胸部外伤引起的呼吸困难可分诊到胸外科。对于呼吸困难者，分诊护士应首先给予吸氧，对有危及生命征象者立即送抢救室急救处理。

四、休克

休克是指由于各种原因引起的有效血容量锐减，导致全身微循环功能障碍，脏器灌注不足，组织缺血、缺氧，代谢紊乱，重要脏器受损等综合征。

（一）资料收集

1. 快速目测　可见患者面色苍白、口唇肢端轻度发绀，主诉头晕、乏力、出冷汗不能支撑，意识可清醒可不清醒，神情亦可淡漠或烦躁。

2. 倾听主诉　可由本人或家属代诉。患者来院就诊时，常常不知道自己有血压偏低或下降，仅感觉不适，以某一疾病伴随面色苍白、头晕、心悸、出冷汗，不胜站立或坐，只能躺倒，甚至神志不清而来院急诊。因此分诊护士要重视患者主要不适感觉及症状，观察其全身反应，分析有无休克发生。如患者半小时前解出黑便，感到头昏眼花、乏力、心悸、出冷汗来院急诊。又如患者骑车过程中感到胸闷、心前区疼痛、差点晕倒，被过路人送到医院；患者因持续高热、寒颤、呕吐、腹泻多次，或突然受到严重创伤等来院急诊。护士根据这些主诉，应想到有发生休克的可能。

3. 引导问诊

（1）询问病因：若对患者主诉进行分析时，仍不能确定其休克原因，可再作引导问诊。如以往病史，有无心血管病、糖尿病、消化性溃疡，有无肝炎病史，近期有无感染病灶，有无受到突然刺激（包括心理、生理性的），有无药物过敏史、女性月经史等。

（2）伴随症状：如高热、腹痛、腹泻、出血、昏厥、心悸、胸闷、胸痛、大小便是否正常。

（3）近期治疗用药情况如激素。

4. 分诊体检　测量生命体征，对意识不清者检查瞳孔。检查皮肤温度与湿度、皮肤弹性、皮肤、黏膜有无花斑，四肢末端循环是否良好。检查引起休克病因的主要体征，如腹痛患者的腹部体征，高热患者疑有中枢感染时的颈部体征。

5. 辅助检查　根据需要可选查血、尿、粪常规或培养、血气分析、血凝、纤溶试验、眼底检查、胸片、心电图（electrocardiography，EKG）、CT 等。

（二）估计病情

1. 休克是否存在

（1）有引起休克的病因：如严重感染、创伤、急性心肌梗死、大量失液、失血、急性过敏。

（2）有休克的临床表现：神情淡漠、烦躁不安或昏迷、皮肤苍白、发绀、花斑、脉搏细速、微弱甚至测不到，四肢湿冷、少尿或无尿。

（3）有血压改变：收缩压＜12 kPa（90 mmHg），脉压差＜2.66 kPa（20 mmHg），原有高血

压者较原来血压降低 3.99 kPa(30 mmHg)或降低 20％以上。有以上情况要考虑休克存在。

2. 休克的严重程度

(1) 休克早期:神志清楚,可有烦躁不安;面色苍白,口唇指甲有轻度发绀;心率、呼吸加快,脉细速,血压尚正常但不稳定,可稍高、稍低,脉压小;肢体冷,出汗;部分患者也可表现为轻度休克、眼底动脉痉挛、尿量少。

(2) 休克中期:意识可尚清、烦躁或不清;心率快,心音低钝,脉微弱甚至无脉,血压下降＜10.64 kPa(80 mmHg),脉压差＜2.66 kPa(20 mmHg);皮肤灰白、青紫、花斑、湿冷,血氧分压下降伴酸中毒。

(3) 休克晚期:有弥散性血管内凝血(disseminated intravascular coagulation,DIC)及MOF 症状,皮肤发绀、广泛出血、呼吸急促、呼吸困难,严重时可导致 ARDS;心率快,心音低、心律不齐或心力衰竭;少尿、无尿,急性肾功能衰竭;意识障碍、脑水肿等表现。

(三) 鉴别分诊处理

1. 休克分类

(1) 心源性休克:系由心脏排血功能急剧降低引起,急性心肌梗死、严重的心律失常等均可引起心源性休克。如患者有心血管疾病史,突然发生心前区疼痛、胸闷、呼吸困难,患者感觉头晕、心悸、乏力、出冷汗可能为心源性休克。

(2) 低血容量性休克:大量出血、失液失水,引起血容量降低、循环衰竭。常见有消化道大出血、严重创伤、内脏破裂引起的出血,严重烧伤、挤压伤均可引起低血容量性休克。

(3) 感染性休克:由于严重感染、细菌内毒素等影响,引起细胞受损、微循环障碍。常见于严重的肺部感染、急性化脓性胆管炎、急性弥漫性腹膜炎、败血症、急性肾盂肾炎等。如患者有高热、腹痛、腹泻、血性黏液样大便,有里急后重感,血压偏低,可能为中毒性菌痢。

(4) 过敏性休克:是人体对某一生物、化学物质引起的过敏反应所致,常见有青霉素、异型血输入、注射抗毒血清等引起的过敏性休克。如患者注射青霉素后,突然发生胸闷、气促、呼吸困难、面色苍白、出冷汗、脉搏细弱、意识丧失、大小便失禁、荨麻疹等应考虑为急性过敏性休克。

(5) 神经源性休克:是由于突然受到外伤、剧烈的疼痛、脊椎损伤、骨折等。

2. 分诊处理　属外科诊治的有急性创伤、烧伤引起的创伤性休克、低血容量性休克,急性胆囊炎、急性腹膜炎引起的中毒性休克;属神经外科、骨科诊治的有急性腰、颈椎、脊柱损伤引起的神经源性休克;属感染科诊治的有重症传染性疾病引起的休克,如季节性传染性疾病。分诊护士一发现患者有休克征象,即使是休克早期也应将其列为危重抢救对象,送入抢救室吸氧,建立静脉通路,立即通知医师纠正休克,解除引起休克的因素,以免休克继续发展引起不可逆的脏器损害和衰竭。

五、胸痛

胸痛是由颈部、胸壁组织、肺、纵隔、食管、横膈甚至腹部脏器病变引起炎症、缺氧、肌张力改变、组织坏死等产生各种物理、化学因子,刺激胸部感觉神经纤维,传入大脑皮质痛觉中枢所致。非胸部的内脏病变可由于神经牵拉引起胸痛。

(一) 资料收集

1. 快速目测　患者的神情、意识,患者对胸痛的耐受状态,有无咳嗽,有无面色苍白、发绀缺氧,有无呼吸困难、大汗淋漓、休克征象,有无强迫体位以减轻胸痛。

2. 倾听主诉　胸痛发生的时间、持续时间、诱发胸痛的原因及缓解胸痛的方法。

3. 引导问诊　不要疏漏 PQRST 五个要点。

（1）胸痛的病因及诱发因素：突发性胸痛要询问在什么情况下发生胸痛，如有无外伤史，有无剧烈咳嗽，有无用力屏气的动作，有无过度疲劳，有无吞服异物。了解过去史：以往胸痛的发作情况，有无冠心病、肺、纵隔疾病史，有无消化道疾病，如食管炎、食管裂孔疝、溃疡病，有无肿瘤病史。

（2）胸痛的性质及部位：有无放射性、持续性、阵发性胸痛，胸痛持续时间的长短；疼痛的性质是闷痛、钝痛，还是压榨性疼痛。

（3）胸痛时伴随的症状：有无发热、呕吐、胸闷、咯血、濒死感；胸痛与呼吸运动有无关系，咳嗽、深呼吸时胸痛是否加剧；胸痛与吞咽是否相关，进食吞咽时胸痛是否加重；胸痛与体位的关系，向一侧躺能否减轻疼痛。

（4）院前用药及改善胸痛的效果。

4. 分诊体检　测量生命体征以观察严重胸痛时对生命体征的影响。检查胸部局部组织有无压痛，有无红肿痛热及隆起，有无带状疱疹，呼吸运动是否对称正常，呼吸音有何异常，心律、心音是否正常。

5. 辅助检查　白细胞计数及分类、心电图、胸片、胸部 B 超检查，必要时作食管摄片、血液生化及心肌酶谱检测。

（二）估计病情　危急征象：突发胸痛伴咯血，胸痛伴低氧血症，胸痛伴严重心律失常、心源性休克，剧烈胸痛有放射性疼痛，患者有窒息濒死恐惧感，胸痛伴出冷汗、呼吸困难、血压下降。呼吸循环障碍者均为危急状态，应给予及时抢救。

（三）鉴别分诊处理

1. 属外科诊治

（1）胸痛局限于胸壁上，有红肿疼痛可能为局部炎症。肋骨有隆起、压痛，深呼吸、咳嗽加重可能是肋软骨炎。

（2）急性创伤后引起胸痛、变动体位时疼痛加剧、有反常呼吸运动，可能是肋骨骨折。患者气促、呼吸困难、发绀、烦躁、血压下降可能为血气胸。

（3）胸骨后疼痛，进食吞咽加重，可能为食管纵隔病变；活动后突发剧烈胸背部痛，向腹部、下腹、下肢放射伴面色苍白、四肢厥冷、出汗，可能为夹层动脉瘤引起的痉挛。

2. 属内科诊治

（1）有心血管疾病，长期卧床史或近期手术者突然发生胸痛、咯血、呼吸困难，可能为肺栓塞。

（2）有冠心病史，反复发作心前区或胸骨后疼痛向左侧肩背部、左臂内侧或左颈部、面颊部放射者，可能为心绞痛、心肌梗死。

（3）发热、咳嗽、一侧胸痛，可能为肺部炎症或胸膜炎。

（4）胸骨下剧烈疼痛向背、颈、下颌放射，咳嗽、呼吸活动时疼痛加剧、心率加快、脉压差小、呼吸困难，可能为急性心包炎。

3. 属呼吸科诊治　如青壮年劳累后突然胸痛、呼吸困难，可能为自发性气胸。

4. 属皮肤科诊治　如患者剧烈胸部灼痛，沿一侧肋间神经分布，表面皮肤有水疱，可能为带状疱疹。

5. 其他分诊　如恶性肿瘤肺癌、纵隔肿瘤也可引起不同程度的胸痛，并伴有相应症状，可分诊到原诊治科室,如呼吸科、胸外科或肿瘤科。

对突发胸痛的危急状态,分诊护士应立即将患者置于安静环境,卧床休息,给予吸氧,建立静脉通路,给予心电监护,并立即通知医师进行急救。

六、腹痛

腹痛大多是由腹部脏器疾病引起,腹部脏器炎症、穿孔、梗阻、出血、淤血、功能障碍均可引起一系列病理改变而导致腹痛。但腹痛病因复杂,也可以由腹腔外疾病、全身性疾病引起,因此分诊护士必须谨慎、仔细,才能正确分诊,不延误患者救治。

(一)资料收集

1. 快速目测　患者年龄、性别、神情、面色、体位、腹痛的反应(有无烦躁不安、呻吟、按腹辗转)以及有无早期休克征象。

2. 倾听主诉　腹痛起始时间、部位、疼痛性质和伴随症状。

3. 引导问诊　不要疏漏 PQRST 五个要点。

(1)腹痛发生的时间和部位:与饮食有无关系,胃纳情况。

(2)腹痛伴随症状:有无呕吐、腹泻,有无出血,有无发热,观察大小便的色、质、量。

(3)腹痛性质:是剧痛、刀割样锐痛还是钝痛,持续性或阵发性,有无放射性疼痛。

(4)既往病史及腹痛史:有无消化性溃疡病、慢性胆囊炎、胆石症、胰腺炎,有无糖尿病、心血管疾病,有无手术创伤史、药物食物过敏史,是否用过甾体类药物,女患者月经史。

4. 分诊体检　测量生命体征,以观察有无发热,血压是否稳定。观察皮肤有无过敏性皮疹或紫癜。检查腹部外形是否对称,有无隆起,有无陈旧手术切口瘢痕,注意有无肠型、肠蠕动波,腹部有无压痛、反跳痛,腹肌是否紧张,有无肿块,麦氏点有否压痛,墨菲征(Murphy's sign)是否阳性。

5. 辅助检查　选查血、尿、粪常规、尿酮体、血、尿淀粉酶、血糖、心肌酶谱、腹部平片、B超、EKG 等。

(二)估计病情　危急征象:剧烈疼痛,有腹膜刺激症状、胃肠梗阻症状者;腹痛伴腹胀,移动性浊音并有急性出血症状,疑有腹腔内出血者。腹痛伴休克,可能是感染性或低血容量性休克者。疑有脏器破裂、脏器扭转或嵌顿者。急性化脓性胆管炎、肠系动脉栓塞者均可在短时间内引起严重后果,必须立即救治。

(三)鉴别分诊处理

1. 内、外科腹痛鉴别分诊　见表 3-1。

表 3-1　内、外科腹痛鉴别分诊

临床表现	外科	内科
先驱症状	一般无,但也可有	有
发热	先腹痛后发热	先发热后腹痛
腹痛	由轻到重,由模糊到明确,由局限到弥漫	由重到轻,模糊,固定
腹膜刺激征	明显,持续,进展	不明显,间隙,消失
其他部位体征	无	常有
全身中毒反应	腹痛后出现	腹痛前出现

2. 常见急腹痛分诊

（1）属外科诊治：①胃、十二指肠穿孔可能。有溃疡病史，餐后上腹部突然发生剧烈疼痛，呼吸活动后加剧。体检：腹部有压痛、肌卫、反跳痛、肠鸣音消失，甚至可伴休克症状。②急性胆囊炎、胆石症可能。可有胆道病史，中年女性饱餐油腻食物后突发右上腹持续性疼痛，阵发性加剧，并向右肩部放射，伴恶心呕吐，可有发热。体检右上腹压痛，肌紧张，墨菲征阳性。③急性坏死性胰腺炎可能。饱餐、酗酒后发生中上腹部持续性疼痛，阵发性加剧，向左腰背部放射，伴恶心呕吐、发热甚至休克。体检：上腹部压痛，肌紧张，血、尿淀粉酶升高。④胆道肠虫症可能。上腹部剑突下阵发性钻顶样剧烈疼痛，患者辗转不安难以忍受，可有恶心呕吐，甚至吐出蛔虫，缓解后无异常。体检：剑突下压痛，无肌紧张，体征与临床症状不符。⑤急性阑尾炎穿孔可能。中青年上腹部或脐周阵发性疼痛，向右下腹转移，伴恶心呕吐，发热，白细胞计数升高。体检：右下腹麦氏点压痛，甚至有肌紧张、反跳痛。⑥绞窄性肠梗阻可能。上腹部或脐周阵发性绞痛、腹胀，伴呕吐，无排便排气。体检腹部胃型或肠型，肠鸣音亢进，可能是急性胃、肠梗阻。若进展可为持续性腹痛，有腹膜刺激征，并有休克症状。⑦肝脾破裂可能。突然受外力作用，腹部疼痛于肝脾区域。体检有腹肌紧张，伴休克。⑧泌尿系统结石可能。一侧腰部阵发性绞痛，并向下放射至腹股沟、大腿内侧，患者剧烈疼痛伴恶心呕吐，面色苍白，出冷汗，排尿异常，见血尿。

（2）属内科诊治：①急性心肌梗死可能。老年人有高血压、冠心病史，突然上腹胀痛、呕吐，伴胸闷、气急、烦躁。体检：上腹部无明显体征，有心率、心律改变，血压可降低，EKG 异常。②可能为代谢障碍、酸中毒引起的腹痛。有糖尿病史患者，突发痉挛性腹痛，但腹部无明显体征，却伴有其他全身症状，如乏力、厌食、严重呕吐、腹泻、发热，甚至意识障碍、呼吸异常，追问病史近期有感染、手术等应激状态。③过敏性紫癜可能。儿童或青少年，发病前有上呼吸道感染史，发热、乏力、全身不适，出现阵发性腹痛或持续性钝痛，伴呕吐、腹泻，甚至便血，下肢皮肤可见对称性反复出现的瘀点、瘀斑，有轻度搔痒，严重者可发生肠套叠、肠梗阻及肠坏死。

（3）属妇科诊治：疑有宫外孕破裂。育龄期女性有停经史，突然下腹部持续性腹痛，阵发性加剧。体检：面色苍白，下腹可有压痛、肌紧张，立即请妇产科医师检查，作后穹隆穿刺，见鲜血可证实。

（4）属感染科诊治：如急性胃肠道感染可能。上腹部有持续性疼痛，阵发性加剧，伴恶心呕吐，腹泻，大便常规异常，有不洁饮食或暴饮暴食史。

腹痛患者在诊断未明确之前禁用镇痛剂。

七、急性中毒

有毒物质突然经吞食、吸入、皮肤接触吸收、注射等途径进入体内，引起机体组织结构的损害、代谢紊乱，迅速产生临床症状，危及生命的一系列表现为急性中毒。常见的毒物有：有机磷农药、敌鼠、氰化物、乙醇（酒精）、安眠药、强酸强碱类、重金属，以及有毒气体（如一氧化碳等）。

（一）收集资料

1. 快速目测　生命是否存在，患者意识是否清醒，有无嗜睡、昏迷、惊厥、谵妄。患者的一般状态：患者黏膜、面色有无苍白、发绀、樱桃红或大汗淋漓，面容、口鼻部有无损伤，有无呕吐，有无呼吸困难、肌肉震颤、抽搐，大小便有无失禁。

2. 倾听主诉　常由家属、目击者代诉，注意毒物种类、接触的途径、剂量及中毒后症状。

3. 引导问诊

(1) 职业史,近期生活、工作史,精神状态,个人习惯嗜好。

(2) 以往病史,常服用的药物。

(3) 中毒现场环境和患者中毒后的情况,可能引起中毒物质的样品,中毒现场有无盛放毒物瓶子、盒子、针筒、剩余药物等。中毒者衣袋内有无遗留的信纸片。

4. 分诊体检　测量生命体征,检查瞳孔,评估生命体征是否稳定,意识状态,有无中毒并发症,如继发感染、脏器衰竭等。检查头部、躯干、肢体有无体表外伤。检查口腔、鼻腔、体表有无残留物、呕吐物,其性质及气味。

5. 辅助检查　毒物不明确时应尽快留取标本,如将呕吐物、胃内抽吸物、血液、大小便标本作毒物检验。

(二) 估计病情　危急征象:心搏骤停,中毒伴昏迷,中毒伴窒息、抽搐,中毒伴休克,中毒伴脏器功能衰竭(如急性肺水肿、急性肾功能衰竭、急性肝功能衰竭等),中毒伴严重的心律失常,神经性中毒引起呼吸肌麻痹,强酸强碱中毒引起腐蚀性损害,胃肠道穿孔等。

(三) 鉴别分诊处理

1. 中毒鉴别

(1) 有机磷农药中毒:有误服、自服或接触有机磷毒物史,恶心呕吐,呕吐为大蒜样臭味,头痛头晕,皮肤出汗,肌肉震颤痉挛,瞳孔缩小,血压可先升高再下降,口吐白沫或大量泡沫痰。

(2) 巴比妥类安眠药中毒:有服用中毒量的安眠镇静药病史,嗜睡或低肌张力性昏迷,呼吸慢,眼球震颤,瞳孔缩小;重度中毒时各种反射消失,呼吸循环衰竭。

(3) 一氧化碳中毒:有吸入一氧化碳的病史,头痛头晕、恶心呕吐、乏力、昏厥等。中度中毒时可出现面色潮红、神萎、皮肤黏膜樱桃红、脉率快、多汗、烦躁、神志模糊;重度中毒者可发生急性肺水肿、呼吸衰竭。

(4) 强酸强碱类中毒:有强酸强碱误服或接触史,接触部位皮肤黏膜灼伤腐蚀、坏死或溃疡、黏膜糜烂;吞服者可有上消化道剧烈的烧灼痛、腹痛,可并发穿孔、休克;鼻腔咽喉部吸入损伤者,黏膜可发生充血水肿、喉头痉挛、呼吸困难;眼部被接触后,可致眼睑及巩膜、结膜炎症、水肿、角膜混浊甚至失明。

(5) 乙醇(酒精)中毒:有一次大量饮酒史,面色潮红、头痛头晕、恶心、呕吐物有酒味、定向障碍、视力障碍;严重时昏迷、抽搐、休克。

(6) 氰化物中毒:有食入或吸入氰化物病史,呼气有苦杏仁味,患者头痛头晕、皮肤潮红、脉搏快、低血压、嗜睡、昏迷、惊厥,呼吸心跳停止。

2. 分诊处理　不论何种物质中毒,也不论病情的严重程度,均应立即将患者送抢救室,由于抢救室设备齐全,医疗力量集中,这样一方面便于急救处理,另一方面可保护患者隐私。分诊护士在评估的同时,应迅速呼叫急诊科医师或职防科医师及相关人员进行急救,若遇到集体急性中毒时,应立即向上级有关部门汇报,组织力量,按轻重缓急妥善安排救治,并与卫生监督所、公安司法相关部门及时联系。

八、重危多发性创伤

可由突然意外事故引起,如车祸、坠落、挤压、爆破或机械性暴力,机体多发性严重创伤。患者常由他人送入医院,对多发性创伤患者,分诊护士接应救护车后将患者直接引导入抢救室急救处理。

（一）收集资料

1. **快速目测**　注意生命是否存在，有无呼吸，意识是否清醒，面色有无发绀、缺氧，观察患者有无明显外伤出血，注意颌面部有无大出血，是否影响呼吸道功能；瞳孔大小是否正常，双侧瞳孔缩小为脑出血，一大一小可能是脑疝；头部有无裂伤，颅骨有无凹陷骨折，伤口有无流出脑脊液；胸腹部有无伤口，若血流如注有搏动性出血，可能为心脏、大血管创伤。

2. **倾听主诉**　常由旁人诉说，事故发生场合、事由、时间，第一见证人现场目击情况。

3. **引导问诊**

（1）根据需要询问患者近期生活、工作、精神状态，有何异常表现，既往健康状况。

（2）询问致伤的原因、作用部位、体势及患者受伤后的症状、初步处理的方法及时间。

（3）将患者一方有关亲属或单位联系方式留下来，如姓名、地址、电话等。询问执事方的单位、姓名，并将相关有效证件、通讯联系方法留下来。

4. **分诊体检**

（1）测量脉搏、呼吸、血压、计算脉压差，评估有无创伤或失血性休克。

（2）检查意识清醒还是昏迷，有无头痛呕吐，昏迷者检查瞳孔有无异常，以评估是否有颅脑损伤、颅内出血。

（3）看胸廓呼吸运动是否正常，若有反常呼吸，提示多发性肋骨骨折；若伤员烦躁不安、大汗淋漓、呼吸异常、呼吸缓慢或暂停、发绀、心动过缓、一侧呼吸运动减弱、低血压，提示可能为张力性气胸。

（4）有无腹痛及内出血征象，若伤员面色苍白、脉搏细弱、血压下降，则可能有内出血。有腹痛者作腹部检查，如有压痛、反跳痛、肌卫等，提示腹腔脏器有损伤。

（5）四肢、躯干有无创面与出血，四肢骨关节有无骨折受损、疼痛、畸形、运动障碍。

5. **辅助检查**　病情允许下作 X 线、CT、B 超等检查，需要时作胸、腹部穿刺，以确定有无血气胸，有无内脏破裂、出血。其他可检查血液生化、血气分析等项目。

（二）估计病情　多发性创伤作危重病例抢救，凡发现伤员有心搏骤停、大出血、开放性气胸、窒息、休克、腹腔内脏脱出，应立即先抢救后检查。

（三）分诊处理

（1）多发性创伤以外科诊治为主，常采用多专科协同处理，如胸外科、神经外科、普外科、骨科，必要时请内科会诊。

（2）急救中先行呼吸、循环支持，维护生命，及时进行创面止血、镇痛处理后尽快做好术前准备，送手术室进行手术治疗。运送途中要防止被固定的肢体移位。

（3）对外观创伤不明显的伤员也要严密观察数日，以免耽搁救治。

（潘乃林　周丽金）

第四章
急诊抢救预案

第一节　呼吸系统疾病抢救预案

预案 1　急性重症哮喘抢救预案

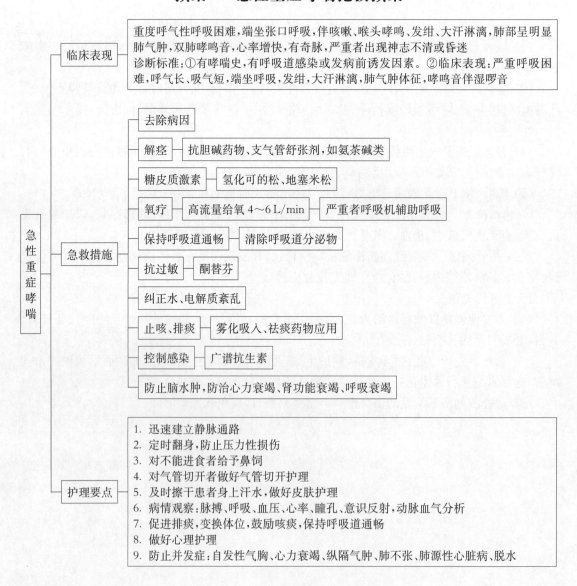

临床表现　重度呼气性呼吸困难,端坐张口呼吸,伴咳嗽、喉头哮鸣、发绀、大汗淋漓,肺部呈明显肺气肿,双肺哮鸣音,心率增快,有奇脉,严重者出现神志不清或昏迷
诊断标准:①有哮喘史,有呼吸道感染或发病前诱发因素。②临床表现:严重呼吸困难,呼气长、吸气短,端坐呼吸,发绀,大汗淋漓,肺气肿体征,哮鸣音伴湿啰音

急救措施
- 去除病因
- 解痉——抗胆碱药物、支气管舒张剂,如氨茶碱类
- 糖皮质激素——氢化可的松、地塞米松
- 氧疗——高流量给氧 4～6 L/min——严重者呼吸机辅助呼吸
- 保持呼吸道通畅——清除呼吸道分泌物
- 抗过敏——酮替芬
- 纠正水、电解质紊乱
- 止咳、排痰——雾化吸入、祛痰药物应用
- 控制感染——广谱抗生素
- 防止脑水肿,防治心力衰竭、肾功能衰竭、呼吸衰竭

护理要点
1. 迅速建立静脉通路
2. 定时翻身,防止压力性损伤
3. 对不能进食者给予鼻饲
4. 对气管切开者做好气管切开护理
5. 及时擦干患者身上汗水,做好皮肤护理
6. 病情观察:脉搏、呼吸、血压、心率、瞳孔、意识反射,动脉血气分析
7. 促进排痰,变换体位,鼓励咳痰,保持呼吸道通畅
8. 做好心理护理
9. 防止并发症:自发性气胸、心力衰竭、纵隔气肿、肺不张、肺源性心脏病、脱水

（左侧纵向）急性重症哮喘

预案 2　大咯血抢救预案

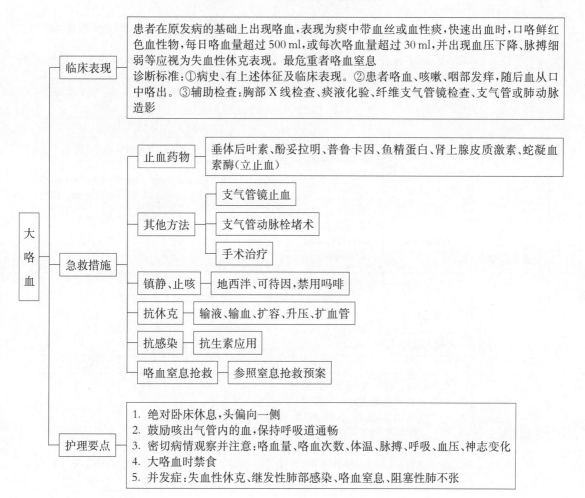

临床表现
患者在原发病的基础上出现咯血,表现为痰中带血丝或血性痰,快速出血时,口咯鲜红色血性物,每日咯血量超过 500 ml,或每次咯血量超过 30 ml,并出现血压下降、脉搏细弱等应视为失血性休克表现。最危重者咯血窒息
诊断标准:①病史、有上述体征及临床表现。②患者咯血、咳嗽、咽部发痒,随后血从口中咯出。③辅助检查:胸部 X 线检查、痰液化验、纤维支气管镜检查、支气管或肺动脉造影

大咯血

急救措施
止血药物　垂体后叶素、酚妥拉明、普鲁卡因、鱼精蛋白、肾上腺皮质激素、蛇凝血素酶(立止血)
其他方法　支气管镜止血
支气管动脉栓堵术
手术治疗
镇静、止咳　地西泮、可待因,禁用吗啡
抗休克　输液、输血、扩容、升压、扩血管
抗感染　抗生素应用
咯血窒息抢救　参照窒息抢救预案

护理要点
1. 绝对卧床休息,头偏向一侧
2. 鼓励咳出气管内的血,保持呼吸道通畅
3. 密切病情观察并注意:咯血量、咯血次数、体温、脉搏、呼吸、血压、神志变化
4. 大咯血时禁食
5. 并发症:失血性休克、继发性肺部感染、咯血窒息、阻塞性肺不张

预案 3 成人呼吸窘迫综合征抢救预案

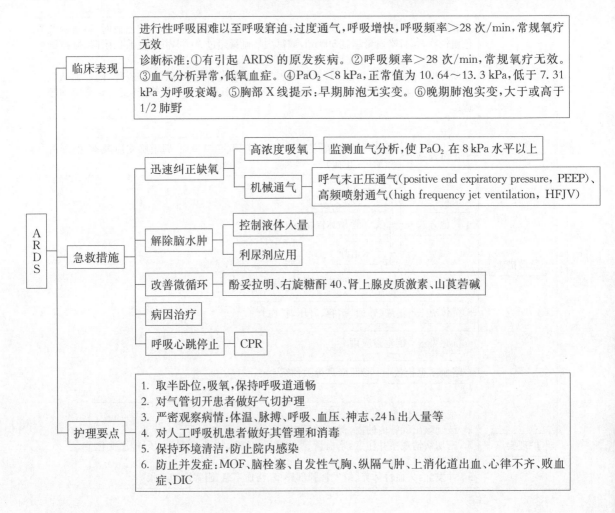

临床表现

进行性呼吸困难以至呼吸窘迫,过度通气,呼吸增快,呼吸频率>28 次/min,常规氧疗无效

诊断标准:①有引起 ARDS 的原发疾病。②呼吸频率>28 次/min,常规氧疗无效。③血气分析异常,低氧血症。④PaO_2<8 kPa,正常值为 10.64~13.3 kPa,低于 7.31 kPa 为呼吸衰竭。⑤胸部 X 线提示:早期肺泡无实变。⑥晚期肺泡实变,大于或高于 1/2 肺野

急救措施

迅速纠正缺氧 —— 高浓度吸氧 —— 监测血气分析,使 PaO_2 在 8 kPa 水平以上

机械通气 —— 呼气末正压通气(positive end expiratory pressure, PEEP)、高频喷射通气(high frequency jet ventilation, HFJV)

解除脑水肿 —— 控制液体入量

利尿剂应用

改善微循环 —— 酚妥拉明、右旋糖酐 40、肾上腺皮质激素、山莨菪碱

病因治疗

呼吸心跳停止 —— CPR

护理要点

1. 取半卧位,吸氧,保持呼吸道通畅
2. 对气管切开患者做好气切护理
3. 严密观察病情:体温、脉搏、呼吸、血压、神志、24 h 出入量等
4. 对人工呼吸机患者做好其管理和消毒
5. 保持环境清洁,防止院内感染
6. 防止并发症:MOF、脑栓塞、自发性气胸、纵隔气肿、上消化道出血、心律不齐、败血症、DIC

预案 4　急性呼吸衰竭抢救预案

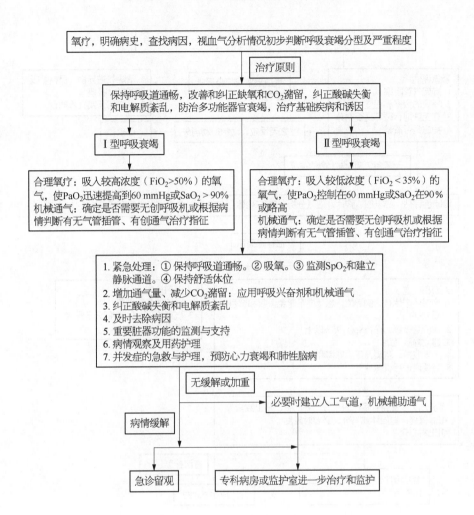

氧疗，明确病史，查找病因，视血气分析情况初步判断呼吸衰竭分型及严重程度

治疗原则

保持呼吸道通畅，改善和纠正缺氧和CO_2潴留，纠正酸碱失衡和电解质紊乱，防治多功能器官衰竭，治疗基础疾病和诱因

Ⅰ型呼吸衰竭

合理氧疗：吸入较高浓度（FiO_2>50%）的氧气，使PaO_2迅速提高到60 mmHg或SaO_2 > 90%
机械通气：确定是否需要无创呼吸机或根据病情判断有无气管插管、有创通气治疗指征

Ⅱ型呼吸衰竭

合理氧疗：吸入较低浓度（$FiO_2 < 35%$）的氧气，使PaO_2控制在60 mmHg或SaO_2在90%或略高
机械通气：确定是否需要无创呼吸机或根据病情判断有无气管插管、有创通气治疗指征

1. 紧急处理：① 保持呼吸道通畅。② 吸氧。③ 监测SpO_2和建立静脉通道。④ 保持舒适体位
2. 增加通气量、减少CO_2潴留：应用呼吸兴奋剂和机械通气
3. 纠正酸碱失衡和电解质紊乱
4. 及时去除病因
5. 重要脏器功能的监测与支持
6. 病情观察及用药护理
7. 并发症的急救与护理，预防心力衰竭和肺性脑病

无缓解或加重

必要时建立人工气道，机械辅助通气

病情缓解

急诊留观

专科病房或监护室进一步治疗和监护

预案 5　急性肺栓塞抢救预案

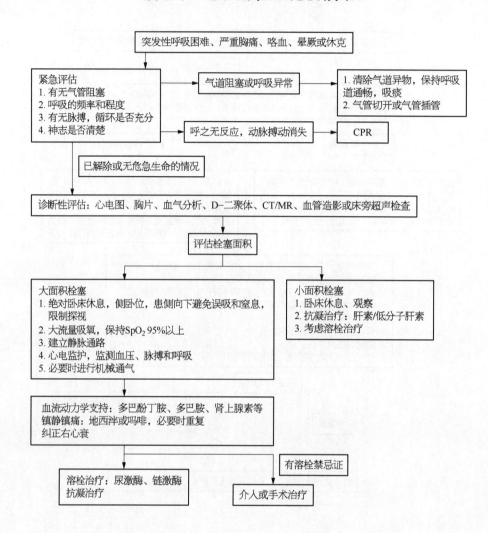

突发性呼吸困难、严重胸痛、咯血、晕厥或休克

紧急评估
1. 有无气管阻塞
2. 呼吸的频率和程度
3. 有无脉搏，循环是否充分
4. 神志是否清楚

气道阻塞或呼吸异常 → 1. 清除气道异物，保持呼吸道通畅，吸痰
2. 气管切开或气管插管

呼之无反应，动脉搏动消失 → CPR

已解除或无危急生命的情况

诊断性评估：心电图、胸片、血气分析、D-二聚体、CT/MR、血管造影或床旁超声检查

评估栓塞面积

大面积栓塞
1. 绝对卧床休息，侧卧位，患侧向下避免误吸和窒息，限制探视
2. 大流量吸氧，保持 SpO_2 95%以上
3. 建立静脉通路
4. 心电监护，监测血压、脉搏和呼吸
5. 必要时进行机械通气

小面积栓塞
1. 卧床休息、观察
2. 抗凝治疗：肝素/低分子肝素
3. 考虑溶栓治疗

血流动力学支持：多巴酚丁胺、多巴胺、肾上腺素等
镇静镇痛：地西泮或吗啡，必要时重复
纠正右心衰

溶栓治疗：尿激酶、链激酶
抗凝治疗

有溶栓禁忌证

介入或手术治疗

预案 6 急性胸痛抢救预案

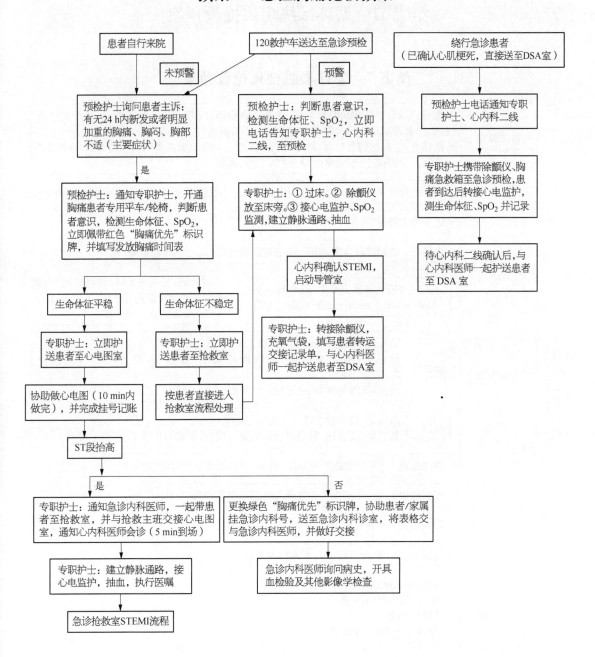

第二节　循环系统疾病抢救预案

预案7　急性心肌梗死抢救预案

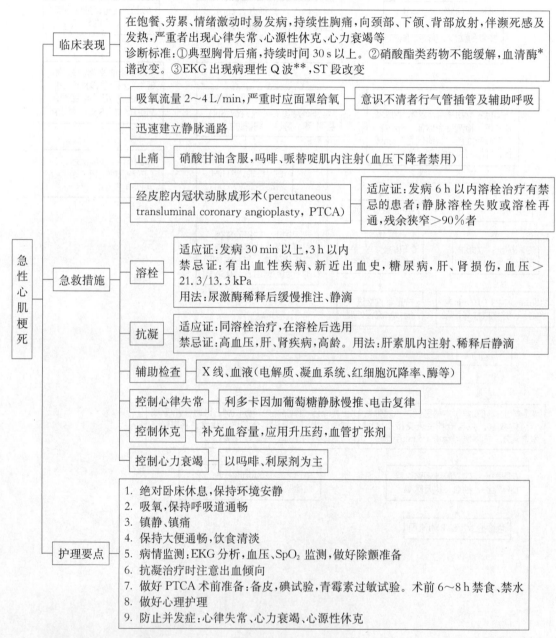

	临床表现	在饱餐、劳累、情绪激动时易发病,持续性胸痛,向颈部、下颌、背部放射,伴濒死感及发热,严重者出现心律失常、心源性休克、心力衰竭等 诊断标准:①典型胸骨后痛,持续时间 30 s 以上。②硝酸酯类药物不能缓解,血清酶*谱改变。③EKG 出现病理性 Q 波**,ST 段改变

急救措施

- 吸氧流量 2~4 L/min,严重时应面罩给氧 —— 意识不清者行气管插管及辅助呼吸
- 迅速建立静脉通路
- 止痛 —— 硝酸甘油含服,吗啡、哌替啶肌内注射(血压下降者禁用)
- 经皮腔内冠状动脉成形术(percutaneous transluminal coronary angioplasty, PTCA) —— 适应证:发病 6 h 以内溶栓治疗有禁忌的患者;静脉溶栓失败或溶栓再通,残余狭窄>90%者
- 溶栓 —— 适应证:发病 30 min 以上,3 h 以内
禁忌证:有出血性疾病、新近出血史,糖尿病,肝、肾损伤,血压>21.3/13.3 kPa
用法:尿激酶稀释后缓慢推注、静滴
- 抗凝 —— 适应证:同溶栓治疗,在溶栓后选用
禁忌证:高血压,肝、肾疾病,高龄。用法:肝素肌内注射、稀释后静滴
- 辅助检查 —— X 线、血液(电解质、凝血系统、红细胞沉降率、酶等)
- 控制心律失常 —— 利多卡因加葡萄糖静脉慢推、电击复律
- 控制休克 —— 补充血容量,应用升压药,血管扩张剂
- 控制心力衰竭 —— 以吗啡、利尿剂为主

护理要点

1. 绝对卧床休息,保持环境安静
2. 吸氧,保持呼吸道通畅
3. 镇静、镇痛
4. 保持大便通畅,饮食清淡
5. 病情监测:EKG 分析,血压、SpO_2 监测,做好除颤准备
6. 抗凝治疗时注意出血倾向
7. 做好 PTCA 术前准备:备皮,碘试验,青霉素过敏试验。术前 6~8 h 禁食、禁水
8. 做好心理护理
9. 防止并发症:心律失常、心力衰竭、心源性休克

　* 血清酶:指 CPK(肌酸磷酸激酶),CPK-MB(肌酸磷酸激酶同工酶),AST(天冬氨酸转氨酶),LDH(乳酸脱氢酶),α-HBDH(α-羟丁酸脱氢酶)。

　** 病理性 Q 波:Q 波>本导联 R 波 1/4,宽≥0.04,有两个相关导联以上。

预案 8　急性左心衰竭抢救预案

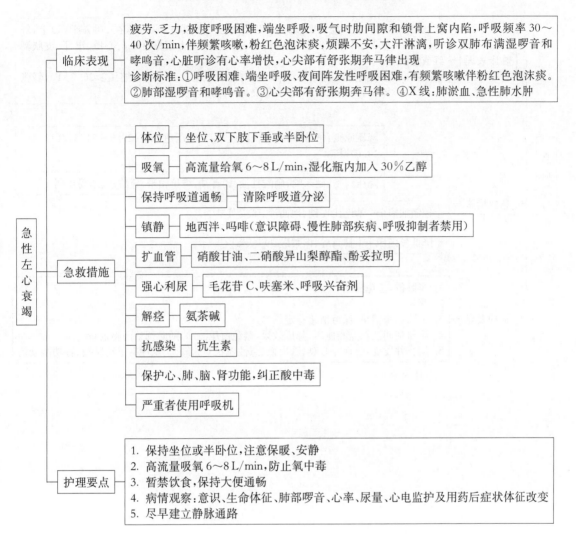

临床表现

疲劳、乏力,极度呼吸困难,端坐呼吸,吸气时肋间隙和锁骨上窝内陷,呼吸频率 30～40 次/min,伴频繁咳嗽,粉红色泡沫痰,烦躁不安,大汗淋漓,听诊双肺布满湿啰音和哮鸣音,心脏听诊有心率增快,心尖部有舒张期奔马律出现

诊断标准:①呼吸困难、端坐呼吸、夜间阵发性呼吸困难,有频繁咳嗽伴粉红色泡沫痰。②肺部湿啰音和哮鸣音。③心尖部有舒张期奔马律。④X 线:肺淤血、急性肺水肿

急救措施

- 体位　坐位、双下肢下垂或半卧位
- 吸氧　高流量给氧 6～8 L/min,湿化瓶内加入 30％乙醇
- 保持呼吸道通畅　清除呼吸道分泌
- 镇静　地西泮、吗啡(意识障碍、慢性肺部疾病、呼吸抑制者禁用)
- 扩血管　硝酸甘油、二硝酸异山梨醇酯、酚妥拉明
- 强心利尿　毛花苷 C、呋塞米、呼吸兴奋剂
- 解痉　氨茶碱
- 抗感染　抗生素
- 保护心、肺、脑、肾功能,纠正酸中毒
- 严重者使用呼吸机

护理要点

1. 保持坐位或半卧位,注意保暖、安静
2. 高流量吸氧 6～8 L/min,防止氧中毒
3. 暂禁饮食,保持大便通畅
4. 病情观察:意识、生命体征、肺部啰音、心率、尿量、心电监护及用药后症状体征改变
5. 尽早建立静脉通路

急性左心衰竭

预案 9   高血压危象抢救预案

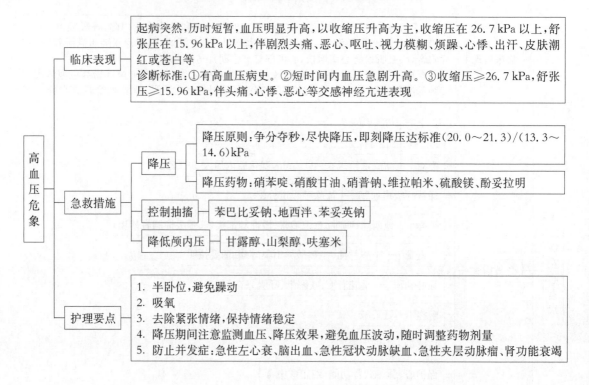

临床表现

起病突然,历时短暂,血压明显升高,以收缩压升高为主,收缩压在 26.7 kPa 以上,舒张压在 15.96 kPa 以上,伴剧烈头痛、恶心、呕吐、视力模糊、烦躁、心悸、出汗、皮肤潮红或苍白等

诊断标准:①有高血压病史。②短时间内血压急剧升高。③收缩压≥26.7 kPa,舒张压≥15.96 kPa,伴头痛、心悸、恶心等交感神经亢进表现

急救措施

降压

降压原则:争分夺秒,尽快降压,即刻降压达标准(20.0~21.3)/(13.3~14.6)kPa

降压药物:硝苯啶、硝酸甘油、硝普钠、维拉帕米、硫酸镁、酚妥拉明

控制抽搐   苯巴比妥钠、地西泮、苯妥英钠

降低颅内压   甘露醇、山梨醇、呋塞米

护理要点

1. 半卧位,避免躁动
2. 吸氧
3. 去除紧张情绪,保持情绪稳定
4. 降压期间注意监测血压、降压效果,避免血压波动,随时调整药物剂量
5. 防止并发症:急性左心衰、脑出血、急性冠状动脉缺血、急性夹层动脉瘤、肾功能衰竭

高血压危象

预案 10　主动脉夹层抢救预案

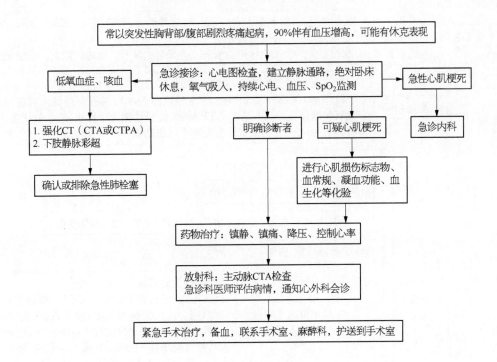

常以突发性胸背部/腹部剧烈疼痛起病，90%伴有血压增高，可能有休克表现

↓

急诊接诊：心电图检查，建立静脉通路，绝对卧床休息，氧气吸入，持续心电、血压、SpO₂监测

低氧血症、咳血　　　急性心肌梗死

1. 强化CT（CTA或CTPA）　　明确诊断者　　可疑心肌梗死　　急诊内科
2. 下肢静脉彩超

确认或排除急性肺栓塞

进行心肌损伤标志物、血常规、凝血功能、血生化等化验

药物治疗：镇静、镇痛、降压、控制心率

放射科：主动脉CTA检查
急诊科医师评估病情，通知心外科会诊

紧急手术治疗，备血，联系手术室、麻醉科，护送到手术室

预案 11　心搏骤停抢救预案

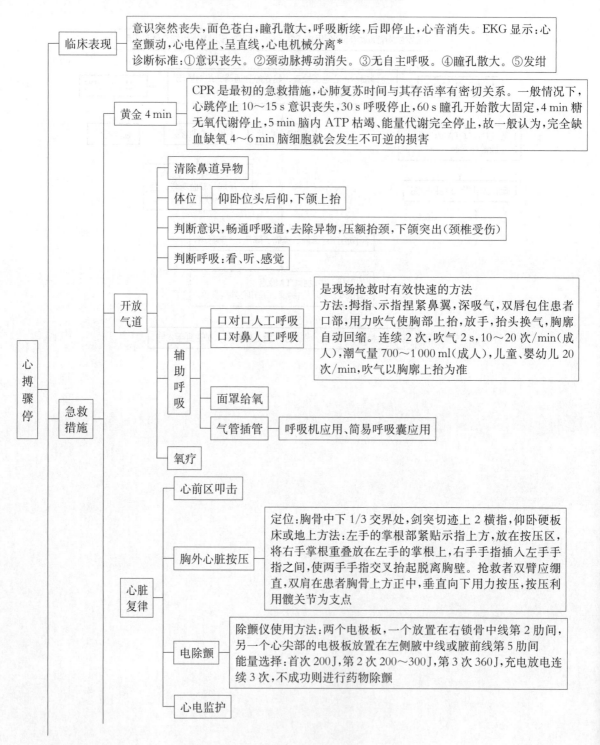

心搏骤停

临床表现
意识突然丧失,面色苍白,瞳孔散大,呼吸断续,后即停止,心音消失。EKG 显示:心室颤动,心电停止,呈直线,心电机械分离*
诊断标准:①意识丧失。②颈动脉搏动消失。③无自主呼吸。④瞳孔散大。⑤发绀

急救措施

黄金 4 min
CPR 是最初的急救措施,心肺复苏时间与其存活率有密切关系。一般情况下,心跳停止 10～15 s 意识丧失,30 s 呼吸停止,60 s 瞳孔开始散大固定,4 min 糖无氧代谢停止,5 min 脑内 ATP 枯竭、能量代谢完全停止,故一般认为,完全缺血缺氧 4～6 min 脑细胞就会发生不可逆的损害

开放气道
- 清除鼻道异物
- 体位——仰卧位头后仰,下颌上抬
- 判断意识,畅通呼吸道,去除异物,压额抬颈,下颌突出(颈椎受伤)
- 判断呼吸:看、听、感觉
- **辅助呼吸**
  - 口对口人工呼吸 口对鼻人工呼吸——是现场抢救时有效快速的方法
    方法:拇指、示指捏紧鼻翼,深吸气,双唇包住患者口部,用力吹气使胸部上抬,放手,抬头换气,胸廓自动回缩。连续 2 次,吹气 2 s,10～20 次/min(成人),潮气量 700～1 000 ml(成人),儿童、婴幼儿 20 次/min,吹气以胸廓上抬为准
  - 面罩给氧
  - 气管插管——呼吸机应用、简易呼吸囊应用
- 氧疗

心脏复律
- 心前区叩击
- 胸外心脏按压——定位:胸骨中下 1/3 交界处,剑突切迹上 2 横指,仰卧硬板床或地上方法:左手的掌根部紧贴示指上方,放在按压区,将右手掌根重叠放在左手的掌根上,右手手指插入左手手指之间,使两手手指交叉抬起脱离胸壁。抢救者双臂应绷直,双肩在患者胸骨上方正中,垂直向下用力按压,按压利用髋关节为支点
- 电除颤——除颤仪使用方法:两个电极板,一个放置在右锁骨中线第 2 肋间,另一个心尖部的电极板放置在左侧腋中线或腋前线第 5 肋间
  能量选择:首次 200 J,第 2 次 200～300 J,第 3 次 360 J,充电放电连续 3 次,不成功则进行药物除颤
- 心电监护

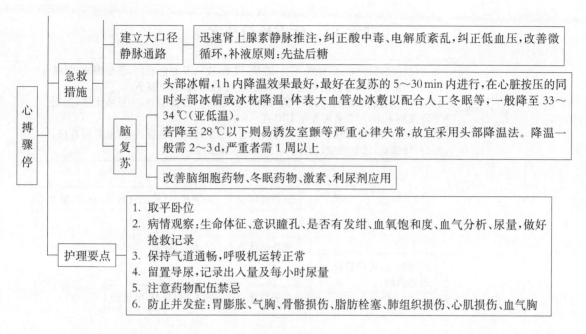

心搏骤停 急救措施 建立大口径静脉通路：迅速肾上腺素静脉推注，纠正酸中毒、电解质紊乱，纠正低血压，改善微循环，补液原则：先盐后糖

脑复苏：头部冰帽，1 h 内降温效果最好，最好在复苏的 5～30 min 内进行，在心脏按压的同时头部冰帽或冰枕降温，体表大血管处冰敷以配合人工冬眠等，一般降至 33～34 ℃（亚低温）。
若降至 28 ℃以下则易诱发室颤等严重心律失常，故宜采用头部降温法。降温一般需 2～3 d，严重者需 1 周以上

改善脑细胞药物、冬眠药物、激素、利尿剂应用

护理要点
1. 取平卧位
2. 病情观察：生命体征、意识瞳孔、是否有发绀、血氧饱和度、血气分析、尿量，做好抢救记录
3. 保持气道通畅，呼吸机运转正常
4. 留置导尿，记录出入量及每小时尿量
5. 注意药物配伍禁忌
6. 防止并发症：胃膨胀、气胸、骨骼损伤、脂肪栓塞、肺组织损伤、心肌损伤、血气胸

﹡心电机械分离：指心肌仍有生物电活动，而无有效的机械功能，心电图上有间断出现宽而畸形、振幅较低的 QRS 波群，频率为 20～30 次/min 以下。

预案 12　休克抢救预案

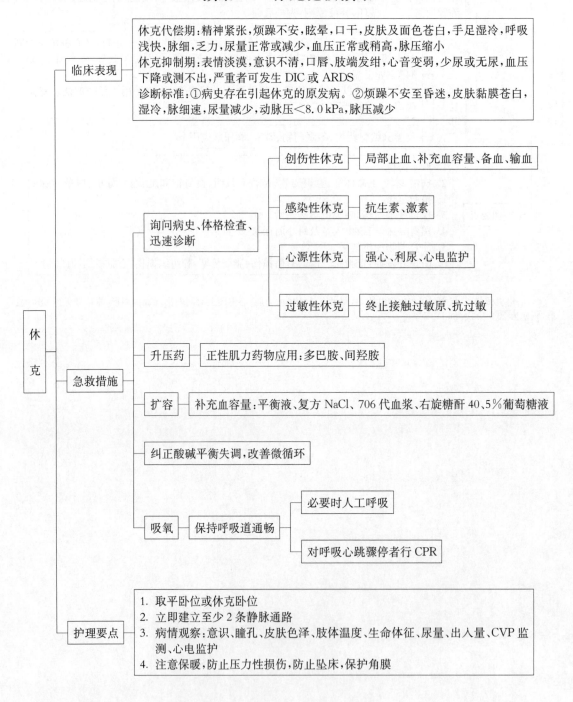

临床表现
休克代偿期:精神紧张,烦躁不安,眩晕,口干,皮肤及面色苍白,手足湿冷,呼吸浅快,脉细,乏力,尿量正常或减少,血压正常或稍高,脉压缩小
休克抑制期:表情淡漠,意识不清,口唇、肢端发绀,心音变弱,少尿或无尿,血压下降或测不出,严重者可发生 DIC 或 ARDS
诊断标准:①病史存在引起休克的原发病。②烦躁不安至昏迷,皮肤黏膜苍白,湿冷,脉细速,尿量减少,动脉压<8.0 kPa,脉压减少

询问病史、体格检查、迅速诊断
- 创伤性休克 —— 局部止血、补充血容量、备血、输血
- 感染性休克 —— 抗生素、激素
- 心源性休克 —— 强心、利尿、心电监护
- 过敏性休克 —— 终止接触过敏原、抗过敏

休克

急救措施
- 升压药 —— 正性肌力药物应用:多巴胺、间羟胺
- 扩容 —— 补充血容量:平衡液、复方 NaCl、706 代血浆、右旋糖酐 40、5% 葡萄糖液
- 纠正酸碱平衡失调,改善微循环
- 吸氧 —— 保持呼吸道通畅
  - 必要时人工呼吸
  - 对呼吸心跳骤停者行 CPR

护理要点
1. 取平卧位或休克卧位
2. 立即建立至少 2 条静脉通路
3. 病情观察:意识、瞳孔、皮肤色泽、肢体温度、生命体征、尿量、出入量、CVP 监测、心电监护
4. 注意保暖,防止压力性损伤,防止坠床,保护角膜

预案 13　急性弥散性血管内凝血抢救预案

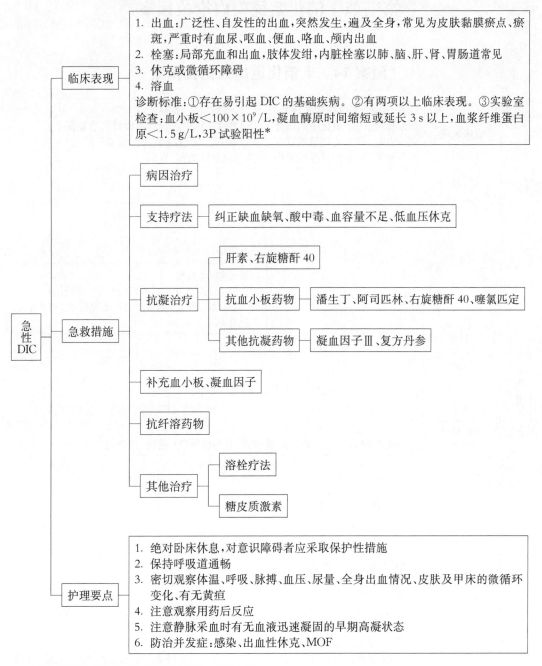

临床表现
1. 出血:广泛性、自发性的出血,突然发生,遍及全身,常见为皮肤黏膜瘀点、瘀斑,严重时有血尿、呕血、便血、咯血、颅内出血
2. 栓塞:局部充血和出血,肢体发绀,内脏栓塞以肺、脑、肝、肾、胃肠道常见
3. 休克或微循环障碍
4. 溶血
诊断标准:①存在易引起 DIC 的基础疾病。②有两项以上临床表现。③实验室检查:血小板<100×10⁹/L,凝血酶原时间缩短或延长 3 s 以上,血浆纤维蛋白原<1.5 g/L,3P 试验阳性*

急性
DIC

急救措施
- 病因治疗
- 支持疗法 —— 纠正缺血缺氧、酸中毒、血容量不足、低血压休克
- 抗凝治疗
  - 肝素、右旋糖酐 40
  - 抗血小板药物 —— 潘生丁、阿司匹林、右旋糖酐 40、噻氯匹定
  - 其他抗凝药物 —— 凝血因子Ⅲ、复方丹参
- 补充血小板、凝血因子
- 抗纤溶药物
- 其他治疗
  - 溶栓疗法
  - 糖皮质激素

护理要点
1. 绝对卧床休息,对意识障碍者应采取保护性措施
2. 保持呼吸道通畅
3. 密切观察体温、呼吸、脉搏、血压、尿量、全身出血情况、皮肤及甲床的微循环变化、有无黄疸
4. 注意观察用药后反应
5. 注意静脉采血时有无血液迅速凝固的早期高凝状态
6. 防治并发症:感染、出血性休克、MOF

* 3P 试验阳性:反映继发性纤维蛋白溶解亢进的试验。

第三节　消化系统疾病抢救预案

预案 14　上消化道出血抢救预案

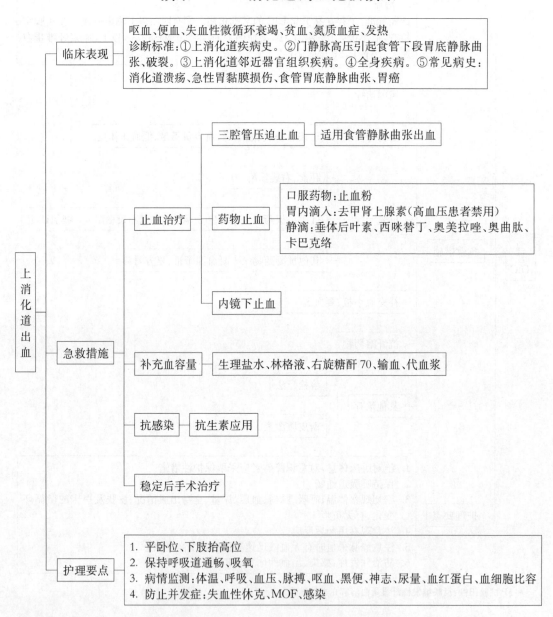

临床表现

呕血、便血、失血性微循环衰竭、贫血、氮质血症、发热
诊断标准：①上消化道疾病史。②门静脉高压引起食管下段胃底静脉曲张、破裂。③上消化道邻近器官组织疾病。④全身疾病。⑤常见病史：消化道溃疡、急性胃黏膜损伤、食管胃底静脉曲张、胃癌

上消化道出血

急救措施

止血治疗

三腔管压迫止血 —— 适用食管静脉曲张出血

药物止血 —— 口服药物：止血粉
胃内滴入：去甲肾上腺素（高血压患者禁用）
静滴：垂体后叶素、西咪替丁、奥美拉唑、奥曲肽、卡巴克络

内镜下止血

补充血容量 —— 生理盐水、林格液、右旋糖酐 70、输血、代血浆

抗感染 —— 抗生素应用

稳定后手术治疗

护理要点
1. 平卧位、下肢抬高位
2. 保持呼吸道通畅、吸氧
3. 病情监测：体温、呼吸、血压、脉搏、呕血、黑便、神志、尿量、血红蛋白、血细胞比容
4. 防止并发症：失血性休克、MOF、感染

预案 15　急性重症胰腺炎抢救预案

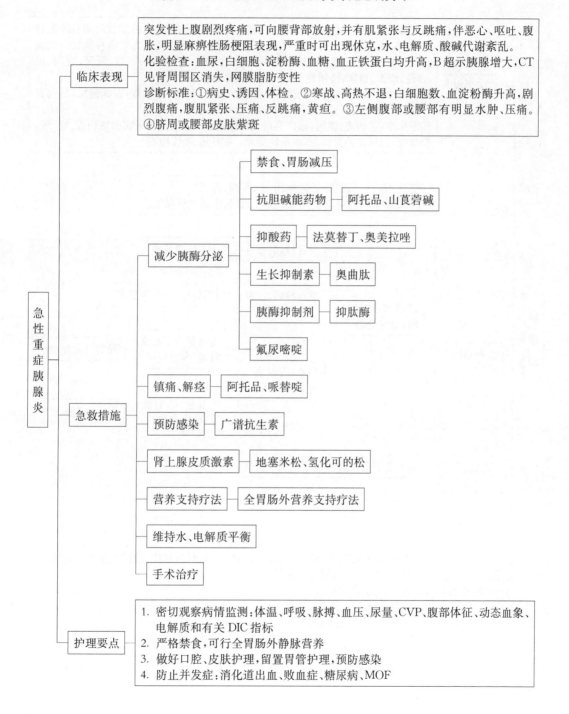

临床表现

突发性上腹剧烈疼痛,可向腰背部放射,并有肌紧张与反跳痛,伴恶心、呕吐、腹胀,明显麻痹性肠梗阻表现,严重时可出现休克,水、电解质、酸碱代谢紊乱。
化验检查:血尿,白细胞、淀粉酶、血糖、血正铁蛋白均升高,B超示胰腺增大,CT见肾周围区消失,网膜脂肪变性
诊断标准:①病史、诱因、体检。②寒战、高热不退,白细胞数、血淀粉酶升高,剧烈腹痛,腹肌紧张、压痛、反跳痛、黄疸。③左侧腹部或腰部有明显水肿、压痛。④脐周或腰部皮肤紫斑

急性重症胰腺炎

急救措施

减少胰酶分泌
- 禁食、胃肠减压
- 抗胆碱能药物 — 阿托品、山莨菪碱
- 抑酸药 — 法莫替丁、奥美拉唑
- 生长抑制素 — 奥曲肽
- 胰酶抑制剂 — 抑肽酶
- 氟尿嘧啶

镇痛、解痉 — 阿托品、哌替啶

预防感染 — 广谱抗生素

肾上腺皮质激素 — 地塞米松、氢化可的松

营养支持疗法 — 全胃肠外营养支持疗法

维持水、电解质平衡

手术治疗

护理要点

1. 密切观察病情监测:体温、呼吸、脉搏、血压、尿量、CVP、腹部体征、动态血象、电解质和有关 DIC 指标
2. 严格禁食,可行全胃肠外静脉营养
3. 做好口腔、皮肤护理,留置胃管护理,预防感染
4. 防止并发症:消化道出血、败血症、糖尿病、MOF

预案 16 急腹症抢救预案

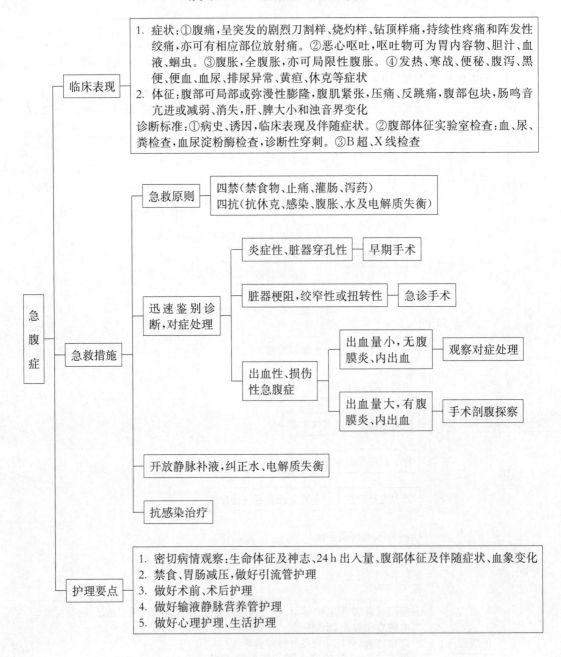

临床表现

1. 症状:①腹痛,呈突发的剧烈刀割样、烧灼样、钻顶样痛,持续性疼痛和阵发性绞痛,亦可有相应部位放射痛。②恶心呕吐,呕吐物可为胃内容物、胆汁、血液、蛔虫。③腹胀,全腹胀,亦可局限性腹胀。④发热、寒战、便秘、腹泻、黑便、便血、血尿、排尿异常、黄疸、休克等症状
2. 体征:腹部可局部或弥漫性膨隆,腹肌紧张,压痛、反跳痛,腹部包块,肠鸣音亢进或减弱、消失,肝、脾大小和浊音界变化
诊断标准:①病史、诱因、临床表现及伴随症状。②腹部体征实验室检查:血、尿、粪检查,血尿淀粉酶检查,诊断性穿刺。③B超、X线检查

急腹症

急救措施

急救原则
四禁(禁食物、止痛、灌肠、泻药)
四抗(抗休克、感染、腹胀、水及电解质失衡)

迅速鉴别诊断,对症处理
- 炎症性、脏器穿孔性 —— 早期手术
- 脏器梗阻,绞窄性或扭转性 —— 急诊手术
- 出血性、损伤性急腹症
  - 出血量小,无腹膜炎、内出血 —— 观察对症处理
  - 出血量大,有腹膜炎、内出血 —— 手术剖腹探察

开放静脉补液,纠正水、电解质失衡

抗感染治疗

护理要点

1. 密切病情观察:生命体征及神志、24 h 出入量、腹部体征及伴随症状、血象变化
2. 禁食、胃肠减压,做好引流管护理
3. 做好术前、术后护理
4. 做好输液静脉营养管护理
5. 做好心理护理、生活护理

第四节　神经系统疾病抢救预案

预案 17　急性脑卒中抢救预案

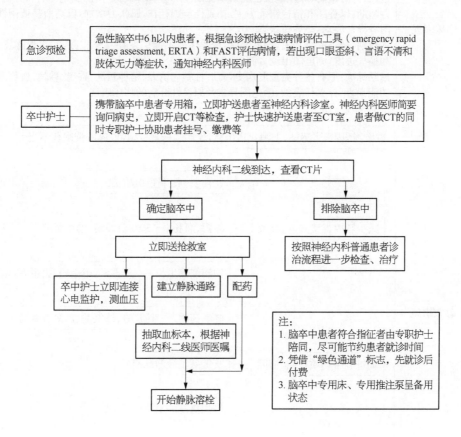

急诊预检 —— 急性脑卒中6 h以内患者,根据急诊预检快速病情评估工具（emergency rapid triage assessment, ERTA）和FAST评估病情,若出现口眼歪斜、言语不清和肢体无力等症状,通知神经内科医师

卒中护士 —— 携带脑卒中患者专用箱,立即护送患者至神经内科诊室。神经内科医师简要询问病史,立即开启CT等检查,护士快速护送患者至CT室,患者做CT的同时专职护士协助患者挂号、缴费等

神经内科二线到达,查看CT片

确定脑卒中　　　　　排除脑卒中

立即送抢救室　　　　按照神经内科普通患者诊治流程进一步检查、治疗

卒中护士立即连接心电监护,测血压　　建立静脉通路　　配药

抽取血标本,根据神经内科二线医师医嘱

开始静脉溶栓

注:
1. 脑卒中患者符合指征者由专职护士陪同,尽可能节约患者就诊时间
2. 凭借"绿色通道"标志,先就诊后付费
3. 脑卒中专用床、专用推注泵呈备用状态

预案 18　肝性脑病抢救预案

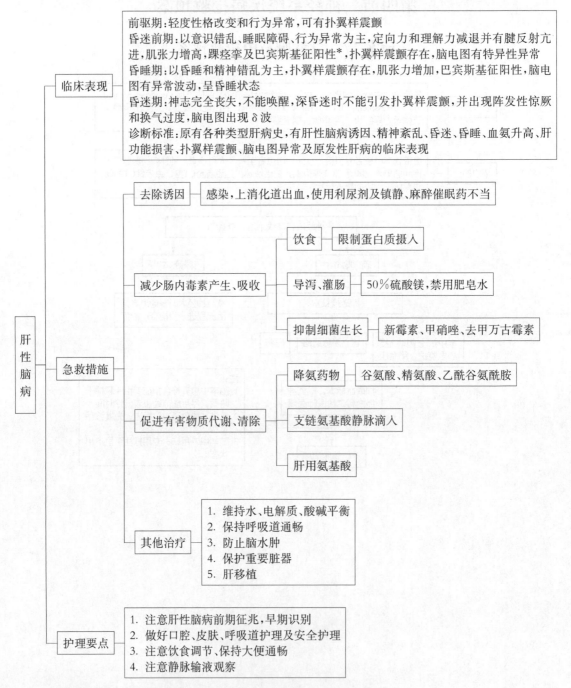

临床表现

前驱期:轻度性格改变和行为异常,可有扑翼样震颤
昏迷前期:以意识错乱、睡眠障碍、行为异常为主,定向力和理解力减退并有腱反射亢进,肌张力增高,踝痉挛及巴宾斯基征阳性*,扑翼样震颤存在,脑电图有特异性异常
昏睡期:以昏睡和精神错乱为主,扑翼样震颤存在,肌张力增加,巴宾斯基征阳性,脑电图有异常波动,呈昏睡状态
昏迷期:神志完全丧失,不能唤醒,深昏迷时不能引发扑翼样震颤,并出现阵发性惊厥和换气过度,脑电图出现δ波
诊断标准:原有各种类型肝病史,有肝性脑病诱因、精神紊乱、昏迷、昏睡、血氨升高、肝功能损害、扑翼样震颤、脑电图异常及原发性肝病的临床表现

肝性脑病

急救措施

去除诱因　　感染,上消化道出血,使用利尿剂及镇静、麻醉催眠药不当

减少肠内毒素产生、吸收
　　饮食　　限制蛋白质摄入
　　导泻、灌肠　　50%硫酸镁,禁用肥皂水
　　抑制细菌生长　　新霉素、甲硝唑、去甲万古霉素

促进有害物质代谢、清除
　　降氨药物　　谷氨酸、精氨酸、乙酰谷氨酰胺
　　支链氨基酸静脉滴入
　　肝用氨基酸

其他治疗
1. 维持水、电解质、酸碱平衡
2. 保持呼吸道通畅
3. 防止脑水肿
4. 保护重要脏器
5. 肝移植

护理要点
1. 注意肝性脑病前期征兆,早期识别
2. 做好口腔、皮肤、呼吸道护理及安全护理
3. 注意饮食调节,保持大便通畅
4. 注意静脉输液观察

* 巴宾斯基征阳性:表示锥体束受损,当在脚底做划痕试验时踇趾往上翘起。

预案 19　急性脑出血抢救预案

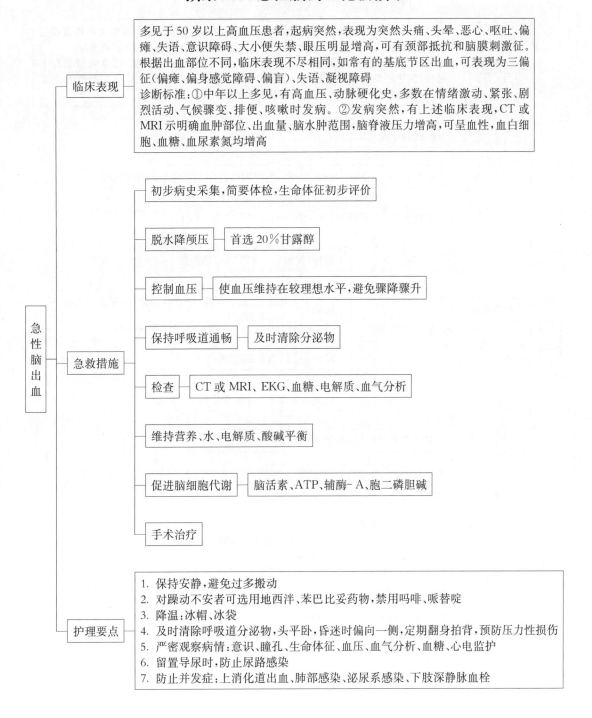

临床表现

多见于 50 岁以上高血压患者,起病突然,表现为突然头痛、头晕、恶心、呕吐、偏瘫、失语、意识障碍、大小便失禁、眼压明显增高,可有颈部抵抗和脑膜刺激征。根据出血部位不同,临床表现不尽相同,如常有的基底节区出血,可表现为三偏征(偏瘫、偏身感觉障碍、偏盲)、失语、凝视障碍
诊断标准:①中年以上多见,有高血压、动脉硬化史,多数在情绪激动、紧张、剧烈活动、气候骤变、排便、咳嗽时发病。②发病突然,有上述临床表现,CT 或 MRI 示明确血肿部位、出血量、脑水肿范围,脑脊液压力增高,可呈血性,血白细胞、血糖、血尿素氮均增高

急救措施

急性脑出血

初步病史采集,简要体检,生命体征初步评价

脱水降颅压 —— 首选 20% 甘露醇

控制血压 —— 使血压维持在较理想水平,避免骤降骤升

保持呼吸道通畅 —— 及时清除分泌物

检查 —— CT 或 MRI、EKG、血糖、电解质、血气分析

维持营养、水、电解质、酸碱平衡

促进脑细胞代谢 —— 脑活素、ATP、辅酶- A、胞二磷胆碱

手术治疗

护理要点

1. 保持安静,避免过多搬动
2. 对躁动不安者可选用地西泮、苯巴比妥药物,禁用吗啡、哌替啶
3. 降温:冰帽、冰袋
4. 及时清除呼吸道分泌物,头平卧,昏迷时偏向一侧,定期翻身拍背,预防压力性损伤
5. 严密观察病情:意识、瞳孔、生命体征、血压、血气分析、血糖、心电监护
6. 留置导尿时,防止尿路感染
7. 防止并发症:上消化道出血、肺部感染、泌尿系感染、下肢深静脉血栓

预案 20　脑梗死抢救预案

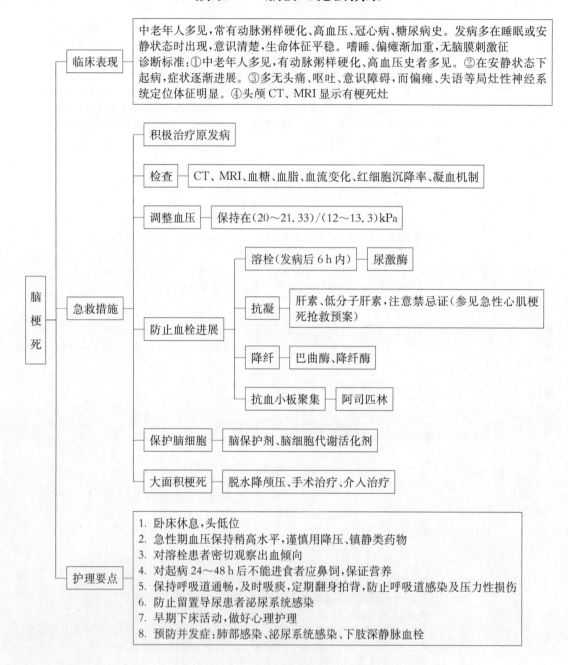

临床表现

中老年人多见,常有动脉粥样硬化、高血压、冠心病、糖尿病史。发病多在睡眠或安静状态时出现,意识清楚,生命体征平稳。嗜睡、偏瘫渐加重,无脑膜刺激征
诊断标准:①中老年人多见,有动脉粥样硬化、高血压史者多见。②在安静状态下起病,症状逐渐进展。③多无头痛、呕吐、意识障碍,而偏瘫、失语等局灶性神经系统定位体征明显。④头颅 CT、MRI 显示有梗死灶

脑梗死

急救措施

积极治疗原发病

检查——CT、MRI、血糖、血脂、血流变化、红细胞沉降率、凝血机制

调整血压——保持在(20～21.33)/(12～13.3)kPa

防止血栓进展
- 溶栓(发病后 6 h 内)——尿激酶
- 抗凝——肝素、低分子肝素,注意禁忌证(参见急性心肌梗死抢救预案)
- 降纤——巴曲酶、降纤酶
- 抗血小板聚集——阿司匹林

保护脑细胞——脑保护剂、脑细胞代谢活化剂

大面积梗死——脱水降颅压、手术治疗、介入治疗

护理要点

1. 卧床休息,头低位
2. 急性期血压保持稍高水平,谨慎用降压、镇静类药物
3. 对溶栓患者密切观察出血倾向
4. 对起病 24～48 h 后不能进食者应鼻饲,保证营养
5. 保持呼吸道通畅,及时吸痰,定期翻身拍背,防止呼吸道感染及压力性损伤
6. 防止留置导尿患者泌尿系统感染
7. 早期下床活动,做好心理护理
8. 预防并发症:肺部感染、泌尿系统感染、下肢深静脉血栓

预案21　癫痫持续状态抢救预案

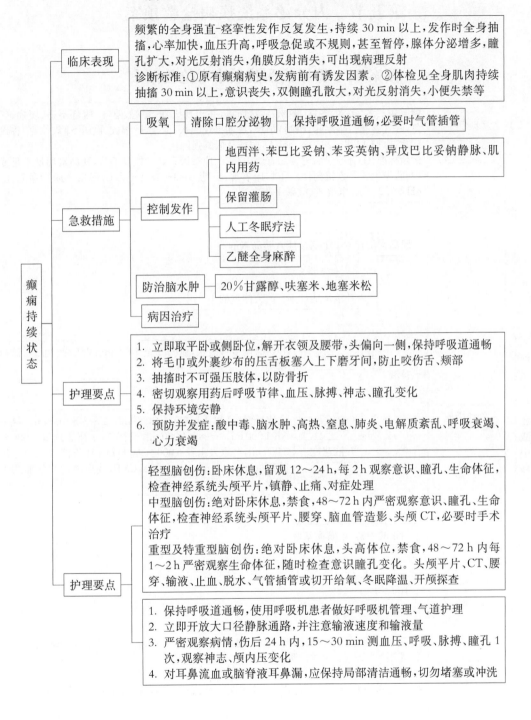

- **癫痫持续状态**
  - **临床表现**
    - 频繁的全身强直-痉挛性发作反复发生，持续30 min以上，发作时全身抽搐，心率加快，血压升高，呼吸急促或不规则，甚至暂停，腺体分泌增多，瞳孔扩大，对光反射消失，角膜反射消失，可出现病理反射
    - 诊断标准：①原有癫痫病史，发病前有诱发因素。②体检见全身肌肉持续抽搐30 min以上，意识丧失，双侧瞳孔散大，对光反射消失，小便失禁等
  - **急救措施**
    - 吸氧 — 清除口腔分泌物 — 保持呼吸道通畅，必要时气管插管
    - 控制发作
      - 地西泮、苯巴比妥钠、苯妥英钠、异戊巴比妥钠静脉、肌内用药
      - 保留灌肠
      - 人工冬眠疗法
      - 乙醚全身麻醉
    - 防治脑水肿 — 20%甘露醇、呋塞米、地塞米松
    - 病因治疗
  - **护理要点**
    1. 立即取平卧或侧卧位，解开衣领及腰带，头偏向一侧，保持呼吸道通畅
    2. 将毛巾或外裹纱布的压舌板塞入上下磨牙间，防止咬伤舌、颊部
    3. 抽搐时不可强压肢体，以防骨折
    4. 密切观察用药后呼吸节律、血压、脉搏、神志、瞳孔变化
    5. 保持环境安静
    6. 预防并发症：酸中毒、脑水肿、高热、窒息、肺炎、电解质紊乱、呼吸衰竭、心力衰竭
  - **护理要点**
    - 轻型脑创伤：卧床休息，留观12～24 h，每2 h观察意识、瞳孔、生命体征，检查神经系统头颅平片，镇静、止痛、对症处理
    - 中型脑创伤：绝对卧床休息，禁食，48～72 h内严密观察意识、瞳孔、生命体征，检查神经系统头颅平片、腰穿、脑血管造影、头颅CT，必要时手术治疗
    - 重型及特重型脑创伤：绝对卧床休息，头高体位，禁食，48～72 h内每1～2 h严密观察生命体征，随时检查意识瞳孔变化。头颅平片、CT、腰穿、输液、止血、脱水、气管插管或切开给氧、冬眠降温、开颅探查
    - 1. 保持呼吸道通畅，使用呼吸机患者做好呼吸机管理、气道护理
      2. 立即开放大口径静脉通路，并注意输液速度和输液量
      3. 严密观察病情，伤后24 h内，15～30 min测血压、呼吸、脉搏、瞳孔1次，观察神志、颅内压变化
      4. 对耳鼻流血或脑脊液耳鼻漏，应保持局部清洁通畅，切勿堵塞或冲洗

第五节 内分泌系统疾病抢救预案

预案 22 糖尿病酮症酸中毒抢救预案

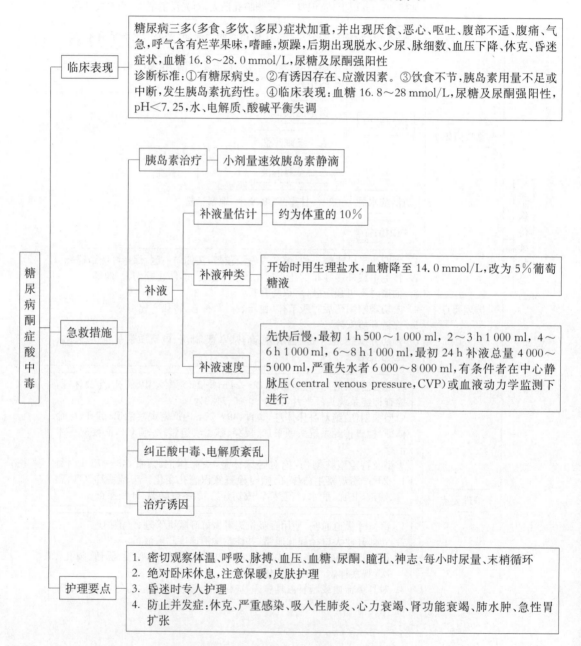

糖尿病酮症酸中毒

临床表现
糖尿病三多(多食、多饮、多尿)症状加重,并出现厌食、恶心、呕吐、腹部不适、腹痛、气急,呼气含有烂苹果味,嗜睡,烦躁,后期出现脱水、少尿、脉细数、血压下降、休克、昏迷症状,血糖 16.8~28.0 mmol/L,尿糖及尿酮强阳性
诊断标准:①有糖尿病史。②有诱因存在、应激因素。③饮食不节,胰岛素用量不足或中断,发生胰岛素抗药性。④临床表现:血糖 16.8~28 mmol/L,尿糖及尿酮强阳性,pH<7.25,水、电解质、酸碱平衡失调

急救措施

胰岛素治疗 — 小剂量速效胰岛素静滴

补液

补液量估计 — 约为体重的 10%

补液种类 — 开始时用生理盐水,血糖降至 14.0 mmol/L,改为 5% 葡萄糖液

补液速度 — 先快后慢,最初 1 h 500~1 000 ml,2~3 h 1 000 ml,4~6 h 1 000 ml,6~8 h 1 000 ml,最初 24 h 补液总量 4 000~5 000 ml,严重失水者 6 000~8 000 ml,有条件者在中心静脉压(central venous pressure,CVP)或血液动力学监测下进行

纠正酸中毒、电解质紊乱

治疗诱因

护理要点
1. 密切观察体温、呼吸、脉搏、血压、血糖、尿酮、瞳孔、神志、每小时尿量、末梢循环
2. 绝对卧床休息,注意保暖,皮肤护理
3. 昏迷时专人护理
4. 防止并发症:休克、严重感染、吸入性肺炎、心力衰竭、肾功能衰竭、肺水肿、急性胃扩张

预案 23　低血糖危象抢救预案

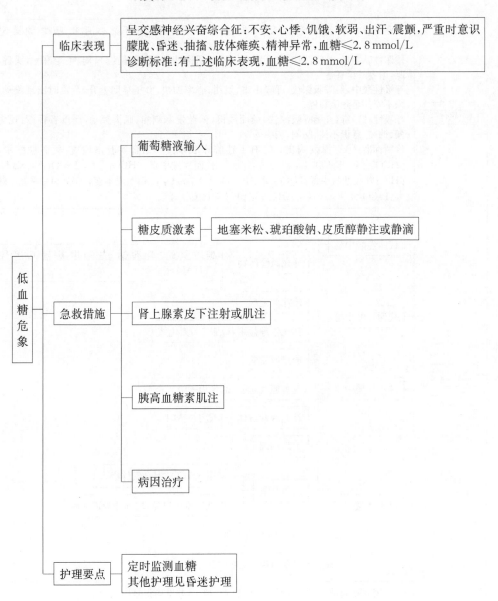

临床表现：呈交感神经兴奋综合征：不安、心悸、饥饿、软弱、出汗、震颤，严重时意识朦胧、昏迷、抽搐、肢体瘫痪、精神异常，血糖≤2.8 mmol/L
诊断标准：有上述临床表现，血糖≤2.8 mmol/L

急救措施：
葡萄糖液输入

糖皮质激素——地塞米松、琥珀酸钠、皮质醇静注或静滴

肾上腺素皮下注射或肌注

胰高血糖素肌注

病因治疗

护理要点：定时监测血糖
其他护理见昏迷护理

低血糖危象

预案 24　酸碱平衡失调抢救预案

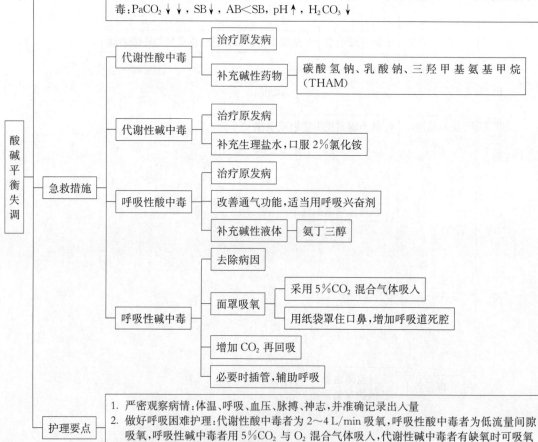

临床表现

代谢性酸中毒:疲倦、乏力、头晕、呼吸深慢,严重时出现头痛、恶心、呕吐、嗜睡、烦躁不安、昏迷等

代谢性碱中毒:呼吸浅快,常有面部及四肢肌肉抽动,手足抽搐,口周、手足麻木,头昏,烦躁,谵妄甚至昏迷

呼吸性酸中毒:呼吸深快,呼吸困难,发绀,心率加快,血压早期上升,严重时出现躁动、烦躁不安甚至呼吸骤停

呼吸性碱中毒:开始呼吸深快,继而浅慢,四肢发麻刺痛,肌肉颤动,严重者昏厥、视力模糊、抽搐、意识不清、胸闷、胸痛等

诊断标准:①有原发病史。②有上述临床表现。③结合实验室检查:代谢性酸中毒:$[HCO_3^-]\downarrow$,$PaCO_2\downarrow$,$SB\downarrow\downarrow$,$pH\uparrow$;代谢性碱中毒:$[HCO_3^-]\uparrow$,$PaCO_2\uparrow$,$SB\uparrow\uparrow$,$pH\uparrow$;呼吸性酸中毒:$H_2CO_3\uparrow$,$PaCO_2\uparrow\uparrow$,$pH\downarrow$,$SB\uparrow$或不变,$AB>SB$;呼吸性碱中毒:$PaCO_2\downarrow\downarrow$,$SB\downarrow$,$AB<SB$,$pH\uparrow$,$H_2CO_3\downarrow$

酸碱平衡失调 — 急救措施

代谢性酸中毒
- 治疗原发病
- 补充碱性药物 —— 碳酸氢钠、乳酸钠、三羟甲基氨基甲烷(THAM)

代谢性碱中毒
- 治疗原发病
- 补充生理盐水,口服2%氯化铵

呼吸性酸中毒
- 治疗原发病
- 改善通气功能,适当用呼吸兴奋剂
- 补充碱性液体 —— 氨丁三醇

呼吸性碱中毒
- 去除病因
- 面罩吸氧 —— 采用5%CO_2混合气体吸入 / 用纸袋罩住口鼻,增加呼吸道死腔
- 增加CO_2再回吸
- 必要时插管,辅助呼吸

护理要点
1. 严密观察病情:体温、呼吸、血压、脉搏、神志,并准确记录出入量
2. 做好呼吸困难护理:代谢性酸中毒者为2~4 L/min吸氧,呼吸性酸中毒者为低流量间隙吸氧,呼吸性碱中毒者用5%CO_2与O_2混合气体吸入,代谢性碱中毒者有缺氧时可吸氧
3. 做好呕吐护理、安全护理、输液护理

pH 正常值:7.35~7.45,静脉血比动脉血低0.03~0.05,用以表示体液的酸碱度,正常情况 $HCO^{-3}/H_2CO_3=20/1$。

$PaCO_2$ 正常值:4.40~6.27 kPa(33~47 mmHg),静脉血较动脉血高0.67~0.93 kPa(5~7 mmHg),表示血浆中物理溶解的二氧化碳产生 PCO_2。

BE 正常值:+3~-3 mmol/L,表示血浆的碱储备情况。

SB(标准碳酸氢盐)正常值:22~27 mmol/L,指血标本在38 ℃和血红蛋白完全氧合条件下,用 $PaCO_2$ 为5.33 kPa(40 mmHg)的气体平衡后所测得的血浆 HCO_3^- 浓度。

AB(实际碳酸氢盐):正常情况下 $AB=SB$,指隔绝空气的血液标本在实际 $PaCO_2$ 和血氧饱和度条件下测得的血浆碳酸氢盐浓度。

BB(缓冲碱)正常值:为45~55 mmol/L,表示在生理的 pH 情况下,能与 H^+ 结合的碱的总量。

预案 25 水、电解质平衡失调抢救预案

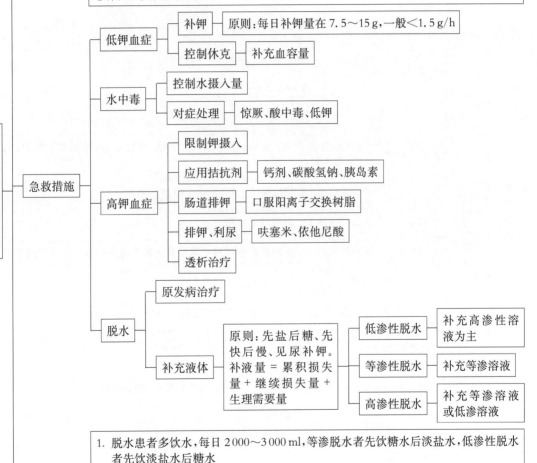

等渗性脱水：[Na⁺]135～145 mmol/L，患者主诉尿少、厌食、恶心、乏力，但不口渴，皮肤干燥、眼球下陷，甚至血压下降、休克

低渗性脱水：[Na⁺]＜135 mmol/L，恶心、呕吐、四肢麻木、乏力、神志淡漠甚至昏迷，无口渴，早期尿量正常或增高，晚期尿少、无尿

高渗性脱水：[Na⁺]＞150 mmol/L，口渴，尿少，皮肤干燥、弹性差，眼球凹陷，烦躁、躁狂甚至昏迷

急性水中毒：头痛，视力模糊，定向障碍，嗜睡与躁动交替，癫痫样发作甚至昏迷

低钾血症：[K⁺]＜3.5 mmol/L，疲乏、嗜睡、神志淡漠、定向障碍、心率加快、血压下降、肌无力，腱反射减弱或消失甚至昏迷

高钾血症：[K⁺]＞5.5 mmol/L，乏力、手足感觉异常、腱反射消失、皮肤苍白、发冷、青紫、低血压、嗜睡、神志模糊、心律紊乱

诊断标准：①有水量不足和丢失水量过多，钾摄入不足和过多。②有上述临床表现。③体征和实验室检查

临床表现

急救措施

低钾血症 — 补钾 — 原则：每日补钾量在7.5～15 g，一般＜1.5 g/h

低钾血症 — 控制休克 — 补充血容量

水中毒 — 控制水摄入量

水中毒 — 对症处理 — 惊厥、酸中毒、低钾

高钾血症 — 限制钾摄入

高钾血症 — 应用拮抗剂 — 钙剂、碳酸氢钠、胰岛素

高钾血症 — 肠道排钾 — 口服阳离子交换树脂

高钾血症 — 排钾、利尿 — 呋塞米、依他尼酸

高钾血症 — 透析治疗

脱水 — 原发病治疗

脱水 — 补充液体 — 原则：先盐后糖、先快后慢、见尿补钾。补液量＝累积损失量＋继续损失量＋生理需要量

低渗性脱水 — 补充高渗性溶液为主

等渗性脱水 — 补充等渗溶液

高渗性脱水 — 补充等渗溶液或低渗溶液

护理要点

1. 脱水患者多饮水，每日2 000～3 000 ml，等渗脱水者先饮糖水后淡盐水，低渗性脱水者先饮淡盐水后糖水
2. 密切监测尿量、皮肤弹性、电解质酸碱度、生命体征、浅表静脉充盈度及精神神经症状、呕吐、腹泻及液体出入量
3. 补钾原则：只能静脉点滴、口服，不能静注，见尿补钾，尿量＜400 ml/d不宜补钾，速度不宜过快

水、电解质平衡失调

（蒋蓉 赵建华）

第六节　创伤抢救预案

预案 26　多发性创伤抢救预案

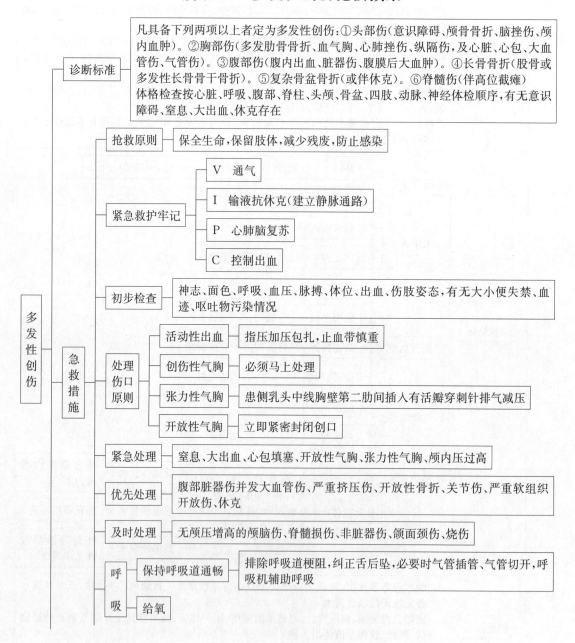

诊断标准　凡具备下列两项以上者定为多发性创伤:①头部伤(意识障碍、颅骨骨折、脑挫伤、颅内血肿)。②胸部伤(多发肋骨骨折、血气胸、心肺挫伤、纵隔伤,及心脏、心包、大血管伤、气管伤)。③腹部伤(腹内出血、脏器伤、腹膜后大血肿)。④长骨骨折(股骨或多发性长骨骨干骨折)。⑤复杂骨盆骨折(或伴休克)。⑥脊髓伤(伴高位截瘫)
体格检查按心脏、呼吸、腹部、脊柱、头颅、骨盆、四肢、动脉、神经体检顺序,有无意识障碍、窒息、大出血、休克存在

抢救原则　保全生命,保留肢体,减少残废,防止感染

紧急救护牢记
- V　通气
- I　输液抗休克(建立静脉通路)
- P　心肺脑复苏
- C　控制出血

初步检查　神志、面色、呼吸、血压、脉搏、体位、出血、伤肢姿态,有无大小便失禁、血迹、呕吐物污染情况

处理伤口原则
- 活动性出血　指压加压包扎,止血带慎重
- 创伤性气胸　必须马上处理
- 张力性气胸　患侧乳头中线胸壁第二肋间插入有活瓣穿刺针排气减压
- 开放性气胸　立即紧密封闭创口

紧急处理　窒息、大出血、心包填塞、开放性气胸、张力性气胸、颅内压过高

优先处理　腹部脏器伤并发大血管伤、严重挤压伤、开放性骨折、关节伤、严重软组织开放伤、休克

及时处理　无颅压增高的颅脑伤、脊髓损伤、非脏器伤、颌面颈伤、烧伤

呼吸
- 保持呼吸道通畅　排除呼吸道梗阻,纠正舌后坠,必要时气管插管、气管切开,呼吸机辅助呼吸
- 给氧

多发性创伤 — 急救措施

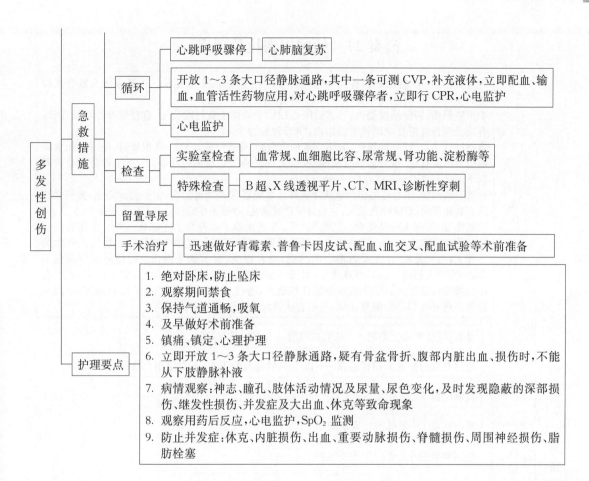

多发性创伤

急救措施
- 循环
  - 心跳呼吸骤停 —— 心肺脑复苏
  - 开放 1~3 条大口径静脉通路,其中一条可测 CVP,补充液体,立即配血、输血,血管活性药物应用,对心跳呼吸骤停者,立即行 CPR,心电监护
  - 心电监护
- 检查
  - 实验室检查 —— 血常规、血细胞比容、尿常规、肾功能、淀粉酶等
  - 特殊检查 —— B 超、X 线透视平片、CT、MRI、诊断性穿刺
- 留置导尿
- 手术治疗 —— 迅速做好青霉素、普鲁卡因皮试、配血、血交叉、配血试验等术前准备

护理要点
1. 绝对卧床,防止坠床
2. 观察期间禁食
3. 保持气道通畅,吸氧
4. 及早做好术前准备
5. 镇痛、镇定、心理护理
6. 立即开放 1~3 条大口径静脉通路,疑有骨盆骨折、腹部内脏出血、损伤时,不能从下肢静脉补液
7. 病情观察:神志、瞳孔、肢体活动情况及尿量、尿色变化,及时发现隐蔽的深部损伤、继发性损伤、并发症及大出血、休克等致命现象
8. 观察用药后反应,心电监护,SpO_2 监测
9. 防止并发症:休克、内脏损伤、出血、重要动脉损伤、脊髓损伤、周围神经损伤、脂肪栓塞

预案 27   颅脑损伤抢救预案

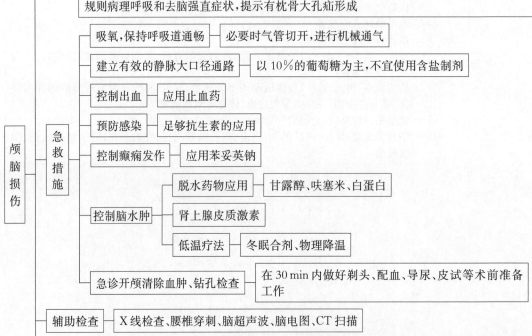

颅脑损伤

临床表现

轻型脑创伤:单纯脑震荡,昏迷时间<30 min,轻度头痛、头晕症状。神经系统及脑脊液检查无明显异常,有或无颅骨骨折,GCS 评分*为 13～15 分

中型脑创伤:轻度脑挫裂伤,昏迷时间<12 h,生命体征有轻度改变,有轻度神经系统症状,有或无颅骨骨折及蛛网膜下腔出血,GCS 评分为 9～12 分

重型脑创伤:广泛脑挫裂伤、脑干伤或颅内血肿,昏迷时间>12 h,意识障碍,进行性加重或清醒后再度昏迷,生命体征有明显变化,有明显神经系统阳性体征,广泛颅骨骨折及蛛网膜下腔出血,GCS 评分为 6～8 分

特重型脑创伤:原发性创伤严重或伴有其他系统器官的严重创伤,创伤后深昏迷,去脑强直或有脑疝形成,双侧瞳孔散大,生命体征严重紊乱,呼吸困难或停止,GCS 评分为 3～5 分

诊断标准:①有头颅外伤史。②头颅 CT、X 线确诊。③符合上述临床表现。④伤后进行性单侧瞳孔散大,或伤后"昏迷—中间清醒期—昏迷"提示有颅内血肿。⑤伤后瞳孔两侧不等大,变化无常,伴光反射消失或减弱,患者昏迷,表示脑干损伤。⑥伤后双侧瞳孔不等,一侧散大超过 5 mm,眼球固定,对光反射消失,双侧肢体功能障碍,意识改变,提示有小脑幕切迹疝形成。⑦伤后双侧瞳孔均散大,超过 5 mm,眼球固定,光反射消失,出现不规则病理呼吸和去脑强直症状,提示有枕骨大孔疝形成

急救措施

吸氧,保持呼吸道通畅 —— 必要时气管切开,进行机械通气

建立有效的静脉大口径通路 —— 以 10% 的葡萄糖为主,不宜使用含盐制剂

控制出血 —— 应用止血药

预防感染 —— 足够抗生素的应用

控制癫痫发作 —— 应用苯妥英钠

控制脑水肿
- 脱水药物应用 —— 甘露醇、呋塞米、白蛋白
- 肾上腺皮质激素
- 低温疗法 —— 冬眠合剂、物理降温

急诊开颅清除血肿、钻孔检查 —— 在 30 min 内做好剃头、配血、导尿、皮试等术前准备工作

辅助检查 —— X 线检查、腰椎穿刺、脑超声波、脑电图、CT 扫描

护理要点

轻型脑创伤:卧床休息,留观 12～24 h,每 2 h 观察意识、瞳孔、生命体征,检查神经系统头颅平片,镇静、止痛对症处理

中型脑创伤:绝对卧床休息,禁食,48～72 h 内严密观察意识、瞳孔、生命体征,检查神经系统头颅平片、腰穿、脑血管造影、头颅 CT,必要时手术治疗

重型及特重型脑创伤:绝对卧床休息,头高体位,禁食,48～72 h 内每 1～2 h 严密观察生命体征,随时检查意识瞳孔变化、头颅平片、CT、腰穿、输液、止血、脱水、气管插管或切开给氧、冬眠降温、开颅探查

1. 保持呼吸道通畅,对使用呼吸机患者做好呼吸机管理、气道护理
2. 立即开放大口径静脉通路,并注意输液速度和输液量
3. 严密观察病情,伤后 24 h 内,15～30 min 测血压、呼吸、脉搏、瞳孔 1 次,观察神志、颅内压变化
4. 对耳鼻流血或脑脊液耳鼻漏者,应保持局部清洁通畅,切勿堵塞或冲洗

*格拉斯哥昏迷计分(GCS)

计分	运动(6分)	语言(5分)	睁眼(4分)
1	无运动	无语言	不睁眼
2	肢体伸直反应	仅能发音	疼痛睁眼
3	肢体屈曲反应	语言含糊	语言睁眼
4	刺激肢体有回缩	语言错乱	自发睁眼
5	刺激有定位动作	有定向能力	
6	可按吩咐运作		

注:* 根据 GCS 评分,13~15 分为清醒,9~12 分为模糊,4~8 分为昏迷,3 分为深昏迷。

预案 28　严重胸外伤抢救预案

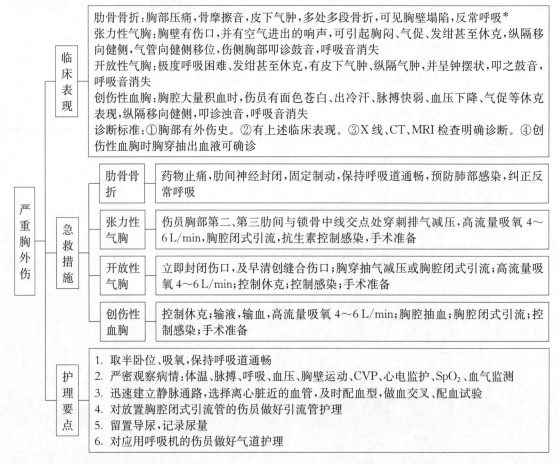

临床表现

肋骨骨折:胸部压痛,骨摩擦音,皮下气肿,多处多段骨折,可见胸壁塌陷,反常呼吸*

张力性气胸:胸壁有伤口,并有空气进出的响声,可引起胸闷、气促、发绀甚至休克,纵隔移向健侧,气管向健侧移位,伤侧胸部叩诊鼓音,呼吸音消失

开放性气胸:极度呼吸困难、发绀甚至休克,有皮下气肿、纵隔气肿,并呈钟摆状,叩之鼓音,呼吸音消失

创伤性血胸:胸腔大量积血时,伤员有面色苍白、出冷汗、脉搏快弱、血压下降、气促等休克表现,纵隔移向健侧,叩诊浊音,呼吸音消失

诊断标准:①胸部有外伤史。②有上述临床表现。③X 线、CT、MRI 检查明确诊断。④创伤性血胸时胸穿抽出血液可确诊

急救措施

肋骨骨折	药物止痛,肋间神经封闭,固定制动,保持呼吸道通畅,预防肺部感染,纠正反常呼吸
张力性气胸	伤员胸部第二、第三肋间与锁骨中线交点处穿刺排气减压,高流量吸氧 4～6 L/min,胸腔闭式引流,抗生素控制感染,手术准备
开放性气胸	立即封闭伤口,及早清创缝合伤口;胸穿抽气减压或胸腔闭式引流;高流量吸氧 4～6 L/min;控制休克;控制感染;手术准备
创伤性血胸	控制休克;输液,输血,高流量吸氧 4～6 L/min;胸腔抽血;胸腔闭式引流;控制感染;手术准备

护理要点

1. 取半卧位、吸氧,保持呼吸道通畅
2. 严密观察病情:体温、脉搏、呼吸、血压、胸壁运动、CVP、心电监护、SpO_2、血气监测
3. 迅速建立静脉通路,选择离心脏近的血管,及时配血型,做血交叉,配血试验
4. 对放置胸腔闭式引流管的伤员做好引流管护理
5. 留置导尿,记录尿量
6. 对应用呼吸机的伤员做好气道护理

*　反常呼吸:多根多处肋骨骨折时,胸壁失去肋骨失撑,呼吸运动时,与其他部位胸壁活动相反,吸气时向内凹陷,呼气时向外凸出,严重影响呼吸功能,称反常呼吸。

预案 29　腹部创伤抢救预案

腹部创伤

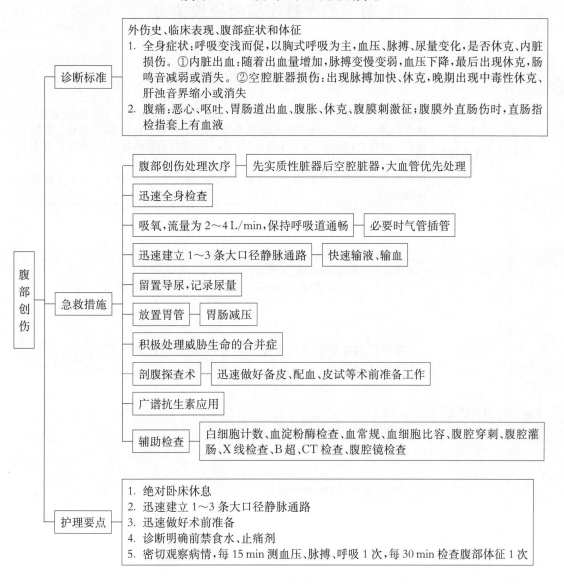

- **诊断标准**
  - 外伤史、临床表现、腹部症状和体征
    1. 全身症状：呼吸变浅而促，以胸式呼吸为主，血压、脉搏、尿量变化，是否休克、内脏损伤。①内脏出血：随着出血量增加，脉搏变慢变弱，血压下降，最后出现休克，肠鸣音减弱或消失。②空腔脏器损伤：出现脉搏加快、休克，晚期出现中毒性休克、肝浊音界缩小或消失
    2. 腹痛：恶心、呕吐、胃肠道出血、腹胀、休克、腹膜刺激征；腹膜外直肠伤时，直肠指检指套上有血液
- **急救措施**
  - 腹部创伤处理次序 — 先实质性脏器后空腔脏器，大血管优先处理
  - 迅速全身检查
  - 吸氧，流量为 2～4 L/min，保持呼吸道通畅 — 必要时气管插管
  - 迅速建立 1～3 条大口径静脉通路 — 快速输液、输血
  - 留置导尿，记录尿量
  - 放置胃管 — 胃肠减压
  - 积极处理威胁生命的合并症
  - 剖腹探查术 — 迅速做好备皮、配血、皮试等术前准备工作
  - 广谱抗生素应用
  - 辅助检查 — 白细胞计数、血淀粉酶检查、血常规、血细胞比容、腹腔穿刺、腹腔灌肠、X 线检查、B 超、CT 检查、腹腔镜检查
- **护理要点**
  1. 绝对卧床休息
  2. 迅速建立 1～3 条大口径静脉通路
  3. 迅速做好术前准备
  4. 诊断明确前禁食水、止痛剂
  5. 密切观察病情，每 15 min 测血压、脉搏、呼吸 1 次，每 30 min 检查腹部体征 1 次

第七节   妇产科疾病的抢救预案

预案 30   急性宫外孕抢救预案

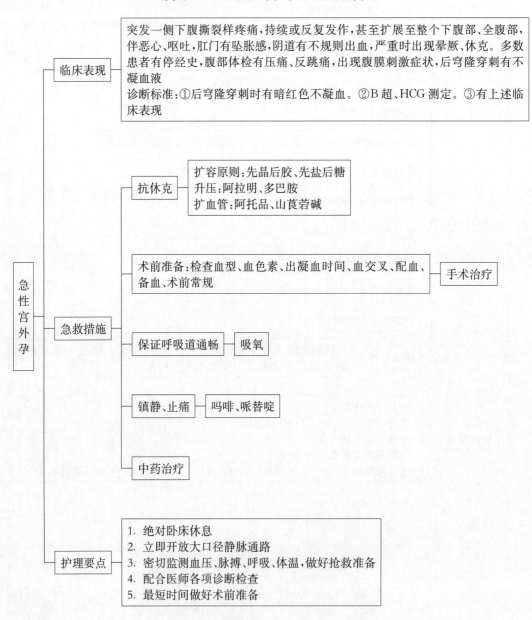

临床表现：突发一侧下腹撕裂样疼痛,持续或反复发作,甚至扩展至整个下腹部、全腹部,伴恶心、呕吐,肛门有坠胀感,阴道有不规则出血,严重时出现晕厥、休克。多数患者有停经史,腹部体检有压痛、反跳痛,出现腹膜刺激症状,后穹隆穿刺有不凝血液
诊断标准:①后穹隆穿刺时有暗红色不凝血。②B 超、HCG 测定。③有上述临床表现

急性宫外孕

急救措施
抗休克：
扩容原则:先晶后胶、先盐后糖
升压:阿拉明、多巴胺
扩血管:阿托品、山莨菪碱

术前准备:检查血型、血色素、出凝血时间、血交叉、配血、备血、术前常规 —— 手术治疗

保证呼吸道通畅 —— 吸氧

镇静、止痛 —— 吗啡、哌替啶

中药治疗

护理要点
1. 绝对卧床休息
2. 立即开放大口径静脉通路
3. 密切监测血压、脉搏、呼吸、体温,做好抢救准备
4. 配合医师各项诊断检查
5. 最短时间做好术前准备

预案 31　子痫抢救预案

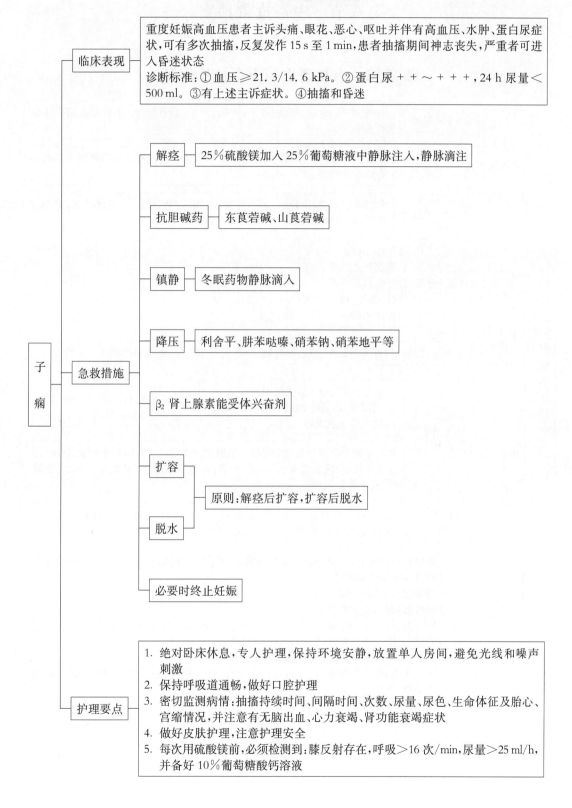

临床表现

重度妊娠高血压患者主诉头痛、眼花、恶心、呕吐并伴有高血压、水肿、蛋白尿症状,可有多次抽搐,反复发作 15 s 至 1 min,患者抽搐期间神志丧失,严重者可进入昏迷状态

诊断标准:①血压≥21.3/14.6 kPa。②蛋白尿＋＋～＋＋＋,24 h 尿量＜500 ml。③有上述主诉症状。④抽搐和昏迷

子痫

急救措施

解痉　25％硫酸镁加入 25％葡萄糖液中静脉注入,静脉滴注

抗胆碱药　东莨菪碱、山莨菪碱

镇静　冬眠药物静脉滴入

降压　利舍平、肼苯哒嗪、硝苯钠、硝苯地平等

β₂肾上腺素能受体兴奋剂

扩容
脱水　　原则:解痉后扩容,扩容后脱水

必要时终止妊娠

护理要点

1. 绝对卧床休息,专人护理,保持环境安静,放置单人房间,避免光线和噪声刺激
2. 保持呼吸道通畅,做好口腔护理
3. 密切监测病情:抽搐持续时间、间隔时间、次数、尿量、尿色、生命体征及胎心、宫缩情况,并注意有无脑出血、心力衰竭、肾功能衰竭症状
4. 做好皮肤护理,注意护理安全
5. 每次用硫酸镁前,必须检测到:膝反射存在,呼吸＞16 次/min,尿量＞25 ml/h,并备好 10％葡萄糖酸钙溶液

第八节　中毒抢救预案

预案 32　有机磷农药中毒抢救预案

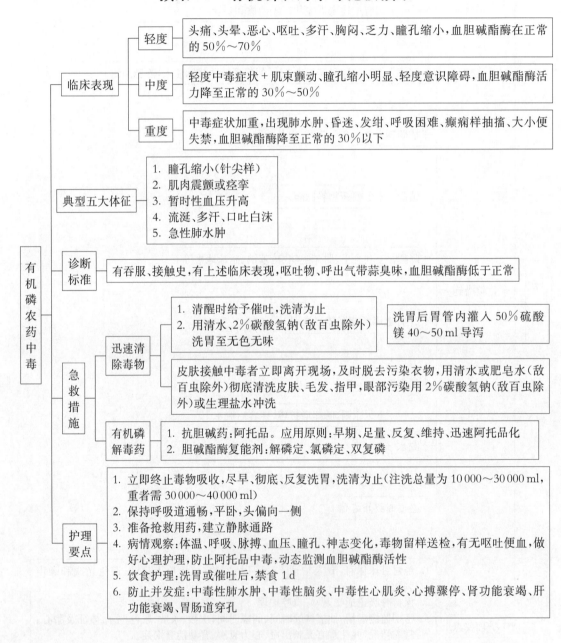

有机磷农药中毒

临床表现
- 轻度：头痛、头晕、恶心、呕吐、多汗、胸闷、乏力、瞳孔缩小,血胆碱酯酶在正常的 50%～70%
- 中度：轻度中毒症状 + 肌束颤动、瞳孔缩小明显、轻度意识障碍,血胆碱酯酶活力降至正常的 30%～50%
- 重度：中毒症状加重,出现肺水肿、昏迷、发绀、呼吸困难、癫痫样抽搐、大小便失禁,血胆碱酯酶降至正常的 30% 以下

典型五大体征
1. 瞳孔缩小(针尖样)
2. 肌肉震颤或痉挛
3. 暂时性血压升高
4. 流涎、多汗、口吐白沫
5. 急性肺水肿

诊断标准：有吞服、接触史,有上述临床表现,呕吐物、呼出气带蒜臭味,血胆碱酯酶低于正常

急救措施
- 迅速清除毒物
  1. 清醒时给予催吐,洗清为止
  2. 用清水、2%碳酸氢钠(敌百虫除外)洗胃至无色无味　→　洗胃后胃管内灌入 50%硫酸镁 40～50 ml 导泻
  - 皮肤接触中毒者立即离开现场,及时脱去污染衣物,用清水或肥皂水(敌百虫除外)彻底清洗皮肤、毛发、指甲,眼部污染用 2%碳酸氢钠(敌百虫除外)或生理盐水冲洗
- 有机磷解毒药
  1. 抗胆碱药:阿托品。应用原则:早期、足量、反复、维持、迅速阿托品化
  2. 胆碱酯酶复能剂:解磷定、氯磷定、双复磷

护理要点
1. 立即终止毒物吸收,尽早、彻底、反复洗胃,洗清为止(注洗总量为 10 000～30 000 ml,重者需 30 000～40 000 ml)
2. 保持呼吸道通畅,平卧,头偏向一侧
3. 准备抢救用药,建立静脉通路
4. 病情观察:体温、呼吸、脉搏、血压、瞳孔、神志变化,毒物留样送检,有无呕吐便血,做好心理护理,防止阿托品中毒,动态监测血胆碱酯酶活性
5. 饮食护理:洗胃或催吐后,禁食 1 d
6. 防止并发症:中毒性肺水肿、中毒性脑炎、中毒性心肌炎、心搏骤停、肾功能衰竭、肝功能衰竭、胃肠道穿孔

预案 33 急性一氧化碳中毒抢救预案

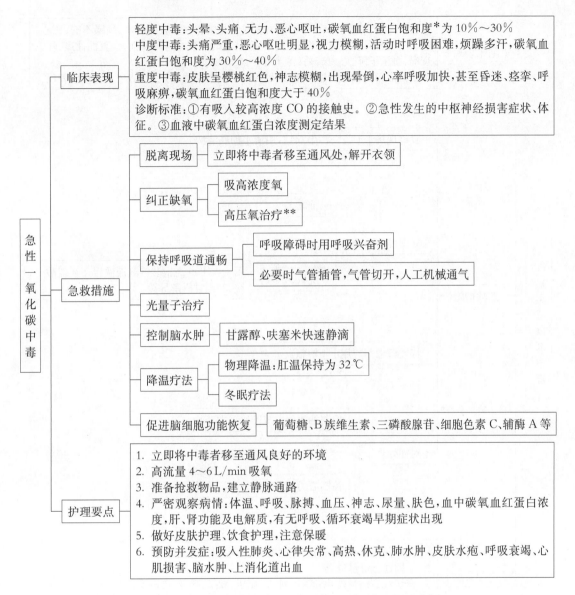

| | 临床表现 | 轻度中毒:头晕、头痛、无力、恶心呕吐,碳氧血红蛋白饱和度*为 10%~30%
中度中毒:头痛严重,恶心呕吐明显,视力模糊,活动时呼吸困难,烦躁多汗,碳氧血红蛋白饱和度为 30%~40%
重度中毒:皮肤呈樱桃红色,神志模糊,出现晕倒,心率呼吸加快,甚至昏迷、痉挛、呼吸麻痹,碳氧血红蛋白饱和度大于 40%
诊断标准:①有吸入较高浓度 CO 的接触史。②急性发生的中枢神经损害症状、体征。③血液中碳氧血红蛋白浓度测定结果 |

急救措施

- 脱离现场 — 立即将中毒者移至通风处,解开衣领
- 纠正缺氧 — 吸高浓度氧 / 高压氧治疗**
- 保持呼吸道通畅 — 呼吸障碍时用呼吸兴奋剂 / 必要时气管插管,气管切开,人工机械通气
- 光量子治疗
- 控制脑水肿 — 甘露醇、呋塞米快速静滴
- 降温疗法 — 物理降温:肛温保持为 32 ℃ / 冬眠疗法
- 促进脑细胞功能恢复 — 葡萄糖、B 族维生素、三磷酸腺苷、细胞色素 C、辅酶 A 等

护理要点

1. 立即将中毒者移至通风良好的环境
2. 高流量 4~6 L/min 吸氧
3. 准备抢救物品,建立静脉通路
4. 严密观察病情:体温、呼吸、脉搏、血压、神志、尿量、肤色,血中碳氧血红蛋白浓度,肝、肾功能及电解质,有无呼吸、循环衰竭早期症状出现
5. 做好皮肤护理、饮食护理,注意保暖
6. 预防并发症:吸入性肺炎、心律失常、高热、休克、肺水肿、皮肤水疱、呼吸衰竭、心肌损害、脑水肿、上消化道出血

* 碳氧血红蛋白饱和度:表示 CO 吸入体内后,与血液中血红蛋白结合,形成碳氧血红蛋白的含量。

** 高压氧治疗:氧浓度为 20%~100%,压力为 2~3 atm,伴有恶性肿瘤、气胸者禁忌高压氧治疗。肺部有损伤、出血、感染、肺气肿、肺大疱、自发性气胸、急性上呼吸道感染、颅内出血、高血压、妊娠和月经期患者应慎用高压氧治疗。

预案 34　有机氟类杀鼠剂中毒抢救预案

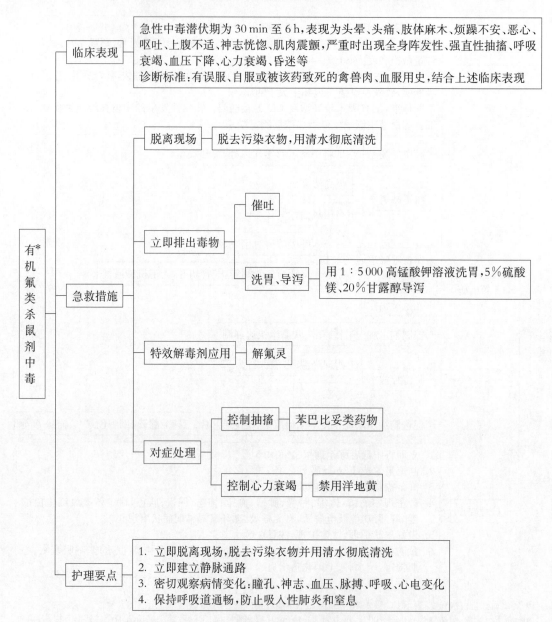

急性中毒潜伏期为 30 min 至 6 h,表现为头晕、头痛、肢体麻木、烦躁不安、恶心、呕吐、上腹不适、神志恍惚、肌肉震颤,严重时出现全身阵发性、强直性抽搐、呼吸衰竭、血压下降、心力衰竭、昏迷等

诊断标准:有误服、自服或被该药致死的禽兽肉、血服用史,结合上述临床表现

临床表现

急救措施

脱离现场 —— 脱去污染衣物,用清水彻底清洗

立即排出毒物 —— 催吐

洗胃、导泻 —— 用 1:5 000 高锰酸钾溶液洗胃,5％硫酸镁、20％甘露醇导泻

特效解毒剂应用 —— 解氟灵

对症处理 —— 控制抽搐 —— 苯巴比妥类药物

控制心力衰竭 —— 禁用洋地黄

护理要点

1. 立即脱离现场,脱去污染衣物并用清水彻底清洗
2. 立即建立静脉通路
3. 密切观察病情变化:瞳孔、神志、血压、脉搏、呼吸、心电变化
4. 保持呼吸道通畅,防止吸入性肺炎和窒息

＊ 有机氟类杀鼠剂:有氟乙酰胺、氟乙酸钠(可看毒剧药成分说明)。

第九节　意外伤害抢救预案

预案 35　成批伤员抢救预案

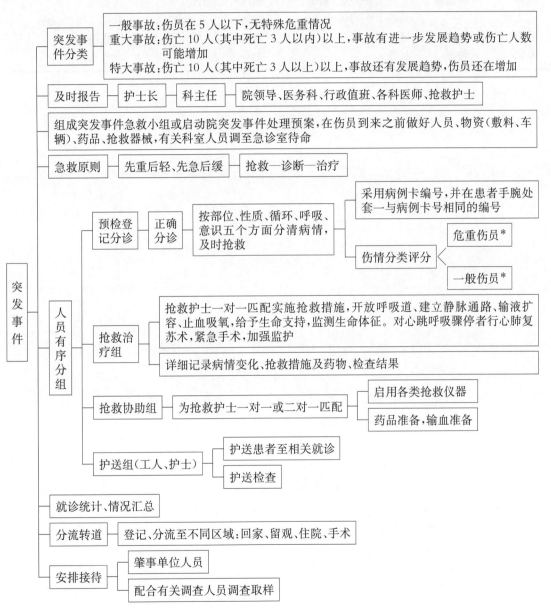

* 创伤记分:＜16 分为一般伤员,＞17 分为危重伤员。

创 伤 评 分

项目	记分			
	1分	3分	5分	6分
受伤部位	四肢	背	胸	头、颈、腹
性质	撕裂伤	挫伤	刀刺伤	钝器、子弹弹片伤
循环	外出血	血压 8.0～13.3 kPa	血压＜8.0 kPa	无血压
		脉搏 100～140 次/min	脉搏＞140 次/min	脉搏＜55 次/min
呼吸	胸痛	呼吸困难	发绀	呼吸停止
意识	倦睡	昏睡	半昏迷	深昏迷

预案 36　电击伤抢救预案

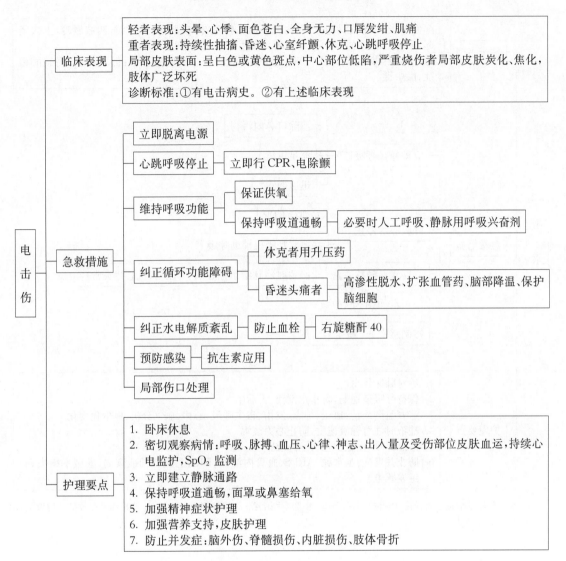

临床表现
轻者表现:头晕、心悸、面色苍白、全身无力、口唇发绀、肌痛
重者表现:持续性抽搐、昏迷、心室纤颤、休克、心跳呼吸停止
局部皮肤表面:呈白色或黄色斑点,中心部位低陷,严重烧伤者局部皮肤炭化、焦化,肢体广泛坏死
诊断标准:①有电击病史。②有上述临床表现

电击伤

急救措施
立即脱离电源
心跳呼吸停止 — 立即行 CPR、电除颤
维持呼吸功能 — 保证供氧
保持呼吸道通畅 — 必要时人工呼吸、静脉用呼吸兴奋剂
纠正循环功能障碍 — 休克者用升压药
昏迷头痛者 — 高渗性脱水、扩张血管药、脑部降温、保护脑细胞
纠正水电解质紊乱 — 防止血栓 — 右旋糖酐 40
预防感染 — 抗生素应用
局部伤口处理

护理要点
1. 卧床休息
2. 密切观察病情:呼吸、脉搏、血压、心律、神志、出入量及受伤部位皮肤血运,持续心电监护,SpO_2 监测
3. 立即建立静脉通路
4. 保持呼吸道通畅,面罩或鼻塞给氧
5. 加强精神症状护理
6. 加强营养支持,皮肤护理
7. 防止并发症:脑外伤、脊髓损伤、内脏损伤、肢体骨折

预案 37　溺水抢救预案

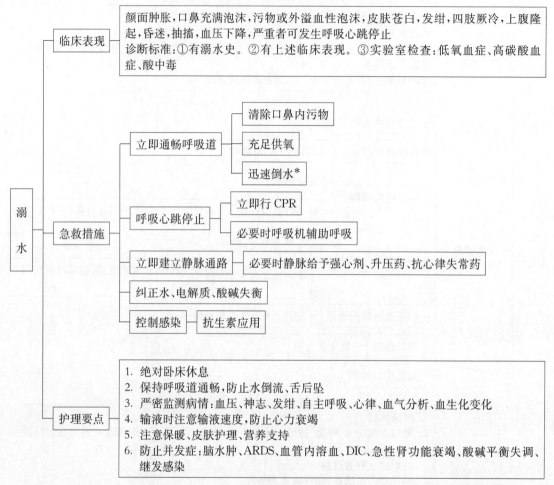

临床表现：颜面肿胀，口鼻充满泡沫，污物或外溢血性泡沫，皮肤苍白，发绀，四肢厥冷，上腹隆起，昏迷，抽搐，血压下降，严重者可发生呼吸心跳停止
诊断标准：①有溺水史。②有上述临床表现。③实验室检查：低氧血症、高碳酸血症、酸中毒

溺水

急救措施
- 立即通畅呼吸道
  - 清除口鼻内污物
  - 充足供氧
  - 迅速倒水*
- 呼吸心跳停止
  - 立即行 CPR
  - 必要时呼吸机辅助呼吸
- 立即建立静脉通路 —— 必要时静脉给予强心剂、升压药、抗心律失常药
- 纠正水、电解质、酸碱失衡
- 控制感染 —— 抗生素应用

护理要点
1. 绝对卧床休息
2. 保持呼吸道通畅，防止水倒流、舌后坠
3. 严密监测病情：血压、神志、发绀、自主呼吸、心律、血气分析、血生化变化
4. 输液时注意输液速度，防止心力衰竭
5. 注意保暖、皮肤护理、营养支持
6. 防止并发症：脑水肿、ARDS、血管内溶血、DIC、急性肾功能衰竭、酸碱平衡失调、继发感染

　*　迅速倒水：①让溺水者俯卧，腹部垫高，头下垂，术者以手拍背。②抱住溺水者双腿，让其腹部扒在救护者肩背上，溺水者头下垂，促水排出。

预案 38　中暑抢救预案

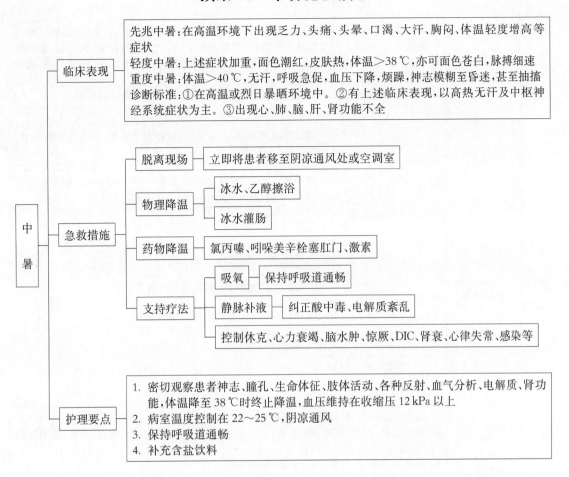

中暑

临床表现

先兆中暑:在高温环境下出现乏力、头痛、头晕、口渴、大汗、胸闷、体温轻度增高等症状
轻度中暑:上述症状加重,面色潮红,皮肤热,体温>38℃,亦可面色苍白,脉搏细速
重度中暑:体温>40℃,无汗,呼吸急促,血压下降,烦躁,神志模糊至昏迷,甚至抽搐
诊断标准:①在高温或烈日暴晒环境中。②有上述临床表现,以高热无汗及中枢神经系统症状为主。③出现心、肺、脑、肝、肾功能不全

急救措施

脱离现场——立即将患者移至阴凉通风处或空调室

物理降温——冰水、乙醇擦浴
　　　　　——冰水灌肠

药物降温——氯丙嗪、吲哚美辛栓塞肛门、激素

支持疗法——吸氧——保持呼吸道通畅
　　　　　——静脉补液——纠正酸中毒、电解质紊乱
　　　　　——控制休克、心力衰竭、脑水肿、惊厥、DIC、肾衰、心律失常、感染等

护理要点

1. 密切观察患者神志、瞳孔、生命体征、肢体活动、各种反射、血气分析、电解质、肾功能,体温降至 38℃时终止降温,血压维持在收缩压 12 kPa 以上
2. 病室温度控制在 22~25℃,阴凉通风
3. 保持呼吸道通畅
4. 补充含盐饮料

预案 39　窒息抢救预案

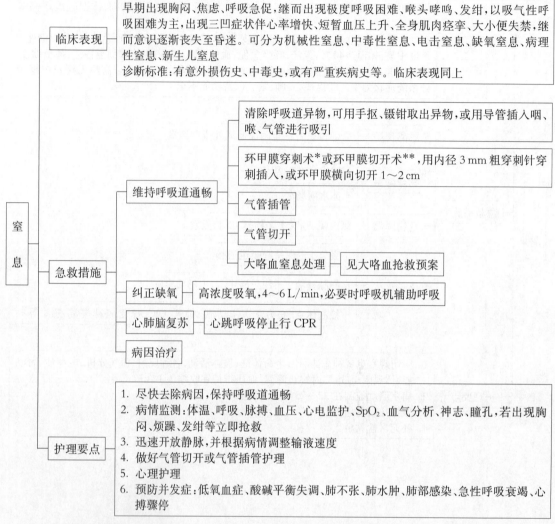

临床表现

早期出现胸闷、焦虑、呼吸急促,继而出现极度呼吸困难、喉头哮鸣、发绀,以吸气性呼吸困难为主,出现三凹症状伴心率增快、短暂血压上升、全身肌肉痉挛、大小便失禁,继而意识逐渐丧失至昏迷。可分为机械性窒息、中毒性窒息、电击窒息、缺氧窒息、病理性窒息、新生儿窒息

诊断标准:有意外损伤史、中毒史,或有严重疾病史等。临床表现同上

急救措施

维持呼吸道通畅
- 清除呼吸道异物,可用手抠、镊钳取出异物,或用导管插入咽、喉、气管进行吸引
- 环甲膜穿刺术*或环甲膜切开术**,用内径 3 mm 粗穿刺针穿刺插入,或环甲膜横向切开 1～2 cm
- 气管插管
- 气管切开
- 大咯血窒息处理 —— 见大咯血抢救预案

纠正缺氧　高浓度吸氧,4～6 L/min,必要时呼吸机辅助呼吸

心肺脑复苏　心跳呼吸停止行 CPR

病因治疗

护理要点

1. 尽快去除病因,保持呼吸道通畅
2. 病情监测:体温、呼吸、脉搏、血压、心电监护、SpO_2、血气分析、神志、瞳孔,若出现胸闷、烦躁、发绀等立即抢救
3. 迅速开放静脉,并根据病情调整输液速度
4. 做好气管切开或气管插管护理
5. 心理护理
6. 预防并发症:低氧血症、酸碱平衡失调、肺不张、肺水肿、肺部感染、急性呼吸衰竭、心搏骤停

　＊ 环甲膜穿刺术:用左手摸清甲状环骨与环状软骨间正中线上的柔软处,即环甲膜。右手用 16 号粗针头(内径 3 mm)在环甲膜上垂直下刺。

　＊＊ 环甲膜切开术:于喉结节下方 2～3 cm 处扪及环甲陷凹,在膜部上方做一横切口,为 2～3 cm 长,分离其下组织,露出环甲膜部,用小刀横形切开该膜 1 cm,并将刀背旋转 90°。

预案 40　昏迷抢救预案

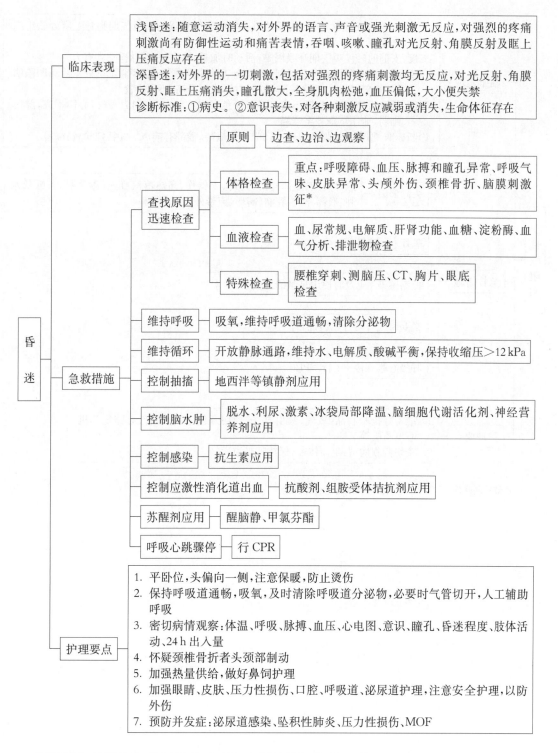

临床表现

浅昏迷:随意运动消失,对外界的语言、声音或强光刺激无反应,对强烈的疼痛刺激尚有防御性运动和痛苦表情,吞咽、咳嗽、瞳孔对光反射、角膜反射及眶上压痛反应存在

深昏迷:对外界的一切刺激,包括对强烈的疼痛刺激均无反应,对光反射、角膜反射、眶上压痛消失,瞳孔散大,全身肌肉松弛,血压偏低,大小便失禁

诊断标准:①病史。②意识丧失,对各种刺激反应减弱或消失,生命体征存在

急救措施

查找原因迅速检查

- 原则 —— 边查、边治、边观察
- 体格检查 —— 重点:呼吸障碍、血压、脉搏和瞳孔异常、呼吸气味、皮肤异常、头颅外伤、颈椎骨折、脑膜刺激征*
- 血液检查 —— 血、尿常规、电解质、肝肾功能、血糖、淀粉酶、血气分析、排泄物检查
- 特殊检查 —— 腰椎穿刺、测脑压、CT、胸片、眼底检查

- 维持呼吸 —— 吸氧,维持呼吸道通畅,清除分泌物
- 维持循环 —— 开放静脉通路,维持水、电解质、酸碱平衡,保持收缩压>12 kPa
- 控制抽搐 —— 地西泮等镇静剂应用
- 控制脑水肿 —— 脱水、利尿、激素、冰袋局部降温、脑细胞代谢活化剂、神经营养剂应用
- 控制感染 —— 抗生素应用
- 控制应激性消化道出血 —— 抗酸剂、组胺受体拮抗剂应用
- 苏醒剂应用 —— 醒脑静、甲氯芬酯
- 呼吸心跳骤停 —— 行 CPR

护理要点

1. 平卧位,头偏向一侧,注意保暖,防止烫伤
2. 保持呼吸道通畅,吸氧,及时清除呼吸道分泌物,必要时气管切开,人工辅助呼吸
3. 密切病情观察:体温、呼吸、脉搏、血压、心电图、意识、瞳孔、昏迷程度、肢体活动、24 h 出入量
4. 怀疑颈椎骨折者头颈部制动
5. 加强热量供给,做好鼻饲护理
6. 加强眼睛、皮肤、压力性损伤、口腔、呼吸道、泌尿道护理,注意安全护理,以防外伤
7. 预防并发症:泌尿道感染、坠积性肺炎、压力性损伤、MOF

* 脑膜刺激征:是指颈抵抗,凯尔尼格征(克氏征)、布鲁津斯基征(布氏征)阳性。

预案 41　急性喉阻塞抢救预案

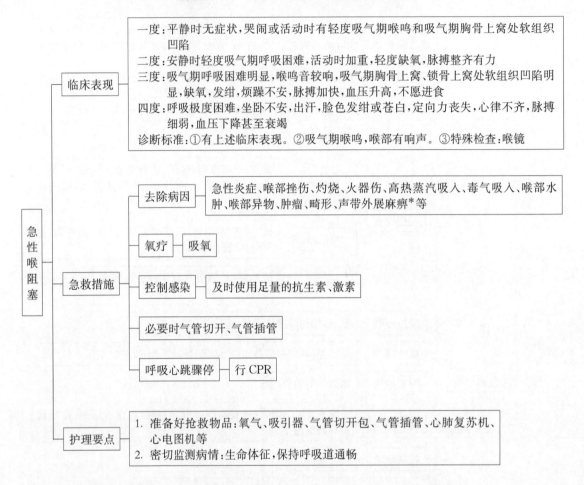

急性喉阻塞

临床表现

一度：平静时无症状，哭闹或活动时有轻度吸气期喉鸣和吸气期胸骨上窝处软组织凹陷

二度：安静时轻度吸气期呼吸困难，活动时加重，轻度缺氧，脉搏整齐有力

三度：吸气期呼吸困难明显，喉鸣音较响，吸气期胸骨上窝、锁骨上窝处软组织凹陷明显，缺氧，发绀，烦躁不安，脉搏加快，血压升高，不愿进食

四度：呼吸极度困难，坐卧不安，出汗，脸色发绀或苍白，定向力丧失，心律不齐，脉搏细弱，血压下降甚至衰竭

诊断标准：①有上述临床表现。②吸气期喉鸣，喉部有响声。③特殊检查：喉镜

急救措施

去除病因——急性炎症、喉部挫伤、灼烧、火器伤、高热蒸汽吸入、毒气吸入、喉部水肿、喉部异物、肿瘤、畸形、声带外展麻痹*等

氧疗——吸氧

控制感染——及时使用足量的抗生素、激素

必要时气管切开、气管插管

呼吸心跳骤停——行 CPR

护理要点

1. 准备好抢救物品：氧气、吸引器、气管切开包、气管插管、心肺复苏机、心电图机等

2. 密切监测病情：生命体征，保持呼吸道通畅

* 声带外展麻痹：甲状腺手术误伤两侧喉返神经时引起。

预案 42　鼻出血抢救预案

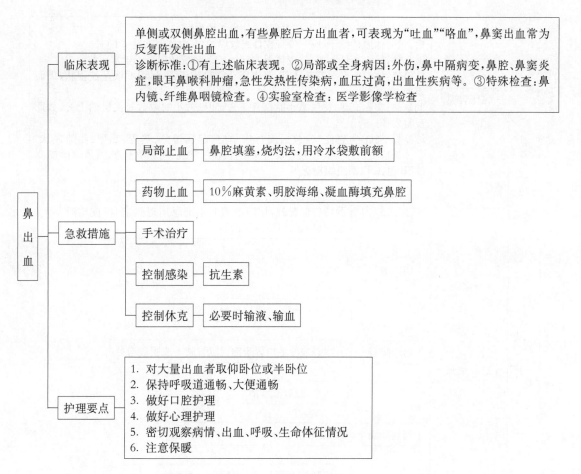

鼻出血

临床表现

单侧或双侧鼻腔出血,有些鼻腔后方出血者,可表现为"吐血""咯血",鼻窦出血常为反复阵发性出血
诊断标准:①有上述临床表现。②局部或全身病因:外伤,鼻中隔病变,鼻腔、鼻窦炎症,眼耳鼻喉科肿瘤,急性发热性传染病,血压过高,出血性疾病等。③特殊检查:鼻内镜、纤维鼻咽镜检查。④实验室检查:医学影像学检查

急救措施

局部止血 —— 鼻腔填塞,烧灼法,用冷水袋敷前额

药物止血 —— 10%麻黄素、明胶海绵、凝血酶填充鼻腔

手术治疗

控制感染 —— 抗生素

控制休克 —— 必要时输液、输血

护理要点

1. 对大量出血者取仰卧位或半卧位
2. 保持呼吸道通畅、大便通畅
3. 做好口腔护理
4. 做好心理护理
5. 密切观察病情、出血、呼吸、生命体征情况
6. 注意保暖

预案 43 高热抢救预案

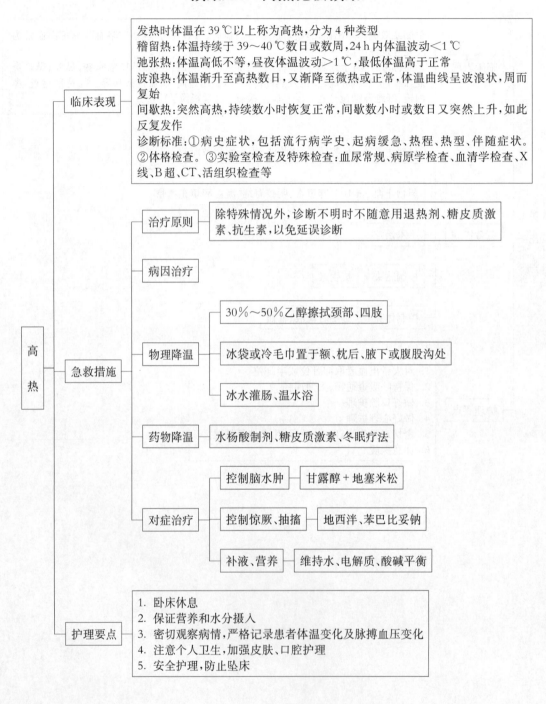

临床表现

发热时体温在 39 ℃以上称为高热,分为 4 种类型
稽留热:体温持续于 39～40 ℃数日或数周,24 h 内体温波动<1 ℃
弛张热:体温高低不等,昼夜体温波动>1 ℃,最低体温高于正常
波浪热:体温渐升至高热数日,又渐降至微热或正常,体温曲线呈波浪状,周而复始
间歇热:突然高热,持续数小时恢复正常,间歇数小时或数日又突然上升,如此反复发作
诊断标准:①病史症状,包括流行病学史、起病缓急、热程、热型、伴随症状。②体格检查。③实验室检查及特殊检查:血尿常规、病原学检查、血清学检查、X线、B超、CT、活组织检查等

急救措施

治疗原则——除特殊情况外,诊断不明时不随意用退热剂、糖皮质激素、抗生素,以免延误诊断

病因治疗

物理降温
- 30％～50％乙醇擦拭颈部、四肢
- 冰袋或冷毛巾置于额、枕后、腋下或腹股沟处
- 冰水灌肠、温水浴

药物降温——水杨酸制剂、糖皮质激素、冬眠疗法

对症治疗
- 控制脑水肿——甘露醇＋地塞米松
- 控制惊厥、抽搐——地西泮、苯巴比妥钠
- 补液、营养——维持水、电解质、酸碱平衡

护理要点

1. 卧床休息
2. 保证营养和水分摄入
3. 密切观察病情,严格记录患者体温变化及脉搏血压变化
4. 注意个人卫生,加强皮肤、口腔护理
5. 安全护理,防止坠床

高热

护士抢救配合程序

(一) 护士一人抢救程序

(1) 测生命体征,如血压、脉搏、呼吸、体温,同时通知医师。

(2) 有活动性出血伤口,用无菌纱布覆盖、包扎。

(3) 给氧,保持呼吸道通畅。

(4) 建立静脉通路,休克、出血、复合伤者必须建立两路静脉通路,须大量输液(血),使用套管针穿刺。内科患者(除糖尿病昏迷)首选5%葡萄糖液500 ml,外科患者首选5%葡萄糖液500 ml,平衡液或林格液,以后遵医嘱。

(5) 备好心电图机、吸引器、呼吸机、除颤器、抢救车。

(6) 遇中毒患者立即洗胃,如需急诊手术,应即备血、备皮、皮试、导尿、术前用药。

(7) 配合医师行气管插管、心脏按压及伤口缝合。

(8) 通知会诊医师,指挥卫生员取血、借物,通知家属及单位,维持秩序。

(9) 及时观察生命体征,负责记录治疗、护理、用药、病情和时间。

(10) 负责抢救登记、收费、归还、补充物品。

(11) 负责病情交班或入观、入院的交班工作。

(二) 护士二人配合抢救程序　　以抢救护士为主,协助护士为辅。

1. 抢救护士

(1) 给氧,保持呼吸道通畅,测生命体征。

(2) 协助医师气管插管、心脏按压及伤口缝合。

(3) 遇中毒者立即给予洗胃。

(4) 指挥卫生员取血、借物,通知家属及单位,维持秩序。

(5) 须紧急手术时作术前准备,如备血、备皮、皮试、导尿、术前用药。

(6) 记录抢救、治疗、护理、用药时间和内容。

(7) 及时测生命体征,并作记录。

(8) 登记抢救记录。

(9) 负责病情交班及转观、入院的交班工作。

2. 协助护士

(1) 通知医师。

(2) 建立静脉通路。对休克、出血、复合伤者,须建立两路静脉通路;对需大量输血者,使用套管针穿刺。

(3) 遇有活动性出血或伤口,用无菌纱布覆盖、包扎。

(4) 准备心电图机、呼吸机、吸引器、除颤仪、抢救车等。

(5) 负责外勤,如备骨科手术包、治疗用品、用药、借取用物等。

(6) 通知会诊科。

(7) 收费、补充、归还物品。

(三) 护士三人配合抢救程序

1. 抢救护士

(1) 负责现场各种操作和指挥工作,不离开现场,包括:①测体温、脉搏、呼吸、血压。②给氧,保持呼吸道通畅。③协助气管插管、心脏按压及伤口缝合。④急诊手术前准备。⑤根据医嘱用药。

(2) 负责抢救登记。

(3) 负责病情交班。

2. 协助护士 1

(1) 负责外勤。

(2) 通知值班医师和会诊科室,建立静脉通路。对休克、出血、复合伤者,须建立两路静脉通路;对于需大量输血者,使用套管针穿刺。

(3) 准备心电图机、呼吸机、除颤器、抢救用药等。

(4) 准备各种治疗、护理所需用物。

3. 协助护士 2

(1) 负责病情观察,测生命体征,并作记录。

(2) 协助抢救护士进行各种操作。

(3) 负责记录抢救、治疗、护理、用药时间和内容。

(4) 负责收费、补充归还物品。

(蒋蓉　赵建华)

第五章
急 救 技 术

第一节　心肺脑复苏

　　心肺脑复苏(cardio-pulmonary-cerebral resuscitation，CPCR)是抢救心脏或呼吸骤停及保护恢复大脑功能的复苏技术，主要用于复苏后能维持较好的心、肺、脑功能及较长时间生存的患者。CPCR 包括心、肺、脑复苏 3 个主要环节。完整的 CPCR 包括基础生命支持(basic life support，BLS)、进一步生命支持(advanced life support，ALS)和延续生命支持(prolonged life support，PLS)三部分。

　　具体步骤分别为 A (airway)开放气道或保持气道通畅，B (breathe or breathing)人工呼吸，C (circulate or circulation)胸外心脏按压，D (drugs or definite therapies)药物或病因治疗，E (electrocardiogram)心电监护，F (fibrillation treatment)室颤治疗，G (guage)评估，H (human mentation)脑复苏，I (intensive care unit)重症监护。

一、心搏骤停的常见原因

　　除心脏本身的病变外，休克、缺氧、严重水电解质平衡和代谢紊乱、中毒和呼吸系统疾病等均可导致心跳骤停。有专家将引起的原因用英文单词的头一个字母归纳为 6"H"和 6"T"，即 6H：hypovolemia(低血容量)，hypoxia(低氧血症)，hypo/hyperthermia(低/高温)，hypo/hyper electrolytes(电解质升高/降低)，hypo/hyper glycemia(低/高糖血症)，hydrogen ion(酸碱失衡)；6T：trauma(创伤)，tension pneumothorax(张力性气胸)，thrombosis lungs(肺栓塞)，thrombosis heart(心脏栓塞)，tamponade cardiac(心包填塞)，tablets(药物过量)。

二、生存链

　　1992 年，美国心脏病协会主办的全美第五次心肺复苏会议提出生存链(chain of survival)的概念。生存链指提高心跳呼吸骤停院外抢救成功率的 4 个关键步骤，概括为 4 个早期：①早期通路(early access)，"第一目击者"具有识别心搏骤停的基本知识并及时求救。②早期心肺复苏(early CPR)，经徒手 CPR 培训者即能维持受伤者基本的循环状况，直至实行电除颤。③早期除颤(early defibrillation)，尽可能快地给受伤者实施除颤。④早期高级生命支持(early ACLS)，尽早提供呼吸支持、血管活性药物使用及生命监护等医疗支持。其中，实验及临床研究表明，4 个早期环节中最为重要的一环是早期除颤。

　　(一) BLS　又称初步生命急救或现场急救，是复苏的关键。基本目的是在尽可能短的时间里进行有效的人工循环和人工呼吸，为心脑提供最低限度的血流灌注和氧供。BLS 大多在没有任何设备的情况下进行，即所谓的徒手心肺复苏。

1. 判断意识、开放气道(A)

(1) 拍打或摇动患者,并大声呼唤,如无反应可判为意识丧失。

(2) 开放气道以保障呼吸道通畅,是进行人工呼吸的首要步骤。将患者仰卧,松解衣领及裤带,挖出口中污物及呕吐物,取出假牙,然后按以下方法开放气道。

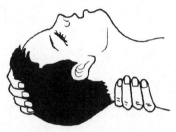

图 5-1　仰头抬颈法

　　1) 仰头抬颈法:患者平卧,一手放于患者颈后将颈部上抬,另一手置于患者前额,以小鱼际侧下按前额,使患者头后仰颈部抬起。此种手法禁用于头颈部外伤者(图 5-1)。

　　2) 仰面抬颏:患者平卧,一手置于患者前额,手掌用力向后压以使其头后仰,另一手指放在靠近颏部的下颌骨下方,将颏部向前抬起,使患者牙齿几乎闭合。

　　3) 托下颌法:患者平卧,用两手同时将左右下颌骨托起,一面使其头后仰,一面将下颌骨前移。适用于怀疑存在颈椎损伤(如高处坠落伤、头颈部创伤、浅池跳水受伤等)的患者。

2. 判断呼吸,人工呼吸(B)

(1) 在畅通气道后,可以明确判断呼吸是否存在。术者用耳贴近患者的口鼻,采取看、听和感觉的方法来判断。

看:看患者胸部或上腹部有无起伏(呼吸运动)。

听:听患者口、鼻有无呼吸的气流声。

感觉:用面颊感觉有无气流的吹拂感。

(2) 人工呼吸:现场急救主要采用以救护者呼出气为气流的口对口、口对鼻人工呼吸。口对口人工呼吸是一种快速有效的向肺部供氧的措施。正确的方法是在气道通畅情况下,术者用放在患者额部手的拇指和示指将鼻孔闭紧,防止吹入的气体从鼻孔漏出,平静吸气后紧贴患者口唇,用嘴唇封住患者的口周,使完全不漏气,口对口吹气 2 次,给予呼吸时,请注意观察患者胸廓是否抬起(图 5-2)。

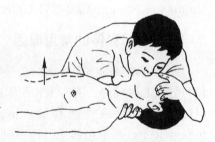

图 5-2　人工呼吸

(3) 注意事项:①吹入的气体量和速度要适当,每次吹入 500～600 ml,每次吹气时间为 1 s 以上,保证有足够量的气体进入并使胸廓有明显抬高,速度应当在 12 次/min 左右。②按压-通气比统一为 30∶2,适于对从小儿(除新生儿外)到成人的所有停跳者进行 CPR;而新生儿 CPR 时,对氧合和通气的要求远远高于胸外按压,故保留 3∶1 按压-通气比;对婴儿及青春期前儿童进行双人 CPR 时,则可采用 15∶2 按压-通气比。③吹气速度和压力均不宜过大,以防咽部气体压力超过食管开放压造成胃扩张。④通气良好的标志是有胸部的扩张和听到呼气的声音。

口对口人工呼吸只是一种临时措施,因为吸入氧的百分比只有 17%,对于需要长时间心肺复苏者,远远达不到足够动脉血氧合的标准。因此,在徒手心肺复苏的同时应积极给予面罩给氧或气管插管以获得足够的氧气供应。另外,气管插管还可提供一条给药途径,尤其是在静脉通路未建立时尤为重要。

3. 判断有无脉搏,建立人工循环(C)

(1) 触摸颈动脉搏动准确,右手示指及中指并拢,沿着患者的气管纵向滑行至喉结处,在旁开 2～3 cm 处停顿触摸搏动,应在 10 s 内完成(图 5-3)。

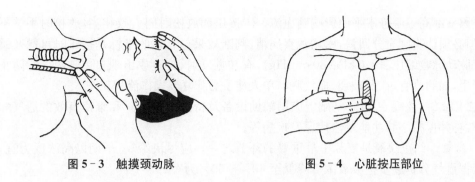

图5-3　触摸颈动脉　　　　　　　图5-4　心脏按压部位

（2）胸外按压：为胸骨下半部分的中间，直接将手掌置于胸部中央相当于双乳头连线水平即可，用一只手的掌根置于按压点，另一掌重叠与其上，手指交叉并翘起（图5-4）。

（3）注意事项：①术者需双臂绷直，双肩在患者胸骨正上方，垂直向下用力按压，按压时利用上半身体重和肩、臂肌肉力量，频率100次/min。②按压应平稳、有节律地进行，不能间断，按压下陷深度以4～5cm为宜。③患者头部应适当放低，以避免按压时呕吐物反流至气管，也

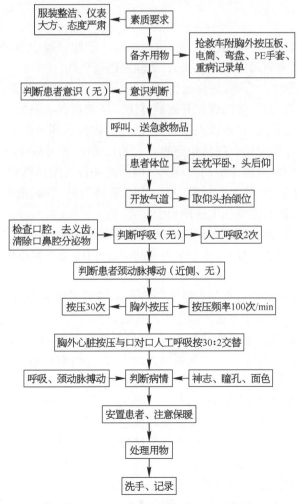

图5-5　单人徒手心肺复苏操作流程图

可防止因头部高于心脏水平而影响脑血流。④按压和放松时间大致相当,放松时手掌不离开胸壁,但必须让胸廓充分回弹,密切观察病情,判断效果。有效的指标是按压时可触及颈动脉搏动及肱动脉收缩压≥8.0 kPa(60 mmHg),有知觉反射、呻吟或出现自主呼吸。⑤防止并发症的发生,如肋骨骨折、肝破裂、血气胸。单人徒手心肺复苏操作流程见图5-5。

(二) ALS　主要在 BLS 基础上应用辅助设备及特殊技术建立和维持有效的通气和血液循环,改善并保持心肺功能及治疗原发疾病等。

1. 给氧　纠正缺氧是复苏中最重要的环节之一。应尽快给氧,早期以高浓度为宜,以后可以根据血气分析逐步把吸氧浓度降低至 40%～60% 为宜。

2. 开放气道

(1) 口咽通气管和鼻咽通气管:可以使舌根离开咽后壁,解除气道梗阻。

(2) 气管插管:有条件时,应尽早作气管插管,因其能保持呼吸道通畅。

(3) 环甲膜穿刺:遇有插管困难而严重窒息的患者,可先行环甲膜穿刺,接"T"形管给氧,以缓解严重缺氧情况,为进一步抢救赢得时机。

(4) 气管造口术:为了保持较长期的呼吸道通畅,便于清除气道分泌物,减少呼吸道无效死腔。

3. 药物治疗(D)

(1) 用药目的:①增加心肌血液灌注量、脑血流量。②减轻酸中毒,使其他血管活性药物更能发挥效应。③提高室颤阈值或心肌张力,为除颤创造条件。

(2) 给药途径:①静脉内给药,为首选给药途径,以上腔静脉系统给药为宜。②气管滴入法,亦可快速有效地吸收,因气管插管比开放静脉快。早期可将必要的药物适当稀释至 10 ml左右,从气管导管内用力推注,并施以正压通气,以便药物弥散到两侧支气管。其吸收速度与静脉给药相似,而维持作用时间是静脉给药的 2～5 倍。但药物可被分泌物稀释或因局部黏膜血循环量不足而影响吸收,故需用的剂量较大。因而此法作为给药的第二种选择。③心内注射给药,因其有许多缺点,如在用药时需中断 CPR,还可引发气胸、血胸、心肌或冠状动脉撕裂、心包积液等并发症,故目前临床上应用较少。

4. 心电监测(E)　可及时发现和识别心律失常,判断药物治疗的效果;可及时发现和识别电解质的变化;可及时发现心肌缺血或心肌梗死的动态变化;可观察心脏临时或永久起搏器感知功能,以免发生意外。

5. 除颤(F)　心室颤动约占全部心搏骤停的 2/3,一旦明确为心室颤动,应尽快进行电除颤,其是心室颤动最有效的治疗方法。除颤的时机是患者能否存活的关键,目前强调除颤越早越好,故应争取在 2 min 内进行,1 次除颤未成,应当创造条件重复除颤。

(1) 心前区捶击法:心前区捶击只能刺激有反应的心脏,对心室停搏无效,在无除颤器时可随时进行。方法为右手松握空心拳,用小鱼际在距胸骨 20～30 cm 高度处用力适当捶击胸骨中、下 1/3 交界处 1 或 2 次,力量中等。

(2) 电击除颤法:用一定能量的电流使全部或绝大部分心肌细胞在瞬间内同时发生除极化,并均匀一致地进行复极,然后窦房结或房室结发放冲动,从而恢复有规律的、协调一致的收缩。

(三) PLS　重点是脑保护、脑复苏及复苏后疾病的防治。

1. 评估生命体征及病因治疗(G)　严密监测心、肺、肝、肾、凝血及消化器官的功能,一旦发现异常,立即采取针对性的治疗措施。

2. 特异性脑复苏措施(H)   中枢神经细胞功能的恢复尽管受许多因素的影响,但是最主要的是脑循环状态和脑温两个因素。因此防治脑水肿、降低颅内压,是脑复苏的重要措施之一。

(1) 低温疗法:低温可降低脑代谢,减少脑缺氧。减慢缺氧时,ATP的消耗和乳酸血症的发展有利于保护脑细胞,减轻缺血性脑损害,也可降低大脑脑脊液压力,减轻脑容积,改善脑水肿。

1) 方法:头部置于冰帽内,但要对耳、眼做好防护工作,同时还可在颈部、腋下、腹股沟等大血管部位放置冰袋。有条件的可以使用冰毯或冰床。

2) 注意点:降温时间要"早",在循环停止后最初 5 min,在心脏按压同时即可行脑部降温。降温速度要"快",1～1.5 h 内降至所需温度。降温深度要"够",头部要求 28 ℃,肛温要求 30～32 ℃。降温持续时间要"长",持续至中枢神经系统皮质功能开始恢复,即以听觉恢复为止。

(2) 脑复苏药物的应用:冬眠药物、脱水剂、激素、促进脑细胞代谢药物、巴比妥类等药物可以减轻脑水肿,降低颅内压,对脑组织有良好的保护作用。

3. 重症监护(I)   患者复苏成功后病情尚未稳定,须继续严密监测,及时处理和护理。其主要是复苏后期的医疗和护理,包括:心电监护、血流动力学监护、呼吸系统监护、中枢神经系统监护、肾功能监护,密切观察患者的症状和体征,防止和治疗继发感染。

第二节 临时心脏起搏及电复律

一、临时心脏起搏

临时心脏起搏仅用于短暂性心律失常,可通过经静脉、食管、胸壁、心外膜或经冠状动脉等途径来实现心脏起搏。经胸壁心室起搏可用于紧急抢救心脏停搏和严重心动过缓,是将大面积、高阻抗电极分别放置在前后胸壁上,以较宽脉冲间期(20～40 ms)和较强电流(50～100 mA)的脉冲经胸壁刺激心脏。

(一)适应证   在急性心肌梗死、心脏外科手术和电复律后以及心导管手术时,可能发生高度房室传导阻滞、严重窦房结功能障碍和窦性静止者;在急性心肌梗死、高血钾、药物诱发心动过缓或药物中毒(如洋地黄)时,如果短暂心动过缓可使患者产生症状,引起血流动力学或电生理恶化者。

(二)禁忌证   患者有静脉炎、静脉栓塞、右室穿孔或有行心内膜起搏的手术禁忌证时,应避免临时性经静脉心内膜起搏,但仍可采用经胸壁心脏起搏。

(三)用物准备   心电监护仪、起搏器、电极、导线、电极膏等。

(四)安置方法

1. 胸壁表面起搏法   将两枚盘状电极,分别放在左侧背部(阳极)和心前区(阴极)或在心尖部进行起搏。

2. 食管起搏法   用单极、双极或多极食管气囊,经鼻孔插入食管相当于心房(35 cm)或心室(40 cm)水平,气囊电极充气后易于接触和固定。

3. 静脉临时起搏   用双电极导管经周围静脉(一般穿刺右股静脉)送到右心室,电极接触心内膜,起搏器置于体外而起搏。

（五）注意事项

（1）除了因为严重代谢紊乱引起的心脏停搏,经胸壁心脏起搏失败常常是电极板放置不当所致。

（2）经静脉心内膜起搏法在安置心内膜电极时,可引起心律失常。

（3）操作不当可引起急性心脏穿孔。

（4）电极移位而与心内膜脱离接触可使起搏阈值增高,起搏器感知障碍。

（5）此外还可以引起静脉炎、血栓栓塞和感染。

（6）长期心室起搏可因心室充盈量下降而出现"起搏器综合征"。

二、心脏电复律

心脏电复律(cardioversion)是用电能来治疗异位性快速心律失常,使之转复为窦性心律的方法,最早用于消除心室颤动,故亦称心脏电除颤(defibrillation)。同步触发装置能利用患者心电图中的 R 波来触发放电,使电流仅在心动周期的绝对不应期中发放,避免诱发心室颤动,可用于转复心室颤动以外的各类异位性快速心律失常,称为同步电复律。不启用同步触发装置则可在任何时间放电,用于转复心室颤动,称为非同步电复律。

以往除颤器应用的除颤波型均为单向波(monophasic waveform),近年来,已有研究成功应用双向波(biphasic waveform),即在除颤的一半过程,将除颤波的极性倒转,形成两个相反方向的脉冲,可用<200 J 的能量获得与更高能量的单向波同样或更好的效果。

（一）适应证　异位快速心律失常药物无效者,均可采用电复律,尤其是心室颤动和心室扑动为电复律的绝对适应证。

（二）禁忌证　心脏(尤其是左心房)明显增大、伴高度或完全性房室传导阻滞的心房颤动,伴完全性房室传导阻滞的心房扑动,不宜用本法电复律,洋地黄中毒和低血钾时,暂不宜用电复律。

（三）用物准备　抢救车、心电图机、除颤仪、呼吸机、其他(导电膏或盐水纱布、弯盘、电筒)。

（四）操作步骤

1. 非同步电复律　仅用于心室颤动,立即将电极板涂布导电膏分置于胸骨右缘第二、第三肋间和左背或胸前心尖部,按充电钮充电到功率 300 J 左右,按非同步放电按钮放电,通过监护仪观察患者的心律是否转为窦性。

2. 同步电复律　使用维持量洋地黄类药物的心房颤动患者,停用洋地黄至少 1 d。复律前一日给予奎尼丁 0.2 g,每 6 h 1 次,预防转复后心律失常再发或其他心律失常的发生。术前,复查 EKG 并利用心电图示波器检测电复律器的同步性。静脉缓慢注射地西泮 0.3～0.5 mg/kg,或氯胺酮 0.5～1 mg/kg 予以麻醉,达到患者睫毛反射开始消失的深度,电极板放置方法、部位与操作程序同前,充电 150～200 J(心房扑动者则 100 J 左右),按同步放电按钮放电,如心电监护未转复为窦性心律,可增加放电功率,再次电复律。

电除颤操作流程见图 5-6。

（五）注意事项

（1）患者皮肤保持干净、干燥,电极板必须涂满导电膏,以免烫伤皮肤。

（2）除颤前后必须以心电图监测为主,加以前后对照,以供参考。

（3）一旦心室颤动发生,应尽早采取心肺复苏措施。

（4）注意不要碰撞机器，导联线不要过度弯曲。

（5）除颤放电时，操作者及其他人员切勿碰到病床、患者或任何连接到患者身上的设备（避开导电体），除颤时，去掉患者身上其他医疗仪器。

（6）操作时禁忌手带湿操作，可带胶手套绝缘。

（7）禁忌电极板对空放电及电极板面对面放电。

（8）给予吸氧，注意保暖。

（9）操作结束检查设备（自动放电），按时充电，使其处于备用状态。

（10）电复律后可有心律失常、皮肤局部红斑、前胸和四肢疼痛、周围血管栓塞、心肌酶增高等。

（11）同步电复律心律转复后，宜密切观察患者的呼吸、心律和血压直到苏醒，必要时给氧，以后每 6～8 h 1 次口服奎尼丁 0.2 g 维持。

（12）有栓塞史者，手术前后宜抗凝 2 周，以防新生成的血栓于转复时脱落。

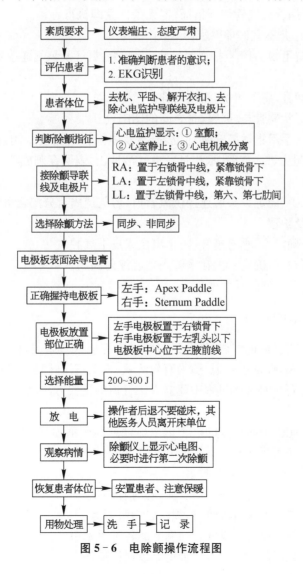

图 5-6　电除颤操作流程图

第三节　气道通路的建立

一、环甲膜穿刺术的护理

环甲膜穿刺术是一种紧急气道开放方法,是呼吸复苏急救措施之一,不能作为确定性处理,但能为进一步的救治工作赢得时间。

(一) 适应证和禁忌证

(1) 各种异物、声门水肿所致喉梗阻。

(2) 喉外伤所致呼吸困难者。

(3) 下呼吸道分泌物引起气道梗阻、不能经口插管吸引者。

(4) 有紧急气管插管或气管切开指征、但无条件立即执行者。

(5) 3 岁以下的小儿不宜作环甲膜切开。

(二) 主要器械与用物　16 号抽血粗针头、T 形管、氧气及氧气连接管。

(三) 操作方法

1. 体位　患者仰卧,肩下垫枕,头向后仰。

2. 穿刺部位　甲状软骨与环状软骨之间的凹陷处。

3. 穿刺方法　一手示指触摸穿刺部位,拇指及中指将两侧皮肤绷紧,另一手将环甲膜穿刺针垂直刺入,通过阻力进入气管,取出针芯有气液冲出,表明穿刺成功。病情危急时,可不做局部麻醉。

4. 连接供氧管道　固定针头后连接供氧管道,若气道内有分泌物可负压吸引。

(四) 注意事项及护理

(1) 穿刺时要正确定位,垂直进针,防止出血或皮下气肿。

(2) 必须回抽有空气,确定针尖在喉腔内才能注射药物。

(3) 做好气管切开或气管插管的准备。

二、气管插管术的护理

气管插管术是指将特制的气管导管,经口腔或鼻腔插入气管内,借以保持呼吸道通畅,以利于清除呼吸道分泌物,保证有效通气,为有效给氧、人工正压呼吸及气管内给药等提供条件,是抢救危重患者和施行全身麻醉过程中建立人工气道的重要方法之一。

(一) 适应证

(1) 各种呼吸功能不全而导致的严重低氧血症或高碳酸血症,须较长时间进行人工加压给氧或辅助呼吸而暂不考虑进行气管切开者。

(2) 呼吸、心搏骤停而进行 CPCR 者。

(3) 昏迷或神志不清而有胃内容物反流,随时有误吸危险者。

(4) 呼吸道内分泌物不能自行咳出,须气管内吸引者。

(5) 须建立人工气道而行全身气管内麻醉的各种手术患者。

(6) 颌面部、颈部等部位大手术,呼吸道难以保持通畅者。

(7) 婴幼儿气管切开前需行气管插管定位者。

(8) 新生儿窒息复苏者等。

(二) 禁忌证

(1) 喉头水肿、急性喉炎、喉头黏膜下血肿。

(2) 咽喉部烧伤、肿瘤或异物残留者。

(3) 主动脉瘤压迫气管者。

(4) 下呼吸道分泌物潴留所致呼吸困难,难以经插管内清除者,应考虑气管切开。

(5) 颈椎骨折或脱位者。

(三) 术前准备

1. 器械准备　气管导管应根据患者的年龄、性别、身材选用不同型号的气管导管。经口插管时成年男性一般用 F36~40 号导管,女性用 F32~36 号;经鼻腔插管相对小 2~3 号,并备相应大、小号的导管各一副。插管前应仔细检查气囊是否漏气,检查咽喉镜电池是否充足、灯泡是否明亮。此外,还需备有开口器、插管钳、导管芯、牙垫、注射器、吸引器、吸痰管、听诊器及简易呼吸器等,平时各物品应常备在一个气管插管专用箱中,并专人定期检查各项物品是否处于备用状态。

2. 患者准备　先清除患者口、鼻、咽内分泌物、血液或胃反流物。取下义齿,检查有无牙齿松动并给予适当固定。对清醒患者,应首先给予解释插管的必要性,以消除患者心理上负担并取得合作,同时进行咽部局部麻醉以防止咽反射亢进,必要时可考虑适当应用镇静剂或肌松剂。插管前给予患者吸纯氧以纠正缺氧状态。

(四) 插管方法

1. 经口明视插管术　为最常用的方法。

(1) 患者体位:仰卧位,头向后仰,使口、咽和气管基本保持在一条轴线上,可在患者的肩背部垫一枕头,使头尽量后仰以利于喉头的充分暴露。

(2) 操作者位置:应站在患者的头顶侧。

(3) 操作过程:操作者先用一手的拇指和示指适当使患者张开嘴。若昏迷或牙关紧闭而难于手法张口者,可应用开口器,导管插入气管的同时,拔除导管管芯,用牙垫置于导管边,移去咽喉镜,即刻检查导管是否已进入气管(利用观察挤压胸廓时是否有气体呼出或给气管导管吹气时听呼吸音是否存在来判断)。若已进入气管内,固定导管和牙垫;用吸痰管清除呼吸道内分泌物,导管气囊充气后,将导管与其他通气设施相连接即可。

2. 经鼻明视插管术　对需较长时间留置气管导管者或口插管难以耐受者,可使用该方法,但所用气管导管较细而增加气道阻力,同时也不利于呼吸道分泌物的清除,此为其缺点。患者体位及操作者位置同经口插管。

3. 经鼻盲探插管术　适应于开口困难或咽喉镜难以全部进入口腔者。

(五) 注意事项

(1) 应按置管的目的和患者的不同选择插管方法,若需较长时间置管,可选经鼻插管,而手术麻醉一般选口插管。

(2) 对鼻插管者,应先检查鼻腔是否有鼻中隔歪曲异常等,选择通气良好侧鼻孔。

(3) 操作喉镜时,不应以门牙为支点,以防门牙脱落。

(4) 对颈短、喉结过高、体胖而难以暴露声门者,可借助手按压喉结、肩垫高以便清楚暴露声门。

(5) 插管时,喉头声门应充分暴露,动作要轻柔、准确而迅速,以防损伤组织,尽量减少患者的缺氧时间以免发生心搏骤停或迷走反射亢进等并发症而产生不良后果。

(6)插管后应检查两肺呼吸音是否对称,以确保导管位置正确,防止过深或过浅。导管插入深度一般为鼻尖至耳垂外加 4～5 cm(小儿 2～3 cm),然后适当固定,以防引起单侧通气或滑脱。

(7)口插管留置时间一般不超过 72 h,鼻插管不超过 1 周。

(8)拔除气管导管时,应注意发生喉头水肿的可能,须采取必要的防范措施。

(9)拔管后应观察患者发音情况,必要时给予适当的对症处理。若发现由于杓状关节脱位而导致的发音困难,应及时给予复位。

(六)护理要点

(1)气管插管要固定牢固并保持清洁,要随时观察固定情况和导管外露的长度。方法是口腔插管采用交叉固定;鼻插管则以宽胶布先固定于鼻,两条延长细胶布交叉固定管壁,此法既牢固又不易压伤,每日擦洗面部后更换胶布 1 次,防止脱落。

(2)注意插管后的各种护理,保持导管通畅防止扭曲,包括口腔、鼻咽部的护理,及时进行气道的湿化以防止气管内分泌物稠厚结痂而影响通气。吸痰时尽量做到无菌操作,以防止交叉感染。每次吸痰时间勿超过 15 s,以防止加重缺氧,定期进行气囊的充气和放气以防止损伤气管黏膜。

(3)湿化气道:气管插管本身增加了食管的长度和阻力,加之失去鼻黏膜的正常保护,因此除每日补充足够的液体量外,可通过插管滴注适量的生理盐水,刺激患者咳嗽,防止黏稠的分泌物结痂。每次吸痰前滴注气道 5～10 ml,每日供给生理盐水 200～400 ml。

(4)保持口、鼻腔清洁:气管插管后由于患者禁食,口腔失去咀嚼运动,口干、异味加重;同时口腔插管者要用牙垫填塞固定而不利口腔清洁。对此,应用过氧化氢液加生理盐水冲洗,去除口腔异味,减少溃疡面发生。还应用温水棉签擦洗鼻腔,湿润鼻黏膜,保持清洁,石蜡油涂于口唇或鼻腔保护黏膜。

三、气管切开术的护理

通过气管切开造口确保有效通气,同时建立人工气道,可以有效地减少呼吸道无效死腔及气道阻力,有利于气道内分泌物的清除及气道护理,患者容易耐受且不妨碍其进食,易于外周固定。但此方法毕竟是一个有创的方法,操作不当可导致一定的并发症,如术后感染、拔管后气管狭窄等,临床上应给予重视。

(一)适应证

(1)各种原因造成的上呼吸道梗阻而导致呼吸困难者。

(2)各种原因造成的下呼吸道梗阻而导致呼吸困难者。

(3)须长时间进行机械通气治疗者。

(4)预防性气管切开,对某些额面部手术,为了便于麻醉管理和防止误吸,可做预防性气管切开。

(二)禁忌证   严重出血性疾病及下呼吸道占位而导致的呼吸道梗阻。

(三)器械准备   气管切开包(内含弯盘、药杯、手术刀、组织钳、止血钳、剪刀、拉钩、缝针、治疗巾等)、吸引器、吸痰管、气管套管、照明灯、无菌手套、局部麻醉药、呼吸机等。

(四)手术方法

1. 体位   患者仰卧,肩背部垫一枕头,将患者头后仰并固定于正中位,使下颌、喉结、胸骨切迹在同一直线上,使气管尽量暴露。对呼吸困难者,不必强求体位,以不加重呼吸困难为原则。

2. **切口** 应选择在以胸骨上窝为顶、胸锁乳突肌前缘为边的安全三角区内,不得高于第二气管软骨环或低于第五气管软骨环,一般以第三、第四气管软骨环为中心,可采用纵切口或横切口。

3. **手术步骤** ①常规手术野皮肤消毒铺巾后,用局部麻醉药对手术切口进行局部浸润麻醉,昏迷者可免。②分层切开皮肤、皮下组织,仔细止血,用拉钩将胸骨舌骨肌及胸骨甲状肌向两侧拉开,显露气管前壁及甲状腺峡部。③将甲状腺峡部向上游离,显露第三、第四、第五气管软骨环,用注射器从第三、第四气管软骨环间刺入,若抽有气体,确定为气管无疑。④用缝针穿过第四气管软骨后,用线轻轻拉起,再用手术刀片弧形切开第四气管软骨环。⑤清除气管内分泌物及血液。⑥撑开气管,随即将气管套管插入,拔除管芯,若原来有气管插管导管应同时拔除。⑦气管套管与其他通气管道相连接,气囊适当充气。⑧缝合皮肤,固定气管套管,松紧以一手指为宜。

(五) 注意事项

(1) 术前尽量避免使用过量镇静剂,以免加重呼吸抑制。

(2) 皮肤切口要保持在正中线上,防止损伤颈部两侧血管及甲状腺,进刀时避免用力过度而损伤气管后壁产生气管食管瘘。

(3) 打开气管时,所取分泌物应及时送细菌培养。

(4) 应同时切开气管及气管前筋膜,两者不可分离,以免引起纵隔气肿。

(5) 严禁切断或损伤第一软骨和环状软骨,以免形成喉狭窄,在环甲膜切开术时更应注意。

(6) 气管套管固定要牢固,术后应经常检查固定带的松紧,一般以固定带和皮肤之间恰能伸进一指为度调节,太松套管容易脱出,太紧则影响血循环。

(7) 术后应仔细做好术后检查:伤口有无出血、导管是否通畅、呼吸运动情况、听诊双肺通气情况及心音、心律是否正常,一切无误后方可离去。

(8) 做好气管切开的护理,防止医源性感染,保持适当的气囊内压,定期进行放气和充气,防止气管黏膜损伤,定期进行气道湿化及清除分泌物,以保持呼吸道湿润和通畅。

(9) 正确掌握拔管的适应证及方法。若患者的气道阻塞或引起呼吸衰竭的病因已去除,可考虑拔除气管套管。先给气囊放气(此时应注意及时清除潴留在气囊上方口咽部或气道内分泌物,以防拔管后流入下呼吸道而引起窒息或感染),拔管前可先试行塞管,若患者经喉呼吸平稳,方可拔管。创口可用油纱布填塞换药,拔管时及拔管后 1~2 d 应常规配备抢救设施,以防不测。

(六) 护理要点

1. **无菌操作** 医务人员要严格执行无菌操作,特别强调在接触每个患者前后,在做各种技术操作前后,须认真进行有效的洗手,这是预防交叉感染的重要措施之一。

2. **认真做好开放气道的护理** 人工气道便于吸痰,减少了解剖死腔和气道阻力,增加了有效通气量。但由于吸入气体未经过鼻咽腔,失去其生理保护作用,增加了肺部感染机会,因此护理中应注意扬长避短。

(1) 定期及时吸痰:常规吸引每小时 1 次,具体视分泌物多少决定吸引时间和次数,每次吸引时应监测 SaO_2 和心律变化。要求边吸引边观察监护仪上心率、心律变化,若出现心率骤然下降或心律不齐,须暂停吸引,待缓解后再重复操作,吸痰动作宜轻、稳、快。对清醒患者必须做好解释工作,以取得患者配合。具体操作:①吸痰管选择:根据气管插管、套管内径选择粗细、长短合适的吸痰管。②吸引器压力:根据患者的情况及痰液黏稠度,正确调节负压,压力为40.0～53.3 kPa。③吸痰时间:每次操作时间不超过 15 s,时间过长会引起憋气和缺氧。④吸痰方法:操作时左手挟闭吸引管,阻断负压,右手持吸痰管,以慢而轻柔的动作下送吸痰管至深部,放开左手充分吸引,右手保持旋转,左右旋转或向上提拉吸痰管,吸出痰液。切勿上下抽动,一根吸痰管只能用一次气道吸引。⑤吸痰前后可给予患者 1～2 min 高浓度吸氧,应用呼吸机患者可给予 1～2 min 纯氧吸入。

正确规范的吸痰术有利于保持呼吸道通畅,减少气道阻力;防止分泌物坠积而致肺不张、肺炎;防止分泌物干结脱落而致气道阻塞;吸取痰液作细菌培养加药物敏感试验指导临床用药。

(2) 湿化:开放气道破坏了鼻咽部的正常湿化机制,气体湿化不充分,气道干燥,造成分泌物浓缩,容易发生呼吸道阻塞。24 h 湿化耗水量为 300～500 ml(至少>250 ml)。湿化方法:①雾化:用生理盐水+适量抗生素+地塞米松+糜蛋白酶配制雾化吸入液,每日 4～6 次,每次10～20 min 为宜,用面罩方法吸入,患者清醒时嘱其深呼吸,尽量将气雾吸入下气道;患者昏迷时将面罩固定其口鼻部。②气道滴注:生理盐水内加入少量抗生素,一种是在吸痰前用注射器(去掉针头)直接自套管内滴注 5～15 ml 液体,软化干痂状脓性分泌物,刺激患者咳嗽,有利吸引;另一种是在不吸痰的情况下用注射器沿导管每次注入 2～3 ml(每隔 30～60 min 1 次)。③空气湿化:未接用呼吸机者,套管口覆盖单层湿纱布,湿化干燥气体,防止灰尘和异物坠入气道。在给患者呼吸道湿化护理后,注意观察吸引的分泌物量、色、味和黏度。若湿化不足,则分泌物黏稠,有结痂或黏液块,味臭,甚至脓性,吸引困难,患者可有突然的呼吸困难,发绀加重;若湿化过度,分泌物稀薄而量多,咳嗽频繁,听诊痰鸣音多,患者烦躁不安,发绀加重,需要不断吸引。

(3) 口腔护理:气管切开手术后或插管患者,口腔正常的咀嚼减少或停止,很容易导致口腔黏膜或牙龈感染、溃疡。正确的口腔清洁冲洗每日不少于 2 次,用生理盐水或 2.5％碳酸氢钠漱口液等。昏迷患者禁忌漱口。每日清晨口腔护理前采集分泌物标本,进行涂片和细菌培养及药敏检查,指导临床护理及用药。

3. 认真做好气管套管的护理

(1) 气囊:气囊充气后长时间压迫气道黏膜易导致局部糜烂、溃疡和坏死。因此气囊应2～3 h 放气 1 次,时间 5～10 min,每次充气不可过于饱满。美国最新呼吸机相关性肺炎(ventilator-associated pneumonia, VAP) 预防指南提出,最适宜的气囊压力位 25～30 cmH_2O,既能有效封闭气道、防止 VAP,又可防止气囊对黏膜的压迫性损伤。

(2) 局部伤口护理:皮肤与套管之间的无菌纱布垫 4～6 h 换 1 次,观察有无红肿、异味分泌物,局部保持干燥。

4. 并发症的护理

(1) 皮下、纵隔气肿:常由气管与所选择的气管套管不匹配、切口缝合太紧引起。一般不需特殊治疗,可在 1 周左右自行吸收。气肿严重者有纵隔压迫症状并影响呼吸循环时应施减压术,将气体放出。

(2) 气胸:若手术分离偏向右侧,位置较低,易伤及胸膜顶引起气胸。若双侧胸膜顶均受损伤,形成双侧气胸,患者可立即死亡。轻度气胸可密切观察。张力性气胸立即用较粗针头作胸腔穿刺,抽出空气或行胸腔闭式引流。

（3）支气管肺部感染:肺部感染是最常见的并发症。人工气道的建立、湿化、雾化吸入、吸痰等各种操作,增加了病原菌的侵入机会;分泌物潴留而阻塞下呼吸道引起肺不张;全身营养状况的减退;局部、全身的免疫防御功能的减弱。护理:①严格执行无菌操作,掌握规范的吸痰术,要待"气管如血管"。②预防吸入性肺炎和胃内容物反流,病情许可时,患者应置于30°的体位,尤其是鼻饲时头应抬高30°~45°,并至少保持1 h。③吸净气囊上的滞留物,避免口咽部分泌物进入下呼吸道。④呼吸机的螺纹管路应低于插管连接管,冷凝水收集瓶置于管道最低位置,随时倾倒,以防倒流。⑤加强口腔护理。

（4）出血:出现于凝血障碍患者或手术中损伤甲状腺止血不完善,表现为切口包扎处不正常渗血、出血。早期出血多由于手术止血不充分引起,少量出血多由于创口感染或肉芽组织增生所致;致命性大出血多数是由于气管套管远端压迫损伤气管前壁及无名动脉壁,加之感染致无名动脉糜烂破溃,而致大出血。护理:①手术中应操作仔细,避免损伤周围组织血管,术后伤口用凡士林纱条填塞有助于止血,每日伤口换药。少量出血可用局部压迫法止血;出血多者要重新打开伤口止血,要防止血液流入呼吸道引起窒息。②应用抗凝药物者应在停药后24 h再行手术为宜。③预防致命性大出血应注意:气管切开的位置不应过低,不可低于5~6环;尽量少分离气管前软组织,避免损伤前壁的血液供应;选择适当的气管套管并检查套管气囊是否正确充气。若发现套管引起刺激性咳嗽或有少量鲜血咯出,应立即换管;严重出血可静脉滴注垂体后叶素,有条件可行纤维支气管镜下止血。

（5）窒息或呼吸骤停:小儿多见。小儿气管较软,术中钝性剥离或误用拉钩将气管压瘪可引起窒息;长期阻塞性呼吸困难者呼吸中枢靠高浓度 CO_2 的刺激来维持呼吸。当气管切开后,突然吸入大量的新鲜空气,血氧增加, CO_2 突然减少。呼吸中枢没有足够的 CO_2 刺激,因而呼吸表浅以致骤停。可采用人工呼吸,保持气管套管的通畅,给 CO_2 和氧的混合气体吸入,注射兴奋剂及纠正酸中毒。

（6）气管狭窄:气囊压力过高压迫气管黏膜上的毛细血管,致使此位置的循环中断,由此产生局部缺血、结痂和狭窄;不适当的导管移位、导管的每次细微移动都会给气管造成微小的创收,最终致气管狭窄,形成瘢痕。护理:①掌握正确的气囊充气方法。②患者要有正确的体位,颈部不可过曲、过伸。③当连接、脱离呼吸机时,必须固定好导管。④套管与皮肤夹角应该保持90°。

（7）气囊疝:气囊压力过高,可以在其所置的位置引起疝,疝能在插管壁和气管壁之间滑动,在导管的顶端产生一个活门,此时患者可出现窒息。护理上主要是注意正确的气囊充气方法。

（8）气管食管瘘:这是较少见但很严重的并发症。手术操作粗暴损伤食管前壁及气管后壁,或损伤气管后壁,感染后形成瘘管;气管套管位置不合适,套管压迫及摩擦气管后壁,引起局部溃疡及感染;如同气管狭窄一样,可由反复的气管、食管微小损伤引起,瘘管使胃液反流,食物残渣或胃液的被吸入,称为 Mendelson 综合征。慢性消耗性疾病及全身营养不良者容易发生。对疑有气管食管瘘患者可行食管吞碘造影,明确后禁食。轻者可更换短的气管套管;下鼻饲管,使糜烂处的刺激减少得以休息,加强营养,待其自愈;重者需手术缝合及行肌肉修补术。

四、经皮穿刺气管套管置管术的护理

气管切开,建立一个新的呼吸通道是保证重症患者气道通畅的重要措施之一（图5-7）。但

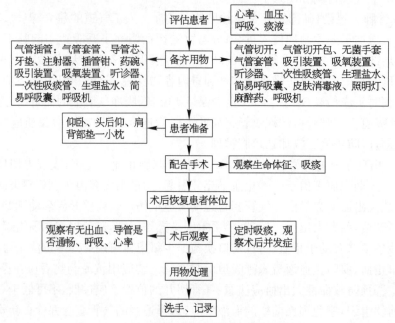

图 5-7 气管切开(插管)配合操作流程图

在紧急抢救时有其不便之处。近年来,国内外正在逐步开展一种新的建立方法,即采用经皮穿刺气管套管置管术,其操作原理来自于 Seldinger 的血管穿刺术,具有操作简便、快速、微创等优势。

(一)适应证 同气管切开术。

(二)禁忌证 气管切开部位以下占位性病变引起的呼吸道梗阻者。

(三)用物准备 经皮穿刺气管套管置管术器械包一套,见图 5-8。其中包括:①手术刀。②套管针。③10 ml 注射器。④导引钢丝。⑤皮下软组织扩张器。⑥扩张钳。⑦气管套管。

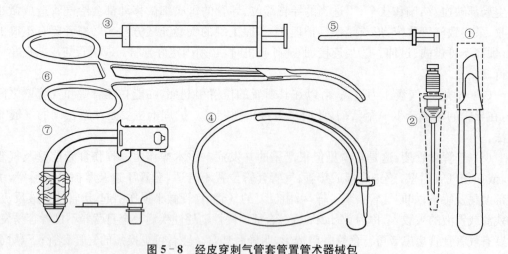

图 5-8 经皮穿刺气管套管置管术器械包

(四)操作步骤 体位:仰卧,肩背部垫一小枕,头颈后仰,下颌、喉结、胸骨切迹呈一直线。穿刺点:颈部正中第一、第二或第二、第三气管软骨环。

（1）常规皮肤消毒、局部麻醉。手术刀横行或纵行切开穿刺点皮肤 1.5~2.0 cm，并作钝性分离。

（2）套管针接有生理盐水的注射器，在正中穿刺，针头向尾侧略倾斜。见图 5-9。

（3）有突破感回抽有气体入注射器，证实套管针已进入气管。

（4）固定外套管，退出注射器及穿刺针。

（5）插入导引钢丝 10 cm 左右并固定。见图 5-10。

（6）用扩张器穿过导引钢丝尾端扩张软组织及气管壁。见图 5-11。

（7）退出扩张器，进一步用扩张钳扩张。见图 5-12～图 5-14。

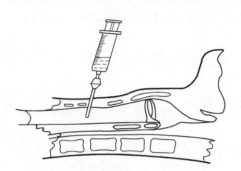

图 5-9　穿刺针进针方法

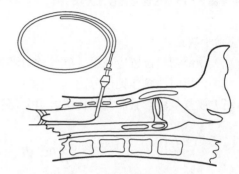

图 5-10　导引钢丝推进方法

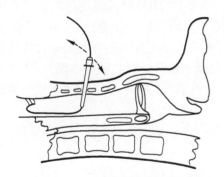

图 5-11　皮下扩张器扩张方法

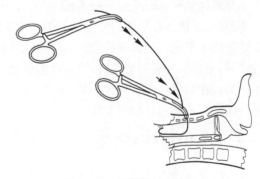

图 5-12　扩张钳扩张方法 1

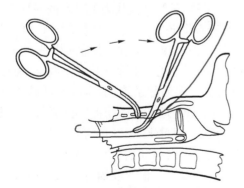

图 5-13　扩张钳扩张方法 2

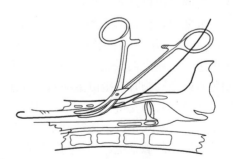

图 5-14　扩张钳扩张方法 3

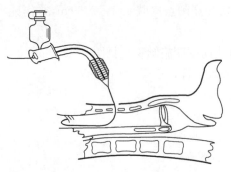

图 5-15 气管套管置入方法

（8）气管套管穿过导引钢丝，放置气管套管并退出导引钢丝及内套管。及时清除气道内分泌物，保证气道通畅。见图 5-15。

（9）气管套管气囊注气。

（五）注意事项及护理

（1）严格执行无菌操作及消毒隔离制度。

（2）术前清除口腔和气道内分泌物，并给予纯氧吸入 1~2 min，术中监测患者生命体征变化。

（3）术前不用过量镇静剂，以免加重呼吸抑制。

（4）术前应检查患者的凝血功能，若有明显异常者，应给予纠正。

（5）颈部切口位置应在第 3 气管软骨环以上，并切忌切口过深。

（6）分离时注意作钝性分离，以免损伤大血管及甲状腺。

（7）放置气管套管后及时清除气道分泌物，并保持通畅。

第四节 ECMO 技术

体外膜肺氧合（extracorporeal membrane oxygenation，ECMO）目的是通过其替代自体心肺功能，保证机体有足够的灌注和氧供。ECMO 是代表一个医院、一个地区，甚至一个国家危重症救治水平的一门临床技术。1953 年 Gibbon 为心脏手术实施体外循环具有划时代的意义，这不但使心脏外科迅猛发展，同时也为急救专科谱写新的篇章。在心脏手术期间，体外循环不仅可以在短期内完全替代心肺，而且可以实施心内直视手术。同时，在心脏手术室快速建立体外循环后抢救的成功率非常高。

一、ECMO 的相关定义

体外生命支持系统（extracorporeal life support system，ECLS）是为衰竭的心脏和（或）肺提供暂时辅助支持作用的机械装置。无论从外形结构还是目的用途，ECLS 均与能在较短时间内用于心脏手术中的体外循环系统存在明显差别。虽然 ECMO 仅代表 ECLS 的一种形式，其主要目的是提供血液氧合和排除 CO_2，但目前人们通常将 ECMO 这个术语等同于 ECLS。

一般来说，ECMO 有静脉-动脉（V-A）和静脉-静脉（V-V）两种辅助模式。V-A ECMO 由右心房（经股静脉或颈内静脉插管，或开胸直接经右心房插管）引流血液，血液被泵入膜肺进行气体交换（氧合和排除 CO_2）后，经外周动脉泵入动脉系统（通常经股动脉或锁骨下动脉），或在开胸时直接由主动脉插管泵入。V-A ECMO 是一个密闭的环路系统，可以进行部分或全部心肺支持，这一点与体外循环存在本质区别，而且 ECMO 仅需要相对较低强度的抗凝。V-V ECMO 由腔静脉引流血液（经股静脉或右颈内静脉插管），血液经膜肺进行气体交换后回到静脉系统（经股静脉或颈内静脉插管），也可以用一根双腔插管插入颈内静脉来实现。V-V ECMO 可以进行部分或全部肺支持。体外 CO_2 去除（ECCO 2R）是一种特殊形式的 ECMO，是利用低血流量（200~1 500 ml/min）静脉到静脉或动脉到静脉的体外装置来实现足够的 CO_2 排除，但血液氧合能力有限。

二、ECMO 工作原理

ECMO 是走出心脏手术室的体外循环技术(图 5-16)。其原理是将静脉血从体内引流到体外,通过氧合器(即膜肺)的气体交换,使静脉血氧合为动脉血,再用离心泵将血液灌回体内。由此在一段时间内替代患者的心肺功能,维持生命的最基本需求。

ECMO 的基本结构:血管内插管、连接管、动力泵(人工心脏)、氧合器(人工肺)、供氧管、监测系统。临床上常将可抛弃部分组成套包,不可抛弃部分绑定存放,并设计为可移动,提高应急能力。

(一)氧合器(人工肺) 其功能是将非氧合血氧合成氧合血,又叫人工肺。ECMO 氧合器有硅胶膜型与中空纤维型两种。硅胶膜型膜肺相容性好,少有血浆渗漏,血液成分破坏小,适合长时间辅助,例如支持心肺功能等待移植、感染所致呼吸功能衰竭,其缺点是排气困难,价格昂贵。中空纤维型膜肺易排气,2~3 日可见血浆渗漏,血液成分破坏相对较大,但由于安装简便仍被首选为急救套包。如需要,稳定病情后可于 1~2 日内更换合适的氧合器。

(二)动力泵(人工心脏) 其作用是形成动力驱使血液向管道的一端流动,类似心脏的功能。临床上主要有两种类型的动力泵:滚轴泵和离心泵。由于滚轴泵不易移动、管理困难,在急救专业首选离心泵作为动力泵。其优势是安装移动方便、管理方便、血液破坏小;在合理的负压范围内有抽吸作用,可解决某些原因造成的低流量问题;新一代的离心泵对小儿低流量也易操控。

肝素涂抹表面(heparin coated surfaces,HCS)技术是在管路内壁结合肝素,肝素保留抗凝活性。目前常用的有 Carmeda 涂抹。HCS 技术的成功对 ECMO 有强大的促进作用。使用 HCS 技术可以使血液在低 ACT 水平不在管路产生血栓,并可减少肝素用量,减少炎症反应,

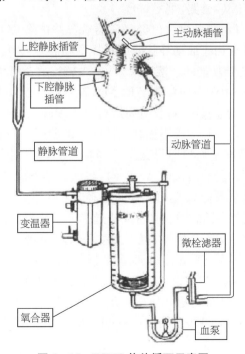

图 5-16 ECMO 体外循环示意图

保护血小板及凝血因子。因此,HCS可减少ECMO并发症,延长支持时间。

(三) ECMO同传统的体外循环的区别　ECMO区别于传统的体外循环有以下几点:①ECMO是密闭性管路,无体外循环过程中的储血瓶装置,体外循环则有储血瓶作为排气装置,是开放式管路。②ECMO为肝素涂层材质,并且是密闭系统,管路无相对静止的血液,激活全血凝固时间(activated clotting time of whole blood,ACT)120~180 s,体外循环则要求ACT>480 s。③ECMO维持时间1~2周,有超过100 d的报道,体外循环一般不超过8 h。④体外循环需要开胸手术,需要时间长,要求条件高,很难实施。ECMO多数无须开胸手术,相对操作简便快速。

以上特点使ECMO可以走出心脏手术室成为生命支持技术。低的ACT水平(120~180 s)大大地减少了出血的并发症,尤其对有出血倾向的患者有重要意义。例如,肺挫伤导致的呼吸功能衰竭,高的ACT水平可加重原发症,甚至导致严重的肺出血;较低的ACT水平可在不加重原发病的基础上支持肺功能,等待肺功能恢复的时机。长时间的生命支持向受损器官提供了足够的恢复时间,提高治愈率。简便快速的操作方法可在简陋的条件下以极快的速度建立循环,熟练的团队可将时间缩短到10 min以内,这使ECMO可广泛应用于临床急救。

(四) 主要方式(图5-17)

1. **V-V转流**　经静脉将静脉血引出经氧合器氧合并排除CO_2后泵入另一静脉。通常选择股静脉引出,颈内静脉泵入,也可根据患者情况选择双侧股静脉。原理是将静脉血在流经肺之前以部分气体交换弥补肺功能的不足。V-V转流适合单纯肺功能受损、无心脏停跳危险的病例。可在支持下降低呼吸机参数至氧浓度<60%、气道压<40 cmH_2O,从而阻断为维持氧合而进行的伤害性治疗。需要强调的是,V-V转流只可部分代替肺功能,因为只有一部分血液被提前氧合,并且管道存在重复循环现象。重复循环现象是指部分血液经过ECMO管路泵入静脉后又被吸入ECMO管路,重复氧合。

2. **V-A转流**　经静脉将静脉血引出经氧合器氧合并排除CO_2后泵入动脉。成人通常选择股动静脉,新生儿及幼儿由于股动静脉偏细选择颈动静脉,也可行开胸手术动静脉置管。V-A转流是可同时支持心肺功能的连接方式。V-A转流适合心功能衰竭、肺功能严重衰竭并有心脏停跳可能的病例。由于V-A转流ECMO管路是与心肺并联的管路,运转过程会增加心脏后负荷,同时流经肺的血量减少,长时间运行可出现肺水肿甚至粉红色泡沫痰,这也许就是ECMO技术早期对心脏支持效果不如肺支持效果的原因。当心脏完全停止跳动,V-A模式下心肺血液滞留,容易产生血栓而导致不可逆损害。如果超声诊断下心脏完全停止跳动>3 h则应立即行开胸手术置管转换成A-A-A模式。两条插管分别从左、右心房引出,经氧合器氧合并排出CO_2后泵入动脉,这样可防止心肺内血栓形成并防止肺水肿发生。

ECMO方式的选择是要参照病因、病情,灵活选择。总体来说,V-V转流方法为肺替代的方式,V-A转流方法为心肺联合替代的方式(表5-1)。心脏功能衰竭及心肺衰竭病例选V-A转流;肺功能衰竭选用V-V转流;长时间心跳停止选A-A-A模式。而在病情的变化过程中还可能不断更改转流方式,如在心肺功能衰竭急救过程中选择了V-A转流,经过治疗后心功能恢复而肺还需要时间恢复。为了肺功能的快速恢复,转为V-V转流。不合理的模式选择则可能促进原发症的进展,降低成功率;正确的模式选择可对原发症起积极作用,提高成功率。

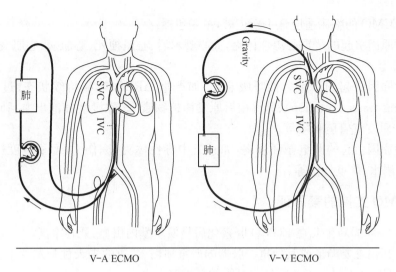

图 5 - 17　ECMO 转流方式

表 5 - 1　V - V ECMO 和 V - A ECMO 的区别

	V - V ECMO	V - A ECMO
插管部位	只需静脉插管,可一处插管	静脉和动脉插管
可达到的 PaO_2 值	45～80 mmHg	60～150 mmHg
氧供监测指标	静脉血 SvO_2、跨膜 O_2 分压差、患者 PaO_2、膜前 SO_2 的变化趋势	混合血 SvO_2、患者 PaO_2,计算耗氧量
对心脏功能影响	无直接作用;CVP 和脉搏搏动不受影响;增加冠状动脉的氧供;降低右室前负荷	降低前负荷,增加后负荷;脉搏搏动减弱;冠状动脉血主要来自左心室射血;心肌顿抑发生率高
供氧能力	中等,增加引流管、提高引流量可增加氧供	高
循环支持	无直接作用,可通过增加心排血量、冠状动脉血流量和改善肺循环间接对循环辅助	部分或完全替代心脏做功
对肺循环血量的影响	无血流变化,增加肺循环氧供	中等或明显降低
存在右向左分流	增加主动脉血液血红蛋白饱和度	降低主动脉血液血红蛋白饱和度
存在左向右分流	可能发生肺充血和低血压	可能肺充血和低血压
再循环	有(15%～50%),是影响患者氧供的主要因素	无

三、ECMO 适应证

ECMO 技术是一项风险高、较复杂且创伤大的治疗手段,一般只考虑用于常规治疗手段失败、预期病死率高达 80% 以上的严重心肺衰竭患者。由于我国目前没有成熟的心室辅助装置(ventricular assist device,VAD)可以应用于临床,ECMO 循环辅助的主要目的是等待自身心脏功能恢复(bridge-to-recovery)和过渡到下一步治疗(bridge-to-decision),而过渡到心脏移植(bridge-to-transplantation)或过渡到 VAD(bridge-to-VAD)相对较少,这一点与国外有所不同。

近年来 ECMO 的临床适应证不断扩展,主要包括:

(1) 各种原因引起的严重心源性休克,如心脏术后、心肌梗死、心肌病、心肌炎、心搏骤停、心脏移植术后等。

(2) 各种原因引起的严重急性呼吸衰竭,如严重 ARDS、哮喘持续状态、过渡到肺移植 (bridge-to-lung transplantation)、肺移植后原发移植物衰竭、弥漫性肺泡出血、肺动脉高压危象、肺栓塞、严重支气管胸膜瘘等。

(3) 各种原因引起的严重循环衰竭,如感染中毒性休克、冻伤、大面积重度烧伤、药物中毒、CO 中毒、溺水、严重外伤等。

四、ECMO 支持的禁忌证

(1) 孕龄≤34 周新生儿在 ECMO 肝素化后易发生颅内出血,死亡率高。

(2) 合并其他重要畸形或其他重要脏器的严重损伤、严重的先天性肺发育不全、膈肌发育不全患儿用 ECMO 难以纠正实际的或可能的严重脑损害。

(3) 长时间休克状态:代谢性酸中毒(BE<−5 mmol/L 超过 12 h)、尿少[尿<0.5/(kg·h)超过 12 h]。

(4) 长时间低心排血量。

(5) 长时间呼吸机换气(新生儿 10 天/成人 7 天)、长时间的人工呼吸可导致肺组织纤维化和严重的气压伤等不可逆改变。

五、ECMO 建立

(1) ECMO 插管可在 ICU 或手术室中进行。

(2) 插管前应用泮库溴铵或氯化琥珀胆碱等肌松剂,静脉给吗啡,局部给利多卡因。

(3) 常用插管部位:颈部的动静脉、胸腔内的近心端大血管、股动静脉。新生儿一般取右侧颈部切口,暴露颈总动脉和颈内静脉。

(4) 给肝素 100 u/kg 后,进行动静脉插管。插管不可太粗,能提供 2~3 L/min 流量即可。在时间允许的情况下,尽可能切开直视插管。插管不能过深,应倾斜一些,避免垂直插管压力过高出现崩脱、喷血,插好后要在 X 线下确认。插管缝合好后,再固定管道。

(5) 新生儿颈内静脉插管型号一般为 12~14 F,颈总动脉一般为 8~10 F。若静脉引流不充分,可考虑通过用其他静脉缓解,如股静脉、脐静脉等。

六、ECMO 支持

1. **药物调整**　尽量不用血管活性药,让心脏得到充分的休息。缓慢减药,以保证血流动力学的平稳。

2. **气体管理与机械通气**　先将膜肺氧浓度设为 70%~80%,气流量与血流量比为(0.5~0.8):1,然后根据血气进行调整。ECMO 中的机械通气可提高肺泡氧分压,降低肺血管阻力。常规低压低频的呼吸治疗使肺得到休息,较高的 PEEP 以防肺不张。具体方法为:峰值压力为 20~24 cmH$_2$O,PEEP 10 mmHg,频率 5~10 次/min,FiO$_2$ 为 21%~40%。对肺部已有气压伤的患者可不用人工呼吸。

3. **氧代谢平衡**　掌握好氧供和氧耗的平衡。氧供和氧耗的比值一般情况下为 4:1。如果动脉血氧和完全、机体的代谢正常,最佳的静脉饱和度应为 70% 左右。氧供明显减少时,氧耗量也会下降,并伴有酸中毒、低血压等。

4. 血气监测　病情稳定每 3 h 测 1 次。PaO_2 维持在 80～120 mmHg,$PaCO_2$ 维持在 35～45 mmHg。

5. 流量管理　ECMO 开始的 15 min 应尽量提高灌注流量,达到全流量[成人 CO:2.2～ 2.6 L/(m^2·min),新生儿 100～150 ml/(kg·min),儿童 80～120 ml/(kg·min)]的 1/2～2/3,机体缺氧改善后,根据心率、血压、中心静脉压等调整最适流量,并根据血气结果调整酸碱、电解质平衡。以全身流量的 50% 为佳,氧债多时可适当增加流量。流量过大可增加血液破坏。ECMO 停机前应每 1～2 h 减一次流量,当流量<10 ml/kg 时可考虑停机。

6. 抗凝管理　ECMO 插管前给肝素 100 U/kg,循环平稳后,再根据 ACT 应用肝素,持续泵入肝素使 ACT 维持在 180～200 s。一般肝素输注的速度为 4～30 U/(kg·h)。肝素配置:200 U/kg 肝素→50 ml→1 ml/h→4 U/(kg·h)。早期 ACT 每小时测一次,ACT 稳定后可每 3～6 h 测一次。撤除 ECMO 拔管前,给与肝素负荷量,使 ACT>400 s,拔管后再予鱼精蛋白中和肝素。

7. 血液稀释　ECMO 中的血液稀释度为 Hct 35% 左右,胶渗压 20～24 mmHg。

8. 血液破坏　一般情况下 ECMO 期间溶血较轻。如果溶血较严重,出现血红蛋白尿,应考虑降低负压(<−30 mmHg),应适当碱化尿液,促进游离血红蛋白的排除,保护肾功能。严重血红蛋白尿时,可考虑更换膜肺或泵头。

9. 血压管理　ECMO 期间血压可偏低,特别是在 ECMO 初期。ECMO 中平均动脉压不宜太高,维持在 50～60 mmHg 即可。组织灌注的情况主要根据静脉血气、末梢经皮血氧饱和度来估计。

10. 温度管理　ECMO 时注意保持体温在 36～37 ℃。温度太高,机体耗氧增加;温度太低,易发生凝血机制和血液动力学的紊乱。

11. 水电解质　ECMO 期间的过多水分应尽量由肾排除,用呋塞米、依他尼酸、丁脲胺、甘露醇等促进肾脏排水,也可用人工肾滤水。尿量>1 ml/(kg·h)。此外,ECMO 中也应重视水的丢失,可根据中心静脉压、皮肤弹性等适当地补水。高钠血症时可考虑零平衡超滤。

12. 管道管理　静脉管路引流不畅、引不回血时,管道会出现抖动;负压过高 (>−30 mmHg)时易出现溶血;管路应固定牢固,避免滑脱和扭折;对负压管道系统操作时,必须先停泵。

13. 泵的管理　离心泵底座会发热易出现血栓。当转数与流量不相符、出现血红蛋白尿等情况时,提示可能有血栓产生。如出现血栓,可用听诊器听到泵的异常声音。

14. 出血处理　因 ECMO 全身肝素化,出血不可避免,严重出血将危及患者生命,适当应用止血类药物(如氨基乙酸、抑肽酶等)可明显减轻出血。ECMO 中血小板维持在 $5×10^9$～ $7×10^9$/L,低于这个水平应加血小板和新鲜的血浆。

15. 常规护理　ECMO 可使口腔、鼻腔出血,要经常对上述部位进行清洗。患儿长期仰卧,应经常适度翻身,避免压力性损伤的发生。

16. 预防感染　ECMO 要求 ICU 或手术室定时消毒空气,并长期给抗生素预防感染,注意无菌操作。

17. 能量补充　ECMO 中应重视能量的补充,可通过 CO_2 的产生量计算出能量的消耗,平均每天补充的热量为 57 kcal/kg。

18. 膜肺更换　长时间 ECMO 膜肺出现血浆渗漏、气体交换不良、栓塞和严重血红蛋白尿时应更换膜肺。

19. 液体预充   ECMO 预充包括晶体预充、蛋白附着和血液预充,预充血液时,应在肝素化的同时使用钙剂。<30 kg 可预充血液,>30 kg 可预充晶体。

20. 膜肺选择   估计辅助时间<5 d 可考虑中空纤维膜肺,>5 d 考虑硅胶膜肺。

21. 麻醉   ECMO 期间,患者一般应为麻醉肌松状态。如患者配合也可保持清醒状态。

22. 记录   每小时记录一般情况,每 3 h 记录整体情况,每班写交班记录。特发事件及时记录。每天填写 ECMO 电子版记录。

23. 其他   ECMO 期间禁用脂性药物,如丙泊酚、脂肪乳等,以防膜肺血浆渗漏。

七、ECMO 管路预充

物品准备:主机(备紧急手摇柄)、空氧混合器、变温水箱(加蒸馏水或者灭菌用水)、MAQUET 套包、灭菌手套、管道钳 3 把、剪刀、耦合剂。

1. 预充液配方

(1) 常规:林格液 1 000 ml+白蛋白 20 g+生理盐水 250 ml。

(2) 严重酸中毒(pH<7.2):5%碳酸氢钠液 250 ml。

(3) 严重贫血(Hb<70 g/L)或体重<20 kg:血制品预冲。

2. 设备自检

(1) 主机自检:打开主机,显示 VALV 提示主机自检通过,按管道钳夹闭按钮,主机提示进行下一步,转动转速旋钮至零转并标定零转。

(2) 变温水箱自检:打开变温水箱,风扇转动,温度指示灯亮及温度可调节,显示自检通过。

(3) 空氧混合器自检:首先检查空氧混合器连接接头是否和气源插孔匹配,将空气及氧气插入相应的气源插孔,可调节氧气流量及浓度,提示自检通过。

3. 管道安装

(1) 检查:检查外包装有效期。打开包装,将套包内的所有部件放置到无菌台上。

(2) 管道连接:连接静脉引流管与离心泵头入口,并用扎带固定。

(3) 安装预冲灌注管及膜肺前后侧枝。

(4) 离心泵头流量监测槽涂抹耦合剂,安装离心泵,妥善安置管路,使用三把管道钳分别夹闭预充灌注管两端及中间管路。

(5) 使用重力的原理先排除两根预冲管之间管道内的空气以及泵头内的空气,然后正确安装泵头。

(6) 打开氧合器上端的黄色排气帽,在预冲过程中保持排气孔开放,以确保能持续排气。

(7) 将靠近离心泵头静脉端的预冲管针头插入预充液容器内,将另一根预冲管插入预充袋内,将 1 000 ml 林格液通过重力及离心泵转速全部冲入管道内。注意整个灌注过程中不能让空气进入灌注管内。

(8) 当预充袋内预充液达到 200~400 ml 时,将两根预冲管均连接到预充袋,通过管路自循环排除管道内残余的气体。

(9) 检查各接头是否有气泡残存,分别排除膜后气体及膜肺前后侧枝内气体。最后卸除预冲灌注管,自循环备用。

4. 连接变温水箱   等变温水箱中的水温达到设置温度后,将管道连接在膜肺上根据患者的情况调节水箱温度提前进行预热。

5. 连接氧气连接管　将氧气连接管两端分别连接到膜肺及空氧混合器上。

八、ECMO 治疗中的应急预案与流程

（1）发现 ECMO 治疗中出现仪器故障或管道脱落,迅速选择停机或待机模式,分离或夹闭动静脉端导管(图 5 - 18)。

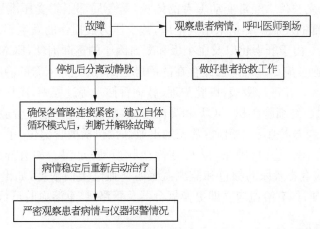

图 5 - 18　ECMO 治疗中仪器故障报警或管道脱落时应急程序预案与流程

（2）观察患者病情变化,立即呼叫医师,在到场的医师指导下做好抢救工作。

（3）检查 ECMO 治疗体外循环管路的各个连接,确保连接紧密无脱落。

（4）根据仪器报警分析故障原因,必要时动静脉端分离后建立自体循环模式,重新启动仪器,排除故障。

（5）故障解除后再将动静脉导管连接到患者身上。

（6）确认患者病情稳定后,可以继续行 ECMO 治疗后再启动治疗模式。

（7）严密观察患者病情变化与 ECMO 治疗中仪器有无新的报警出现。

九、ECMO 护理

（一）实施特级护理　将患者置于单间病房,保持空气清洁,加强消毒隔离措施,限制人员进出,避免交叉感染。

（二）安装后监护

1. 神经系统　治疗前需要对患者疼痛、意识状态及镇痛、镇静疗效进行准确的评价。设定插管期间镇静目标为 Ramsay 评分 3～4 分。定时检查瞳孔和 Glasgow 评分。此外,护士还应不断鼓励患者,必要时寻求专业人员的精神支持。

2. 呼吸系统　应连续监测患者的呼吸状态,包括呼吸音、呼吸频率,及时发现呼吸窘迫的征象,如鼻翼翕动等。通过血气分析和床旁经皮脉搏血氧饱和度监测,了解患者的呼吸状况。对于采用机械通气支持的患者:要维持呼吸道的安全,定时吸痰,定时变动体位,叩击拍背,清除呼吸道分泌物,定时进行口腔护理。

3. 循环系统　循环状态的评估根据患者的肢体是否温暖(V - A 状态、流量较大时可能摸不到)、尿量和毛细血管充盈时间。可以通过多巴胺、多巴酚丁胺、肾上腺素等正性肌力药物增加心排血量。通过患者静脉输液的通路输注血管活性药物,但不可以通过 ECMO 管路输注。

4. 胃肠道和营养　定时进行患者胃肠道评估,检查是否腹胀、腹部是否柔软、肠鸣音数量、对胃肠营养的耐受性、鼻胃管引流液的性状和大便的性状。特别需要注意的是,禁用脂肪乳剂和丙泊酚。

5. 液体平衡　定时检查患者水肿程度、皮肤紧张度和电解质状态,精确计算每日的出入液量,明确标明正平衡和负平衡。

6. 保护皮肤的完整性　经常变动患者的体位,避免局部组织受压灌注不足,定时检查头后部、尾骶部、足跟部的皮肤。尽量采用气垫床,减少压力性损伤的发生。

7. 出血和抗凝　由于肝素化以及血小板和凝血因子的逐渐消耗,ECMO 患者早期的护理干预措施是预防出血。应尽量维持已经存在的静脉通路,避免插入新的静脉导管,减少肌肉注射和皮下注射的频次。在进行吸痰、口腔护理、鼻饲管插入等过程中,应尽量避免黏膜的损伤。同时监测血小板计数、红细胞压积、ACT 和凝血指标,必要时选择输注合适的血液制品。

8. 并发症的监测与护理　①出血:常见的出血部位包括插管部位、手术切口等。②栓塞:注意观察患肢有无僵硬、苍白、肿胀,以及足背动脉搏动、足温。如有异常,及时报告医师。③溶血:每 4～6 h 检查患者尿的颜色和监测血浆游离血红蛋白浓度,如出现肉眼血尿或深茶色尿应立即通知医师;如有溶血应立即更换氧合器及管路,严重溶血时可行血浆置换。

十、ECMO 撤除

(1) 中空纤维膜肺一般持续使用 4～5 d,硅胶膜肺一般持续使用 6～15 d。

(2) 开始的 1～2 d 内肺功能常常不佳,由于呼吸道压力骤降、肺渗出增加,X 线胸片呈薄雾样改变,肺听诊有明显的湿啰音。此期间患者完全依赖 ECMO。

(3) 随着 ECMO 的支持延长,患者肺功能逐渐恢复。当循环流量仅为患者血流量的 10%～25%可维持正常代谢时,可考虑终止 ECMO。

(4) ECMO 脱机指标

1) 肺恢复:清晰的 X 线、肺顺应性改善、PaO_2↑、$PaCO_2$↓、气道峰压下降。

2) 心脏恢复:SvO_2 升高;脉压升高,心电图正常,超声心脏收缩、舒张正常。

3) V - V:停止气流时无变化。

4) V - A:流量<心排血量的 10%～20%。

(5) 逐步调整强心或血管活性药的剂量,缓慢减少 ECMO 的流量,减少至流量仅为患者血流量的 10%～25%时,可考虑停机。停机前,体内适量加一些肝素,随后撤机。

(6) 在终止 ECMO 1～3 h 病情稳定后,可拔出循环管道。

(7) 缝合血管易产生气栓,且婴幼儿颈部、脑部血管对闭合一侧颈血管有强大的代偿力,所以对血管进行修复时大多将右颈总动脉和颈内静脉结扎。

(8) 在 ECMO 7～10 d 后有下述情况应终止 ECMO

1) 不可逆的脑损伤。

2) 其他重要器官功能严重衰竭。

3) 顽固性出血。

4) 肺部出现不可逆损伤。

接受 ECMO 循环辅助的患者通常病情极为危重,加上 ECMO 是一种高消耗、高创伤性的高级生命支持方式,其间可能出现多种并发症。因此,应加强监测和管理。

V-A ECMO 上机和撤机操作流程见图 5-19、图 5-20。

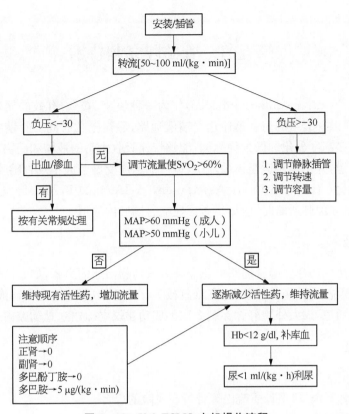

图 5‑19　V‑A ECMO 上机操作流程

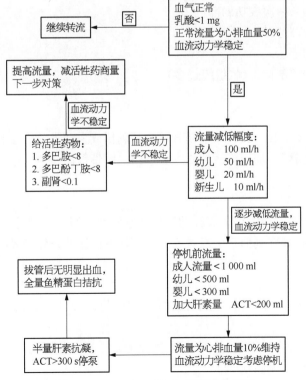

图 5‑20　V‑A　ECMO 撤机操作流程

第五节　骨髓腔穿刺技术

骨髓腔内输液(intramedullary infusion)作为一种快速、安全、有效的循环重建方式,能为休克、严重创伤等循环衰竭的患者迅速建立输液通路,赢得抢救时间。骨髓腔被称为"永不塌陷的静脉",有许多高度分化的微细静脉网,能够快速吸收大量的液体和药物,通过髓静脉窦流入骨中央静脉通道,并迅速转运至体循环中,输液的速度受髓腔大小及骨髓腔输液针直径的影响。美国心脏协会(American Heart Association,AHA)在 2015 版心肺复苏指南中再次强调:在不能成功建立静脉通路时,应尽早考虑建立骨髓腔内通道。

一、适应证

短时间内无法成功建立静脉通路但急需补液或药物治疗的患者,如心搏骤停、休克、创伤、大面积烧伤、重度脱水、癫痫持续状态、灾难急救等。在急救过程中,建立输液通路时应尽早考虑使用骨髓腔内通道,成人外周静脉穿刺 2 次不成功建议立即建立骨髓腔内通道。

二、禁忌证

(1) 骨折部位。
(2) 具有成骨不全、严重骨质疏松等骨折高风险的患者。
(3) 蜂窝组织炎的部位。
(4) 局部血管损伤的部位。
(5) 骨髓腔穿刺未一次成功的部位。
(6) 严重烧伤的部位。
(7) 严重感染的部位。
(8) 缺乏明显的解剖标志(软组织过多)。

三、物品准备

皮肤消毒液、无菌手套、无菌巾、电动骨髓腔穿刺仪或手动骨髓腔穿刺针、10 ml 空针一支、2%利多卡因一支、连接管、加压输液的压力袋、纱布、胶带等。

四、患者准备

骨髓腔内置管是在紧急情况下实施的操作,经综合评估后,一旦患者符合穿刺适应证,应即刻进行穿刺。同时,在穿刺前宜向患者或家属解释该操作的益处和风险。

五、操作流程

1. 穿刺部位的选择　骨髓腔穿刺可选择的部位包括胫骨近端、胫骨远端、肱骨等,见图 5-21。

胫骨近端内侧面具有易固定、骨面平坦、覆盖的皮下软组织菲薄等特点,是使用穿刺仪器穿刺时最常选择的部位,见图 5-22。

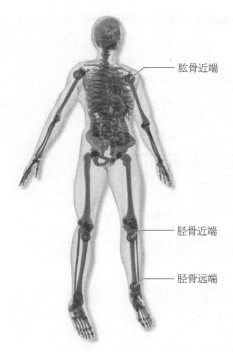

图 5-21 穿刺部位选择

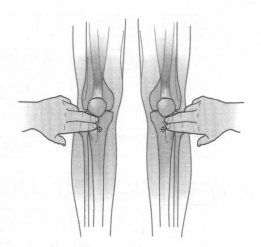

图 5-22 穿刺点定位-胫骨近端

2. 体位与穿刺点定位

（1）穿刺体位：置患者于仰卧位，用卷起的毛巾垫于患者膝盖下方，使其膝盖微微弯曲，暴露穿刺部位，明确胫骨隆突的位置。

（2）穿刺点定位：伸直下肢，髌骨下缘约3cm处为胫骨粗隆，穿刺点位于距离胫骨粗隆内侧2cm处的胫骨平坦处。

3. 消毒 用葡萄糖氯己定或碘伏进行消毒，戴无菌手套，铺无菌巾。若患者意识清楚，可在皮内、皮下组织和骨膜注射20~30mg利多卡因止痛。

4. 穿刺 用手固定患者穿刺侧的小腿，另一只手持握电动穿刺仪器，针尖与骨平面呈90°进针（图5-23），先刺破皮肤，到达骨皮质后，须按住触发器，轻轻将导针穿过组织，注意避免过度用力，当突然出现落空感时，表明针已经穿透皮质层，到达了骨髓腔。

5. 确定穿刺针进入骨髓腔 撤出管心针，通过连接管将针与10ml空针相连，若回抽出血和骨髓则证明针的位置正确。

6. 输注药物 确定穿刺针进入骨髓腔后，将骨髓穿刺针通过连接管与普通输液管路相连，进行骨髓腔内输液。然后使用胶带将穿刺针和输液管路稳妥固定在腿上，同时

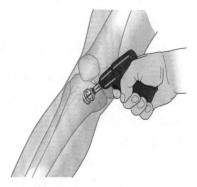

图 5-23 进针角度-胫骨

腿须制动，以防穿刺针移位。穿刺点保持无菌，防止感染。输注时，可使用加压袋加快输注速度。晶体、胶体、血制品及各种药物（包括复苏药物和血管活性药物等）均可通过骨髓腔输注，剂量与其他管路相同。目前不推荐经骨髓腔输入化疗药物，输入高渗溶液时亦需谨慎。

7. 拔管 拔除导管时，使患者的腿保持固定，在顺时针旋转骨髓穿刺针的同时轻轻往外

撤除,拔除后需加压止血至少 5 min,然后用无菌敷料加压包扎。

骨髓腔穿刺操作流程见图 5-24。

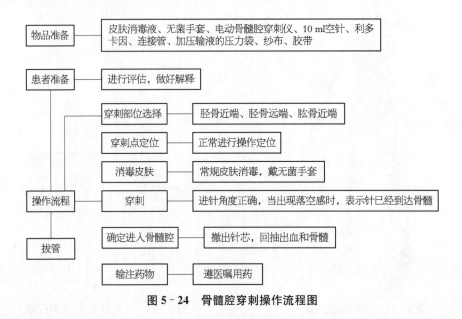

图 5-24   骨髓腔穿刺操作流程图

六、注意事项及护理

(1) 严格无菌操作,避免反复穿刺同一部位。

(2) 穿刺针定位时,即使穿刺针置入的位置正确,有时也不一定能抽出骨髓,出现这种情况,可尝试性推注 10 ml 生理盐水,若推注顺畅,无阻力感,且周围软组织无肿胀,则表明位置正确;否则,则需拔除穿刺针,另选穿刺部位。

(3) 患者经骨髓腔置管输液时常常会感觉疼痛,尤其是输液初期,数字法疼痛评分可高达 8～10 分。故在开始输液前,如果患者意识清楚,可向骨髓腔内推注 2% 利多卡因 20～40 mg 麻醉止痛;持续输液过程中,应动态评估疼痛情况,必要时可重复推注利多卡因止痛。

七、并发症的预防、观察及处理

1. 液体和药物外渗或渗出   是最常见的并发症,主要原因为穿刺针穿透胫骨或穿刺针针尖未完全置入骨髓腔内。药物外渗可能导致皮下和骨膜下肿胀,注射部位周围肌肉和皮下组织坏死,甚至有引发骨筋膜室综合征的危险。因此,一旦发生外渗,应立即将穿刺针拔除,对穿刺部位实施加压包扎。

2. 穿刺针堵塞   可每 15 min 用 3～5 ml 生理盐水冲管一次,预防堵塞。

3. 其他   骨折、局部肿胀、骨针松动、骨针断裂、局部皮肤感染、脓毒血症等并发症的发生率低,但仍需加强观察。

八、尽早拔管

骨髓穿刺置管只能作为一种应急措施,最长可保留 24～72 h,宜在 6～12 h 内尽早拔除。

第六节　CRRT 技术

19 世纪,苏格兰化学家 Thomas Graham 首次提出"透析"这个概念。1912 年,美国约翰霍普金斯大学医学院 John Jacob Abel 及其同事首次进行活体动物弥散实验;次年,他们用火棉胶制成了管状透析器,并将其命名为人工肾脏(artificial kidney);然后将这个透析器放在生理盐水中,用水蛭素作为抗凝剂,对兔子进行了 2 h 的血液透析,开创了血液透析技术。

一、CRRT 相关定义

连续性肾脏替代治疗(continuous renal replacement therapy,CRRT),也称为连续性血液净化(continuous blood purification,CBP),是利用血液净化技术清除溶质,以替代受损肾功能以及对脏器功能起保护支持作用的治疗方法,临床上一般将治疗持续时间≥24 h 的肾脏替代治疗称为 CRRT。

二、CRRT 原理

(一) 溶质转运

1. 弥散　是透析(hemodialysis,HD)时清除溶质的主要机制。溶质依靠浓度梯度从高浓度一侧向低浓度一侧转运,此现象称为弥散。溶质的弥散转运能源来自溶质的分子或微粒自身的不规则运动(布朗运动)。

2. 对流　溶质伴随溶剂一起通过半透膜的移动,称为对流。溶质和溶剂一起移动,是摩擦力作用的结果。不受溶质分子量和其浓度梯度差的影响,跨膜的动力是膜两侧的静水压差,即溶质牵引作用。

3. 吸附　是通过正负电荷的相互作用或范德华力和透析膜表面的亲水性基团选择性吸附某些蛋白质、毒物及药物(如 β_2-微球蛋白、补体、炎性介质、内毒素等)。所有透析膜表面均带负电荷,膜表面负电荷量决定了吸附带有异种电荷蛋白的量。在血透过程中,血液中某些异常升高的蛋白质、毒物和药物等选择性地吸附于透析膜表面,使这些致病物质被清除,从而达到治疗的目的。

(二) 水的转运

1. 超滤　液体在静水压力梯度或渗透压梯度作用下通过半透膜的运动称为超滤。透析时,超滤是指水分从血液侧向透析液侧移动;反之,如果水分从透析液侧向血液侧移动,则称为反超滤。

2. 影响超滤的因素

(1) 净水压力梯度:主要来自透析液侧的负压,也可来自血液侧的正压。

(2) 渗透压梯度:水分通过半透膜从低浓度侧向高浓度侧移动,称为渗透。其动力是渗透压梯度。当两种溶液被半透膜隔开,且溶液中溶质的颗粒数量不等时,水分向溶质颗粒多的一侧流动,在水分流动的同时也牵引可以透过半透膜的溶质移动。水分移动后,将使膜两侧的溶质浓度相等,渗透超滤也停止。血透时,透析液与血浆基本等渗,因而超滤并不依赖渗透压梯度,而主要由静水压力梯度决定。

(3) 跨膜压力:是指血液侧正压和透析液侧负压的绝对值之和。血液侧正压一般用静脉回路侧除泡器内的静脉压表示。

（4）超滤系数：是指在单位跨膜压下水通过透析膜的流量，反映了透析器水的通过能力。不同超滤系数值的透析器，在相同跨膜压下水的清除量不同。

三、血液透析设备

血液透析的设备包括血液透析机、水处理及透析器，共同组成血液透析系统。

1. 血液透析机　是血液净化治疗中应用最广泛的一种治疗仪器，是一个较为复杂的机电一体化设备，由透析液供给监控装置及体外循环监控装置组成，包括血泵（是驱动血液体外循环的动力）、透析液配置系统、联机配置合适电解质浓度的透析液、容量控制系统（保证进出透析器的液体量达到预定的平衡目标）及各种安全监测系统（包括压力监控、空气监控及漏血监控等）。

2. 水处理系统　由于透析患者血液要隔着透析膜接触大量透析液，而城市自来水含各种微量元素特别是重金属元素，同时还含一些消毒剂、内毒素及细菌，与血液接触将导致这些物质进入体内。因此自来水需依次经过滤、除铁、软化、活性炭反渗透处理，只有反渗水方可作为浓缩透析液的稀释用水。而对自来水进行一系列处理的装置即为水处理系统。

3. 透析器　也称"人工肾"，由数根化学材料制成的空心纤维组成，每根空心纤维上分布着无数小孔。透析时血液经空心纤维内而透析液经空心纤维外反向流过，血液或透析液中的一些小分子溶质及水分即通过空心纤维上的小孔进行交换，交换的最终结果是血液中的尿毒症毒素及一些电解质、多余的水分进入透析液中被清除，透析液中一些碳酸氢根及电解质进入血液中，从而达到清除毒素和水分、维持酸碱平衡及内环境稳定的目的。整个空心纤维的总面积即交换面积决定了小分子物质的通过能力，而膜孔径的大小决定了中大分子的通过能力。

4. 透析液　透析液由含电解质及碱基的透析浓缩液与反渗水按比例稀释后得到，最终形成与血液电解质浓度接近的溶液，以维持正常电解质水平，同时通过较高的碱基浓度提供碱基给机体，以纠正患者存在的酸中毒。常用的透析液碱基主要为碳酸盐，还含少量醋酸。

四、血管通路

建立和维护良好的血液净化血管通路，是保证血液净化顺利进行和充分透析的首要条件。血管通路也是长期维持性血液透析患者的"生命线"。根据患者病情的需要和血液净化方式，血管通路分为紧急透析（临时性）血管通路和维持性（永久性）血管通路。前者主要采用中心静脉留置导管或直接穿刺动脉及静脉，后者为动静脉内瘘或长期中心静脉留置导管。

理想的血管通路在血透时应有足够的血流量，穿刺方便，持久耐用，各种并发症少。血管通路设计时应根据患者肾功能衰竭的原发病因、可逆程度、年龄、患者经济及医院条件来选择临时性血管通路或是永久性血管通路。单纯急性肾功能衰竭或慢性肾功能衰竭基础上急剧恶化、动静脉内瘘未成熟时，都应选择临时性血管通路，可以采用经皮股静脉、锁骨下静脉或颈内静脉留置导管建立血管通路。慢性肾功能衰竭应选择永久性血管通路，可以采用动静脉内瘘或血管移植。当血管条件很差时也可用长期中心静脉留置导管。应当注意在慢性肾功能衰竭患者进入透析前，应妥善保护两上肢前臂的血管，避免反复穿刺是确保血管通路长期无并发症发生的最重要步骤。

（一）物理检测

（1）通过对血管通路进行物理检查，及时发现通路功能失常的体征。

（2）静脉压感受器位于血液循环通路中的滤器之后，主要测量静脉回流的阻力。

（3）动态静脉压：动态静脉压代表实际通路内的压力之和，即穿刺针到感应器之间的流体静压以及外周静脉回路和静脉穿刺针的压力梯度，如压力大于测量阈值，提示通路存在狭窄。

（二）静态静脉压 静态静脉压是指在血流速度为 0 时血管通路内的静脉压。

（三）再循环检测 通路再循环是指经过滤器的血液又重新回到滤器中，实际上是血液净化治疗过程中的循环短路。当血管通路狭窄或血流不畅时，容易出现通路中的血液再循环现象。

（四）超声检测法 超声检查不仅可以评估血管通路的解剖学特征，还可以直接测定血管通路的血流速度等血流动力学参数变化，广泛应用于血管内瘘的监测。

总之，早期血管通路的监测以及适时干预可以延长血管通路的使用寿命。有多种方法可以诊断血管通路是否失效，其中多普勒超声以其解剖学诊断和血流参数测定优势成为最有效的方法之一。

五、适应证和禁忌证

（一）适应证

1. 急性肾损伤 出现下列任何一种情况即可进行透析治疗。

（1）血清肌酐钾≥354 μmol/L（mg/d），或尿量＜0.3 ml（kg·h）持续 24 h 以上。

（2）高钾血症，血清钾≥6.5 mmol/L。

（3）血 HCO_3＜15 mmol/L。

（4）体液过多，如球结膜水肿、胸腔积液、心包积液、心音呈奔马律或中心静脉压升高；持续呕吐；烦躁或嗜睡。

（5）败血症休克、MOF 患者提倡肾脏支持治疗，即早期开始透析。

2. 慢性肾衰竭

（1）有尿毒症的临床表现，血清肌酐＞707.2 μmol/L，GFR＜10 ml/min。

（2）早期透析指征：肾衰竭进展迅速，全身状态明显恶化，有严重消化道症状，不能进食，营养不良；并发周围神经病变；红细胞容积在 15% 以下；糖尿病肾病，结缔组织病性肾病；妊娠、高龄及儿童患者，尽管血清肌酐未达以上指标，也应开始透析。

（3）紧急透析指征

1）药物不能控制的高血钾＞6.5 mmol/L。

2）水钠潴留、少尿、无尿、高度水肿伴有心力衰竭、肺水肿、高血压。

3）代谢性酸中毒 pH＜7.2。

3. 急性药物或毒物中毒 凡能够通过透析膜清除的药物及毒物，即分子量小、不与组织蛋白结合、在体内分布较均匀均可采用透析治疗。应在服毒物后 8～12 h 内进行，病情危重者可不必等待检查结果即可开始透析治疗。

4. 其他疾病 严重水、电解质及酸解平衡紊乱，一般疗法难以奏效而血液透析有可能有效者。

（二）禁忌证

近年来，随着血液透析技术的改进，血液透析已无绝对禁忌证，只有相对禁忌证：①休克或低血压者（收缩压≤80 mmHg）。②严重的心肌病变导致的肺水肿及心力衰竭。③严重心律失常。④有严重出血倾向或脑出血。⑤晚期恶性肿瘤。⑥极度衰竭、临终患者。⑦精神病及不合作者或患者本人和家属拒绝透析。

六、CRRT 常用模式

CRRT 是指一组体外血液净化的治疗技术,是所有连续、缓慢清除水分和溶质的治疗方式的总称。传统 CRRT 技术每天持续治疗 24 h,目前临床上常根据患者病情对治疗时间做适当调整。CRRT 主要包括以下技术。

(一) 缓慢连续超滤(slow continuous ultrafiltration, SCUF)　SCUF 主要以对流的方式清除溶质,既不补充置换液,也不补充透析液,溶质清除效果不理想,不能将肌酐保持在可以接受的水平,有时需要加用透析治疗。用于治疗水肿、顽固性心力衰竭、肝移植血液转流、创伤等。

(二) 连续性静脉−静脉血液滤过(continuous veno-venous hemofiltration, CVVH)　CVVH以对流的原理清除体内大、中分子物质、水分和电解质。通过超滤可以降低血中溶质的浓度,调控机体容量平衡。常规治疗采用后稀释法输入,后稀释法的优点是节省置换液用量,清除效率高,但容易凝血,因此超滤速度不能超过血流速度的 30%。用前稀释法时,置换液可增加到 48～56 L/d,由于前稀释降低了滤器内血液有效溶质的浓度,溶质清除量与超滤液量不平行,其下降率取决于前稀释液流量与血流量的比例,肝素用量明显减少。但其不足之处是进入血滤器的血液已被置换液稀释,清除效率降低,适用于高凝状态或血细胞比容>35%者。

(三) 连续性静脉−静脉血液透析(continuous veno-venous hemodialysis, CVHD)　CVVHD溶质转运主要依赖于弥散和少量对流。当透析液流量为 15 ml/min(此流量小于血流量)时,可使透析液中的全部小分子溶质呈饱和状态,从而使血浆中的溶质经过弥散机制清除。当透析液流量增加至 50 ml/min 左右时,溶质的清除率可进一步提高,超过此值清除率不再增加,CVVHD 能更多地清除小分子物质(肌酐、尿素氮、电解质等),对于重症 AKI 或伴有 MODS 者,可以维持血浆 BUN 在 25 mmol/L 以下,不需要补充置换液。适用于治疗单纯肾衰竭、电解质紊乱、高分解代谢等。

(四) 连续性静脉−静脉血液透析滤过(continuous veno-venous hemodiafiltration, CVVHDF)　CVVHDF 综合了 CVVHD 和 CVVH 的原理及作用,提高了小分子和中大分子物质的清除率,溶质清除率增加 40%。

SCUF 和 CVVH 适用于清除过多液体为主的治疗;CVVHD 适用于高分解代谢、需要清除大量小分子溶质的患者;CVVHDF 有利于清除炎症介质,适用于脓毒症等患者。

目前,急危重症透析可以使用的模式很多,连续性血液滤过联合 ECMO 的治疗,能降低患者的病死率及减少医疗资源的支出,已成为新的应用领域。

七、CRRT 与 IHD 优缺点比较

(一) 优点　CRRT 与传统的间歇性血液透析(intermittent hemodialysis,IHD)相比,具有以下优点:

1. *有利于血流动力学稳定*　与 IHD 相比,CRRT 为连续、缓慢、等渗地清除水和溶质,容量波动小,能根据病情需要随时调整液体平衡策略,且等渗地超滤有利于血浆再充盈、维持肾素血管紧张素系统及细胞外液渗透压稳定,更符合人自身的生理情况,从而有利于维持血流动力学稳定,而血流动力学稳定能保证肾脏有效灌注,减少缺血再灌注的发生,对肾功能的恢复以及机体的其他脏器都有很好的保护作用。

2. *溶质清除率高*　研究发现,与 IHD 相比,CRRT 具有更高的尿素清除率,IHD（7 次/

周)的每周 Kt/V 值与置换量 1 L/h 的 CRRT 相当,如将置换量增加至 2 L/h,则 IHD 必须 7 次/周、6～8 h/次才能达到相同的尿素清除率。CRRT 能通过多种方式清除溶质,通过对流和吸附作用清除中、大分子溶质,通过对流和弥散作用清除小分子溶质。因此,CRRT 除了能清除血肌酐、尿素氮、电解质等小分子溶质外,还可以清除多种炎性介质或毒性物质等中、大分子溶质,如 TNF-α、IL-1、IL-6、IL-8、PAF、心肌抑制因子等,从而阻断炎症介质所介导的级联反应,减轻脏器损害。

3. 有利于营养支持和液体平衡 CRRT 为模拟人正常肾脏的生理功能,持续进行有利于水、氮平衡的调控,能满足患者大量液体输入的需要,可以不断地补充水分及营养物质,保证患者每日能量及各种营养物质所需,维持正氮平衡。

4. 有利于维持血浆溶质浓度和细胞外液容量的稳定 接受 IHD 治疗的患者其血浆内尿素氮等溶质的浓度呈波浪形改变,透析前最高,而透析后达到最低水平,之后逐步上升,容易出现尿素氮等代谢产物浓度的反跳;而 CRRT 为持续、缓慢、等渗地清除溶质,不会引起血浆内溶质的巨大波动。同样,IHD 治疗时细胞外液容量也在透析前后波动较大,而 CRRT 不但有助于维持细胞外液容量的稳定,还能根据治疗需要随时调整液体平衡策略。

5. 生物相容性佳 CRRT 滤器膜多采用高分子合成膜,具有高通量、超滤系数高、生物相容性好等优点,而 IHD 滤器膜多采用纤维素膜,生物相容性差,能激活补体系统、白细胞、血小板和内皮细胞,诱发"氧化应激反应"和"炎症反应",加重肾功能损伤,促进全身炎症反应综合征,甚至导致 MODS。

(二) 缺点 与 IHD 相比,CRRT 有诸多优势,但是也有不足:①需要连续抗凝,因此出血的风险相对较大。②毒素清除较慢,且滤过作用可能造成一些有益物质的丢失,如抗炎介质、营养物质等。③如肝功能不全患者,采用乳酸盐配方的置换液,可能会加重肝功能损伤。④患者长时间无法移动,使得外出行 CT 等检查受限。⑤低体温。⑥目前尚无充分确实证据证实 CRRT 较 IHD 可以改善患者预后,降低死亡率,但 CRRT 费用高,工作量大。

八、CRRT 血管通路的建立

对于急危重症患者,一般选择临时中心静脉置管,为满足采血流量的要求,置管部位可选择股静脉、颈内静脉或锁骨下静脉。锁骨下静脉导管因容易发生静脉狭窄,且拔管后不容易压迫止血,故不作为重症患者置管首选。颈内静脉导管对患者活动限制少,因而一直是血液透析患者中心静脉置管的首选,但往往因急危重症患者已经留置双腔中心静脉导管而无法选用。股静脉置管的优点是压迫止血效果好,血肿发生率低,穿刺方便和技术要求低,虽血流易受体位及腹内压影响,但仍可作为急危重症患者 CRRT 临时导管的首选。

(一) 颈内静脉穿刺

1. 部位选择 右侧颈内静脉较粗且与头臂静脉、上腔静脉几乎成一直线,插管较易成功,故首选右颈内静脉。从理论上讲,颈内静脉各段均可穿刺,但其上段与颈总动脉、颈内动脉距离较近,且部分重叠,尤其颈动脉位于该段,故不宜穿刺;下段位置较深,穿刺有一定难度,但表面标志清楚,其位置在胸锁乳突肌与锁骨上缘形成的锁骨小凹内;中段位置较表浅,操作视野暴露充分,穿刺时可避开一些重要的毗邻器官,操作较安全,实际操作中大多选此段穿刺。患者多取仰卧位,肩部垫枕使之仰头,头偏向对侧,操作者站于患者头端。

2. 进针技术 一种是在选定的进针处,针头对准胸锁关节后下方,针与皮肤成 30°～45°,在局部麻醉下缓慢进针,防止穿透静脉后壁。要求边进针边抽吸,有落空感并回血示已进入颈内静脉内,再向下进针安全幅度较大,进针插管深度应考虑到个体的身长及体型。另一种定位方法是针朝向同侧乳头方向,针与皮肤成 35°～40°,向后向下,外侧方向,边进针边抽吸,进入颈内静脉时常有突破感,如进针较深可边退针边抽吸,一有回血即确定位置。

3. 护理要点

(1) 注意观察局部有无红肿、渗血及呼吸困难等征象。

(2) 严格无菌操作,按时换药,保持敷料整洁、干燥。

(3) 经常检查导管深度,给予妥善固定,避免牵拉、打折、扭曲。保持管道通畅,治疗结束先用生理盐水充分冲洗,再用肝素稀释液进行正压封管。

(二) 股静脉

1. 部位选择　穿刺点选在髂前上棘与耻骨结节连线的中、内段交界点下方 2～3 cm 处,股动脉搏动处的内侧 0.5～1.0 cm。患者取仰卧位,膝关节微屈,臀部稍垫高,髋关节伸直并稍外展外旋。

2. 进针技术　在腹股沟韧带中点稍下方摸到搏动的股动脉,其内侧即为股静脉,以左手固定好股静脉后,穿刺针与皮肤成 30°～40°刺入,要注意刺入的方向和深度,穿刺针朝向心脏方向,稍向后,以免穿入股动脉或穿透股静脉,要边穿刺边回抽活塞,如无回血,可慢慢退回针头,稍改变进针方向及深度,穿刺点不可过低,以免穿透大隐静脉根部。

3. 护理要点

(1) 观察穿刺处皮肤,保持局部清洁。

(2) 严格无菌操作,按时换药,保持敷料整洁、干燥,避免细菌在周围残留而导致感染。

(3) 治疗结束先用生理盐水充分冲洗,再用肝素稀释液进行正压封管。

(4) 采用正确的方法进行固定,防止导管脱落。患者应避免将导管拉出,特别是在脱裤子的时候,禁止穿刺部位 90°弯曲。

九、操作流程与步骤

(一) 治疗准备阶段

1. 物品准备　CRRT 仪器、导管、滤器、置换液、穿刺包、CRRT 观察记录单,根据抗凝方式准备肝素钠盐水或枸橼酸溶液。

2. 患者准备

(1) 患者及家属初步了解 CRRT 的治疗目的、方法及配合要点,签署知情同意书。

(2) 根据临床需要选择适宜部位建立血管通路,包括股静脉、颈内静脉、锁骨下静脉。在危重患者应用中,置管部位建议首选股静脉,可为患者血流动力学监测和治疗需要的血管通路预留颈内静脉、锁骨下静脉。

(3) 必要时加盖棉被保暖。

(二) 操作方法

(1) 评估管路的通畅性。打开患者留置导管封帽,用消毒液消毒导管口,抽出导管内封管溶液并注入生理盐水冲洗管内血液,确认导管通畅后从静脉端给予抗凝剂。

(2) 检查 CRRT 机并连接电源,打开机器电源开关。

(3) 根据机器显示屏提示步骤,逐步安装 CRRT 血滤器及管路,安放生理盐水预冲液及置换液袋连接生理盐水预冲液、置换液、抗凝用肝素溶液及废液袋,打开各管路夹。

(4) 进行管路预冲及机器自检。如未通过自检,应通知技术人员对 CRRT 机进行检修。

（5）CRRT机白检通过后，检查显示是否正常，发现问题及时对其进行调整。关闭动脉夹和静脉夹。

（6）根据医嘱及患者情况正确选择血液净化治疗模式（CVVH、CVVHD、CVVHDF、CVVHF），调节血流量、置换液流速、超滤液流速、肝素及枸橼酸输注速度等参数。

（7）将管路动脉端与导管动脉端连接，打开管路动脉夹及静脉夹，按治疗键，CRRT机开始运转，放出适量管路预冲液后停止血泵，关闭管路静脉夹，将管路静脉端与导管静脉端连接后，打开夹子，开启血泵继续治疗。如无须放出管路预冲液，则在连接管路与导管时，将动脉端及静脉端一同接好，打开夹子进行治疗即可。用胶布固定好管路，治疗巾遮盖好留置导管连接处。

（8）逐步调整血流量等参数至目标治疗量，查看机器各监测系统处于监测状态，并做好记录。

在临床工作中，可通过清单进行核查，见表5-2。以Prismaflex机器为例，上机安装操作流程和连接患者流程见图5-25和图5-26。

表5-2　CRRT治疗准备清单

床号：　　　　　姓名：　　　　　住院号：　　　　　诊断：

目录	检查内容	是	否
患者	患者有手腕带信息识别卡		
	患者是否被CRRT治疗及是否答应CRRT		
	患者是否进行血检查（凝血）		
	患者是否建立有效通路		
	是否正确测量或估算患者体重		
	患者生命体征平稳（平均动脉压≥60 mmHg）		
用物准备	CRRT机器是否处于备用状态		
	一次性管路是否完好有效		
	肝素钠洗液是否按要求配置使用		
	消毒液（氯己定）是否选择正确		
	血液净化液体是否按照医嘱要求进行配置		
	一次性换药包是否准备		
连接预冲	电源是否连接开机		
	是否正确安装各压力监测接头		
	是否正确安装空气，漏血监测		
	是否正确安装一次性推注泵		
	是否正确连接冲管路		
	是否排空管路内气体		
	是否通过预冲自检		

（续表）

目录	检查内容	是	否
连接	是否根据医嘱设置合理参数		
	是否规范消毒正确连接管路		
	血液净化是否正常运行		
	患者生命体征是否稳定在医师要求范围		

检查人：　　　　　　　日期：

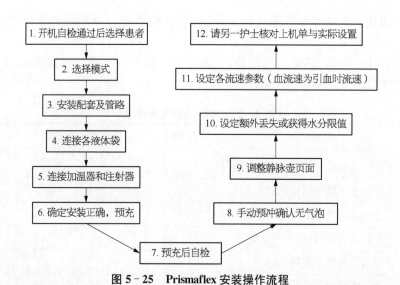

图 5‑25　Prismaflex 安装操作流程

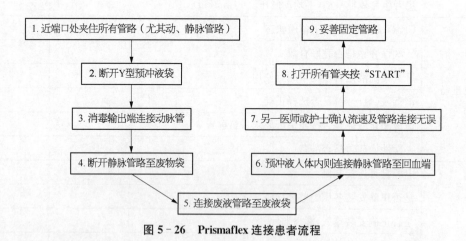

图 5‑26　Prismaflex 连接患者流程

十、护理观察要点

（一）生命体征监测　CRRT 治疗中体温的监测不容忽视。CRRT 用于非肾脏疾病治疗主要是为了清除炎性介质，有助于患者降低体温；但一些体温不升或体温正常的患者，由于治疗中大量置换液的输入以及体外循环丢失热量,常出现寒战或畏寒,应提高室内温度并保持在22~25℃,有自动加温装置的机器须及时调整加温档,或将置换液放入恒温箱加温后输入,同时为患者加盖棉被保暖。对于感染的患者要避免治疗过程中的低体温掩盖病情。

(二)压力监测 2008年以后生产的CRRT机器都具有完善的压力监测装置,通过这些压力的动态变化,反映体外循环的运行状况。通常直接监测的压力包括:动脉压(access pressure,PA)、滤器前压(pre-filter pressure,PBF)、静脉压(pressure of vein,PV)、超滤液侧压(filtrate pressure,PF)等。通过直接测量的值计算的压力参数,包括跨膜压(transmembrane pressure,TMP)、过滤器压力降(filter pressure drop,PFD)。

(三)安全性监测 安全性监测是保证体外循环安全的重要方面。最重要的三个安全性监测为空气监测、漏血监测及容量平衡监测。

(四)液体的管理 正确设置血流量、每小时脱水量、置换液速率等,每小时统计出入总量,根据病情及血流动力学监测指标及时调节各参数。

(五)血电解质和血气的监测 严密监测患者的血生化、血气分析等指标。对于病情较稳定的患者在开始2h内必须检测一次,如果无明显异常,可适当延长检测时间。

(六)出血的预防和监测 体外循环中抗凝剂的应用可增加出血危险。因此,须密切观察患者各种引流液、大小便颜色、伤口渗血、术后肢体血运、皮肤温度、颜色等情况,并严密监测凝血指标,如ACT或活化部分凝血活酶时间(activated partial thromboplastin time,APTT)等,及早发现出血并发症。具体见抗凝技术。

(七)预防感染 严格无菌操作是预防感染的重要措施。加强留置导管的护理,每日更换导管出口处敷料,用2%的洗必泰以导管口为中心环形消毒,直径≥10 cm,防止细菌沿导管旁窦侵入机体,当敷料潮湿或被污染时应及时更换。

(八)血管通路的护理 妥善固定血管通路,防止脱管。每次治疗结束后严格消毒接口处,用管腔容量100%~120%的封管液对动、静脉管封管,根据患者出凝血情况选择合适的肝素浓度。封管后用无菌敷料覆盖,妥善固定,防止扭曲、污染、漏血。对凝血机制障碍、穿刺部位有渗血者,采取及时调节抗凝方式、补充凝血因子等治疗策略,并延长压迫止血的时间。

(九)其他 疼痛、焦虑、隔离和各种机器的噪声是急危重症患者每天面临的心理应激源,护士应特别加强患者的心理护理、压力性损伤的预防及护理。

十一、CRRT常用的抗凝技术及护理

(一)抗凝技术

1. **全身肝素抗凝技术** 肝素是最常用的抗凝剂。肝素全身抗凝分为两个步骤:首先,安装管路后给予加有12 500 U肝素的1 000 ml生理盐水预冲管路,预冲管路的目的是排气并使肝素与滤器膜充分结合,有效减少滤器凝血,上机时将管路内肝素排出。其次,治疗前给予5~8 U/kg负荷剂量,从静脉注入,然后以5~12 U/(kg·h)维持剂量持续注入滤器前端。

(1)上机前正确安装管路并充分自循环,确保静脉通路通畅。

(2)普通肝素首剂在治疗前10 min给药。

(3)在治疗过程中密切监测凝血状态,及时调整抗凝剂用量。具体监测内容包括:

1)临床监测:滤器、动静脉壶有无凝血块;体外循环管路是否通畅;及时识别并排除滤器

及管路凝血征兆;患者有无出血倾向等。观察患者有无凝血反应,应重点观察血滤器的颜色。

2) 机器监测:TMP、PFD、PA、PV、滤过分数等。

3) 实验室监测:凝血酶原时间(prothrombin time,PT)、APTT、ACT,在上机 30 min 后送检凝血功能,以后每 4 h 检查 1 次,或根据患者情况缩短或延长监测时间。滤器后 ACT 维持在正常的 1.5~2 倍(正常 150~170 s),APTT、PT 维持在正常的 1.4 倍。

肝素的半衰期为 0.5~2 h,平均 50 min。在保证体外循环不凝血的前提下,在治疗结束前一段时间提前结束使用肝素,可减少肝素对凝血功能的影响,减少穿刺点出血。在保证血液透析结束时 ACT 延长为基础值 140% 的前提下,一般可提前 15~60 min 结束使用肝素。

2. 肝素局部抗凝技术 为了减少出血,肝素局部抗凝在严重出血倾向患者中应用比较广泛,预冲管路和治疗的实施步骤同全身抗凝,只是在静脉端用等量的鱼精蛋白中和滤器前输注肝素,在治疗中根据凝血参数适当调整肝素和鱼精蛋白的剂量。

(1) 治疗前不给予负荷剂量肝素。

(2) 治疗开始时以 5~12 U/kg 维持剂量持续注入滤器前端。

(3) 静脉端用注射泵持续注入鱼精蛋白,按比例使用肝素与鱼精蛋白。在为有出血倾向的急性肾衰竭患者进行治疗时,使用肝素(mg)与鱼精蛋白(mg)的比例为 1:1,慢性肾衰竭患者为(1:1.5)~(1:1.2)。

(4) 反复测定血管通路动脉端与静脉端的凝血时间,根据结果调整鱼精蛋白和肝素剂量。

(5) 治疗结束后应推注鱼精蛋白 10~15 mg,4 h 后根据需要可重复使用一次。

3. 枸橼酸钠局部抗凝技术 枸橼酸钠能与血中游离钙整合,生成难以解离的可溶性复合枸橼酸钙,使血中钙离子减少,阻止凝血酶原转化为凝血酶,从而起到抗凝作用。枸橼酸钠局部抗凝可以用于活动性出血或高危出血患者,以及肝素抗凝禁忌证、血流动力学不稳定时也可应用此方法。

(1) 将枸橼酸钠从 CRRT 管路的动脉端输入,使用时可用输液泵调整和控制输入速度。局部枸橼酸钠抗凝时,透析液可采用无钙透析液或普通含钙透析液。用无钙透析液时,将枸橼酸钠从血液透析管路的动脉端输入;如患者需补充钙剂,则从其他途径输入。

(2) 准备输液泵,透析前将枸橼酸钠连接在管路的动脉端泵前。

(3) 在透析过程中,应密切观察患者的血压、脉搏、心率、血路及动静脉压,并做记录,密切观察血路和透析器是否有凝血现象。一旦发现透析器或管路颜色变深,或静脉压较前大幅度升高,应立即采取防凝血措施,并行 ACT 检查,以调整枸橼酸钠输注速度。

(4) 定时检查血气分析及电解质,一旦发生低血钙,应迅速降低枸橼酸钠输注速度或停止输注枸橼酸钠。

(5) 枸橼酸钠浓度较低时,所用枸橼酸容量增大,应适当增加脱水量,防止容量负荷增加。

(6) 枸橼酸抗凝技术的并发症及其防治

1) 高钠血症:采用枸橼酸钠抗凝透析时,可适当调整钠浓度,防止高钠血症。

2) 代谢性碱中毒:枸橼酸钠进入人体后,参与三羧酸循环,最终生成 HCO^-。在透析过程中可适当降低透析液中的碳酸盐浓度,避免发生代谢性碱中毒。

3) 低钙血症:发生率为 5%~10%,常见于本身有低钙血症而使用无钙透析液的患者,或有严重代谢性酸中毒,透析过程中纠正酸中毒时血钙降低的患者。故在采用枸橼酸钠透析前,应了解患者的血钙及酸中毒情况。在透析期间,应进行心电监护,随时测定血钙浓度,建立静脉通路以防止低血钙的发生。

4. 无抗凝剂抗凝技术 在血液净化治疗过程中,也有一部分患者因各种原因不宜使用抗凝剂,须采用无抗凝剂治疗。该治疗方法在应用时,出血的风险也远低于重症患者应用肝素抗凝的血液净化治疗。

(1)应用指征:①有活动性出血的患者,包括心包炎、颅内出血、消化道出血、近期手术、大面积创伤等。②凝血系统疾病有凝血功能障碍的患者。③应用抗凝剂有禁忌证者,如肝素过敏、肝素引起的血小板减少等。

(2)无抗凝剂抗凝技术的操作实施:①滤器及管路常规用肝素盐水预冲,闭路循环30 min。②治疗前用生理盐水将滤器及管路中的肝素盐水全部排掉,以免肝素进入患者体内。

(二)抗凝护理

(1)治疗开始后密切观察患者生命体征,每小时测血压、脉搏、心率,保证通路和体外循环管路、滤器连接正确稳固,管路无扭曲。严格遵守无菌原则进行各项操作。

(2)CRRT 治疗前应了解患者的出凝血时间和血红蛋白水平。通过体检评估患者的出血情况,包括观察眼底、痰液、大便、皮肤、黏膜、引流管、气管、创口出血情况以及穿刺部位渗血情况,女性患者还应了解月经情况。对前一次血液净化治疗使用肝素的抗凝情况进行分析。如果患者最近有出血现象或手术外伤史,应通知医师并遵医嘱使用其他抗凝方法或抗凝剂。

(3)若采用肝素抗凝,则治疗前、治疗中及治疗后,分别抽外周静脉血以检测血小板计数和凝血参数中的 PT、凝血酶原时间国际标准化比值、凝血酶时间、APTT。低分子肝素抗凝需监测血浆抗凝血因子 Xa 活性;枸橼酸抗凝需监测动脉凝血时间和血浆总钙水平,以调整枸橼酸和钙剂输入速度。

(4)抗凝效果观察:严密观察管路及滤器内血液的颜色变化,观察动静脉滤网以及滤器的凝血情况。若循环管路中、滤器前端出现小凝块,均提示肝素用量不足,应通知医师并遵医嘱追加抗凝剂。滤器使用时间以及滤器和管路凝血情况分为 4 级:①0 级:无凝血或有数条纤维凝血。②Ⅰ级:部分凝血或成束纤维凝血。③Ⅱ级:严重凝血或半数以上纤维凝血。④Ⅲ级:滤器静脉压明显增高,须更换滤器或管路凝血。

(5)对于卧床行动不便的患者,应做好患者的生活护理、基础护理及心理护理。

(6)抗凝剂应用过程中的护理

1)CAVH 治疗结束后,拔除动脉导管时必须加压按压 30 min,以防出血;如果出血持续,须尽早手术。若为中心静脉留置双腔静脉导管出现穿刺部位渗血,嘱患者尽量减少局部活动,卧床休息,局部加压、冷敷。

2)在进行血液净化治疗前,应对患者的凝血功能、出血倾向等进行全面评估,以选择合适的抗凝方法。在 CRRT 过程中,抗凝剂量应能立即达到最大的体外抗凝作用,而对循环系统无作用或作用较小的肝素由于其全身抗凝作用,致使高危出血患者在治疗过程中出现并发症的发生率高达 10%～30%。因此,低分子量肝素、局部枸橼酸抗凝更广泛地应用于高危出血患者的 CRRT 中。

3)治疗开始后要重点观察原有的出血情况,同时注意口腔、鼻腔、胃肠道等部位有无新的出血,严密监测患者的凝血酶原时间等指标,如发现问题及时正确处理。

4)上机前抽出管腔内上次封管的肝素,上机时选择单连接,排空管路内肝素或用生理盐水冲洗后,再连接至患者,尽量减少肝素用量。观察穿刺点局部有无出血,局部渗血以压迫为主,必要时在治疗结束后用一定量的鱼精蛋白中和体内残余肝素。

第七节　静脉输液通路的建立

静脉输液通路的建立,在临床实际工作中广泛应用,是急诊患者,尤其是抢救危重患者的一条重要生命线。常用的经皮静脉通道建立有以下 3 种途径:①外周静脉穿刺,位于上肢静脉、下肢静脉和颈外静脉。②外周中心静脉导管置管术。③中央静脉穿刺,股静脉、颈内静脉和锁骨下静脉。本节注重介绍后两种途径。

一、外周中心静脉导管置管术及护理

(一)适应证　外周中心静脉导管(peripherally inserted central venous catheter,PICC)是专门为以下静脉输液治疗所设计:补液、静脉营养、抗生素治疗、化疗、疼痛治疗等。

(二)禁忌证　有局部感染。

(三)操作步骤

1. 选择合适的静脉　评估患者的静脉状况,一般选择贵要静脉为最佳穿刺血管。

2. 测量定位

(1) 测量时手臂外展呈 90°。应当注意外部的测量不能准确地显示体内静脉的解剖。见图 5-27。

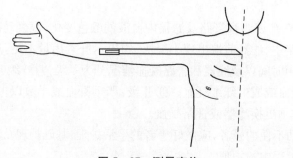

图 5-27　测量定位

(2) 上腔静脉测量法:从预穿刺点沿静脉走向到右胸锁关节再向下至第三肋间隙。

(3) 锁骨下静脉测量法:从预穿刺点沿静脉走向到胸骨切迹,再减去 2 cm。

3. 建立无菌区

(1) 打开 PICC 导管包,戴手套。

(2) 应用无菌技术,准备肝素帽,抽吸生理盐水和肝素盐水。

(3) 将第一块治疗巾垫在患者手臂下。

4. 穿刺点的消毒

(1) 按照无菌原则消毒穿刺点,范围 10 cm×10 cm。

(2) 更换手套。

(3) 铺孔巾及治疗巾。

5. 预冲导管,按预计导管长度修剪导管

(1) 用生理盐水冲洗导管,润滑亲水性导丝。

（2）剥开导管的保护外套至预讨的部位。

（3）撤出导丝至比预计长度短 0.5～1 cm 处。

（4）在预测刻度处，修剪导管。

6. 扎上止血带 让助手在上臂扎上止血带，使静脉膨胀。

7. 去掉保护套 将保护套从穿刺针上去掉。

8. 施行静脉穿刺 一旦有回血，立即减小穿刺角度，推进导引套管，确保导引套管进入静脉。

9. 从导引套管内取出穿刺针

（1）左手示指固定导引套管，避免移位。

（2）中指压在套管尖端所处的血管上，减少血液流出。

（3）让助手松开止血带。

（4）从导引套管中抽出穿刺针。见图 5-28。

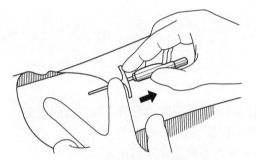

图 5-28 从导引套管中抽出穿刺针

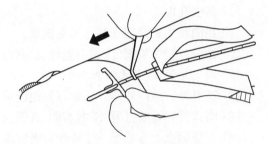

图 5-29 置入 PICC

10. 置入 PICC 用镊子夹住导管尖端，开始将导管逐渐送入静脉。见图 5-29。

11. 退出导引套管

（1）置入导管 10～15 cm 之后，即可退出导引套管。

（2）指压导引套管上端静脉，固定导管。

（3）从静脉内退出导引套管，使其远离穿刺部位。

12. 劈开并移去导引套管

（1）劈开导引套管并从置入的导管上剥下。见图 5-30。

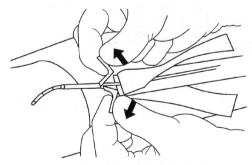

图 5-30 劈开并移去导引套管

（2）在移去导引套管时要注意保持导管的位置。

13. 置入导管

(1) 用力均匀缓慢地将导管置入静脉。

(2) 当导管进到肩部时,让患者头转向穿刺侧(下颌靠肩以防导管误入颈静脉)。

(3) 完全将导管置到预计深度,并达到皮肤参考线。

14. 移去导引钢丝　一手固定导管圆盘,一手移去导丝,移去导丝时,要轻柔、缓慢。若导管呈串珠样皱褶改变,表明有阻力。禁止暴力抽去导丝,阻力能损坏导管及导丝的完整,如遇阻力或导管呈串珠样皱褶,应立即停止抽取导丝,并使导管恢复原状,然后连同导管、导线一起退出 1～2 cm,再试着抽出导丝。重复这样的过程直到导丝较容易地移去,一旦导丝撤离,再将导管推进到预计的位置。

15. 抽吸与封管

(1) 连接生理盐水注射器,抽吸回血,并注入盐水,确定是否畅通。

(2) 肝素盐水正压封管(肝素液浓度:50～100 U/ml)。

16. 清理穿刺点

(1) 移去孔巾。

(2) 用酒精棉签清理穿刺点周围皮肤。

(3) 涂以皮肤保护剂(注意不能触及穿刺点)。

17. 固定导管,覆盖无菌敷料

(1) 注意导管的体外部分必须有效地固定,任何的移动都意味着导管尖端位置的改变。

(2) 将体外导管放置呈"S"状弯曲,在圆盘上贴一胶带。

(3) 在穿刺点上方放置一小块纱布吸收渗血,并注意不要盖住穿刺点。

(4) 覆盖一透明薄膜在导管及穿刺部位,但不要超过圆盘装置。

(5) 用第二条胶带在圆盘远侧交叉固定导管,第三条胶带再固定圆盘。

(6) 固定外露的延长管使患者感觉舒适。见图 5 - 31。

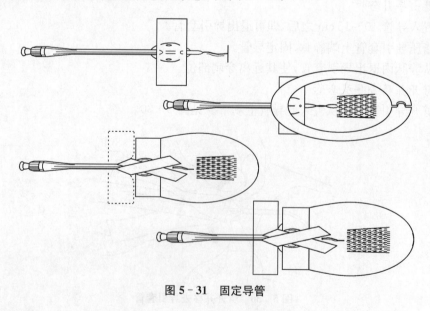

图 5 - 31　固定导管

18. X 线检查

(1) X 线拍片确定导管尖端位置。

（2）记录导管型号、置入长度、穿刺过程、固定状况及 X 线检查结果。

（四）注意事项及护理

（1）体表测量法不能完全符合体内实际的静脉解剖长度，导管过深进入心房会导致心律失常、心脏受损、心脏压塞。

（2）严格执行无菌操作规范，局部消毒严密，以防感染。

（3）当穿刺失败的时候不可将导入针重新回插插导入销，否则会使套管开裂。

（4）如遇阻力，不能强行送入导管，应适当后退，再行送入。

（5）不能剪断导丝，否则导丝尖端会损伤导管及静脉。

PICC 置管流程见图 5-32。

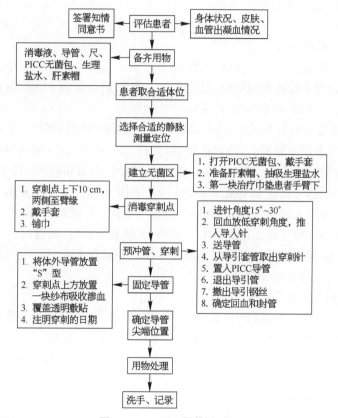

图 5-32　PICC 置管流程图

（6）导管材料特性较脆，操作时必须仔细认真，不能用镊子过紧钳夹导管。不能用力撤导丝。阻力太大会损伤导管及导丝，应轻柔、渐渐地撤出导丝。硅胶导管不能使用高压注射器，如少于 5 ml 的注射器和机械性的高压注射泵，可能造成导管破损。不能用胶带直接粘贴导管，否则会影响导管的弹性，并使导管不能保持清洁。不能在导管上进行缝合，缝线可能会割断导管。若有必要缝合，使用圆盘上的小孔；没有小孔的圆盘则不能缝合。

二、中心静脉穿刺置管术及护理

（一）适应证

（1）严重创伤、休克及急性循环衰竭等危重患者无法作周围静脉穿刺者。

（2）须接受大量快速补充血容量或输血的患者。

（3）须长期静脉输注高渗或有刺激性液体及实施全静脉营养者。

（4）经中心静脉导管安置心脏临时起搏器。

（5）利用中心静脉导管测定 CVP，随时调节输入液体的量和速度。

（6）须长期多次静脉取血化验及临床研究。

（7）循环功能不稳定及施行心血管和其他大而复杂手术的患者。

（二）禁忌证

（1）锁骨外伤，局部有感染。

（2）凝血功能障碍。

（3）兴奋、躁动、极为不合作的患者。

（三）操作技术

1. 颈内静脉穿刺插管术

（1）穿刺路径：①前路：常于胸锁乳突肌的中点前缘入颈内静脉。②中路：胸锁乳突肌的胸骨头、锁骨头与锁骨上缘构成颈动脉三角，在此三角形顶点穿刺。③后路：在胸锁乳突肌的外侧缘中下 1/3 交点，约锁骨上 5 cm 处进针。

（2）步骤：①患者取仰卧头低位，头后仰并转向对侧，必要时肩部垫高。②常规消毒皮肤，铺巾，局部麻醉。③常取中路进针，边进边回抽，并保持一定的负压，抽到静脉血时，固定穿刺针的位置。④经穿刺针插入导引钢丝，插入至 30 cm 刻度，退出穿刺针。⑤从导引钢丝尾插入扩张管，按一个方向旋转，将扩张管旋入血管后，左手用无菌纱布按压穿刺点并拔除扩张管。⑥将导管顺导引钢丝置入血管中，同时将导引钢丝自导管的尾端拉出，边插导管边退出导引钢丝。⑦将装有生理盐水的注射器连接每导管尾端，在抽吸回血后，向管内注入 2～3 ml 生理盐水，锁定卡板，换上肝素帽。⑧将导管固定片缝针固定在接穿刺点处，用棉球擦干穿刺处及缝合处，透明胶膜固定。⑨连接输液器。

2. 锁骨下静脉穿刺插管术

（1）穿刺路径：①锁骨下：锁骨中、内 1/3 交界处的锁骨下 1 cm 处为穿刺点。②锁骨上：胸锁乳突肌锁骨头外侧缘的锁骨上约 1 cm 处为穿刺点。

（2）步骤：①患者肩部垫高，头转向对侧，取头低位。②消毒皮肤，铺巾，穿刺点局部麻醉，穿刺工具同颈内静脉穿刺。③按锁骨下或锁骨上径路穿刺。④其余同颈内静脉插管术。

（四）注意事项及护理

1. 选择穿刺途径　左侧穿刺易损伤胸导管，且左肺尖与胸膜顶较右侧高，所以临床上多采用右颈内静脉穿刺。

2. 定位准确　应选用自己最熟练的定位方法，不要直接用粗针反复探试锁骨下静脉。

3. 判断动、静脉　通过血的颜色和血管内的压力来判断动、静脉。但对于严重缺氧、休克或静脉压力升高、三尖瓣关闭不全的患者，常难以作出准确的判断。

4. 插入导引钢丝　"J"导丝的弯曲方向必须与预计的导管走向一致，否则可能会出现导引钢丝打折或导管异位的情况。

5. 导管留置的护理　导管的重力滴速可达每分钟 80 滴，如发生导管打折、移动、脱出或凝血，可导致滴速明显减慢，应拔除导管。在导管留置期，每日用 2～3 ml 的含肝素（10～100 U/ml）生理盐水冲洗管道。穿刺点每 2～3 d 更换 1 次敷料，如发现局部红肿、导管位置变化、皮下渗液或缝合线松动等情况，应及时作出相应处理。

（五）常见的并发症及护理

1. 气胸　是较常见的并发症,多发生于锁骨下静脉穿刺。穿刺后患者如出现呼吸困难、同侧呼吸音减低,就要考虑到有此并发症的可能。应及早拍摄胸片加以证实,以便及时作胸腔抽气减压或闭式引流等处理。

2. 血胸　穿刺过程中若将静脉甚至锁骨下动脉壁撕裂或穿透,同时又将胸膜刺破,血液可经破口流入胸腔,形成血胸。患者可表现为呼吸困难、胸痛和发绀,胸片有助于诊断。临床一旦出现肺受压症状,应立即拔出导管,并作胸腔穿刺引流。

3. 血肿　由于动、静脉紧邻,操作中可能会误伤动脉。当刺破动脉,回血鲜红且压力较大时,应立即拔出穿刺针,经压迫局部后可不引起明显血肿。

4. 神经损伤　损伤臂丛神经时,患者出现放射到同侧手、臂的触电样感或麻刺感,应立即退出穿刺针或导管。

5. 胸导管损伤　做左侧锁骨下静脉或颈内静脉穿刺插管时有可能损伤胸导管,表现为穿刺点渗出清亮的淋巴液,此时应拔除导管。如发生乳糜胸,应及时放置胸腔引流管。

6. 空气栓塞　中心静脉在吸气时可能形成负压,穿刺过程中、更换输液器及导管和接头脱开时,尤其是头高半卧位的患者,容易发生空气栓塞。患者应取头低位穿刺,插管时不要大幅度呼吸,多可避免空气栓塞发生。同时,输液时注意输液瓶绝对不应输空,更换接头时应先弯折或夹住导管,以防空气进入,发生空气栓塞。

7. 血栓形成和栓塞　主要发生于长期置管和全静脉营养的患者,应注意保证液体持续滴注及定期肝素生理盐水冲洗。

8. 感染　导管留置期间局部护理十分重要,一般每2～3d更换1次敷料,有渗血或污染及时更换。如患者出现不能解释的寒战、发热、白细胞数升高、导管穿出皮肤处压痛和红肿等,应立即拔除导管,做导管头端及患者血液的细菌培养,并应用抗生素。

9. 大血管和心脏穿孔　为少见的严重并发症。

（1）主要表现为血胸、纵隔血肿和心包填塞,一旦发生,后果严重,心包填塞病死率可高达80%。穿孔原因往往与导管太硬及插入过深有关,尤其在原有心脏病变、腔壁变薄而脆的情况下。留置中心静脉导管的患者若突然出现发绀、面颈部静脉怒张、恶心、胸骨后和上腹疼痛、不安和呼吸困难,进而血压下降、脉压变窄、奇脉、心动过速、心音遥远时,都提示有心包填塞的可能。

（2）遇此紧急情况,应采取如下措施:①立即中止静脉输注。②降低输液容器的高度至低于患者心脏的水平,以利用重力尽可能吸出心包腔或纵隔内积血或液体,然后慢慢地拔出导管。③必要时应考虑做心包穿刺减压。

（3）预防措施:①导管质地不可太硬。②导管顶端插至上腔静脉与右心房交界处即可,不宜过深。③有怀疑时,可经导管注入2ml X线显影剂,以判断导管尖端的位置。

第八节　洗胃术及护理

洗胃术是将一定成分液体灌入胃内,混合胃内容物后再抽出,如此反复多次直至抽出液澄清。

（一）适应证

（1）清除胃内毒物或其他有害物质。

（2）幽门梗阻伴有明显胃潴留扩张者。

（3）某些手术或检查前的准备。

（二）禁忌证

（1）吞服强酸、强碱等腐蚀性药物者切忌洗胃，以免造成穿孔。

（2）食管静脉曲张、食管阻塞、胃癌和消化道溃疡者慎行胃管插入。

（3）胸主动脉瘤、重度心功能不全、呼吸困难者。

（三）用物　张口器、换药碗、注射器、听诊器、胃管、洗胃机、石蜡油、一次性尿垫等。常用洗胃液：①原因不明的急性中毒：温水、生理盐水。②生物碱、有机磷、蕈类中毒：1∶5 000 高锰酸钾溶液。③有机磷农药等中毒：2% $NaHCO_3$（敌百虫除外）。④重金属、生物碱中毒：2%～4%鞣酸。

（四）操作方法　根据患者情况及急救场所与设备条件采用不同的洗胃方法。

1. 催吐法　适用于神志清醒尚能合作的患者。方法是先让患者快速口服大量洗胃液，然后可用压舌板压迫舌根部或刺激咽喉部引起呕吐，使患者吐出胃内液体。如此反复进行，直至呕吐液与洗胃液的颜色、澄清度相同为止。

2. 洗胃法　神志清醒的患者取坐位，如患者不能坐起或昏迷则取侧卧位，头部稍低，保持口低于咽喉部以防止胃液进入气管。将涂有石蜡油的胃管由口或鼻腔插入，同时嘱患者作吞咽动作；如患者昏迷，可用张口器撬开口腔，用弯钳将胃管缓缓送入。进管为 50～60 cm 时，可先经胃管试抽吸，如能抽出胃内容物，则证实胃管已进入胃内。此时根据设备条件采用下面任一方法洗胃。

（1）电动洗胃机胃管洗胃法：将胃管与电动洗胃机输液管相连接，打开洗胃机开关，使洗胃液注入胃内，停止 3～5 min 后再开动转换开关将胃内液体抽入另一瓶内，每次灌入液量 300 ml 左右，不宜过多，以避免毒物进入肠内。

（2）漏斗式胃管洗胃法：胃管（带有漏斗）插好后固定于口角，然后将胃管漏斗端高过头部 30～50 cm，由漏斗部灌入洗胃液 300～500 ml，当漏斗内尚余少量液体时，将漏斗部放置于低于胃水平，利用虹吸作用将胃内液体吸出。

（3）注射器抽吸洗胃法：适用于重度衰竭或休克的患者。方法是用 50 ml 注射器经胃管注入洗胃液 300～500 ml，再用注射器抽吸。

反复进行，直至排出液与洗胃液的颜色、澄清度相同为止。

（五）注意事项及护理

（1）急性中毒患者，应尽快采用口服催吐法，必要时进行洗胃，以减少中毒物的吸收。插胃管时，动作要轻快，切勿损伤食管黏膜，遇患者恶心或呛咳，应立即拔管，休息片刻后再插，以免误入气管。

（2）当中毒物质不明时，洗胃液可用温水或等渗盐水，待毒物性质明确后，再采用对抗剂洗胃。

（3）吞服强酸或强碱等腐蚀性药物，禁忌洗胃，以免造成穿孔。可按医嘱药物或迅速给予对抗剂，如牛奶、豆浆、蛋清（用生鸡蛋清加水至 200 ml）、米汤等以保护胃黏膜。

（4）幽门梗阻患者洗胃时，应记录胃内滞留量，以了解梗阻情况，供临床输液参考，同时洗胃宜在饭后 4～6 h 或空腹进行。

（5）患者出现腹痛、血性引流液时，则停止洗胃。孕妇不宜采用电动洗胃机胃管洗胃法。

（6）洗胃时，应注意观察病情，保持呼吸道通畅，注意观察洗出液的性质、颜色、气味和量。重度衰竭或休克的患者应取侧卧位，宜采用注射器抽吸洗胃法和漏斗式胃管洗胃法，并避免发生吸入性肺炎或胃内容物反流窒息。

（7）插入胃管后应尽可能抽出胃内容物送检，抽不出时，用温开水或生理盐水灌入，然后再抽出送检。

电动洗胃操作流程见图5－33。

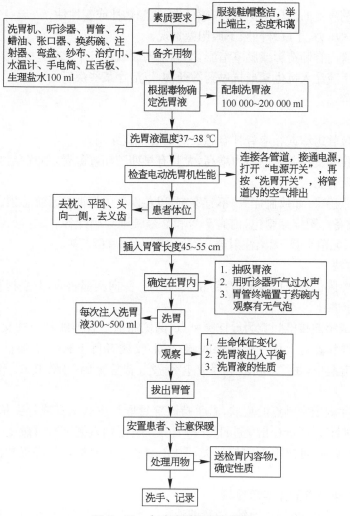

图5－33　电动洗胃操作流程图

（8）洗胃液温度尽可能保持在37～38℃（冰水洗胃止血除外），抽出量应等于灌入量。

（9）第一次灌入量不宜太多，以免将胃内毒物驱入肠道。

（10）电动洗胃机洗胃时抽吸负压不宜过大，以免过度损伤胃黏膜。

第九节　各种穿刺技术的配合及护理

一、腰椎穿刺术的护理

腰椎穿刺术是诊断颅内及椎管内疾病最简单和最常用的检查方法，对神经系统疾病的诊断和治疗均有重要的意义。

(一) 适应证

(1) 鉴别脑血管病变为出血性或缺血性。

(2) 鉴别各种中枢神经系统感染性病变。

(3) 明确脊髓病变的性质为出血性、感染性、脱髓鞘性或变性性。

(4) 测定颅内压力,了解蛛网膜下腔阻塞情况。

(5) 施行椎管内脊髓造影或脑室造影,明确阻塞原因。

(6) 蛛网膜下腔注入抗生素或抗癌药等药物,以治疗某些疾病。

(7) 腰椎麻醉。

(二) 禁忌证

(1) 穿刺部位软组织或相应脊柱有感染病灶者不宜穿刺。

(2) 颅内占位病变引起颅内压力增高,尤其有早期脑疝迹象者,不宜穿刺。

(3) 高度怀疑有脑大池粘连。

(4) 全身严重感染(如败血症等)不宜穿刺,以免发生中枢神经系统感染。

(三) 用物准备　腰椎穿刺包(内有 7 号和 9 号腰椎穿刺针各一、弯盘、镊子、纱布、药杯、洞巾、测压管等)、无菌手套、无菌注射器、无菌试管、局部麻醉药等。

(四) 操作方法

(1) 患者左侧卧位于硬板床上,背部和床板垂直,头向胸部屈曲,双手抱膝紧贴腹部,使脊柱间隙增宽,便于进针。

(2) 以第三或第四腰椎间隙为最佳穿刺点(两侧髂前上棘连线和脊柱交点为第 3 腰椎间隙)。体形高大健壮者可上移一个腰椎间隙,体形较矮者可下移一个腰椎间隙。常规消毒皮肤后戴手套、盖洞巾,用 2% 利多卡因或 1%～2% 普鲁卡因(须作皮试)作局部麻醉,深达韧带。

(3) 术者左手固定穿刺点的皮肤,右手持腰穿针取与皮肤垂直或针尖稍偏向头部的方向缓慢刺入(成人进针 4～6 cm,儿童进针 2～4 cm)。缓慢刺入韧带时可感受一定阻力,当针尖穿过韧带与硬脑膜时,可感阻力突然消失,即"落空感",此时把针芯慢慢抽出,即可有脑脊液流出。

(4) 测压,收集脑脊液标本送检验。

(5) 术毕插入针芯,拔出腰穿针,消毒液消毒穿刺点,覆盖消毒纱布,用胶布固定。

(五) 注意事项及护理

(1) 术后,患者宜去枕平卧 4～6 h,最好 24 h 内勿下床活动。以免出现穿刺术后头痛等。如出现头痛,应卧床休息,静滴生理盐水和 5% 葡萄糖可改善症状。颅内压较高者则不宜多饮水,严格卧床的同时密切观察意识、瞳孔及生命体征的变化,以尽早发现脑疝前驱症状如意识障碍、剧烈头痛、频繁呕吐、呼吸加深、血压升高等。

(2) 术中发现颅内压过高时,可用针芯尖端堵住针座的出口,以控制脑脊液的流速,防止脑脊液突然大量喷出。收集脑脊液标本时不宜过多、过快。

(3) 术中必须密切观察患者,如出现呼吸、脉搏、血压等改变时,应立即停止操作并作相应处理。

(4) 如需给药时,应先缓慢放出等量脑脊液,然后再注入稀释药液。

腰椎穿刺操作配合流程见图 5-34。

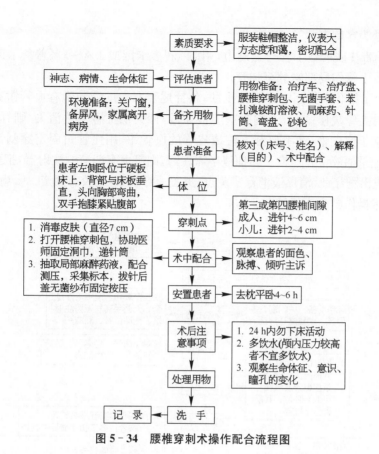

图 5-34　腰椎穿刺术操作配合流程图

二、胸腔穿刺术

胸腔穿刺术是通过胸腔穿刺检查,尽快临床诊断,并为进一步治疗提供的一种手段,同时可减轻呼吸困难等压迫症状,挽救生命。

(一) 适应证

(1) 诊断性胸腔穿刺,以明确诊断。

(2) 气胸及血胸所致胸腔压迫症状者。

(3) 急性脓胸大量渗出液或纤维素期。

(4) 胸腔内注射某种治疗药物。

(二) 禁忌证

(1) 既往胸穿有过敏史或胸膜休克者。

(2) 穿刺部位胸壁或附近皮肤有感染者。

(3) 病情危重,有严重出血倾向、大咯血者。

(三) 用物准备　胸腔穿刺包(内有 12 号和 16 号胸腔穿刺针各一、弯盘、镊子、血管钳、纱布、药杯、洞巾、橡皮管等)、无菌手套、无菌注射器、无菌试管、局部麻醉药等。

(四) 操作方法

(1) 胸腔积液者取坐位,面朝椅背,向前俯伏于椅背。重症患者及气胸者可取半卧位,将其前臂置于枕部。

(2) 穿刺应在胸部叩诊实音最明显处进行,可予 B 超定位,并作标记。气胸者取患侧第 2

肋间锁骨中线处为穿刺点。

（3）常规消毒皮肤后戴手套与盖洞巾，用2%利多卡因或1%～2%普鲁卡因（须作皮试）在穿刺点沿肋骨上缘作局部麻醉至胸膜。

（4）用左手示指和中指固定穿刺处皮肤，将针尾套有橡皮管和附有血管钳夹闭的穿刺针从麻醉处沿肋骨上缘缓慢刺入，当胸膜壁层被穿过，针头抵抗感突然消失，则针头已入胸腔。这时取注射器接于橡皮管，助手放开夹住橡皮管的血管钳，用血管钳固定穿刺针，即可抽液。抽取的胸液应记录抽液量并送检。如抽液毕需注药，则接上有药液的注射器，把药液注入。

（5）术毕拔出胸穿针，消毒液消毒穿刺点，覆盖消毒纱布，用胶布固定。嘱患者卧床休息。

胸腔穿刺术操作配合流程见图5-35。

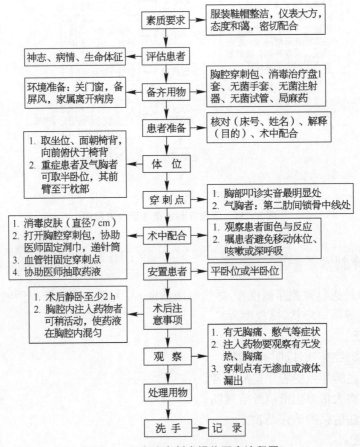

图5-35 胸腔穿刺术操作配合流程图

（五）注意事项及护理

（1）穿刺前必须向患者作必要的说明和解释，以利消除紧张和恐惧情绪，争取患者积极配合。

（2）穿刺时，局部麻醉应充分。患者应避免移动体位、咳嗽或深呼吸，必要时可先给予可待因镇静止咳。

（3）操作时应不断观察患者的面色与反应，如有头晕、面色苍白、出汗、心悸、胸部压迫感、剧烈疼痛和晕厥等胸膜过敏现象，或有连续咳嗽、咳泡沫痰等抽液过多现象时，应立即停止抽液,并作对症处理。

（4）放液不要过多、过快,一般第一次不超过 600 ml,以后每次不要超过 1 000 ml。诊断性抽液 50～100 ml 即可。

（5）穿刺及抽液时,应注意无菌操作,并防止空气进入胸腔。

（6）穿刺完后嘱患者平卧或半卧位休息,密切观察患者的生命体征。

（7）注意观察穿刺点有无渗血或液体漏出。

（8）如是治疗性穿刺,应观察有无不良反应。

三、腹腔穿刺术

腹腔穿刺术是临床上常用的诊疗方法之一,对于急腹症的诊断尤为重要,同时通过穿刺放液可减轻压迫症状。

（一）适应证

（1）诊断性腹腔穿刺,取液化验以明确诊断。

（2）排放腹水减压,以达到缓解压迫症状的目的。

（3）腹腔内注射某种治疗药物。

（二）禁忌证

（1）高度腹胀的患者。

（2）有肝昏迷先兆者,禁放腹水。

（3）腹部多次手术的患者。

（4）局部皮肤感染或皮炎的患者。

（5）有不能纠正的出血性疾病的患者。

（6）妊娠后期的患者。

（7）疑有卵巢囊肿或多房性肝包虫病者。

（三）用物准备　腹腔穿刺包（内有腹腔穿刺针一副、弯盘、镊子、直弯血管钳各一、纱布、药杯、洞巾、橡皮管等）、无菌手套、无菌注射器、无菌试管、无菌容器、腹带、局部麻醉药等。

（四）操作方法

（1）患者取仰卧位、侧卧位或坐位。

（2）诊断性腹腔穿刺选择左下腹脐与髂前上棘连接线上,中 1/3 与外 1/3 相接处或脐水平线与腋前线交叉处为穿刺点。穿刺点也可用 B 型超声波定位。放腹水多选择脐耻连线中上 1/3 交界处。

（3）常规消毒皮肤后戴手套与盖洞巾,用 2% 利多卡因或 1%～2% 普鲁卡因（须作皮试）局部麻醉至腹膜壁层。

（4）用穿刺针缓慢刺入腹壁,当腹膜壁层被穿过,针头抵抗感突然消失,则针头已入腹腔,可用注射器抽取少量腹水于无菌试管中送化验,然后于穿刺针末尾接橡皮管,引腹水入置于地上的无菌容器中。

（5）术毕拔出腹腔穿刺针,消毒液消毒穿刺点,覆盖消毒纱布,用胶布固定,并用腹带将腹部包扎。

腹腔穿刺术操作配合流程见图 5-36。

（五）注意事项及护理

（1）腹穿前先嘱患者排空尿液,以免穿刺时损伤膀胱。

（2）操作时应不断观察患者有无头晕、恶心、心悸等症状，并密切观察患者的呼吸、脉搏及面色等。严重者应立即停止操作，并作对症处理。

（3）放液不要过多、过快，一般一次以不超过 5 000 ml 为宜，肝硬化时不超过 3 000 ml。

（4）腹腔内注射药物要谨慎，很多药物不宜作腹腔注射。

（5）术前、术后测量腹围，计算放液量及复查腹部体征，以便观察病情变化。

（6）严格无菌操作，避免腹腔感染。

（7）穿刺后嘱患者平卧休息 8～12 h。

（8）观察穿刺点有无渗液，同时警惕诱发肝性脑病。如有腹水外溢，及时处理伤口，更换敷料，防止伤口感染。

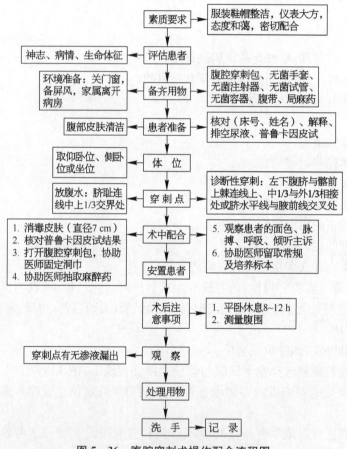

图 5 - 36   腹腔穿刺术操作配合流程图

四、心包穿刺术

心包穿刺术在心脏破裂的诊断及缓解心包填塞危及病情方面具有重要意义，并能确定心包积液的性质或缓解大量心包积液引起的心包填塞症状。

（一）适应证

（1）帮助诊断，明确积液的性质及其病因。

（2）缓解大量心包积液引起的心包填塞症状。

（3）化脓性心包炎急需穿刺排脓者。

（4）向心包内注入药物。

（二）禁忌证

（1）慢性缩窄性心包炎。

（2）风湿性心包炎。

（三）用物准备 心包穿刺包（内有心包穿刺针、弯盘、镊子、直弯血管钳各一、纱布、药杯、洞巾、橡皮管等）、无菌手套、无菌注射器、无菌试管、无菌容器、局部麻醉药、心电图机、除颤仪等。

（四）操作方法

（1）患者取坐位或半卧位。

（2）心尖部穿刺点可在左侧第五或第六肋间心脏绝对浊音界的外侧。剑突下穿刺点在胸骨剑突与左肋弓缘夹角处之下界。

（3）常规消毒皮肤后戴手套与盖洞巾，用2%利多卡因或1%～2%普鲁卡因（须作皮试）局部麻醉至心包壁层。穿刺针的针尾套有橡皮管，用血管钳夹闭。

（4）从心尖部进针时，针尖由下而上，沿肋骨上缘向脊柱方向缓慢刺入心包，进针约3cm左右。剑突下进针时，穿刺针头与腹壁保持30°～40°角度，向上、向后并稍向左进入心包腔后

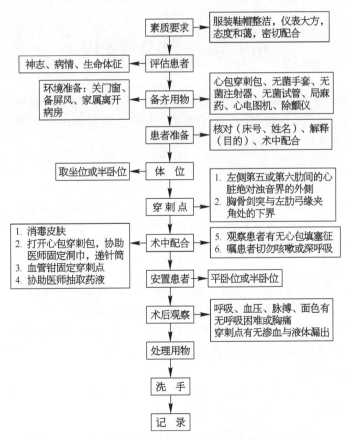

图5-37 心包穿刺操作配合流程图

下部,进针 3～5 cm。当阻力感突然消失,则表明已刺入心包腔。如针尖有心脏搏动感,或发现心电监护出现异常图形时,提示针尖已接触心肌,应将针后退少许。

（5）取注射器接于橡皮管,助手放开夹住橡皮管的血管钳,用血管钳固定穿刺针,即可抽液。记录抽出液的性质和量,并送检。

（6）术毕拔针,碘酒消毒穿刺点,覆盖消毒纱布,用胶布固定。

心包穿刺操作配合流程见图 5-37。

（五）注意事项及护理

（1）心包穿刺有一定的危险,故穿刺指征必须明确。术前必须行 X 线及超声检查,估计积液量并确定穿刺点。

（2）术前应向患者作好解释以消除顾虑,并嘱患者在穿刺时切勿咳嗽或深呼吸。如抽出为鲜血,应立即拔出穿刺针,并严密观察有无心包填塞征出现。

（3）麻醉要完善,以避免因疼痛引起神经源性休克。

（4）抽液过程中应注意夹闭橡皮管,以免空气进入心包内。

（5）首次抽液量不超过 100 ml,再次抽液量不宜超过 300～500 ml,抽液速度应缓慢。

（6）术中和术后需密切观察呼吸、血压、脉搏及面色的变化。如有呼吸困难或胸痛等,可给予氧气吸入或遵医嘱给予镇静剂。

（7）及时作好各种记录,如生命体征、穿刺液颜色、量及病情变化。

第十节　创伤急救护理

创伤患者的救治在现场即应开始。现场急救的目的是有效去除正在威胁患者生命安全的因素,并使患者增加耐受运送途中的"创伤"负担。创伤急救包括止血、包扎、固定、搬运等四大技术,这是创伤患者急救中的基本技术。

一、止血

出血是急救中的常见症状。血液从损伤的血管流出叫做出血。血液由伤口流至体外者,叫外出血;血液由破裂的血管流入软组织、器官或体腔内,叫内出血。不论内出血或外出血,均需尽快止血。本节主要讲述外出血。

（一）出血的分类

1. **动脉出血**　血液颜色鲜红,血液自近心端随脉搏而冲出,呈喷射状。

2. **静脉出血**　血液颜色暗红,血液从伤口远心端涌出或缓慢流出。

3. **毛细血管出血**　血液颜色可自鲜红过渡至暗红色,整个创面都浸血,呈点状或片状渗出,混有细小动脉和细小静脉,量较少,多可自愈。

（二）出血的临床表现

1. **局部表现**　有可见的外出血比较容易发现,一般可根据衣服、鞋、袜的浸湿程度、血在地面聚集的情况和伤者全身情况来粗略判断出血量。

2. **全身表现**　根据出血量、出血速度不同而有不同的临床表现。当失血量达到 20% 以上时,可出现头昏头晕、面色苍白、口渴、脉细速、四肢厥冷、血压下降等症状体征;当失血量达到总血量的 40% 时,可危及生命。

(三) 止血器械与用品　止血可用的材料很多。在现场抢救中可用消毒敷料、绷带,甚至干净的毛巾、布料进行加压包扎止血。充气止血带、橡皮止血带是制式止血带,在紧急情况下也可以用绷带、布带等代替,但不可用绳索、电线或铁丝等物代替。止血钳等专用的止血器械是最可靠的止血方法,但应避免盲目钳夹。

(四) 止血方法

1. 指压法　沿出血血管的近心端,用手指压住动脉经过骨骼表面的部分,使血管受压闭合,阻断血流,以达到暂时止血的目的。

(1) 头面部出血:可压迫一侧面动脉(同侧下颌骨下缘、咬肌前缘)、颞浅动脉(同侧耳屏前方和颧弓根部),以止同侧头面部出血。见图5-38。

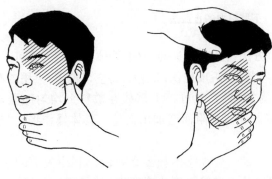
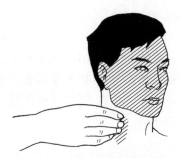

图5-38　头面部出血的止血法　　　图5-39　颈部出血的止血法

(2) 颈部出血:可压迫一侧颈总动脉(同侧气管外侧与胸锁乳突肌前缘中点之间),用力向后压,将其压向第6颈椎横突上,达到止血目的。注意绝对禁止同时压迫双侧颈总动脉,以免脑部缺血缺氧而昏迷。见图5-39。

(3) 肩部出血:肩部的血供来自锁骨下动脉的分支,在锁骨上凹扣及锁骨下动脉搏动,对准第1肋骨压迫,可止肩部出血。见图5-40。

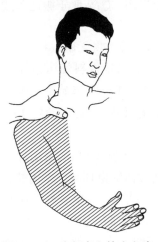
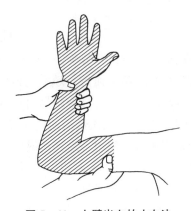

图5-40　肩部出血的止血法　　　图5-41　上臂出血的止血法

(4) 上臂出血:根据出血部位不同可选择腋动脉或肱动脉压迫止血点,腋动脉压迫可从腋窝中点压向肱骨头,肱动脉压迫可从肱二头肌内侧沟中部将动脉向外压向肱骨干。见图5-41。

（5）下肢出血：根据出血部位不同，分别在大腿根部腹股沟中点稍下、腘窝及踝关节前后方压迫股动脉、腘动脉及胫前后动脉。见图 5-42。

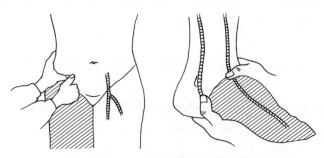

图 5-42　下肢出血的止血法

2. 加压包扎止血法　是最常用的止血方法，在四肢、头颈、躯干等体表出血大多可采用此方法。具体方法为：用消毒的纱布、敷料或急救包，折成比伤口稍大，将伤口覆盖，再用纱布、绷带作适当加压包扎，松紧度以能达到止血为宜，必要时可将手掌放在敷料上均匀加压，一般 20 min 后即可止血，同时抬高伤肢以避免静脉回流受阻而增加出血量。具体操作将在"包扎"中详细介绍。

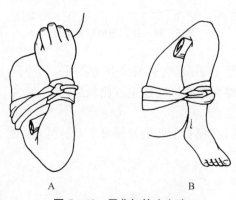

图 5-43　屈曲加垫止血法
A. 压迫肱动脉；B. 压迫腘动脉

3. 屈曲肢体加垫止血法　利用关节的极度屈曲，压迫血管达到止血。在肘（腘）窝垫以棉垫卷或绷带卷，将肘关节或膝关节尽力屈曲，借衬垫物压住动脉，并用绷带或三角巾将该肢体固定于屈曲位。可用于肘关节或膝关节远端肢体受伤出血。见图 5-43。

此方法虽然能止血，但有一些不利因素：①可能压迫血管、神经等组织。②伤肢合并有骨关节损伤时则可能加重损伤。③不便于搬运。故尽量不采用此方法。

4. 填塞止血法　将无菌敷料填入伤口内，压住破裂的血管，外加大块敷料加压包扎。一般只用于大腿根、腋窝、肩部等难以一般加压包扎的较大出血处，或实质性脏器的广泛渗血或继发感染出血、恶性溃疡出血、鼻出血等。填塞的敷料不能长久留在体内，一般在术后 3~5 d 开始慢慢取出，过早可能发生再出血，过晚则易引起感染。

5. 止血带止血法　止血带的使用一般只适用于四肢大动脉出血，或采用加压包扎后不能有效控制的大出血时。使用不当会造成更严重的出血或肢体缺血坏死。常用的有充气止血带和橡皮止血带两种，前者由于有压力表指示压力，压力作用平均，效果较好。在紧急情况下也可用绷带、布带、三角巾等代替。止血带一定要用衬垫保护局部软组织。

6. 结扎止血法　直接夹闭出血血管断端以阻断血流的方法，活动性出血于清创的同时结扎止血，未止的大血管出血则按伤情和条件进行血管修补术、血管吻合术、血管移植术等处理。

7. 药物止血法　根据患者具体情况，采用各种止血药物和输入新鲜血液或各种凝血因子，以提高凝血作用。局部药物可采用明胶海绵、止血粉敷贴创面止血。

（五）注意事项

（1）指压止血法为简便而有效的急救措施，但不能持久，故同时应做伤口的加压包扎、钳夹或结扎止血。

（2）不能用绳索、电线或铁丝等物代替止血带。

（3）上止血带应注意部位准确、压力适宜、衬垫加好、标记明显、时间控制。

1）部位准确：以靠近伤口近端为宜。

2）压力适宜：上肢压力为 $33.3\sim40\,kPa$（$250\sim300\,mmHg$），下肢压力为 $53.3\sim66.6\,kPa$（$400\sim500\,mmHg$）。一般松紧度以刚达到远端动脉搏动消失、刚好不出血为宜。

3）标记明显：上止血带后立即记录使用日期、时间、部位，做好标记，便于观察。

4）时间控制：原则上止血带一次限于 $1\,h$ 左右，如为充气式止血带也不宜超过 $3\,h$，每隔 $30\sim60\,min$ 放松 $1\sim2\,min$，以防肢体缺血太久而发生坏死等严重后果。松解前，先补充血容量，并准备好止血用具后再进行；松解时，如有出血，可暂用指压法止血。

（4）钳夹止血应避免盲目乱夹，以防止神经和正常的血管等组织损伤。

（5）若为大血管损伤，影响肢体存活和功能者应尽早作血管修补、吻合、血管移植和再植等手术。

二、包扎

就地取材，利用最便捷的方法，采取最快的速度，对伤口或伤肢进行包扎，起到局部加压、保护、固定和扶托作用，使伤者舒适安全，减轻痛苦。

（一）用物　常用材料：绷带、三角巾、毛巾、被单、丝巾、衣服等。特制材料：四头带、多头带、丁字带等。

（二）包扎的基本方法　绷带和三角巾可根据需要随意折叠、缠绕，用途广泛、简便，以下分别叙述。

1. 绷带基本包扎法　常用的基本包扎方法有 6 种，根据部位形状的不同而采用相适应的方法。

（1）环形包扎法：是最基本、常用的方法。适用于包扎的开始与结束时，或包扎粗细相等部位的小伤口，如颈、腕、胸、腹等处。要求绷带环形重叠缠绕，下圈必须遮盖上圈，结束时用胶布固定尾端或将带尾分成两头，以此打结固定。

（2）螺旋形包扎法：适用于包扎直径基本相同的部位，如上臂、躯干、大腿等，要求先将绷带缠绕数圈，然后将绷带以斜行方式，每圈遮盖上一圈的 $1/3\sim1/2$。

（3）螺旋反折包扎法：适用于包扎直径大小不等的部位，如前臂、小腿等。要求由细处向粗处缠，每缠绕一圈反折一次，每圈遮盖上一圈的 $1/3\sim1/2$，反折部位应相同，使之成一直线。

（4）蛇形包扎法：适用于维持敷料或夹板固定。要求与螺旋包扎法相似，但每圈互不遮盖。

（5）八字形包扎法：适用于包扎屈曲的关节，如踝关节、腕关节。要求将绷带在伤处上下，由下而上，由上而下，一上一下互相交叉包扎重复作"8"字形旋转缠绕，每圈遮盖上一圈的 $1/3\sim1/2$。

（6）回返包扎法：适用于包扎有顶端的部位如头部、断肢残端。第一圈在中央开始，来回反折，一直到该端全部包扎后，再做环形固定。

2. 三角巾包扎　三角巾为制式包扎材料,其制作简单,应用方便,可灵活运用于身体各部位较大伤口的包扎,如头、肩、胸、背、臀、全手、足等。

(1)头顶部包扎法:将三角巾底边向上反折约5cm,然后将折缘放在前额与眉平齐,顶角越过头顶,拉向头后,两底角自两耳上方绕至枕后交叉,交叉时将顶角扫在一端,压在下面,然后绕到前额的中央打平结。见图5-44。

(2)肩部包扎法:将三角巾顶角偏左或偏右的位置到底边中点,将三角巾折叠成燕尾形,成为燕尾巾。把燕尾巾夹角朝上,放在伤侧肩上。向后的一角略大并压住向前的角,燕尾底边包绕上臂上部打结,然后两燕尾角分别经胸、背拉到对侧腋下打结。见图5-45。

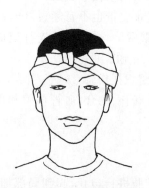
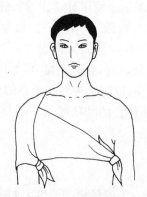
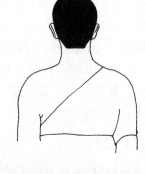

图5-44　头顶部包扎法　　　　　图5-45　肩部包扎法

(3)胸部包扎法:将三角巾底边横放在胸部,约在肘弯上3cm,顶角越过伤侧肩,垂向背部,三角巾的中部盖在胸部的伤处,两端拉向背部打结,顶角也和此结一起打结。

(4)背部包扎法:方法与胸部相同,只是位置相反,结打于胸部。

(5)臀部包扎法:将三角巾顶角朝下,底边横放于脐部并外翻10cm左右宽,拉紧底角至腰背部打结,顶角经会阴拉至臀上方,与底角余头打结。

(6)全手、足包扎法:将手或足放在三角巾中央,指(趾)尖对着顶角,底部位于腕处,将顶角提起反盖于全手或足背上,将左右两底角交叉压住顶角,绕回腕部,于掌侧或背部打结固定。

(三)注意事项

(1)根据伤口大小以及所处的部位,选择合适的包扎材料及方法。

(2)包扎前伤口必须先盖上无菌敷料,避免直接触及伤口。

(3)包扎时适当添加衬垫物,防止局部皮肤受压,并注意保持肢体的功能位置。

(4)包扎松紧要适当,注意露出肢体的末端,以便随时观察血液循环情况。

三、固定

所有的四肢骨折均应进行临时固定,目的在于限制受伤部位的活动度,从而减轻疼痛,减少休克,避免骨折断端移动摩擦而损伤血管、神经、周围组织乃至重要脏器。本节简单介绍急救情况下最常用的外固定材料和方法。

(一)用物　常用材料:夹板、铁丝夹板、木质夹板、塑料制品夹板和充气式夹板。急救材料:树枝、木棒、竹竿等,紧急情况下,甚至可以利用健肢固定伤肢。

(二)方法

1. 自体固定法　适用于下肢骨折,将伤肢固定于健肢,两脚对齐,将伤肢拉直,注意用棉垫或其他软织物将关节和两小腿间的空隙垫好,然后分段包扎固定。

2. 夹板固定法　根据骨折部位、性质不同选择适宜的夹板,并辅以绷带、棉垫、纱布或三角巾等物来固定,以达到相对制动稳定骨折的目的。

3. 特殊骨折固定法

(1) 骨盆骨折:仰卧位,先在患者的两膝及两踝之间放一衬垫,后在踝关节、膝关节及髋关节上各以绷带束紧固定。

(2) 脊柱骨折:将患者俯卧于硬板上,避免其移动。必要时,用绷带将其固定于木板上。

(三) 注意事项

(1) 上夹板固定前,先检查并处理伤口,不可将外露的骨折断端送回伤口,以免造成感染。若有休克,及时抗休克。

(2) 夹板的长度应适宜,必须超过骨折部位上下两个关节。

(3) 夹板与皮肤之间应有衬垫,以免皮肤摩擦破损或固定不牢靠。

(4) 固定松紧适宜,以免影响血液循环或失去固定的作用。固定时,一定要露出指(趾)端,以便随时观察。

四、搬运

患者经过上述现场初步处理后,需要转送到医疗机构作进一步诊治。在紧急情况下,需要及时、迅速、安全地将患者搬离事发现场。搬运工作得准确,可减轻患者的痛苦,否则会加重病情,以致贻误治疗。搬运的方法包括徒手搬运和器械搬运。

(一) 用物　担架、椅子、门板、毯子、绳子等。

(二) 搬运方法

1. 徒手搬运　适用于转运路途较近、病情又轻的患者。

(1) 单人搬运法

1) 扶持法:适用于病情轻、能站立行走的患者。救护者站在患者一侧,使患者手臂揽着自己的头颈,然后救护者用外侧的手牵着患者的手腕,另一手伸过患者背部扶持患者的腰,使其身体略靠着救护者,扶着行走。见图5-46。

2) 抱持法:救护者站在患者一侧,一手托其背部,一手托其大腿,将其抱起,患者若有知觉,可让其一手抱住救护者的颈部。见图5-47。

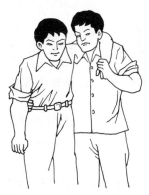

图 5-46　单人搬运-扶持法

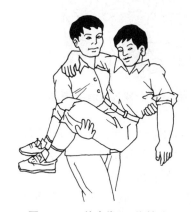

图 5-47　单人搬运-抱持法

3）背负法：救护者站在患者前面，呈同一方向，微弯背部，将患者背起，胸部创伤患者不宜采用。如患者卧于地上，不能站立，则救护者可躺在患者一侧，一手紧握患者手，另一手抱其腿，用力翻身，使其负于救护者背上，而后慢慢站起。见图5-48。

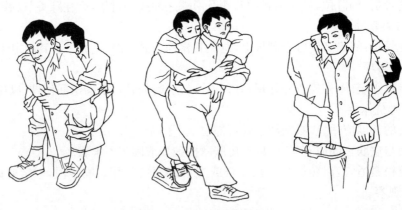

图5-48　单人搬运-背负法

（2）双人搬运法

1）椅托法：甲乙两人相对而立，甲以右膝，乙以左膝跪地，各以一手伸入患者大腿之下而互相紧握，另一手彼此交错支持患者背部。见图5-49。

2）拉车式：两个救护者，一个站在患者头部，两手插到腋前，将其抱在怀内，一个站在其足部，跨在患者两腿中间，两人步调一致慢慢抬起。见图5-50。

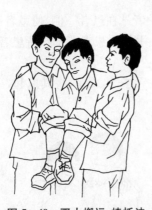

图5-49　双人搬运-椅托法

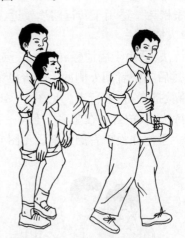

图5-50　双人搬运-拉车式

3）平抱或平抬法：两人平排，将患者平抱，亦可一前一后、一左一右将患者平抬。

（3）三人搬运或多人搬运法：可以三人平排，将患者抱起齐步一致前进。四人或以上，可面对站立将患者抱起。

2. 担架搬运　一般救护者将患者水平托起，放入担架上，使其平卧位，头朝后，脚朝前。搬运途中尽可能使担架保持水平。上坡时，脚放低，头抬高；下坡时则相反。

(三) 注意事项

(1) 搬运途中,要随时观察患者的病情有无变化,如神志、表情、面色、脉搏、呼吸等。

(2) 昏迷患者或有恶心、呕吐者,应采取侧卧或俯卧位,头转向一侧,以利于呼吸道分泌物引流。

(3) 脊柱损伤的患者,应先固定颈部,再用硬板搬运,严防颈部和躯干前屈或扭转,应保持脊柱伸直。

(4) 骨盆损伤的患者,应用大块包扎材料将骨盆作环形包扎后,仰卧于硬板或硬质担架上,膝微屈,下面加垫。

(5) 腹部内脏脱出的患者,可用大小适当的碗扣住脱出部分,并用三角巾包扎固定,令其双腿屈曲,腹肌放松。严禁将脱出的内脏纳回腹腔,以免引起感染。身体带有刺入物的患者,先包扎伤口并固定刺入物,应避免挤压、碰撞;外露刺入物应专人负责保护看管;途中严禁震动,以防刺入物脱出或深入。

（李岚　乔安花　董兰）

第六章
EICU 病区的组织与管理

第一节 概　　述

加强监护病房(intensive care unit，ICU)，也称为重症监护治疗病房。自 20 世纪 80 年代被引入开展以来，国内 ICU 在危重症救治水平方面已经取得了长足的发展，与国外的差距也正在缩小。ICU 有综合 ICU 与专科 ICU 两种存在形式。综合 ICU 以监测和支持患者各系统脏器功能为己任，如外科 ICU(SICU)、儿科 ICU(PICU)、急诊 ICU(EICU)；专科 ICU 则针对单一脏器功能进行监护治疗，如心脏病 ICU(CCU)、呼吸 ICU(RCU)等。

随着国内急救医学的迅速发展，一些医院的急诊科纷纷设立了急诊 ICU 或急诊创伤 ICU，对急诊危重患者的成功救治起了重要作用。急诊 ICU 不同于医院综合 ICU 与其他专科 ICU，其收治对象主要是短时间内变化快的内、外科急危重症患者，这些患者往往处于濒死状态或无机会转入病房或进手术室进行手术抢救，在急诊室实施紧急复苏或救命手术并于术后给予监护治疗，一旦病情平稳，即应转入相关科室、留观病房或出院。如：①心肌梗死急诊溶栓患者、脑梗死急诊溶栓患者。②严重哮喘、心力衰竭、呼吸衰竭、高血压危象及心律失常的患者。③创伤、休克、感染等引起 MOF 患者。④CPCR 后需对其功能进行支持的患者。⑤复合伤、多发伤、胸或腹部伤诊断不明阶段的急诊监护及复苏治疗。

设立 EICU 首先要从发展急诊医学的高度出发，既做到满足急诊工作的需要，又不造成浪费；其次，EICU 要与急诊病房、急诊留观构成医疗、护理为一体的系统，高水平地解决患者的急诊问题，而不能以发展 ICU 为其主要目标。

第二节　EICU 的要求及设置

一、EICU 的基本要求

(1) 我国三级医院和有条件的二级医院均可设立 EICU。EICU 作为重症医学科应具有系统的专业理论和实践标准，有专职的医疗护理队伍，承担着为急诊危重患者治疗和护理、提高重症患者生命质量的任务。EICU 也是重症医学学科的临床实践基地。

(2) EICU 必须配备足够数量及受过专业训练、掌握重症医学基础知识与基本操作技术、具备独立工作能力及专业应急能力的专职医护人员。

(3) EICU 必须配置必要的监护和治疗设备，标准床单位设置要符合行业内标准，并能承担急诊甚至医院其他科室重症患者的治疗护理任务。

二、EICU 的设置与布局

（一）EICU 的规模　EICU 的规模及病床数应根据急诊的工作量、需要 EICU 医疗服务的急性突发事件发生频率和严重程度来设定，一般以 4～15 张床为宜。床位的使用率以 65%～75% 为宜，超过 80% 则表明 EICU 的床位数不能满足急诊的急救需要，应该扩大规模。

（二）EICU 的位置　EICU 是为急诊危重症患者设置的，其最合理的位置应邻近急诊抢救室，或者是与急诊抢救室连接为一体的单元，能够做到一经复苏抢救成功，便实施危重症监护管理。另外，也应考虑 EICU 与化验室、血库、急诊手术室、放射科和电梯等的位置，以便于 EICU 工作的开展。

（三）EICU 的布局　EICU 的合理布局应考虑分区设计的建议，使医疗区域、医疗辅助用房区域、污物处理区域和医务人员生活辅助用房区域等有相对独立性，以便于实施规范的流程管理和有利于感染控制。

病房的布局主要有两种类型：一种是中心型或扇型结构，中心监护站在中间，病房围绕四周；另一种是长方形结构，护士监测站在病房中间，病房多为敞开式，并在病区内设立 1～2 个隔离单间，遇有 MOF、特殊感染或免疫力低下的患者可放在单间与其他患者隔离开来，防止相互干扰或受到不良刺激及感染。

另外，整个病区 40% 的面积可作为辅助病区，包括医师办公室、工作人员值班室、中央工作站、治疗室、仪器室、污物间、卫生间、库房、更衣室等。有条件的 EICU 可配置其他辅助用房，包括示教室、家属接待室、营养准备室等。同时建立工作人员、患者及患者家属的专用通道，还可建立家属探视走廊，以防交叉感染。一般辅助用房面积与病房面积之比建议达到 1.5∶1 以上。

（四）病区设置

1. 床单位设置　EICU 标准床单位设置建议，开放式病床每床的占地面积为 15～20 m²，相邻病床之间的间隔在 1.5 m 以上，并以移动布帘相隔，以便于治疗、抢救和消毒。一般情况下，不一定要将床位间隔开。设置的单个病房一般面积为 18～25 m²，为便于医护人员能直接观察到患者，面向中心监测站的墙壁一般是玻璃间隔，或应用闭路电视监护。

2. 病床装置　应为多功能抢救床。应易于推动和固定，可以使患者有多种卧位功能的病床为佳；其两侧装有可调节的护栏，既可防止坠床，又便于操作；床头及床脚可以调节高度，并能拆装，以便于抢救；配备气垫床以防压力性损伤的发生。较高级的监护床还应有测量体重的装置、加温装置、应急电源系统等。

3. 照明装置　整个室内光线充足，每张床应配有可移动的、有较大强度的照明装置。宜选择经过颜色校正、能正确辨认皮肤颜色的灯光，一般色温在 6 000～7 000 K 比较接近自然光，能够正确辨别危重患者皮肤、口唇和四肢末梢的颜色。夜间用的照明灯光应能够调节，一般常见治疗用灯为 60～80 W，特殊检查、治疗用灯可达 100 W。床位正上方吊灯尽量减少，以免患者感到刺眼，每张病床还可配有床头灯。

4. 空气、温度及声音　EICU 病房内应设有中央空调，室内温度保持在 20～22 ℃，湿度为 70%。病房应具备良好的通风条件，同时设置空气层流装置，使泵入的新鲜空气压力大于大气压，保证空气的单向流动，以达到空气净化和消毒的目的。EICU 是各种仪器设备使用最多的场所，其产生的噪音不仅影响医护人员，还增加了患者的心理压力。因此，在不影响正常工作的情况下，应将仪器的声音降低到最低水平。根据国际噪音协会的建议，EICU 白天、傍晚和夜晚的噪音最好不要超过 45 dB(A)、40 dB(A) 和 20 dB(A)。

5. **墙式设备带或设备塔**　配备完整的床位供应系统,具有简洁美观、便于管理、电路及气路故障率低等特点,提供电、氧气、压缩空气和负压吸引等功能支持。理想的每张床应装配电源插座 12 个以上、氧气接口 2 个以上、压缩空气 2 个和负压吸引接口 2 个以上。每个床位的电源应是独立的反馈电路供应。

6. **辅助设施**　现代 EICU 床单位设计已越来越趋向空间发展,如屋顶轨道式输液架及床头拉杆式输液架,明显节约了空间,并且备有能与探视者对话的通信装置等。

(五) 护士监测站　护士监测站原则上位于所有病床的中央区域,以能直接观察到所有病床的扇型设计为佳。内设中心监护系统、EICU 患者信息管理计算机、打印机、联络电话等,并存放病历夹、医嘱本、治疗本、病室报告本等各类监护记录表格。

三、EICU 的监护治疗设备

EICU 设备的种类、数量、仪器性能需根据 EICU 的特点、所开展的重点工作和经济实力等综合考虑,不求大、求全,要力求高效、实用,适合本专业的发展。

(一) 监测设备　通过运用监测设备,能在床边连续动态监测病情变化,快速作出定性和定量的诊断。这些设备如下。

1. **床边多功能监护仪**　能进行心电、无创血压、有创动脉血压、CVP 及心排血量、呼吸频率、SpO_2、体温等多项监测,配套使用的小型便携式监护信号发射机,在一定距离内可使床边监护仪收到信号,便于转运患者。

2. **中心监护仪**　除具有床边监护仪的普通监护功能外,还可同时显示 4～8 张床位患者的心电、无创血压、呼吸、SpO_2、体温的数据图形资料,配套使用的有床边监护仪、心电记录分析仪及可选择打印监护图像资料的打印机。

3. **心电图机**　虽然 EICU 有中心及床边监护仪,但一台全导联心电图机仍然是必不可少的,可方便全面了解患者心律失常的性质及治疗效果。

4. **血流动力学监测系统**　包括 Swan Gans 气囊漂浮导管、压力传导装置和数据资料处理显示装置(床边多功能监护仪具备相应功能),用于监测危重患者的肺动脉压(pulmonary artery pressure,PAP)、肺动脉楔压(pulmonary arterial wedge pressure,PAWP)、CVP、心排血量(cardiac output,CO)等,常用途径是颈内静脉或锁骨下静脉穿刺,用监测仪获得正确定位。目前的漂浮导管还有直接监测混合静脉血氧分压的功能。

5. **颅内压监测仪**　颅内压监测仪通常是将一压力传感器置于颅骨内板和硬脑膜之间,连续对颅内压进行测量。脑室内测压更敏感,可将测压管和监护仪的测压装置相连接。必要时还可做无创颅内氧饱和度监测、经颅多普勒监测,以协助对脑缺氧、缺血情况作出诊断。

6. **血气分析仪**　新一代的血气分析仪是由电脑控制,全自动操作,即包括标准电极、检查仪器性能、吸取标本并测定、清洗测量、计算结果、打印报告等全部操作过程。一些血气分析仪除检测血气外,尚可检测电解质、血细胞比容、乳酸、尿素氮和血糖等各项参数。

7. **胃肠黏膜内 pH(pHi)监测**　pHi 监测导管用来测定 pHi 值,可以反映胃肠黏膜表层组织的氧合状态。pHi 值测定对估计危重患者的预后、指导治疗有重要意义。

8. **其他**　呼吸监护仪、支气管镜、移动式 X 线机、床旁 B 型超声诊断仪、床旁脑电图仪、EICU 小型化验室等,在有条件的情况下可以适当配备。

(二) 治疗设备　能有效地支持循环呼吸等重要脏器的功能。

1. 人工呼吸机　呼吸机分类有无创呼吸机和有创呼吸机两种类型。有创呼吸机多具有间歇正压通气（intermittent positive pressure ventilation，IPPV）、持续气道正压通气（continuous positive airway pressure ventilation，CPAP）、压力支持通气（pressure support ventilation，PSV）、同步间歇指令通气（synchronized intermittent mandatory ventilation，SIMV）等多种呼吸模式，并具有呼吸监测装置、同步装置、报警装置，对低顺应性及高阻力有良好的代偿功能。同时，EICU 至少应备有便携式呼吸机 1 台，以便于安全转移患者。

2. 除颤仪　在 EICU 的患者，极易发生房颤、室速、室颤等心律失常，直流电击是最有效的方法。目前常用的直流电心脏除颤仪，由示波仪、记录仪、胸内外除颤电极、体外起搏电极、同步触发装置和电源等组成，临床使用十分方便。

3. 输液泵和微量注射泵　是 EICU 必备的治疗工具之一。输液泵和微量注射泵的用途是为患者及时、定时、定量地从静脉输入药物等。一般都具有输注总量、当前输注速度设定功能和已输注液体量显示功能，同时具有管路梗阻、气泡、输注完毕、输液泵门被打开以及低电压等报警功能。通常较大量的液体输注采用输液泵，而在应用某些单位时间内给药剂量十分微小的药物时，可采用微量注射泵。

4. 主动脉内球囊反搏（intra-aortic balloon counterpulsation，IABP）　将带有气囊的导管通过股动脉插到降主动脉，在心室舒张时将气囊充盈，心室收缩时气囊内气体排空。可提高主动脉根部的舒张压，同时降低收缩压 4%～20%，借此增加冠状动脉灌注，降低左室排血阻抗，使心肌耗氧量降低。在 EICU 中常用于心源性休克、低排综合征的循环支持。

5. 临时心脏起搏器　主要用于治疗慢性心律失常如窦性心动过缓、房室传导阻滞等，通过起搏电极发放电脉冲来带动心脏搏动。

6. 床边血液滤过机　床边血液滤过血液净化是一门新技术，血液滤过可使 MODS 和重症胰腺炎患者的病情得以改善，是一种安全有效的肾替代疗法。

（三）EICU 常用的物品及器械

（1）抢救车：抢救车是 EICU 必备物品，以保证抢救患者的需要。抢救车内应必备抢救药物、物品及器械，包括强心药、升压药、降压药、镇静剂、中枢兴奋剂等，以及应备有气管切开包、喉镜、开口器、通气导管、简易呼吸囊、手电筒、各种穿刺包、静脉切开包、开胸包及急救所需的药品等。

（2）其他：各种输液器、延长管、加压袋、约束带、防压力性损伤垫、降温毯、冰帽、紫外线照射推车等。

第三节　EICU 的管理

一、人力资源管理

（一）EICU 的医师

1. EICU 医师的配置　医师与床位比应为（0.8～1）：1，其中 1 人应具有高级职称并担任组长或主任，青年医师在上级医师指导下工作并参加 24 h 值班。

2. EICU 医师的要求　EICU 医师应经过严格的专业理论和技术培训，具备重症医学相关理论知识，掌握重要脏器和系统的相关生理、病理知识以及相关的临床药理学和伦理学知识,还应具备必要的监测与支持技术的能力。鉴于目前国内医疗专业尚未有 ICU 系,因此 EICU 的医师多为由急诊科、内科、外科、麻醉科选拔来的有一定工作经验、知识面广、善于钻研、乐于接受新事物、责任心强的中青年医师,经专业培训后开展工作。

(二) EICU 的护士　护士是 EICU 中的重要力量,是危重患者最直接、最重要的管理者之一,医师所得到的关于患者病情改变以及是否需要调整治疗方案的大量信息来源于护士的监测和观察。因此,要求 EICU 护士必须受过专业培训,为技术娴熟的职业护士,具备与医师相应的较高的监护技能。

1. EICU 的护士编制　EICU 护士与监护床之比原则上应为(2.5～3):1,护士编制中应包括 1 名主任或副主任护师、1～2 名主管护师、4～6 名护师,同时保证每个护理班次中至少有 1 名护师以上经验丰富的护理人员在位。护士人数不够只会导致两种结果:一是护理质量降低,达不到加强监护的要求;二是空床不收患者,以缓解人员不足的矛盾。

2. EICU 的护士要求

(1) 专业技术要求:EICU 护士是受过专业培训的、技术娴熟的职业护士。要求掌握重要脏器和系统的重症护理基本理论和技能、过硬的急救复苏技能;掌握各种急救、治疗仪器的使用和管理、监护参数的分析及临床意义;对危重患者的治疗和护理具有熟练的操作技术等。还应当了解一些与危重病护理相关的伦理及法律知识,并能运用于临床实践中。国外对于 EICU 护士的要求除具有丰富的知识和熟练的技能外,还必须进行专业监护技术培训,经考试合格后,获得 ICU 护士注册证书方可从事该专业的工作。在以后的工作中,每 1～2 年接受 1 次统一的注册护士考试,合格者方可继续从事本专业护士工作,考试不合格者不应续聘,以保持 EICU 护理工作的基本水平。目前国内各省市也出现了 ICU 专业监护护理人员的培训机构,以培养 ICU 专业的护理人员。

(2) 较强的观察分析能力:EICU 内的患者大多病情复杂,生命体征不平稳且神志不清,此时需要护士有细致入微的观察能力,及时发现病情变化的前兆,结合患者的临床监护信息进行分析,对病情变化作出准确的判断,并积极正确地处理,使患者转危为安,提高患者的抢救成功率。

(3) 沟通的技巧:EICU 内的患者由于病情及环境的因素,通常会有恐惧、担忧、悲观等情绪出现,要求护士具有良好的沟通能力,与患者尽最大限度地交流,以疏导改善患者的情绪,通过自己的言行举止给患者以安全感和满足感。对于因气管插管、气管切开等失去了语言表达能力的患者,护士需要掌握一些特殊的沟通技巧,学会用眼神、表情、手势、实物、图片或书写等方式与患者进行交流。同时应重视与患者家属的沟通,及时将患者的治疗和病情信息传达给家属,使家属对 EICU 的护理工作感到放心,建立一定的信任度。

(4) 良好的心理素质和体魄:EICU 护士长期从事高强度、快节奏的护理工作,又要面对时刻存在死亡威胁的患者,以及可能出现的难以沟通的家属,除具备专业的技术以外,还需具备优秀的心理素质。主要体现在有较强的鉴别应变能力、积极稳定的情绪、宽容理解的品格、团队协作的精神等。同时护士还必须拥有健康的体魄,平时注意锻炼身体及合理的休息娱乐,才能胜任超负荷的强体力劳动。

3. 其他人员　EICU 内应设有专职的物理治疗师,其职责主要是负责患者呼吸道清理的工作和防止长期卧床所致的合并症,如肺部感染、压力性损伤、泌尿系感染、肢体失用性萎缩等。营养医师根据患者病情需要调配饮食,保证患者每日有足够的热量、蛋白质、维生素及矿物质的摄入,以便迅速恢复患者体能。勤杂保洁员负责取送血样、消毒液,接送患者到其他科室接受特殊检查,处理污物,领取补充用品,负责病室清洁工作。

二、EICU 的护理管理

(一)护理管理的要求及原则

(1)护理管理的目标是为患者提供及时有效的监护技术,保障患者的医疗护理安全,最大限度地满足患者和医疗的需要。

(2)EICU 质量管理的原则应实行全面的质量管理。其核心是以患者为中心的首要原则,坚持质量第一、预防为主、以数据为依据的标准化科学管理。

(3)规范的工作制度与流程管理是护理质量的保障。EICU 的护理工作制度中应当包括各工作岗位职责、分级护理制度、查对制度、培训制度、消毒隔离制度、仪器设备管理、药品管理制度等制度;还应制订各类危机处理流程、各危急重症的急救流程、突发事件的应急预案等。

(二)护理工作的内容及程序

1. 收治患者的准备 根据所收治患者的病情,做好床单位的各项准备工作,包括呼吸机、吸痰器、心电监护仪、除颤仪、起搏器、各种急救药品等。EICU 护士应在患者到达之前,先行检查好物品,预热仪器,以确保急救需要。

2. 接收患者 急诊室的危重患者必须经 EICU 医师确诊认可后方可转入。转入时,应由 EICU 医师陪同;转入后,护士应对患者进行基本体检。

(1)了解患者的神志是否清楚、反应如何、回答问题是否正确、肢体活动是否正常。

(2)测量全套生命体征,包括瞳孔大小及对光反射、血压、脉搏、呼吸、体温,并了解吸入氧浓度,做全导联心电图。

(3)观察周围循环情况、皮肤色泽、有无压力性损伤。

(4)了解最近一次血电解质、血糖、血气分析结果。

(5)检查静脉通路、各种导管是否通畅,了解引流液量、色泽及单位时间流出量等。

(6)掌握用药情况、药物过敏史和患者心理状态。

3. 基本监护和处置 凡入 EICU 的患者,均应常规给予以下基本监护处置措施。

(1)持续的胸前模拟导联心电图监测,即心电监护。

(2)吸氧,保持气道通畅。

(3)建立静脉通路。

(4)留置导尿。

(5)抽血,作电解质、血糖、血肌酐、尿素氮检查和血气分析。

(6)重新检查并固定所有管道。

在基本监护处置以外,视患者情况,遵医嘱进行系统监护,如通过安插漂浮导管做血流动力学监测和放置人工气道行机械通气等。

4. 基础护理 EICU 是对危重患者进行集中监护、治疗、抢救的场所,因此凡进入 EICU 的患者均属于特级护理。切实做好各项基础护理是防止各种并发症、确保总体治疗成功的基本条件,如床单位护理、口腔护理、皮肤护理、导管护理等。

5. 心理护理 EICU 的患者尤其需要得到安全感和生命的保障感,需要扶持和安慰。因此护士进行良好的心理护理,对保持患者的良好心态十分有利,也有利于疾病的恢复。对患者发出的种种疑问的目光和无声的问话,要尽量耐心听懂看明,给以适当的回应或解释;要通过表情、手势、笔谈等多种手段准确理解患者的需求,特别是对上呼吸机行辅助通气而表达有困难的患者。

6. 医嘱的执行　EICU 的护士应认真及时地执行医嘱,以确保患者得到及时全面的治疗护理。医嘱的执行应确保正确无误,除了急救时护士可以执行医师的口头医嘱,其余的医嘱均必须以书面的形式下达,护士按规范核对明确后方可执行,以保证治疗护理工作的安全性。

7. 监护记录　监护记录是记载 EICU 护理工作的客观资料,不仅可以为临床科研工作提供客观依据,还具有一定的法律效力,是处理医疗纠纷或医疗刑事案件的有力证据。EICU 的监护记录建议以表格的形式呈现,其内容和要点根据医嘱要求及患者的疾病特点来确定,能体现病情变化的连续性和动态性,文本书写要求清晰、整洁。

8. 患者的转运　基于 EICU 患者根据监测护理的要求不同,经常需要在本科室内向外转运患者。转运中,最好保持持续的心电监护,并且确保良好的通气状态。一般常携带小型氧气瓶或简易呼吸气囊来保障转运途中的有效通气,有条件者使用转运呼吸机。同时在转运途中还需注意导管的通畅,观察患者的病情变化。整个过程力求稳、快,事前要做好充分的准备工作。

(三) EICU 各项工作制度　良好的管理需要严格制度予以保障,因此管理制度的建立十分关键。除常规护理制度以外,EICU 护理管理制度特别强调以下几项。

1. 岗位责任制度　由于 EICU 的工作特点,护士必须严格遵守岗位责任制度。

(1) EICU 护士必须在科主任及护士长的领导下进行各项护理工作。

(2) 各岗位护士应严格按照各岗位职责完成各项治疗、护理工作。

(3) EICU 的护士必须坚持连续床旁监护的原则,及时满足患者的需要,密切观察与记录患者的病情变化,发现异常情况及时报告医师。

(4) EICU 护士必须严格遵守各项规章制度和技术操作规程,正确执行医嘱,准确及时地完成各项护理工作,做好查对和交接班工作,防止差错事故的发生。

(5) 认真及时做好患者各阶段的健康教育,经常征求患者意见,做好解释说明工作和患者的心理疏导工作。

2. 岗位培训制度　由于 EICU 业务范围广、监测项目繁多、技术更新快,护士要不断接受严格的培训,因此必须建立岗位培训制度。

(1) 新护士应在严格培训之后方可上岗,要求学习并掌握各种抢救技术及相关理论、常用抢救仪器的使用及维护、多专科疾病的观察和护理,并到相关科室轮转。

(2) 在职护士定期接受继续教育培训,每年参加一定学分的院内外继续教育,了解学科进展,掌握最新技术,以适应危重病监护技术的发展要求。

(3) 定期组织科室业务学习和病例讨论,互相交流,集思广益,不断总结临床经验,提高业务水平。

(4) 经常开展基础护理技能的培训,包括各种护理操作的规范化培训和护理记录的书写技能等。

(5) 定期开展专业技能的培训,包括 CPR、呼吸机的操作等。

3. 消毒隔离制度　EICU 内获得性感染是威胁患者生命的重要原因之一,积极预防和控制感染是 EICU 的重要工作内容,必须建立相应的管理制度,并常抓不懈。

(1) EICU 内各级人员必须充分认识消毒隔离的重要性,并从自我做起,严格执行洗手、无菌技术操作、穿戴隔离衣帽鞋和床边隔离等制度。

(2) 重视各环节各部位感染控制,包括设施与设备消毒、空气净化及环境消毒、仪器及医疗用物的消毒、床上用品的终末消毒等。

（3）凡厌氧菌、铜绿假单胞菌（绿脓杆菌）、抗甲氧西林金黄色葡萄球菌（methicillin resistant staphylococcus aureus，MRSA）等特殊感染的患者均应按相应的隔离要求进行隔离及各类用物的处理。

（4）加强感染监控，定期进行微生物学检测，发现问题及时处理。

具体制度及感染监控详见有关章节。

4. 仪器管理制度　仪器是EICU对患者进行监测和治疗的重要工具，而要使各种仪器均能发挥作用，必须建立相关的管理制度，以确保仪器的正确使用和维护。

（1）指定专门的技术人员负责调试、维修及保养仪器。

（2）护士应接受专门的培训，学会使用各种仪器设备，能设定各种常用参数。

（3）使用前后认真检查机器性能，并做好记录。有故障应及时维修或更新，平时也要定期检查调试，使其保持良好的备用状态。

（4）定期按照仪器设备本身的要求消毒，防止医源性交叉感染。

（5）仪器一般不得外借，需要外借时必须详细登记，并由经手人签字。贵重仪器须经护士长同意后方可外借。

5. 探视制度

（1）EICU实行半封闭式管理制度，不允许家属陪护，只能在规定时间探视患者。

（2）患者病情危重时，家属可在接待室或等候区等候，以方便医护人员找家属谈话；患者病情较稳定、无生命危险时，家属可留下电话和地址，在家等候，有病情变化时随时通知。

（3）接待室或等候区内设一定数量的坐椅以方便家属歇息，家属在等候时应遵守文明行为规范，不吸烟，不随地吐痰，不随地坐卧。

（4）EICU每天定时指定专人向家属通报患者病情，有病情变化随时通报，家属也可在指定窗口向医护人员询问患者病情。

（5）探视时间和频率以不影响正常医疗护理工作为宜，可以安排每天下午 30 min，如 16:00～16:30 之间探视，也可以安排隔天探视，如每周周二、周五、周日下午 15:00～16:30 探视。

（6）对于家属探视，EICU应加以必要的管理。有条件的病区应设专用外走廊，使家属可以透过玻璃墙看到患者，并可以通过有线电视电话系统与患者交流，既解决了探视需求，又不影响EICU的正常工作；如不具备上述条件，应让家属经指定入口进入EICU，并提供口罩、帽子、隔离衣及鞋套等必要隔离防护用品，穿戴整齐后进入。

（7）家属进入EICU探视过程中，接触患者前后必须洗手；探视结束家属离开后，EICU勤务人员须进行严格的环境消毒。

6. 药品管理制度　EICU涉及的药品种类繁多、数量大，为了确保药品的有序使用，保障救治工作顺利开展，必须建立完善的药品管理制度。

（1）长期用药根据医嘱每日领取并使用。此外，EICU内应保存一定数量的药品以备急用，包括口服药、针剂、瓶装/袋装溶剂或药剂等。备用药品的种类和数量根据EICU工作的需要确定。

（2）备用药品应分类管理、专柜放置、专册登记、专人保管，必要时加锁，如可将备用口服药、贵重针剂和毒、麻、限剧药设专柜加锁保管，分别建立清点及使用登记本，每日由专人负责清点，取用时随手登记，用后由保管人员负责及时补充；对需低温保存的药品置于冰箱内保存，其中的贵重药品加锁保管,并建立清点和使用登记手册;抢救药品放在抢救车内;瓶装/袋装溶剂或药剂分柜放置在药品配制室内;各种外用药品放置于换药室专用储存柜内。

(3) 各种药品在专柜内定点设置,并于相应的位置设标签标明药物名称、浓度、规格、数量以及有效期等。

(4) 外用药品、瓶装/袋装溶剂或药剂放置时按有效期排列,有效期近的置于外侧,以便先用;已开封的外用药放于最外侧以便及时用完;定期由专人检查药品的有效期和质量,如有过期或变质及时更换。

(5) 特殊或贵重药品用后如未能及时补充,应予以交班,以便下一班补齐。

7. 一次性医疗卫生用品使用管理制度　EICU 内使用的一次性医疗卫生用品日益增多,为了确保使用的安全,科内应制订相应的使用管理制度。

(1) 一次性医疗卫生用品应有专人管理,建立领取使用登记册,规范管理。

(2) 一次性医疗卫生用品不应长时间存放,因此应有计划地定期领用,以确保物品的有效期。

(3) 一次性医疗卫生用品需存放于阴凉干燥、通风良好的货架上。物品分类放置,货架应高于地面 20 cm,距墙 5 cm,按有效期顺序排列,并定期梳理。

(4) 一次性医疗卫生用品进货时,科室严格查收每一批产品的外包装失效期、灭菌化学指示卡、封口严密度、规格。

第四节　EICU 的感染防治

EICU 与其他 ICU 一样,都是感染危险因素和易感人群集中的场所,其感染发生的概率比一般科室要高,有的致病菌如金黄色葡萄球菌、铜绿假单胞菌、真菌等耐药性很强,给临床治疗增加了很大难度,严重危害着患者和医务人员的健康。因此,要积极地预防和控制感染。

一、EICU 感染易发的原因

(1) EICU 危重患者集中,不同患者之间由于感染程度和感染病原不同而可能发生交叉感染。

(2) 医护人员无菌操作制度执行不严。

(3) 环境及医疗仪器受污染。

(4) 各种有创监测治疗技术的应用造成了侵袭性感染日益增多,如气囊漂浮导管、动静脉测压导管、人工气道、透析置管、导尿管。

(5) 抗生素的不规范使用,造成大量耐药菌株在病区内流行,是造成医院内感染的重要原因。

二、控制感染的管理

(一) 设施的配备

1. EICU 的位置　EICU 应建在急诊科内比较清洁的区域内,远离人流量大的交通要口。

2. 卫生设施　EICU 入口外应设有缓冲间,内有更衣柜、更鞋柜、浴室以及手消毒设施;洗

(刷)手池的水龙头开关应为脚踏式或感应式的自动开关。入口最好有风淋设施,以除去进入EICU人员衣物上附着的部分污染物。

3. 病床设置　一般两床间距应大于 2 m,以降低尘埃和飞沫造成的交叉感染。同时应设有隔离病房。

4. 空气消毒装置　每个床单位上方,应安装紫外线消毒灯,以便于每日进行室内空气消毒。

5. 探视走廊　EICU 应在病房远离工作人员出入口的一侧建外走廊并以玻璃墙相隔,供家属探视用,以减少室内人员流动,防止交叉感染。

(二) 空气净化与消毒

1. 控制出入人员数量　通过控制人员出入数量以减少污染。

2. 自然通风　一般每日开窗通风 2~3 次,每次 20~30 min。

3. 机械通风　机械通风应用高性能滤材,以湍流式或层流式(水平式、垂直式)两种气流流动方式进行通风,可有效地控制由于空气污染而造成的交叉感染。湍流式通风的风量,一般相当于每小时换气 6~20 次,对室内微生物清除不够彻底;层流式通风送风量大,其除菌效果相当于每小时换气 600~700 次,可使室内保持相对无菌的环境。

4. 空气消毒　紫外线消毒为光照空气消毒,还可以使用空气消毒仪器,方法简便易行。

(三) 室内物品的清洁与消毒

(1) 室内物体的表面应用 0.5% 过氧乙酸溶液或 1 000 mg/L 有效氯消毒液进行擦拭消毒。墙壁每周擦拭 1 次;病床、床头柜、医疗设备及门窗表面每日擦拭 1 次;空调器内的滤网应定期刷洗,其表面也应以 0.05% 有效氯擦拭。

(2) EICU 的地面需用 0.5% 过氧乙酸溶液或 1 000 mg/L 有效氯消毒液湿拖,每日不少于4 次;地面被污染时随时消毒。

(3) 病床上的用物如枕芯、被褥、床垫等,在每位患者使用后最好使用臭氧发生器、环氧乙烷或 γ 射线消毒。

(4) 大小便器应个人固定使用,每日用后应用 0.5% 过氧乙酸溶液或 1 000 mg/L 有效氯消毒液浸泡 30 min。

(5) 清洁用具如擦布、拖把等每日使用后应用 0.5% 过氧乙酸溶液或 1 000 mg/L 有效氯溶液浸泡 30 min 消毒,并按不同用途分开放置与使用,不得混用。

(四) 医用物品的清洁与消毒

(1) 感染患者与非感染患者使用的器具应分开处理。

(2) 呼吸机内部的部件应按设备要求定时更换。呼吸机的管道建议使用一次性管路,一般每 24~48 h 更换呼吸机管道、连接物、湿化灌等。呼吸机表面用柔软湿布轻轻擦拭,用紫外线照射消毒,主机内部的清洁、吸尘、调试和保养应由医学工程技术人员操作。

(3) 湿化瓶、氧气面罩用后应用 0.5% 过氧乙酸溶液或 1 000 mg/L 有效氯消毒液浸泡30 min。各种管道接头、包扎用器材和复苏用具等用后应用 0.5% 过氧乙酸溶液或 1 000 mg/L有效氯消毒液擦洗。

(4) 用过的治疗包、器械包及所有无菌治疗用品及时送供应室进行灭菌处理,可采用高压蒸汽灭菌,也可采用环氧乙烷灭菌。

(5) EICU 内的用品尽量使用一次性医疗卫生用品,这些用品灭菌彻底,使用方便、可靠,能有效预防交叉感染。

(五) 工作人员的消毒隔离要求

1. 严格执行无菌操作技术　医护人员应严格遵循医护常规,认真执行各项无菌操作技术。进行无菌操作前必须戴好口罩、帽子并洗手。

2. 建立良好的洗手制度　为了减少病原菌在 EICU 的传播,医护人员必须建立良好的洗手制度。在接触两名患者间隙、执行各种技术操作及无菌操作前后、处理便器后,以及进入或离开 EICU 时,均要洗手,洗手必须严格按照要求(如临床常用的"六步洗手法"等)进行。必要时,洗手后再用 75% 乙醇擦拭,进行消毒。定期进行手的消毒效果监测,细菌总数≤5 cfu/cm^2,并以未检出致病菌者为合格。

3. 医疗废弃物的处理　正确规范处理各类医疗废弃物品。

(六) 预防留置管路的感染措施

1. 输液及血管留置管路感染预防

(1) 输液瓶、输液袋及输液管路使用不应超过 24 h,否则应丢弃及更新。

(2) 留置血管管路时应严格执行无菌操作技术,并妥善固定。

(3) 观察穿刺部位的情况,是否出现红肿、疼痛等感染症状,及时处理。

(4) 外周静脉置管一般为 3～5 d,中央静脉可视情况保留;一经发现导管有感染或怀疑菌血症时,应立即拔出导管。

2. 人工气道管路感染的预防

(1) 除禁忌证外,应将患者床头抬高 30°,防止误吸。

(2) 严格执行吸痰操作规程,加强气道湿化。

(3) 做好呼吸环路的消毒及管理。

(4) 加强口、鼻腔的护理。

3. 泌尿道感染预防

(1) 合理选择导尿管,严格无菌操作原则。

(2) 妥善固定导尿管,保持引流通畅。

(3) 做好尿道口的清洁工作。

(4) 如情况许可尽早拔出导尿管。

三、消毒质量的监测与管理

EICU 病房应定期对消毒的质量进行全面监测,各项监测结果应认真记录、存档,以备日后对感染管理情况与监测结果进行分析、小结、总结,发现问题并解决问题。

(一) 紫外线灯强度监测　紫外线灯强度监测应做到每季度到半年监测 1 次。监测方法有以下两种。

1. 用紫外线辐射强度仪　监测正常数值>70 μW/cm^2。

2. 用紫外线强度测试卡　测试方法是开启紫外线灯 5 min 后将测试卡放在灯下垂直 1 m中央处,照射 1 min 后观察测试卡的颜色。

(二) 消毒液浓度监测　EICU 病房使用的含氯溶液和过氧乙酸溶液浓度每日用消毒液浓度试纸测试 1 次,以确保消毒液达到所要求的使用浓度。

(三) 空气微生物监测　空气微生物监测每月 1 次。监测方法有以下两种。

1. 空气微生物采样器采样法　监测人员手持采样器采样,采样高度距地面 15 m,采样1 min 立即送检。EICU 内空气细菌总数≤200 cfu/m^3,以未检出致病菌为消毒合格。

2. 平板暴露法 将普通营养琼脂平板(直径为9cm)放在室内各采样点处。布点方法:面积≤30 m² 的病房取对角线上的3点,即中点和两端各距墙角1m处;面积＞30 m² 的病房,取东、南、西、北、中5点,其中东、南、西、北各点均距墙1m。采样高度距地面1.5 m,暴露5 min盖好后立即送检。EICU内空气细菌总数≤200 cfu/m³,以未检出致病菌为消毒合格。

(四)物体表面微生物监测 于消毒处理后4h内进行,用浸有无菌0.9%氯化钠溶液采样液的棉拭子采样。采样面积＜100 cm² 者取全部表面;采样面积≥100 cm² 的,取100 cm²。采样后的棉拭子放入装有10 ml采样液的试管中送检。EICU物体表面细菌菌落数以≤5 cfu/cm² 且未检出致病菌为合格。

(范颖 刘哲军)

第七章
急救监护技术

第一节　心　电　监　护

心电监护是指持续或间断地监测心肌电活动指标,反映心电功能,是危重症患者的常规监测项目。

一、心电监护的目的

1. 及时发现致命性心律失常　这是心电监测的主要目的。通过动态观察心律失常的发展趋势和规律,可预示致命性心律失常的发生。如某些急性器质性心脏病患者出现进行性增加的高危险性室性早搏,随后即可能出现致命性的心律失常。

2. 及时发现心肌损害　动态观察 ST 段和 Q 波等改变可及时发现患者有无心肌缺血性改变、有无心肌梗死的发生等。

3. 监测电解质紊乱情况　危重症患者由于原发疾病或应激反应,会出现神经内分泌的改变,并导致水、电解质及酸碱失衡,进而影响心脏电生理活动,出现心电图的改变,甚至发生心律失常。

4. 指导抗心律失常治疗　通过心电监护不仅可及时发现心律失常,还能有效评价各种治疗措施的疗效和不良反应。

5. 术中监护　有许多手术,特别是心血管手术的术前、术中、术后及各种特殊检查和治疗过程中,多需要实行心电监护,以及时发现术中可能出现的并发症并迅速采取救治措施。

6. 指导其他可能影响心电活动的治疗　当其他非抗心律失常治疗措施有可能影响到患者的心电活动时,也应进行心电监护以指导治疗。

二、心电监护仪的基本功能与结构

(一) 基本功能

(1) 显示、记录和打印心电图波形和心率数字。

(2) 图像冻结功能。

(3) 数小时的心电图趋势显示和记录。

(4) 异常心律报警功能。

除上述基本功能外,新型的监护仪还可提供心律失常分析,如室性早搏次数报警和记录、ST 段分析等。有些心电监护仪还可连续测定呼吸、血压、SpO_2 和体温等方面的监护。

(二) 基本结构

1. 信号输入装置　分有线和无线两种。有线信号输入是通过导线直接将贴在患者身上的电极与监护仪连接起来,进行心电信号的传递。此方式的优点是干扰少、信号失真度小,但患者必须卧床。无线信号输入是先将心电信号通过电极引入一小型便携式无线信号发射装置,再通过无线电波将心电信号传到心电监护仪或中心监护站的接收器,通过解码、放大,再还原为心电波。该方式的优点是可观察到患者动态活动时的心电图改变,适合于可起床活动的患者,但容易受到外界电波干扰。

2. 显示器 多为存储显示器,其特点是可以处理并储存信息。心电图波形规则滑动,直接观察心电信号,并可根据需要冻结心电图,增强捕获异常心电信号的机会。

3. 记录器 多数监护仪带有记录装置,可进行实时记录和延时记录。实时记录可记录患者即刻的心电图,延时记录可记录实时记录前5~15 s的心电图形,有的监护仪还有记忆磁带,通过回放系统了解几个小时前的心电情况。

4. 报警装置 可通过发声、指示灯和屏幕符号指示等报警,最初的心电监护仪报警仅限于心率,近年来随着电脑技术的推广应用,已经能对某些心律失常进行报警,并能自动将心律失常进行分类,将心电波形冻结、贮存和记录。

5. 其他附属装置 包括测定呼吸波、SpO_2、血压等指标的装置,因监护仪功能的不同而不同。

当多个危重患者同时需要监护时,为提高工作效率,减轻护理人员工作强度,可将各患者床旁监护仪的信号传输到一台监护仪上,形成中心监护仪。床旁监护仪和中心监护仪共同组成了基本的心电监测系统。

三、心电监护导联

心电监测的实质是动态阅读长时间记录的常规体表心电图。为便于操作,多采用简化的心电图导联来代替标准体表心电图导联,其连接方式不同于常规心电图的12导联。监护导联多为3个电极,即正电极、负电极和接地电极,且标有不同的颜色加以区分。

1. 综合Ⅰ导联 正极放置于左锁骨中点的下缘,负极放置于右锁骨中点的下缘,接地电极放置于右侧胸大肌的下方。其心电图波形类似于标准Ⅰ导联。此种连接方法优点是电极很少脱落,不影响常规心电图的描记,但QRS波振幅较小(图7-1)。

2. 综合Ⅱ导联 正极放置于左腋前线第4~6肋间,负极放置于右锁骨中点的下缘,接地电极放置于右侧胸大肌的下方。其心电图波形类似于V_5导联。此种连接方法的优点是波幅较大,但电极脱落机会较多(图7-2)。

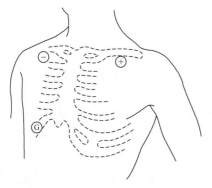

图7-1 综合Ⅰ导联放置方法

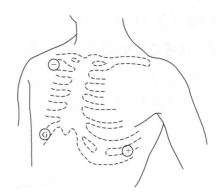

图7-2 综合Ⅱ导联放置方法

3. 综合Ⅲ导联　正极放置于左锁骨中线肋弓上缘第 4～6 肋间,负极放置于左锁骨中点的外下方,接地电极放置于右侧胸大肌的下方。其心电图波形类似于标准Ⅲ导联(图 7-3)。

4. 改良监护胸导联(MCL₁)　正极放置于胸骨右缘第 4 肋间,负极放置于左锁骨中点的外下方,接地电极放置于右侧胸大肌的下方或右肩。其优点是 P 波清楚,缺点是电极易脱落(图 7-4)。

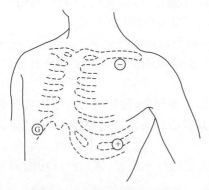 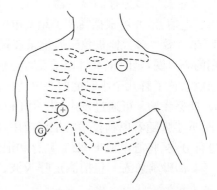

图 7-3　综合Ⅲ导联放置方法　　　　　　图 7-4　MCL₁ 电极放置方法

四、监测操作的基本步骤

1. 准备好物品　主要包括:①监护系统中心台一部,床边台若干部。②监测导线 3～4 根,电极 3～4 个。③导电膏或电极胶(已少用)。④乙醇棉球等。

2. 解释说明　向患者说明监测的意义,消除患者的顾虑,取得合作。

3. 连接电源　床边监测要先接好地线,再接电源线,然后打开监护仪电源开关。

4. 选好电极安放位置　将电极安放于正确位置。

5. 清洁皮肤　有胸毛者应剃除,再用乙醇棉球清洁皮肤,以尽可能降低皮肤电阻抗,保证心电波形的记录质量。

6. 安放电极　将电极粘贴固定于选定的导联位置上,注意有的电极须涂上电极胶或电极膏再行固定。调好心电监测基线辉度及振幅后即可监测。

操作过程中要注意患者的保暖,监护时间超过 72 h 要更换电极位置,以防皮肤过久刺激而发生损伤。

心电监护仪操作流程见图 7-5。

五、造成心电监测伪差的原因

1. 交流电干扰　病房内各类电器可能对心电监测造成干扰,在有电极脱落、导线断裂及导电糊干涸等情况时则更易发生。

2. 肌电干扰　各种肌肉震颤可引起细小而不规则的波动,掺杂在心电图波形内,可被误认为心房颤动。患者精神紧张、输液反应或低温疗法时寒战,也可发生肌肉震颤,影响观察和记录。

3. 线路连接不良　电极与皮肤接触不好及导线连接松动或断裂,可使基线不稳,大幅度漂移,或产生杂波。

4. 电极放置位置不当　正负电极距离太近,或两个电极之一正好放在心肌梗死部位的体表投影区,会导致 QRS 波振幅减低。

六、使用胸前心电监测电极的注意事项

1. 力求获得清晰的心电波形 若存在规则的心房活动,则应选择 P 波显示较好的导联。QRS 波振幅应大于 0.5 mV,以触发心率计数。

2. 暴露心前区 为了便于除颤时放置电极板,应留出易于暴露的心前区部位。

3. 心电监护不能代替常规心电图检查 必须牢记心电监护只是为了监测心率、心律的变化,不能用于分析 ST 段异常或诊断心脏器质性病变,如需更详细地分析心电变化,应及时做12 导联心电图以助分析诊断。

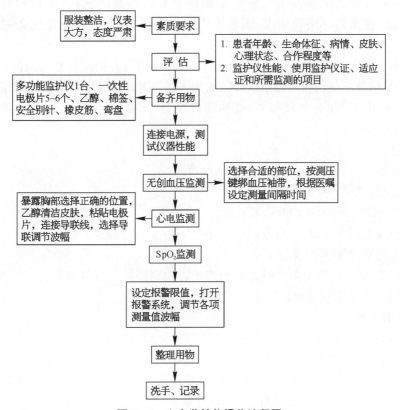

图 7-5 心电监护仪操作流程图

第二节 血 氧 监 护

血氧是反映组织的供氧量与耗氧量的重要指标,常用的血氧指标有:氧分压、氧容量、SpO_2 和动静脉氧分压差等。全面监测血氧情况需要进行动静脉血气分析,而近年来无创监测技术也有了长足进步,因其很大程度上减少了采血次数,且具有快速、动态、能连续监测的特点,因而临床应用日渐广泛。本章重点介绍无创血氧监测技术,有创监测将在下一章血气分析中加以阐述。

一、脉搏血氧饱和度(SpO₂)监测

(一)监测原理

1. 氧合血红蛋白(HbO₂)和还原血红蛋白(Hb)的分子可吸收不同波长的光线　HbO₂吸收可见红光,波长为660 nm,而 Hb 吸收红外线,波长为940 nm。运用分光光度计比色原理,测定这两种光的吸收情况,即可分别测得 HbO₂ 与 Hb 浓度,从而计算出 SpO₂。

2. 动脉血管床的搏动使其光吸收作用产生脉冲信号　当一定量的光线射入光经过手指或耳垂时传到分光光度计探头,除动脉血血红蛋白可吸收光外,其他组织(如皮肤、软组织、静脉血和毛细血管血液)也可吸收光,但是动脉血吸收的光强度会随着动脉搏动而有所改变,而其他组织吸收的光强度不随搏动和时间而改变,且保持相对稳定。动脉床搏动性膨胀,使光传导路程增大,因而光吸收作用增强,此时光电感应器测得的光强度较小。

利用可测知穿过手指或耳郭的透过光强度,在搏动时与每两次搏动之间测得的光强度比较,其减少的数值就是搏动性动脉血所吸收的光强度。据此,就可计算出在两个波长中的光吸收比率(R),R 值与 SpO₂ 呈负相关,在标准曲线上可得出相应的 SpO₂ 值。当 R 为 1 时,SpO₂ 值大约为85%。

(二)优点

(1) 能够敏感地反映患者即刻的血液氧合情况。

(2) 可同时计数脉搏。

(3) 能够连续监测,及时诊断低氧血症。

(4) 监测为无创性,患者无痛苦。

(5) 操作简便,开机即可测定。

(6) 适用范围广,可用于多个科患者的监护。便携型脉搏血氧饱和度监测仪还用于院前急救、转院、转科或从手术室回病房途中的监测。

(三)影响因素

1. 血中碳氧血红蛋白(COHb)含量病理性增高　COHb 在波长 660 nm 时的光吸收作用与氧合血红蛋白相似,而在波长 940 nm 时的光吸收作用很弱,当血液中有较多的 COHb 存在时,波长 660 nm 的入射光吸收增加,透过减少,吸收比率(R 值)增高,SpO₂ 测定值假性降低。动物试验研究表明,碳氧血红蛋白血症时 SpO₂ 与血红蛋白含量的关系为:

$$SpO_2 = \frac{O_2Hb + COHb \times 0.9}{总血红蛋白} \times 100\%$$

2. 血中正铁血红蛋白(MetHb)含量病理性增高　在波长 660 nm 时 MetHb 的光吸收作用与还原血红蛋白几乎相等,在波长 940 nm 时 MetHb 的光吸收作用比其他几种血红蛋白都强,因此在两个波长上都引起一个大的光吸收脉冲,使 R 的分子分母均增大。随着血中 MetHb 的含量增高,R 值趋向于 1,SpO₂ 趋向于 85%,而且变得与实际的 SpO₂ 几乎没有关系,不能反映患者真实的氧合情况。

3. 静脉内注射染料　动物实验表明,静脉注射亚甲蓝实验、吲哚花青绿等可使 SpO₂ 出现假性降低。

4. 肢端循环不良 休克或其他原因引起肢端血液循环不良时,由于脉搏幅度减小,SpO_2信号将消失或精确度降低。而且此时 SpO_2 仪对外光源(如室内荧光灯)呈敏感状态,由此可影响 SpO_2 值。

5. 测定部位表皮增厚(如灰指甲)或痂壳(如严重烧伤后结痂) 局部组织的病变可能会影响光的透过与吸收,并进而影响 SpO_2 读数的准确性。

6. 静脉搏动 SpO_2 监测仪是以动脉血流搏动的光吸收率为依据,但静脉血流的光吸收也有搏动成分,由此可影响 SpO_2 值,在静脉充血时 SpO_2 读数往往偏低。

7. 感应器未戴好 如果传感器没有正确放在手指或耳垂上,传感器的光束通过组织就会擦边而过,可产生"半影效应",信号减少,影响 SpO_2 的准确性,并由此可产生误导。婴幼儿因手指(或足趾)短而细,感应器常不易戴稳或够不着光源。如用指夹式感应器,可夹住两个手指(示指和中指或中指和环指),并将末节手指对准光源;如用指套式感应器,可将指套反方向套在拇指上,以使末节拇指对准光源,方能进行监测。

二、经皮氧分压($PtcO_2$)监测

(一)基本原理 $PtcO_2$ 测定是一种监测与动脉化毛细血管平衡后的组织氧张力的无创技术。研究表明,角质层是 O_2 经皮肤扩散的有效屏障。皮肤加热超过 41 ℃时,角质层由晶状结构转化为杂乱结构,气体通过角质层的扩散速度增加 100～1 000 倍,从而有效地消除角质层的屏障作用。皮肤加热还可使真皮毛细血管襻顶端的氧分压增加。因此,皮肤加热能使 $PtcO_2$ 传感器迅速地反映皮肤组织氧分压。

(二)监测方法 本法是将加热的氧电极直接置于患者胸骨旁第二、第三肋间正常皮肤上来测定氧分压,其优点在于无创性地连续监测组织氧合情况。

(三)临床意义 组织血液灌注量正常时,$PtcO_2$ 与 PaO_2 具有良好相关性。而当机体血流动力学发生改变,组织血液灌注不良时,$PtcO_2$ 的变化与心排血量的变化密切相关,能在心排血量减少的早期即起报警作用。临床和动物实验表明:血流充足时,$PtcO_2$ 随 PaO_2 的趋势而变化;休克时 $PtcO_2$ 下降并随心排血量变化。将 $PtcO_2/PaO_2$ 作为 $PtcO_2$ 指数,可用来估计外周血流是否充足,$PtcO_2$ 指数高说明血流灌注好。

(四)注意事项

(1)必须注意 $PtcO_2$ 本身的实际意义,它能无创显示组织氧供的倾向,但是并不能精确估计低氧血症、休克或组织缺氧的严重程度。如需要进行更精确的判断,则要借助血气分析、SpO_2 等手段进行监测。

(2)必须注意影响 $PtcO_2$ 与 PaO_2 相关性的因素。首先必须考虑不同年龄人群皮肤的特点。新生儿皮肤表面几乎没有什么角化层且皮肤毛细血管较稠密,故 $PtcO_2$ 监测的准确程度优于年龄大者。随着年龄增长,表皮角化层增厚,氧弥散梯度加大,$PtcO_2$ 与 PaO_2 的相关性减小。其他影响因素还包括低血压、低温和某些药物等,故临床应用时须综合分析。

(3)O_2 的适宜温度范围为 43～45 ℃(早产儿常用 43 ℃,成人常用 45 ℃),电极放置部位应无毛、无油,每 2 h 变换 1 次。

(4)要经常检查电极有无偏移并加以校正。

(5)要确保电极和皮肤的正确接触,既要避免压迫电极,又要防止电极脱离。

脉搏血氧饱和度监测见图 7-6。

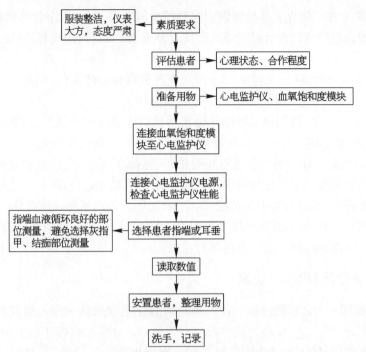

图 7 - 6   脉搏血氧饱和度(SpO₂)监测流程图

第三节   血 气 分 析

血气分析是许多危重症患者急救过程中的常规监测项目,不仅可用来监测呼吸系统功能状态、组织氧供情况,而且是监测机体酸碱平衡情况的有效手段。现代血气分析技术正日趋成熟和完备,基本能够满足临床需要。

一、标本的留取

(一)基本步骤

1. 选择穿刺部位   采集动脉血时多选择体表较容易扪及或较易暴露部位的动脉,如股动脉和桡动脉。而混合静脉血可通过肺动脉导管采集。

2. 湿润注射器   抽取动脉血气标本之前,必须用肝素稀释液湿润注射器,其目的在于:①防止送检过程中血液凝结。②在注射器管壁形成液体膜,防止大气和血样的气体交换。③填充死腔。一般每毫升血样需要 $0.05\sim0.1\,ml$ 肝素。

3. 排气   针尖向上排出气体和多余肝素。

4. 采血   触摸动脉搏动最明显处定位。局部常规消毒,术者左手示食、中指消毒后触摸到动脉搏动处,右手持针,针头斜面向上,逆血流方向与血管成 60°刺入。穿刺后不必抽吸,如确入动脉,血液可自行进入针内。待血量够 $2\,ml$ 时拔针。

5. 封闭注射器   采血后立即退针并将针头斜面刺入橡皮塞内以封闭针头,若注射器内有空气,应尽快排出再封闭。

6. 混匀　将注射器轻轻转动,使血液与肝素充分混匀,以防止凝血。

(二)注意事项

1. 事先做好解释工作　患者的心理因素会对血气分析的结果产生影响。若患者过于紧张、恐惧,呼吸加速而发生过度通气,会使 $PaCO_2$ 下降;而若患者因怕痛而屏气,则可发生通气不足, $PaCO_2$ 升高。因此在穿刺前应向患者做好解释工作,消除其紧张情绪并教会其如何配合,保持平静呼吸。

2. 掌握好采血时机　如吸氧患者应在停止吸氧后 $30\,min$ 后再采血进行血气分析,以更好地了解患者呼吸功能的实际状况。

3. 严格遵守操作规程　尤其应注意抗凝和隔绝空气。血液中有凝血块将无法进行检测,而空气进入血标本会使血中的 PO_2 明显上升, PCO_2 显著下降。

4. 及时送检　有研究表明,血细胞正常的血液在 $38\,℃$ 环境中存放 $1\,h$, $PaCO_2$ 会升高 $0.665\,kPa(5\,mmHg)$,pH 会降低 0.06 。因此血标本应及时送检,若暂时不送,应置于 $4\,℃$ 以下冰箱内保存,但一般不宜超过 $2\,h$ 。

二、常用指标的正常值和临床意义

由血气分析仪器直接测定的参数有 PO_2 、PCO_2 和 pH,其他参数则是分析计算产生。

(一)与氧代谢有关的指标

1. PO_2 (氧分压)　血液中物理溶解的氧的张力。

(1) PaO_2 (动脉血氧分压):中青年的正常值为 $11.97\sim13.30\,kPa(90\sim100\,mmHg)$,低于 $10.64\,kPa(80\,mmHg)$ 为缺氧。可引起 PaO_2 降低的因素有:吸入气体中氧浓度降低、患者通气功能或换气功能障碍。

(2) PO_2 (动脉血氧分压):正常值范围是 $5.32\sim7.98\,kPa(40\sim60\,mmHg)$,可反映组织细胞的摄氧能力, $PO_2<5.32\,kPa(40\,mmHg)$ 提示组织摄氧增加, $PO_2<3.99\,kPa(30\,mmHg)$ 提示组织缺氧。

2. PCO_2 (二氧化碳分压)　是指物理溶解在血浆中的二氧化碳张力。由于 CO_2 分子具有很强的弥散能力,故动脉二氧化碳分压 $(PaCO_2)$ 可反映肺泡二氧化碳 (P_ACO_2) 。 $PaCO_2$ 的正常值为 $5.32\,kPa(40\,mmHg)$,低于 $4.66\,kPa(35\,mmHg)$ 为低碳酸血症,提示有过度通气;高于 $5.99\,kPa(45\,mmHg)$ 为高碳酸血症,提示肺泡通气不足。另外,由于 $PaCO_2$ 的改变可直接影响 pH 值,因此 $PaCO_2$ 又是反映酸碱平衡的重要指标。

3. SO_2 (血氧饱和度)　是指血中 HbO_2 占全部 Hb 的百分比值,1 g 血红蛋白最多能与 $1.36\,ml$ 的氧结合。动脉血氧饱和度 (SaO_2) 正常值为 $96\%\sim100\%$,混合静脉 SaO_2 约 75% 。

SaO_2 高低可反映氧分压的高低。氧分压与 SaO_2 之间的关系,可用氧离曲线来表示(图 7-7)。由于血红蛋白的生理特点,氧离曲线呈 S 形, $PO_2\ 7.98\,kPa(60\,mmHg)$ 以下,才会使 SaO_2 明显降低,氧含量明显减少,从而引起缺氧。

氧离解曲线可受多种因素影响而发生左移或右移。判断该曲线是否发生移动的判断指标是 P_{50} ,即血氧饱和度达到 50% 时的氧分压数。正常情况下,体温 $37\,℃$,pH7.40, PCO_2 $5.32\,kPa(40\,mmHg)$ 时 P_{50} 为 $3.50\,kPa(26.3\,mmHg)$ 。 P_{50} 升高提示氧离解曲线右移,氧与 Hb 的结合力降低;反之, P_{50} 降低提示氧离解曲线左移,氧与 Hb 的结合力增加。可导致 P_{50} 增加的常见因素有碱中毒、低碳酸血症、体温降低、2,3 - DPG 减少等;可导致 P_{50} 减少的常见因素则有酸中毒、高碳酸血症、体温升高、2,3 - DPG 增加等。

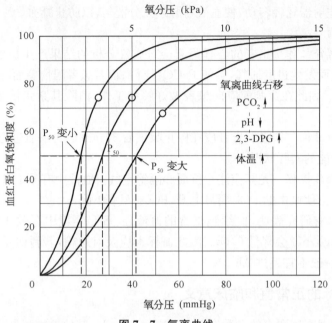

图 7-7　氧离曲线

(二) 与酸碱平衡有关的指标

1. pH　为血液的酸碱度,是[H$^+$]负对数。参考值 7.35～7.45,pH<7.35 为酸血症,pH>7.45 属碱血症。但 pH 仅能反映是否存在酸血症或碱血症,并不能完全排除无酸碱失衡,更不能反映是代谢性还是呼吸性酸碱失衡。

2. TCO$_2$(二氧化碳总量)　是指血浆中各种形式 CO$_2$ 含量的总和,代表血中 H$_2$CO$_3$ 和 HCO$_3^-$ 之和。参考值 3.19～4.26 kPa(24～32 mmHg),其中 95％为 HCO$_3^-$ 结合形式,5％为物理溶解 CO$_2$,极少量以碳酸、蛋白质、氨基甲酸酯的形式存在。体内含量受呼吸和代谢两方面影响,但主要是代谢因素。

3. AB(实际碳酸氢根)　是指血浆中 HCO$_3^-$ 的实际含量,参考值 25±3 mmol/L。AB 受代谢和呼吸两种因素的影响。AB 增加,可能为代谢性碱中毒或呼吸性酸中毒代偿;AB 降低,可能为呼吸性碱中毒或代谢性酸中毒代偿;AB 正常则应根据具体情况加以分析。

4. SB(标准碳酸氢根)　是指取全血在标准状态下[温度 37 ℃,HbO$_2$ 100％饱和,PCO$_2$ 5.32 kPa(40 mmHg)],血中 HCO$_3^-$ 的含量,参考值 25±3 mmol/L。SB 是反映代谢性酸碱失衡的重要指标。临床上常计算 AB 与 SB 的差值来判断酸碱失衡的性质。正常情况下 AB=SB。两者皆低为代谢性酸中毒(未代偿),两者皆高为代谢性碱中毒(未代偿);AB>SB 为呼吸性酸中毒,AB<SB 为呼吸性碱中毒。

5. BE(碱剩余)　是指在标准条件下将 1 L 血液的 pH 值滴定到 7.40 所需要的酸或碱量。参考值为 0,范围是−3～+3 mmol/L。BE 是反映代谢性因素的重要指标,若滴定所需要的是酸,则 BE 为正,称为碱超,提示缓冲碱增加;若滴定所需要的是碱,则 BE 为负,称为碱缺,提示缓冲碱减少。

6. BB(缓冲碱)　是血浆中具有缓冲能力的负离子总和。正常值为 45～55 mmol/L。BB 增加为代谢性碱中毒或代偿性呼吸性酸中毒;BB 降低提示代谢性酸中毒或代偿性呼吸性碱中毒。

7. AG(阴离子间隙)　是指血清中所能测定的阳离子和阴离子总数之差。正常参考值为

12 mmol/L,范围 8~16 mmol/L,是早期发现混合性酸碱中毒的重要指标。例如,当发生高 AG 型代谢性酸中毒合并代谢性碱中毒且两者程度相当时,pH 和 HCO_3^- 的改变均可相互抵消,血气结果正常,此时 AG 是诊断的唯一线索。

三、分析血气报告的基本步骤

血气分析报告单的指标较多,但有的指标意义相近,要抓住主要的和有代表性的,一般酸碱失衡主要看 pH、$PaCO_2$ 和 BE(或 AB)这三项;缺氧及通气状况主要看 PaO_2 和 $PaCO_2$。一般遵循以下步骤。

1. **根据 pH 的大小确定有无酸血症或碱血症**　若 pH 超出正常范围,提示确已存在酸碱失衡,但 pH 正常也有可能存在酸碱失衡,对此不能忽视。

2. **根据 $PaCO_2$ 和 BE(或 AB)变化分析酸碱失衡性质**　当 $PaCO_2$ 和 BE(或 AB)呈反向变化时,提示为混合型酸碱失衡,如 BE(或 AB)升高,$PaCO_2$ 降低提示代谢性碱中毒合并呼吸性酸中毒;BE(或 AB)降低,$PaCO_2$ 升高提示代谢性酸中毒合并呼吸性碱中毒。

当 $PaCO_2$ 和 BE(或 AB)呈相同变化时,则可能存在两种情况,其一是存在单纯型酸碱失衡,如 BE(或 AB)原发性升高,$PaCO_2$ 继发性升高,为代谢性碱中毒呼吸代偿,但是代偿不可能过度,即原发的失衡变化必定大于代偿变化。另外一种情况则是发生了混合性酸碱失衡。如代谢性碱中毒合并呼吸性酸中毒时,BE(或 AB)和 $PaCO_2$ 可能均升高。这两种情况的鉴别要根据机体代偿的速率、幅度和限度来判断。例如,若从患者临床实际情况已能确认其原发疾病和可能发生的酸碱失衡,而与原发变量相对应的另一变量数值变化超越了代偿限度,则可判断为混合酸碱失衡。常用酸碱失衡预计代偿时间、幅度与限度见表 7-1。

表 7-1　常用酸碱失衡预计代偿时间、幅度与限度

原发失衡	原发化学变化	代偿反应	代偿公式	代偿时间	代偿限度
代谢性酸中毒	HCO_3^- ↓	$PaCO_2$ ↓	$PaCO_2 = 40 - (24 - HCO_3^-) \times 1.2 \pm 2$	12~24 h	1.33 kPa
代谢性碱中毒	HCO_3^- ↑	$PaCO_2$ ↑	$PaCO_2 = 40 + (24 - HCO_3^-) \times 0.9 \pm 5$	12~24 h	7.32 kPa
呼吸性酸中毒	$PaCO_2$ ↑	HCO_3^- ↑	急性 $HCO_3^- = 24 + (PaCO_2 - 40) \times 0.07 \pm 1.5$	数分钟	30 mmol/L
			慢性 $HCO_3^- = 24 + (PaCO_2 - 40) \times 0.4 \pm 3$	3~5 d	45 mmol/L
呼吸性碱中毒	$PaCO_2$ ↓	HCO_3^- ↓	急性 $HCO_3^- = 24 - (40 - PaCO_2) \times 0.2 \pm 2.5$	数分钟	18 mmol/L
			慢性 $HCO_3^- = 24 - (40 - PaCO_2) \times 0.5 \pm 2.5$	3~5 d	12~15 mmol/L

3. **根据 AG 判断酸碱失衡**　AG 与酸碱失衡的关系密切,根据 AG 诊断代谢性酸中毒非常迅速、可靠。

血浆中阴阳离子总数相等,但一般情况下仅测定 Na^+、Cl^-、HCO_3^-。AG = $[Na^+]$ - $[Cl^-]$ - $[HCO_3^-]$,即 AG 代表未测定的阴、阳离子差值的阴离子部分。AG 正常值为 7~16 mmol/L。AG 升高时多数情况属代谢性酸中毒,但必须结合病史和用药情况才能确定诊断,应注意排除引起 AG 增高的其他因素,如脱水、大剂量应用钠盐等。

血气分析标本采集操作流程见图 7-8。

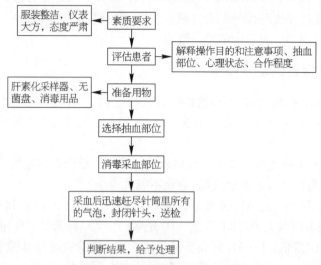

图 7-8　血气分析标本采集操作流程图

第四节　血流动力学监测

血流动力学监测的适应证包括各科危重症患者,如创伤、休克、呼吸衰竭、心血管疾病及较大而复杂的手术患者,可分为无创和有创两大类。无创的血流动力学监测是应用对机体组织器官没有机械损伤的方法,经皮肤或黏膜等途径间接取得有关心血管功能的参数,优点为安全、操作简便、可重复等,但影响因素很多,会使结果的准确性受到影响。有创的血流动力学监测是指经体表插入各种导管或监测探头到心腔和(或)血管腔内,直接监测各项生理参数。目前临床应用较广泛的血流动力学监测方法为应用 Swan Ganz 导管进行的有创监测。

一、Swan Ganz 导管的监测原理

在心室舒张终末,主动脉瓣和肺动脉瓣均关闭,二尖瓣开放,此时在肺动脉瓣到主动脉瓣之间形成了一个密闭的液流内腔;若肺血管阻力正常,则 LVEDP(左心室舒张末压)＝PADP(肺动脉舒张压)＝PAWP(肺动脉楔压)＝PCWP(肺毛细血管楔压)。因此,LVEDP 可代表左心室前负荷。但临床测量 LVEDP 较为困难,而 PADP 和 PAWP 在一定条件下,近似于 LVEDP,故监测 PAWP 可间接判断左心功能。

二、Swan Ganz 导管的基本结构

导管全长 110 cm,每 10 cm 有一刻度,气囊距导管顶端约 1 mm,可用 0.8～1 ml 的空气或 CO_2 充胀,充胀后的气囊直径约 13 mm,导管尾部经一开关连接 1 ml 的注射器,用以充胀或放瘪气囊。导管顶端有一腔开口,可做肺动脉压力监测,此为双腔心导管。三腔管是在距导管顶部约 30 cm 处有另一腔开口,可做右心房压力监测。如在距顶部 4 cm 处加一热敏电阻探头,就可做心排血量的测定,此为完整的四腔气囊漂浮导管(图 7-9)。

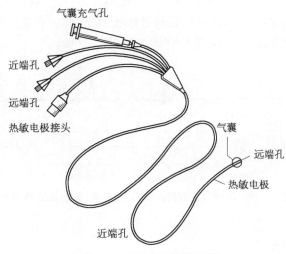

图 7‑9　四腔气囊漂浮导管

三、插管方法

经肘静脉、股静脉、颈内静脉、锁骨下静脉穿刺置管,导管均可经上腔或下腔静脉进入右心房、右心室到肺动脉。目前临床多选择颈内静脉或锁骨下静脉。经此静脉插入导管进入血路比较通顺,置入长度几乎是远端静脉置管的一半,污染机会少,便于监测及护理。

（一）术前准备

1. **环境准备**　手术应在清洁、通风后的心导管手术室内或病房内进行。地面以 2%～5% 甲酚(来苏尔)消毒,操作床及单位可用紫外线灯照射 30 min。

2. **物品准备**　无菌 Swan Ganz 气囊漂浮导管一根;静脉穿刺针、引导钢丝、扩张器、手术刀片、三通板等泡于乙醇中备用;换能器、床边监护仪;碘酒、乙醇、甲紫、棉签、5 ml 空针备用;导管包,内备有手术衣、无菌治疗巾、无菌手套、无菌钳等。

3. **药品准备**　利多卡因、普萘洛尔、硝酸甘油、肾上腺素、阿托品、地西泮、地塞米松、氯化筒箭毒碱、多巴胺等,2% 普鲁卡因 2 支。

肝素液配置:肝素 100 mg/支加入 0.9% 氯化钠溶液 1 000 ml 中,相当于 12.5 IU/ml。将其中的 500 ml 为一瓶连接静脉输液管,排尽管内空气后备用。

4. **患者准备**　平卧位,头偏向一侧,插管部位清洁。测量记录生命体征:血压、心率、呼吸频率、意识状态等,并记录在护理记录单上。

（二）颈内静脉置管方法　术者左手示指与中指触摸到颈动脉表面,并将其推向内侧,使之离开胸锁乳突肌前缘。在其前缘的中点示指与中指之间与额平面呈 30°～45°进针,针头向尾侧指向同侧乳头。待穿刺针进入皮肤抽到静脉血后证明穿刺成功,沿钢丝导管鞘放入引导钢丝后拔出穿刺针,再经导引钢丝送入扩张管和外鞘管,而后退出引导钢丝及扩张器,再经外套管置入漂浮导管,使导管以小距离快速进入心腔。

在送入导管过程中可利用 X 线机追踪导管位置或进行床边盲目置管,即通过导管在某一心腔内的压力波形来间接判断其位置所在,这需要有一定的基础知识及临床经验。漂浮导管插入 15～20 cm,即可进入右心房,在监护仪上即出现右心房内压力波形,再经血流导向经三尖瓣进入右心室,压力突然升高,出现典型的平方根形波形,将气囊充气 1.2～1.5 ml,使其上漂。经肺动脉瓣至肺动脉,监护仪上可以看到舒张压明显升高,有重波切迹。导管继续前行,最后进入肺动脉远端分支嵌入,并出现 PAWP 波形(图 7-10)。

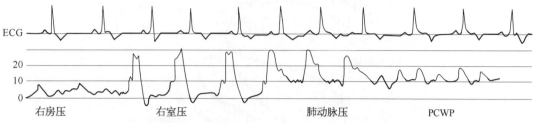

图 7-10　漂浮导管测得右侧心房、心室、肺动脉及 PCWP

四、并发症的防治

1. **心律失常**　由于导管尖端接触心肌壁或心瓣膜,可能出现室性早搏、室上性心动过速等,发生率约为 72%。

防治要点:操作中必须有心电图持续监护,插入的导管如遇到阻力时不可强行进入。原有心肌供血不足或心脏疾患的患者,可予术前日含硝酸甘油 5 mg,并给氧吸入治疗。原有心律失常者先予注射利多卡因 50 mg 预防其再发生。患者床边必备急救药物。

2. **气囊破裂**　反复使用的导管,因气囊弹性丧失所致。气囊破裂后 PAWP 波形丧失,且可能由于再次气囊充气时造成气栓。

防治要点:导管的存放温度应<20 ℃。气囊充气最大量不能>1.5 ml,并注意小心缓慢充气。发现气囊破裂应及时拔除。

3. **感染及血栓性静脉炎**　由置管术中无菌操作不严格、反复使用的导管消毒不彻底及导管维护中的污染所致。

防治要点:强调无菌操作,皮肤插管处伤口每日换药 1 次,并保持局部清洁干燥。导管留置时间以最多不超过 72 h 为佳,以防止感染及血栓性静脉炎的发生。

4. **血栓形成**　多见于有栓塞史及血液高凝状态的患者。

防治要点:主要采取预防性抗凝治疗,心导管各腔以每小时 1 次的肝素盐水冲洗,并注意心内压力图形改变,保持导管通畅。

5. **肺栓塞**　多见于导管插入过深,位于肺小动脉分支内,此外气囊过度膨胀和长时间嵌顿,血管收缩时气囊受压及导管周围血栓形成等也可能成为肺栓塞的原因。

防治要点:充气量应控制在 1.5 ml 以内,间断缓慢充气,必要时摄胸片,检查导管尖端位置及气囊充气的情况。

6. **肺动脉破裂**　见于肺动脉高压、血管壁变性的患者,由导管在肺动脉内反复移动、气囊过度充气所致。

防治要点:应注意气囊内保持适当的充气量并尽量缩短测量 PAWP 的时间。

7. **导管扭曲、打结**　因导管质软、易弯曲、插入血管过深时发生。

防治要点:控制导管置入长度,从右心房进入肺动脉一般不应超过 15 cm;发现扭曲应退出。如已打结,可用针丝插入导管内解除打结退出;如不奏效,将结拉紧,缓缓拔出。

五、常用指标的测定

从 Swan Ganz 气囊漂浮导管所获得的直接指标为右心房压力(RAP)、肺动脉压(PAP)、肺毛细血管楔压(PCWP)、心排血量(CO)。通过公式计算所获得的间接指标为肺血管阻力(PVR)、体循环阻力(SVR)、每搏功(SW)、左心室每搏功(LVSW)、右心室每搏功(RVSW)、心脏指数(CI)。具体方法如下。

(1) 调节零点,使换能器与患者心脏在同一水平,扭转三通,使换能器与大气相通。待监护仪压力数值显示为零时,表示零点调整完毕。

(2) 冲洗各管腔,使换能器与一管腔相通。

(3) 准备心排血量计算机,调至预备工作状态,输入患者血温、体外对照冰水温度。用 10 ml 注射器反复抽吸无菌冰 0.9% 氯化钠溶液 10 ml,使其接通右心房腔导管尾端。

(4) 在 4 s 之内迅速将冰 0.9% 氯化钠溶液推入,同时启动心排血量计算机,机器即显示心排血量数值。

(5) 同步记录 PAP、PCWP、BP、HR、RAP。

PAP:将换能器与通向肺动脉管腔相通测得。

PCWP:在以上基础上,使导管气囊充气,导管漂入肺毛细血管测得。

RAP:将换能器与通向右心房管腔相通测得。

BP、HR:常规方法测得。

血流动力学常用指标的正常值见表 7 - 2。

表 7 - 2　血流动力学常用指标的正常值

血流动力学指标	公式	正常范围
心排血量(CO)	$CO = SV \times HR$	$4 \sim 8\, L/min$
心脏指数(CI)	$CI = \dfrac{CO}{BSA}$	$2.8 \sim 4.2\, L/(min \cdot m^2)$
每搏量(SV)	$SV = \dfrac{CO}{HR \times 1\,000}$	$60 \sim 90\, ml$
每搏指数(SI)	$SI = \dfrac{SV}{BSA^*}$	$40 \sim 60\, ml/(m^2 \cdot beat)$
每搏功(SW)	$SW = (MAP^{**} - PAWP) \times SV \times 0.136$	$85 \sim 119\, g \cdot m$
左心室每搏功指数(LVSWI)	$LVSWI = \dfrac{1.36 \times (MAP - PAWP)}{100} \times SI$	$45 \sim 60\,(g \cdot m)/m^2$
右心室每搏功指数(RVSWI)	$RVSWI = \dfrac{1.36 \times (PAP - CVP)}{100} \times SI$	$5 \sim 10\,(g \cdot m)/m^2$
体循环阻力(SVR)	$SVR(TPR) = \dfrac{MAP - CVP}{CO} \times 80$	$900 \sim 1\,500\,(dyn \cdot s)/cm^2$
肺血管阻力(PVR)	$PVR = \dfrac{PAP - PAWP}{CO} \times 80$	$150 \sim 250\,(dyn \cdot s)/cm^2$

注:＊ BSA:体表面积。

　　＊＊ MAP:平均动脉压。

漂浮导管操作流程见图 7 - 11。

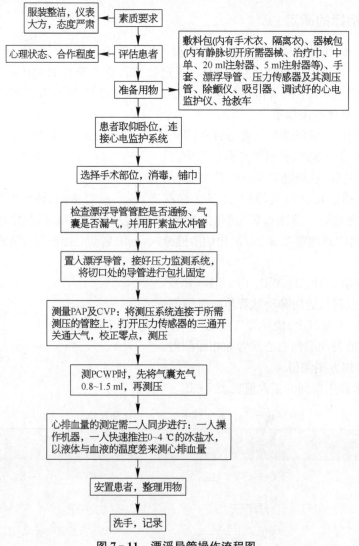

图 7‑11　漂浮导管操作流程图

第五节　呼吸机参数设置与报警处理

一、呼吸机参数的监测

呼吸机类型不同,须设置的参数也不完全相同,医护人员应熟悉各种类型呼吸机常用参数的设置和调节原则。某些特殊类型呼吸机所具有的特殊参数,只能在不断地应用过程中摸索和积累。

(一)呼吸频率　呼吸频率是呼吸机治疗最常用的参数,掌握好该参数的合理设置,有利于减少呼吸作功,有助于自主呼吸与机械通气机的协调。

设置时,首先应观察患者的自主呼吸频率。倘若患者的自主呼吸频率基本正常或明显减弱,甚至已经停止,呼吸频率的设置就非常简单,一般仅需按照正常人的呼吸频率进行设置,如将呼吸频率设置在 16～20 次/min;倘若患者的自主呼吸频率明显增快,则初始的呼吸频率不宜设置过低,否则会发生呼吸机对抗,增加呼吸作功,一般应接近或略低于患者的自主呼吸频率,以后随着自主呼吸频率增快原因逐渐去除,再逐渐将呼吸频率下调至正常或接近正常水平。

在设置呼吸频率时,有时还需分析患者发生呼吸衰竭的病理生理学特点。对有气道阻力增高的阻塞性肺部疾患患者,为进一步降低气道阻力,尤其适合选用慢而深的呼吸频率;而对肺顺应性下降和能进行有效气体交换的肺单位减少者,则宜使用稍快的呼吸频率。

(二)潮气量(tidal volume,TV) 除少数单纯定压型呼吸机外,大多数呼吸机均需设置TV。一般状况下均可先按 10 ml/kg 水平设置,以后再根据动脉血气分析指标进行相应调整。如患者有肺大疱、可疑气胸、血压下降等,可将 TV 设置在较低水平,此时为预防通气不足,可适当提高呼吸频率。另外,对自主呼吸频率较快、呼吸机呼吸频率设置较高的患者,TV 水平应适当降低。

(三)每分通气量(minute ventilation volume,MV)与 TV MV 与 TV 的临床价值基本相同,有的呼吸机只有其中一项,设置 MV 参数时,常以 $L/(m^2 \cdot min)$ 为单位,一般控制在 $3.5～4.5 L/(m^2 \cdot min)$ 水平。设置 MV 时,一般先确定 TV,间接设置 MV;对于只设 MV 参数的呼吸机,采用的方法是计算 TV 值后,将 TV 值×呼吸频率,所得的就是需设置的 MV。

(四)吸/呼时间 吸/呼时间是指吸气、呼气时间各占呼吸周期中的比例,是重要的机械通气参数。从呼吸生理的角度上分析,吸气时间有助于吸入气(氧气)的分布,但可能会对循环功能带来一些不利的影响;呼气时间主要影响 CO_2 的排出。在选择和设置吸/呼时间时,应考虑上述因素。

吸/呼时间设置值的选择主要依据对患者呼吸病理生理学改变特点的分析。呼吸功能基本正常者,多选择(1:1.5)～(1:2);有阻塞性通气功能障碍的患者,可选择(1:2)～(1:2.5);有限制性通气功能障碍的患者,多选择(1:1)～(1:1.5)。此外也可参照缺氧和 CO_2 潴留的程度,兼顾患者的心功能状况或血流动力学改变情况。以缺氧为主的患者,只要循环功能状况允许,可适当延长吸气时间;以二氧化碳潴留为主的患者,则可以适当延长呼气时间。

吸/呼时间设置的方式有很多。最简便的设置方式为直接设置,即将呼吸机的吸/呼旋钮或开关放在相应的位置,也可通过调节吸气时间,达到满意的吸/呼时间,此法比较麻烦,需要计算在呼吸频率固定的前提下,预计设置的吸/呼所需要的吸气时间,然后再将吸气时间旋钮调至相应的位置。此外,还可以通过调节流速设定吸/呼时间。

(五)通气压力 机械通气时一般不需要设置通气压力,在呼吸机工作压力正常的前提下完成 TV 的设置就等于设置了合理的通气压力。但多需要设置通气压力的上限或下限水平,以确保通气压力不至于过高产生气压伤或过低造成通气不足。下限以能达到满意的 TV 的最低吸气压力[$1.47～1.96 kPa(15～20 cmH_2O)$]为宜,上限以不超过 $2.45 kPa(25 cmH_2O)$ 水平为妥。在某些情况下,肺水肿、ARDS、广泛肺纤维化时,肺的顺应性降低,需要适当提高吸气压力,才能达到满意的潮气量。吸气压力最高可达 $5.88 kPa(60 cmH_2O)$,但必须严密观察,防止气压伤。

(六)呼气末正压(PEEP) 初使用呼吸机时,一般不主张立即应用或设置 PEEP,因为有加重心脏负担、减少回心血量及心排血量、易引起肺气压伤等可能,在能不用的情况下,应该尽量避免使用。

（七）吸入氧浓度（FiO$_2$）　FiO$_2$ 设置的原则是能使 PaO$_2$ 维持在 7.98 kPa（60 mmHg）前提下的最低 FiO$_2$ 水平。初用呼吸机治疗时，为迅速纠正低氧血症，可以应用较高浓度的 FiO$_2$（>60%），最高可达 100%。但时间应控制在 30 min 至 1 h。随着低氧血症纠正，再将 FiO$_2$ 逐渐降低至<60% 的相对安全水平。低氧血症未能完全纠正的患者，不能以一味提高 FiO$_2$ 的方式纠正缺氧，应该采用其他方式，如应用 PEEP 等。低氧血症改善明显的患者，应将 FiO$_2$ 设置在 40%～50% 水平为最佳。

二、呼吸机报警的处理

（一）压力报警　压力报警是呼吸机非常重要的保护装置。呼吸机多有压力传感器持续监测患者气道压力的变化。当实际压力超过或低于预先设置的水平时，呼吸机将以灯光闪烁和蜂鸣声报警提示操作者注意。

1. **高压报警**　呼吸机的高压上限一般设定在正常气道的最高压力水平，即 0.49～0.98 kPa（5～10 cmH$_2$O）。在呼吸机使用过程中因某种原因使患者气道压升高，超过预先设定的高压上限即发生高压报警。致使气道压力升高的常见原因有咳嗽、分泌物堵塞、管道扭曲、呼吸机拮抗以及患者的自主呼吸不协调等。

处理方法：①检查呼吸机管道是否打折、受压，管道内是否积水过多，并作相应处理，若积水已进入患者气道，应立即吸痰。②检查患者是否有分泌物阻塞、气道痉挛等情况。对痰液过多者应立即有效吸痰以清理患者气道；对于分泌物黏稠者可通过雾化吸入或呼吸机湿化器等湿润气道；对于支气管痉挛者则应采取解痉措施。③检查患者的呼吸与呼吸机是否同步，呼吸机送气时患者是否屏住呼吸。有呼吸机拮抗的患者可酌情使用镇静剂、肌肉松弛剂等；而对于因呼吸机潮气量设置过高引起的报警应与医师共同检查，重新设置参数。

2. **低压报警**　呼吸机的低压下限一般设定在能保持吸气的最低压力水平。低压报警最可能的因素就是管道脱落和漏气，这是非常危险的情况，若没能及时处理，患者将会因缺氧或通气不足而危及生命。

处理方法：①检查气管导管气囊充气情况，必要时重新充气，如气囊破裂应立即更换气管导管。②仔细检查呼吸机管路，更换破裂管道并将各接头接紧。③如患者出现呼吸急促、发绀等缺氧症状，立即使用简易呼吸机进行人工呼吸。

（二）容量报警　容量监测系统主要为保障患者的通气量或潮气量而设置。当实测的 TV 或 MV 低于或高于预设值，呼吸机就可能报警。该装置对预防漏气和脱机具有重要意义。

1. **低容量报警**　常见原因主要为患者的气管导管与呼吸机脱开或某处漏气。处理见低压报警。

2. **高容量报警**　其价值不如低容量价值，主要是提醒医护人员注意防止实际 TV 和 MV 高于所设置的水平。处理见高压报警，同时要检查所设置的通气方式、潮气量、呼吸频率等参数是否合适，报告医师及时调整。

（三）气源报警　呼吸机气源报警有吸入氧浓度 FiO$_2$ 报警和氧气或空气压力不足报警。FiO$_2$ 报警是用于保障 FiO$_2$ 在预先设定的水平。倘若实际 FiO$_2$ 低于或高于所设置的报警水平，FiO$_2$ 报警装置就会被启动，告诫人们实际 FiO$_2$ 水平的增高或降低。FiO$_2$ 一般为高于或低于实际设置的 FiO$_2$ 的 10%～20%。氧气或空气压力不足时主要通知中心供氧室调整或更换氧气瓶以确保供气压力。

（四）电源报警　见于停电或电源插头脱落、电闸掉闸。处理主要是立即将呼吸机与患者的人工气道脱开,给予人工通气以确保患者正常的通气功能;电源插头脱落或电闸掉闸时,在人工通气同时重新连接电源或即合电闸。

(五) 低 PEEP 或 CPAP 水平报警 有些呼吸机为保障 PEEP 或 CPAP 的压力能在所要求的水平,配备了低 PEEP 或 CPAP 水平的报警装置。设置此项报警参数时,一般以所应用的 PEEP 或 CPAP 水平为准,即倘若所设置的 PEEP 或 CPAP 水平为 0.98 kPa(10 cmH$_2$O),报警水平也设置在此水平,一旦低于这个水平时,机器就会报警。

呼吸机操作流程见图 7 - 12。

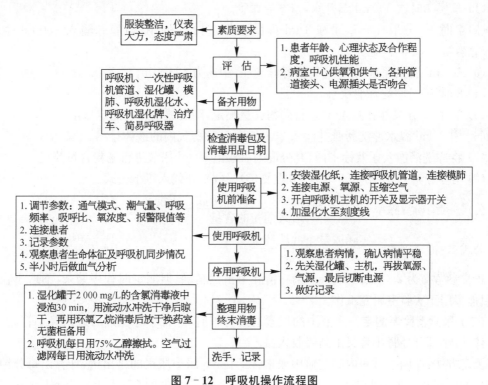

图 7 - 12 呼吸机操作流程图

第六节 肾功能监测

一、尿量监测

尿量变化是肾功能改变的最直接指标,在临床上通常记录每小时尿量或 24 h 尿量。每小时尿量少于 30 ml 提示肾脏血流灌注不足,应补液;24 h 尿量少于 400 ml 称为少尿,提示肾功能有一定程度的损害;而 24 h 尿量少于 100 ml 称为无尿,是肾功能衰竭的基础诊断依据。

二、肾小球滤过功能监测

肾小球滤过率(glomerular filtration rate,GFR)是指单位时间内从双肾滤过血浆的毫升数。临床实际中常用某种物质的血浆清除率来表示 GFR。肾清除率是指肾在单位时间内能将若干毫升血浆中所含的某种物质全部清除,其结果以"ml/min"表示。用清除率来评价肾小球滤过功能比单纯测某物质从尿中排出的绝对量更好,因为其能更好地反映肾脏的排泄功能,即净化血液的能力。

(一)菊粉清除率测定   菊粉是由果糖构成的一种多糖体,人体内无此物质且不会被人体分解、结合、利用和破坏。菊粉从人体清除的方式是从肾小球滤过而不被肾小管重吸收或排泄,故能准确反映肾小球的滤过功能。测定时患者保持空腹和静卧状态。以下举例说明菊粉测定的具体实施方法。

(1)早晨 7 时饮 500 ml 温开水,留置导尿管。

(2)7 时 30 分取 10 ml 尿和 4 ml 静脉血作空白对照,随即静脉输入 150 ml 生理盐水+5 g 菊粉,15 min 内输完。

(3)400 ml 温生理盐水+5 g 菊粉静脉滴注,滴速为 4 L/min。

(4)8 时 30 分将导尿管夹住。

(5)8 时 50 分取静脉血 4 ml 进行菊粉含量测定,随后放空膀胱测定尿量。

(6)用 20 ml 温水冲洗膀胱并注入 20 ml 空气,使膀胱内的液体排尽。

(7)将冲洗液加入尿液标本内,充分混匀后取出 10 ml 尿液进行菊粉含量测定。

(8)分别于 9 时 10 分和 9 时 30 分重复(5)~(7),并代入以下公式。

公式一:$菊粉清除率 = \dfrac{尿内菊粉清除率 \times 稀释倍数 \times 尿量}{血浆菊粉的含量}$

公式二:$稀释倍数 = \dfrac{实际尿量 + 冲洗液量}{实际尿量}$

正常参考值为 2.0~2.3 ml/s。菊粉清除率虽然精确,但测定时程序繁杂,不适于临床应用,目前多用于实验室研究工作。

(二)尿素清除率测定   血液中的尿素通过肾脏时,经肾小球滤过后进入肾小管,大部分排出体外,小部分经肾小管又重新吸收入血。

测定方法:在同一时间内测定血中尿素含量和 1 h 尿中尿素的排出量,计算出每分钟由肾所排出的尿素相当于多少毫升血液中尿素被完全清除。正常参考值为 40~65 ml/min。

本指标测定方法简便,但尿素代谢特点影响了该指标的价值,如尿素的合成会受到进食蛋白质以及肝脏实质病变等因素的影响,尿素会被肾小管重吸收,且吸收率与利尿剂的使用有关。

(三)内生肌酐清除率测定   一般情况下,内生肌酐绝大部分经肾小球滤过,而肾小管不吸收,亦很少排泄。单位时间内由肾清除的内生肌酐相当于多少毫升血浆中的内生肌酐全部清除,称为内生肌酐清除率。

测定方法:患者连续低蛋白质饮食 3 d,每日蛋白质应少于 40 g 并禁食肉类,避免剧烈运动;于第 4 日晨 8 时将尿液排净并丢弃,然后收集 24 h 尿液,在留尿期间的任意时间内抽取 2~3 ml 血液,加入抗凝剂,摇匀后与尿液同时送检,测定尿和血浆中的内生肌酐浓度,并记录 24 h 尿量,代入以下公式得出 24 h 内生肌酐清除率。

$$24 h 内生肌酐清除率 = \dfrac{尿肌酐浓度 \times 24 h 尿量}{血浆肌酐浓度}$$

上述公式所得数值必须按体表面积矫正:

$$矫正清除率 = \frac{1.73\,\mathrm{m}^2 \times 应得肌酐清除率}{实际体表面积}$$

$$实际面积 = 0.006 \times 身高(\mathrm{cm}) + 0.0128 \times 体重(\mathrm{kg}) - 0.152$$

在严格控制条件时,尿中肌酐排泄量比较稳定,故可采取简化的 4 h 留尿法:于试验日凌晨 3 时排尿弃去,饮水 400 ml, 20 min 后排尿弃去,准确收集 4 h 尿液并取抗凝血,测定尿中和血中肌酐含量,计算出每分钟的尿量并计算清除率。

三、肾小管功能监测

(一)肾浓缩-稀释试验　主要用于监测肾小管的重吸收功能。具体做法:试验过程中正常进食、饮水,每餐含水量限制在 500～600 ml,上午 8 时排尿弃去,8 时至 20 时之间每 2 h 留尿 1 次,共 6 次(为昼尿量),晚 20 时到次晨 8 时收集全部尿量共 7 个标本,分别测定尿量和尿比重。

正常人 24 h 尿量为 1 000～2 000 ml,昼尿量与夜尿量的比值为(3～4):1, 12 h 夜尿不应超过 750 ml。尿液的最高比重应在 1.020 以上,最高比重与最低比重之差不应少于 0.009。

(二)尿/血渗透压的测定　试验日前晚 18 时后禁食、禁水,至次日晨 7 时。次日晨 6 时排尿弃去,7 时再排尿并做渗透压测定。正常人应大于 800 mmol/L,低于此值则为肾浓缩功能不全。

正常成人尿液渗透压为 600～1 000 mmol/L,血渗透压为 280～310 mmol/L,尿/血渗透压为(3:1)～(4:1)。功能性肾衰竭时,尿渗透压＞正常;急性肾衰竭时,尿渗透压接近血浆渗透压,两者比值＜1:1。

(三)自由水清除率(free water clearance, C_{H_2O})的测定　C_{H_2O} 指单位时间内从血浆中清除到尿中不含溶质的水量。正常人排出的均为含有溶质且浓缩的尿,因此 C_{H_2O} 为负值。目前 C_{H_2O} 是最理想的肾脏浓缩与稀释功能测定指标。C_{H_2O} 的计算公式为:

$$C_{H_2O} = V - UV/P = V - (1 - U/P)$$

其中,V:每小时尿量,U:尿渗透分子浓度,P:血浆渗透分子浓度。

C_{H_2O} 正常范围为 -100～-30 ml/h。C_{H_2O} 越接近 0,肾功能越差。

(四)酚红排泄试验　尿中酚红的排出量可作为判断近曲小管排泄功能的指标。试验方法为空腹饮水 300～400 ml, 20 min 后排尿弃去,并立即静脉注射 0.6% 的酚红溶液 1 ml,酚红注射后于 15 min、30 min、60 min、120 min 分别收集尿液,并分别计算其百分比。酚红排泄正常值见表 7-3。

表 7-3　酚红正常排泄值

时间(min)	范围(%)	平均(%)
15	28～51	35
30	13～24	17
60	9～17	12
120	3～10	6
总计	63～85	70

CRRT 操作流程见图 7-13。

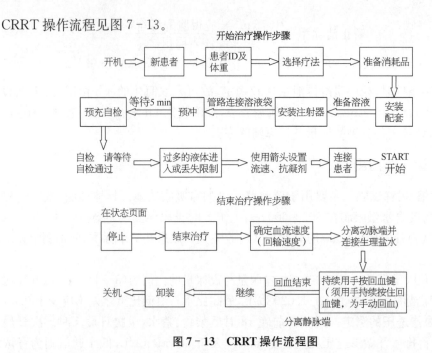

图 7-13 CRRT 操作流程图

第七节 中枢神经系统功能监测

一、颅内压监测

(一)脑脊液压 通过腰穿蛛网膜下腔置管或颅骨钻孔在侧脑室内置管,与压力传感器连接持续测压。此法的优点为简便、可靠,可以间断释放脑脊液以降低颅内压,但有感染的危险。留管时间一般不能超过 1 周,侧脑室有时置管难度较大。

(二)硬脑膜外压 目前比较常用的方法是将压力传感器直接放置在硬膜与颅骨之间,在硬脑膜外连续测定颅内压,经颅骨钻孔后,水平置入压力传感器约 2 cm。硬膜外传感器法保留了硬脑膜的完整性,颅内感染的危险性小;缺点是显示出的颅内压比脑脊液压力略高,监护时间较长者可因硬脑膜受刺激而增厚,使传感器灵敏度下降,影响监测效果。

(三)硬脑膜下压 硬膜下放置特制的中空螺栓可测定脑表面液压。颅骨钻孔,打开硬脑膜,拧入中空螺栓至蛛网膜表面,螺栓内注入液体,然后外接压力传感器。此法测压准确,但硬脑膜完整性被破坏,增加了感染的机会,目前已很少应用。

二、脑电图监测

脑电图是应用脑电图记录仪,将脑部产生的自发性生物电流放大 100 倍后,记录获得的图形,通过脑电活动的频率、振幅和波形变化,了解大脑的功能状态。脑电的监测对了解脑功能具有重要意义。

(一)电极的安放 床旁监护仪中的脑电监测插件一般只有 3 线或 5 线导联电极与监护仪相连接。电极有针型和纽扣型。针型直接刺入皮内,可在头皮任意处安置,可记录不同部位的脑电活动;纽扣型电极对患者无损伤,但电极只能贴在发际外,或者需要剔除局部头发后安放。一般可将电极置于双侧额及颞部,无关电极安置在下颌或胸前,也可根据需要将电极安置在记录脑电活动的任意部位,无关电极安置在同侧耳垂处。

(二)脑电监测的注意点

(1)安置电极前,应先将局部头皮油脂擦洗干净,使电极与头皮接触紧密。

(2)避免外界电器干扰。监护室内的其他电器如心电图仪、呼吸机等均会发出电磁波并可能对脑电监护仪造成干扰,因此记录脑电图时应尽可能停止使用其他电器。

(3)颅脑手术后左右脑半球的脑电图波形不对称,应将电极安置在特别需要关注的位置,同时注意防止切口感染。

(4)当床旁监护仪显示异常脑电图波形时,必须用标准 12 导联脑电图机准确测量。

三、脑血流监测

(一)经颅多普勒超声　经颅多普勒超声是将脉冲多普勒技术与低频发射频率相结合,使超声波能够穿透颅骨较薄的部位进入颅内,直接获得脑底血管多普勒信号,进行脑底动脉血流速度的测定。

(二)激光多普勒脑血流监测　氦-氖激光多普勒血流监测仪的测量原理是基于多普勒效应。波长为 600～780 mm 的氦-氖激光束直接照射大脑皮质,因其波长介于血红蛋白的最大吸收波长及水的最大吸收波长之间,光束照射至流动红细胞将予以不同程度的折射,其折射光的波长小于光源波长,波长减弱的程度及频率分布与红细胞的数量、流速直接相关,但不受流动方向的影响;非流性脑组织细胞则直接将光线予以反射而不造成波长衰减。反射光为探头接收,其信号经放大器放大后予以分光光谱分析,判别发生衰减的折射光谱。继而调制成方波,经微机整分,最后以电压信号的方式送至记录仪或显示器。

颅内压监测流程见图 7-14。

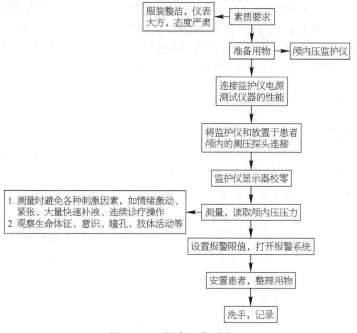

图 7-14　颅内压监测流程

（邵小平　庹焱）

第八章
急性脏器功能衰竭的急救与护理

第一节　急性肺损伤与急性呼吸窘迫综合征

一、概述

急性呼吸窘迫综合征(acute respiratory distress syndrome，ARDS)是由多种病因引起的以肺血管内皮细胞和肺泡上皮细胞损害、肺间质水肿、血管阻力增高、肺泡萎陷、顺应性降低、分流量增多、顽固性低氧血症等为特点的一种急性进行性呼吸衰竭。1994年在西班牙召开的ARDS欧美联席会议上，首次引入急性肺损伤(acute lung injury，ALI)的概念，认为ALI为ARDS前期病变，ARDS为重度ALI，两者是MODS的一部分，是MODS在肺部的突出表现。

引起ARDS的常见病因为休克、创伤、感染、吸入有毒气体、误吸、药物过量、代谢紊乱、血液系统紊乱和其他。按照对肺损伤关系将其分为直接肺损伤和间接肺损伤两类，前者包括误吸(胃内容物)、淡(海)水吸入、弥漫性肺部细菌、病毒、肺猪囊尾蚴(肺囊虫)等感染，吸入二氧化硫、氯气、光气、烟雾等毒性气体，称为原发性ARDS；后者包括严重感染、创伤、休克、全身炎症反应综合征(systemic inflammatory response syndrome，SIRS)等称为继发性ARDS。80%以上的ARDS发生于原发病后24～48 h，而脓毒血症多于6 h内并发ARDS。最常见的病因是多发伤和脓毒血症，前者有5%～8%并发ARDS，后者为25%～42%。ARDS的发病率与病因数相关，单个病因为25%，2个病因为42%，3个以上(包括3个)可达85%。

二、发病机制

ARDS的发病机制大致有3种：①吸入的有害气体或酸性胃内容物直接损害肺泡和毛细血管壁，使血管通透性增加。②严重的肺挫伤可使肺泡和肺脏小血管破裂，肺间质和肺内出血。③长骨骨折，脂肪栓塞于肺毛细血管，被肺脂肪蛋白酶转化为游离脂肪酸，可破坏血管膜，灭活肺表面活性物质。从细胞和分子水平研究发病机制是由于直接的或间接的感染及非感染炎性刺激，启动炎性细胞的瀑布反应，是促炎症反应和代偿性抗炎症反应失衡的结果。其中效应细胞有多形核白细胞、单核-巨噬细胞、血管内皮细胞和肺泡上皮细胞，它们参与机体炎症反应，使这类细胞在肺微血管内扣押、聚集，释放炎症介质损伤肺泡毛细血管膜，导致通透性肺水肿，激活免疫和凝血系统。效应细胞释放的炎性因素有$TNF-\alpha$、$IL-1$、$IL-6$、$IL-8$等，参与肺损伤的发病。这些炎性介质一方面激活内皮细胞黏附分子的表达，并促进肺内中性粒细胞大量释放脂类介质、氧自由基、蛋白酶。机体在感染和(或)创伤等刺激下，肺部损伤后局部炎性细胞释放内源性抗炎介质($IL-4$、$IL-10$、$IL-13$等)。

由于炎性介质和抗炎性介质间失衡，ARDS主要的病理生理变化为肺泡毛细血管通透性增加,肺间质和肺泡水肿,表面活性物质减少,顺应性下降,通气/血流失调,分流量增加,出现顽固性低氧血症,这是多因素多环节共同作用的结果。

三、病情判断

(一)诊断标准

1. 1994 年欧美 ARDS 标准　由欧美共识会议(American-European Consensus Conference,AECC)提出,ARDS 诊断标准如下。

(1)急性起病。

(2)$PaO_2/FiO_2 \leqslant 300\,mmHg(1\,mmHg=0.133\,kPa)$。

(3)胸片示双肺纹理增多,边缘模糊,斑片状或大片状密度增高影等间质性或肺泡性水肿、浸润影。

(4)$PCWP \leqslant 18\,mmHg$,或无左心房压力增高的临床证据。

2. 2007 年中华呼吸病学会提出与国际接轨的诊断标准

(1)有发病的高危因素。

(2)急性起病,呼吸频数或呼吸窘迫。

(3)氧合指数 $PaO_2/FiO_2 < 26.7\,kPa(200\,mmHg)$,不管 PEEP 水平的高低。

(4)X 线胸片检查两肺浸润阴影。

(5)$PCWP < 2.4\,kPa(18\,mmHg)$或临床排除心源性肺水肿。

上述标准的氧合指数$<40.0\,kPa(300\,mmHg)$应诊断 ALI。

(二)临床分期　ARDS 起病多急骤,典型临床经过可分以下 4 期。

1. 损伤期　损伤后 $4\sim6\,h$,以原发病表现为主,呼吸可增快,但无典型呼吸窘迫。X 线胸片无阳性发现。

2. 相对稳定期　在损伤后 $6\sim48\,h$,经积极救治,循环稳定。但却逐渐出现呼吸困难、频率加快、低氧血症、过度通气、$PaCO_2$ 降低、肺体征不明显,X 线胸片可见肺纹理增多、模糊和网状浸润影,提示肺血管周围液体急骤增多和间质性水肿。

3. 呼吸衰竭期　损伤后 $24\sim48\,h$,出现呼吸困难、窘迫和发绀,常规氧疗无效,也不能用其他原发心肺疾病来解释,呼吸频率可达 $35\sim50$ 次/min,胸部听诊可闻及湿啰音、爆裂音。X 线胸片可见两肺有散在斑片状阴影或呈磨玻璃样改变,可见支气管充气征。血气分析 PaO_2 和 $PaCO_2$ 均降低,常呈代谢性酸中毒、呼吸性碱中毒。

4. 终末期　极度呼吸困难和严重发绀,出现神经精神症状如嗜睡、谵妄、昏迷等。X 线胸片示融合成大片状浸润阴影,支气管充气征明显。血气分析为严重低氧血症、CO_2 潴留,常有混合性酸碱失衡,最终可发生循环功能衰竭。

四、救治措施

病因治疗是最关键最主要的环节,增加机体免疫力,增强抗感染能力,保护胃肠黏膜屏障和呼吸支持十分重要。

(一)机械通气

1. 无创正压通气(non-invasive positive ventilation,NPPV)　NPPV 包括经鼻罩和面罩通气,多用于非感染组患者,可免去气管内插管并减少并发症。

2. 肺保护性通气策略(lung protective ventilation strategy,LPVS)　常规的容量控制模

式加 PEEP 是治疗 ARDS 较为常用的机械通气支持疗法。发生 ARDS 后,常仅有 $20\%\sim30\%$ 肺泡可以通气,采用常规潮气量($10\sim15\ ml/kg$)可致这些通气肺泡过度扩张而致肺泡泄漏、肺间质气肿和气体栓塞等并发症,造成肺泡上皮和血管内皮过度牵拉伤和高通透性肺泡水肿以及肺气压伤,统称为"与通气机有关的肺损伤"(ventilator-associated lung injury, VALI),故近年来建议采用 LPVS。LPVS 特征为小 VT($4\sim7\ ml/kg$)、低气道压[PIP < 3.43 kPa($35\,cmH_2O$)]、适度 PEEP[$0.78\sim1.47\ kPa(8\sim15\,cmH_2O)$]和适度的 $PaCO_2$ 升高[治疗性高碳酸血症(therapeutic hypercapnia), $PaCO_2$ $6.65\sim13.3\ kPa(50\sim100\ mmHg)$];另一 LPVS 的措施是"开放肺(open lung)"技术,保持 PEEP 高于肺压力容量曲线的低拐点,以防肺泡萎陷,限制扩张压不高于高拐点,以免造成容积伤。PEEP 有利于防止呼气肺泡萎陷,提高 PaO_2,改善氧合,增高肺顺应性,但不宜过高,否则会产生气压伤,影响心排血量。当常规机械通气、FiO_2 为 0.60、PaO_2 仍低于 8.0 kPa 时,应考虑使用 PEEP。

3. 控制性肺膨胀(sustained inflation,SI) 是一种增加肺容积、促进塌陷肺泡复张的方法,由叹息发展而来,在吸气时给予足够的压力,让塌陷的肺泡充分开放,并持续一定的时间,使病变程度不一的肺泡间达到平衡,气道压力保持在 SI 的压力水平,能提高患者肺顺应性,改善氧合,减少气压伤产生,这也是 LPVS 的辅助措施。

(二) 综合疗法(阶梯疗法)

1. 液体限制 一般应适当控制,以最低有效血管内容量来维持有效循环功能,保持相对脱水,使肺处于相对"干"状态,PAWP 维持在 $1.37\sim1.57\ kPa(14\sim16\,cmH_2O)$。必要时可用利尿剂、白蛋白和血浆以减轻肺组织间隙水肿。

2. 糖皮质激素(glucocorticoid,GC) GC 可抑制核因子-κB 的活性及 κB 抑制蛋白的降解,从而抑制多种细胞因子的转录,减少炎症介质的合成,同时抑制磷脂酶 A_2 激活,抑制多形核白细胞聚集,稳定溶酶体膜,增加肺表面活性物质合成。在 ALI 及 ARDS 早期使用中、大剂量地塞米松 $10\sim20\ mg$,每 $6\sim8\ h$ 静注 1 次,$3\sim4\ d$ 后迅速减量,$1\sim2$ 周内撤毕。危急时亦可气管内给地塞米松 $5\sim10\ mg$,每 $1\sim2\ h$ 1 次,或用甲泼尼龙,对激素的疗效尚难评价。

3. 强心与血管扩张剂 强心药可改善心功能,增加心排血量。血管扩张剂不仅能减轻心脏前后负荷,改善微循环,更重要的是能降低肺高压,减少肺循环短路开放,解除支气管痉挛,有利于通气改善和纠正低氧血症。一般采用小量多巴胺+多巴酚丁胺和酚妥拉明+硝酸甘油分别联合静滴。

4. 晶体与胶体 除必要的晶体液外,适当补充胶体,提高胶体渗透压,减轻组织间隙水肿。

5. 一氧化氮(NO)吸入治疗 由于 NO 能选择性扩张有通气区域的肺血管,从而改善通气/灌注(V/Q),提高 PaO_2,当 NO 进入血循环后迅速与血红蛋白结合而灭活,对体循环无影响,故对 ARDS 治疗安全有效。

6. 肺表面活性物质(pulmonary surfactant,PS) PS 的应用在新生儿特发性呼吸窘迫综合征(idiopathic respiratory distress syndrome,IRDS)已有成功报道。在成人 ARDS 采用 PS 滴入气道或气溶胶吸入,短期内能改善肺顺应性,提高 PaO_2,但目前尚存在价格昂贵、操作不便、有过敏反应等问题。

7. 前列腺素 E_1 增加细胞内 cAMP 的水平和阻止细胞因子的释放,从而阻止中性粒细胞在肺内的聚集,降低肺内过氧化酶的活性;抑制血小板激活,阻断花生四烯酸代谢,使肺小血管舒张和防止微血栓的形成;降低肺动脉压和肺循环阻力,降低后负荷和纠正右心室收缩不全,因而改善血流动力学指标;虽然增加肺内分流,但由于其对心泵的正性肌力作用和改善周围组织的灌注,最终改进氧供。用法:静脉 $25\sim30\,ng/(kg\cdot min)$,或雾化吸入 $6\sim15\,mg/(kg\cdot min)$,或肺动脉内注入。

8. 中医中药　连翘,中和内毒素;灯盏花,清除和抑制氧自由基;白芍,针对 NO 的作用;大黄,改善胃肠功能。

(三) 体外生命支持(extracorporeal life organization, ELO)　目的是让肺休息以促进康复。包括 ECMO,即采用膜式氧合的方法代替肺功能,采用静脉-动脉高流量转流,以改善氧合。体外 CO_2 排除(extracoporeal CO_2 removal)采用静脉-静脉低流量分流消除 CO_2 等。

(四) 部分液体通气(partial liquid ventilation, LV)　采用每日向气管内滴入全氟碳液(perfluorocarbon, PFC),剂量 $3\,ml/kg$,使之完全或部分代替空气进行呼吸。其作用机制为 PFC 有较高的携带 O_2 和 CO_2 能力,是较理想的肺内气体交换媒介,可改善肺顺应性,提高 PaO_2 和存活率。作用效应为降低肺泡表面张力,增加通气的肺组织,改善通气/灌注失调和冲洗细胞碎片。PFC 还可替代表面活性物质,促进肺泡复张,改善顺应性和气体交换。目前为试验阶段。

(五) 俯卧位(prone positioning)　ARDS 时由于胸膜腔负压梯度增加,导致重力依赖区肺组织的通气萎陷,CT 显示背侧肺密度增高,采用俯卧位,增加背侧肺泡膨胀,明显改善 ARDS 的低氧血症。其作用机制为肺内血流、气体重新分布,改善血流和通气再分布;主要是肺内气体重新分布,此时胸膜腔压力梯度减小,负压变得较为一致,肺内气体分布得更加均匀,使背侧局部肺不张复张,背侧 V/Q 值改善,且有利于气道分泌物清除。$PaO_2/FiO_2>13.3\,kPa$(100 mmHg)时每 6 h 施行 1 次俯卧位治疗;PaO_2/FiO_2 为 $8.0\sim13.3\,kPa$(60~100 mmHg),于 4 h 后进行俯卧位治疗,1 次俯卧位时间为 8 h;$PaO_2/FiO_2<8.0\,kPa$(60 mmHg),应立即俯卧位治疗,急性期 20%的患者需俯卧位治疗 8 h 以上。俯卧位治疗需持续维持到 PEEP 降至 $0.49\sim0.74\,kPa$($5\sim7.5\,cmH_2O$),FiO_2 在 0.4,气道压力降至 $1.47\,kPa$($15\,cmH_2O$),同时胸部 X 线片或 CT 片显示有所改善方能停止施行。

五、护理要点

(一) 一般生命体征观察　包括体温、呼吸、心率(或脉搏)、血压和意识状态的监测。由于 ARDS 常常与 SIRS 有关,尤其是发生脓毒症,多数患者出现高热,体温最高可达 $40\,℃$左右。体温的监测十分重要,积极干预也非常必要,如物理降温,包括冰袋或冰帽降温、降温毯等,必要时药物降温,应密切观察血压、心率等改变。呼吸的变化表现为呼吸浅速或浅慢,或胸腹矛盾呼吸,频率可增快,也可变慢。因此,应密切观察呼吸节律或频率的变化,以利于判断病情。大多数患者血压偏低,特别是处于休克期,除密切观察血压的变化外,抗休克治疗的护理尤为重要。低氧血症、高碳酸血症可引起心率加快,低血容量、高热也是心率加快的常见原因。心率减慢时可能为传导阻滞,甚至引起猝死,应高度警惕,尤其是高血钾时。由于缺氧和(或)二氧化碳潴留,患者会出现意识状态的改变,如兴奋、烦躁、头痛,严重时出现扑翼样震颤,甚至嗜睡、昏迷。

(二) 呼吸机治疗护理

1. 潮气量监测　潮气量(tidal volume, V_T)与年龄、性别、体表面积和机体代谢状况有关,成人潮气量为 $8\sim12\,ml/kg$,若小于 $5\,ml/kg$,即需要辅助呼吸。床边监测多采用呼气流量表,对正在接受呼吸机治疗者,亦可由附设的通气量表上测得,一般均推荐在气管导管与呼吸

机连接处测 V_T。

2. 二氧化碳分压（$PaCO_2$）监测　动脉血 $PaCO_2$ 受换气功能影响较小，是衡量肺泡通气最直接的指标，正常值为 35～40 mmHg。$PaCO_2$ 下降见于代谢性酸中毒时代偿性通气过度和呼吸性碱中毒，$PaCO_2$ 升高见于呼吸肌疲劳、气道阻塞或限制性通气障碍所致呼吸性酸中毒和代谢性碱中毒时代偿性通气过低。呼气末二氧化碳分压（partial pressure of carbon dioxide，$P_{ET}CO_2$）主要反映动脉血 $PaCO_2$，正常值为 5.32 kPa（40 mmHg），持续监测 $P_{ET}CO_2$ 可监测通气功能而避免反复抽取动脉血来监测 $PaCO_2$，合理调节呼吸机的参数，防止过度通气所致的呼吸性碱中毒和通气不足所致的呼吸性酸中毒，同时可作为脱机和拔管的指标。

3. 呼吸指数（PaO_2/FiO_2）　PaO_2/FiO_2 也是监测肺换气功能的主要指标，是诊断 ARDS/ALI 的重要指标之一。正常值是 46.55～66.50 kPa（350～500 mmHg）。

4. 氧饱和监测　脉氧仪监测血氧饱和度能准确反映呼吸机治疗效果。

（三）阶梯疗法的护理　包括输液的管理，特别是准确记录每日出入量，达到液体限制的要求。糖皮质激素应用要防止应激性溃疡的发生，密切观察胃液、大便的性状，监测血糖和血压的变化。大黄泻下作用较强，要防止肛周部糜烂或压力性损伤的发生。

（四）特殊治疗的护理　若需俯卧位治疗，需要加强患者 SaO_2 和血压的监测。体外生命支持治疗特别强调无菌观念的培养和动静脉置管的护理。

第二节　急性肾功能衰竭

一、概述

急性肾功能衰竭（acute renal failure，ARF）是各种病因造成肾脏功能迅速减损，导致水潴留、氮质血症、电解质及酸碱平衡紊乱等急性综合征。ARF 最早在 1941 年由 Bvwaters 描述，依据尿量多少分为少尿型和非少尿型 ARF，广义上又分为肾前性、肾性和肾后性三大类。肾前性 ARF 又称肾前性氮质血症，系由各种病因引起血容量不足和循环衰竭，使肾脏血流减少而导致肾功能损害，若及时纠正血容量不足和循环衰竭则可使肾功能改善。肾后性 ARF 是由于急性尿路梗阻造成肾功能损害，及时解除梗阻，肾功能有可能很快恢复。肾性急性肾功能衰竭是肾实质病变所致肾功能损害，主要是由于肾脏缺血和中毒两个原因引起，是狭义上的急性肾功能衰竭。

近年来，急性肾损伤（acute kidney injury，AKI）的概念被提出，2002 年 ADQI 提出了 AKI 的 RIFLE 分期标准，分为危险期（R）、损伤期（I）、衰竭期（F）、丧失期（L）、终末期（E），而后将 AKI 的危险期标准扩展到血清肌酐（SCr）绝对值的升高及 1～7 d 内 GFR 的迅速下降，目的是更早地发现和治疗 AKI。

二、病因

（一）肾前性急性肾功能衰竭

1. 有效血容量绝对减少　包括出血、经皮肤丢失（烧伤、大汗）、胃肠道丢失（呕吐、腹泻）、肾脏丢失（利尿、糖尿）和液体在第三间隙潴留（腹膜炎、胸膜炎）等。

2. 有效血容量相对减少　充血性心力衰竭、心律紊乱、脓毒症、过敏性水肿。

3. 动脉堵塞　单侧或双侧肾血栓性栓塞、主动脉瘤。

（二）肾后性急性肾功能衰竭

1. 尿路梗阻　单侧或双侧梗阻（结石、肿物、血凝块、后腹膜纤维化、医源性）。

2. 静脉堵塞　单侧或双侧肾静脉堵塞（血栓形成、肿物、医源性）。

（三）肾性急性肾功能衰竭

1. 肾小管病变　急性肾小管坏死（占 40%），常由肾脏缺血、中毒或肾小管堵塞（血红蛋白、肌红蛋白）引起。

2. 肾小球疾病　占 25%～26%，见于各种类型急性肾炎，包括狼疮性肾炎、紫癜性肾炎等。

3. 肾间质疾病　占 90%，由药物过敏引起的急性间质性肾炎多由磺胺类、新型青霉素、氨苄西林、止痛药、非激素类抗炎药等引起。

4. 肾血管疾患　约占 25%，如坏死性和过敏性血管炎、恶化高血压、肾动脉闭塞、肾静脉血栓形成、妊娠子痫、DIC 等。

60% 以上的 ARF 与手术、外伤有关，约近 40% 发生于治疗其他疾病过程中，可认为是医源性。最主要原因是肾缺血，而且缺血持续的时间越长越严重。另一主要原因是肾中毒，毒物包括重金属、有机溶剂等，药物中毒则以氨基糖苷类抗生素、造影剂常见。促其发生的因素有血容量减少、高龄、原患有肾疾患、低血钾、同时应用其他肾毒性药物或强利尿剂等。放射造影剂对正常人几乎无肾毒性，而对原患有肾疾患，特别是糖尿病肾病则 ARF 的发生率可达 10%～40%。肌红蛋白引起 ARF 的确切机制仍不清楚。许多证据表明，肌红蛋白不是直接肾毒性物质，其他一些肌肉崩解产物以及肌红蛋白造成肾小管阻塞和管型形成已经证实，当然并存的低血容量和肾脏低灌注也是诱发 ARF 的原因。血红蛋白也不是强肾毒性物质，溶血造成 ARF 是由于红细胞基质的毒性物质及同时存在的低血容量和肾脏低灌注所致。有些 ARF 的病因不止一个，而是多种，如休克患者发生 ARF 就有血容量不足、接受肾性毒物、脓毒症、输血等多因素参与。

三、发病机制

ARF 的发病机制尚不明确，动物实验研究提示肾小管及血管病变为其发病基础。肾小管损害学说认为管型和细胞碎片阻塞肾小管管腔，使肾小管内压升高到足以降低净滤过压。一些学者还认为肾小球滤过物穿越受损的肾小管上皮回漏也是原因之一。肾血管因素提示，严重的入球小动脉收缩和出球小动脉扩张使肾小球血流量下降、肾灌注压明显减低。基于这个观点，有的学者提出血管运动性肾病的学说。还有一种理论认为，肾小球毛细血管壁渗透性改变为 ARF 的基础。

四、病理

ARF 病理改变主要有两种类型，由于肾缺血造成的肾损害可见轻度灶性坏死占据整个肾单位，肾小管部分（皮质及髓质连结处）更为显著；由于肾毒性物质造成的肾损害呈现一种特有弥漫的远曲小管坏死，肾小管基膜无改变。肾脏组织病理改变与肾功能指标间常无相关关系。ARF 恢复后肾活检显示仅有轻度异常或完全正常。

五、病情判断

1. **初始期**　此期无特征性的症状和体征,常不易确诊,有些是在回顾性研究中给予确诊。少尿是此期的主要表现。研究获知 40%～50% 患者可无少尿,非少尿型 ARF 虽可见于各种病因所致者,但以肾毒性物质、氨基糖苷类药物引起的居多。

2. **持续期**　仍以少尿为特征,占 50% 以上。少尿持续时间平均为 10～14 d,但也可短到仅数小时,或者长达 6～8 周。同时患有血管病的老人,其少尿期长。非少尿者血中含氮物质、水、电解质及酸碱平衡等异常较少尿者为轻。无发热和高分解代谢的少尿患者,血 BUN 和肌酐每日平均升高分别为 3.57～7.14 mmol/L(10～20 mg%)和 44.2～88.4 μmol/L(0.5～1 mg%);而在高分解代谢患者,伴发热、败血症或广泛烧伤时,BUN 和肌酐每日平均升高可分别达 14.28～35.7 mmol/L(40～100 mg%)和 176.8～442 μmol/L(2～5 mg%)。由横纹肌溶解致肌红蛋白逸出所造成的 ARF,肌酐的增高与 BUN 不成比例。盐、水过负荷产生低钠、水肿、肺充血,尤其对少尿患者是危险的,高钾血症可能致命,其产生是由于肾排出减少、组织继续释放。高磷血症常见,一般在 1.94～2.58 mmol/L(6～8 mg%)。低钙血症也很常见,多在 1.5～2.25 mmol/L(6～9 mg%),确切原因尚不清楚。常有轻度高镁血症[0.82～1.23 mmol/L(2～3 mg%)],多无症状。代谢性酸中毒可以很严重。由于肾排泄尿酸减少,可出现高尿酸血症[535.32～713.76 μmol/L(9～12 mg%)],有高分解代谢和外伤者更严重,淀粉酶亦可因肾排泄减少而增高,常为轻度。正细胞正色素型贫血随氮质血症而出现,血细胞比容常为 20%～30%,白细胞可无改变,合并感染时可增高,早期可见血小板减少且质量亦降低。感染可占 30%～70%,是死亡和并发症的主要原因,以呼吸道、泌尿道、手术部位感染多见,原因是治疗中输液、放置各种导管、患者免疫功能低下等。轻度高血压占 15%～25%,多在少尿的第二周出现。可发生各种心律失常、心包炎。食欲减退、恶心、呕吐、腹部不适等也常见,10%～30% 可出现消化道出血,多经保守治疗控制。神经系统异常表现为眩晕、不安、定向力差等,老年人多见,对透析治疗反应良好。

3. **恢复期**　尿量增加为其特征,亦称之为多尿期。初始几日每日尿量可加倍,尿量超过 2 000 ml/d,可持续几日。有些患者尿量呈逐渐增加或有所波动。BUN＞17.85 mmol/L(50 mg%),肌酐＞442 μmol/L(5 mg%)的患者,少尿型平均 15～25 d,非少尿型平均 5～10 d。可发生高血钙,尤其对于有横纹肌溶解的患者。肾功能恢复在此期的最初 1～2 周非常迅速,轻微的肾功能改变可能存在并持续一段时间,但绝大多数患者肾功能可完全恢复,极少数患者可能进展为慢性肾功能衰竭。

六、救治措施

1. **初始期治疗**　首先是祛除病因,其次是尽可能维持尿量不使其进入少尿期。非少尿型较少尿型肾功能衰竭预后好。常用强髓襻利尿剂如呋塞米静脉滴注,观察 2 h 后如尿量不增加可重复使用,或用甘露醇静滴,2 h 后可重复给予,如仍无效则应停用。使用血管扩张剂解除肾血管痉挛,增加肾脏血流,可用少剂量多巴胺静脉滴注,可合并应用酚妥拉明。有学者提出早期使用钙拮抗剂,防止早期入球小动脉平滑肌内钙离子增加致血管收缩。

2. **持续期治疗**　此期应严格限制液体入量,每日摄入量应是尿量＋不显性丢失量(一般为 500～1 000 ml)。最好使体重下降 0.2～0.3 kg/d。体重下降过多提示高分解代谢,下降过少则标志摄入过多。血钠浓度也可作为入量多少的指标,饮食应特别重视,给予足够热量以防止内源性蛋白质分解。糖应不少于200 g/d,可给予必需氨基酸及优质蛋白质,纠正电解质紊乱和酸碱失衡。预防和积极治疗感染,根据肾功能状况选择用药和调整剂量,控制高血压,防治心力衰竭。

2001年欧洲ICU中心连续性血液净化(continous blood purification,CBP)治疗的指征为:①少尿(<200 ml/12 h)、无尿(<50 ml/12 h)。②高血钾(>6.5 mmol/L)。③严重代谢性酸中毒(pH<7.1)。④氮质血症(尿素氮>30 mmol/L)。⑤明显的组织水肿(尤其是肺)。⑥尿毒症性脑病、尿毒症心包炎、尿毒症神经/肌肉损伤。⑦严重高钠血症(>160 mmol/L)或低钠血症(<115 mmol/L)。⑧药物过量和可透析的毒素。⑨难以控制的高热。透析治疗的绝对指征是尿毒症症状重、高血钾(>6.5 mEq/L)、BUN>100 mg%、肌酐>10 mg%、严重酸中毒或严重水过负荷、心包炎。可采用腹膜透析或血液透析。连续动静脉血液滤过透析亦可,尤其少尿者,每天可清除5～12 L液体,常能迅速缓解水过负荷,是治疗ARF的重要方法。

3. 恢复期治疗　注意维持体液、电解质及酸碱平衡,避免使用损害肾脏药物,注意营养支持。

七、护理要点

1. 一般护理　应保证患者有足够的休息,从而减轻肾脏负担,降低代谢率,减少蛋白质分解代谢,减轻氮质血症。

2. 加强营养支持　ARF患者大多处于高分解代谢状态,水和蛋白质摄入受限,且合并代谢和内环境紊乱,因而需要足够的能量。胃肠功能正常的患者应尽早开始胃肠营养支持,可通过口服或鼻饲的方式摄入,给予高热量、高维生素、低蛋白质、易消化的食物。胃肠功能障碍的患者可采用肠外营养。

3. 防治感染　ARF患者容易被感染,需要积极处理。周围环境要每日进行紫外线消毒;每日早晚进行口腔和会阴护理;勤翻身和皮肤按摩,避免发生压力性损伤和皮肤感染;多拍背协助排痰,避免呼吸道感染;尽量避免不必要的介入性操作;合理应用抗生素,避免产生耐药和合并真菌感染。

4. 少尿期的护理　此期应严格控制液体入量,宁少勿多,保持液体的相对平衡;使用利尿剂、多巴胺和心房利钠肽等促进排尿,加强尿的监测,包括尿的量、颜色、性状、比重和渗透压的监测。加强内环境的监测,防治电解质和酸碱平衡紊乱。积极应用防治肾衰竭的药物。

5. 多尿期的护理　此期以维持水、电解质和酸碱平衡为重点,由于肾功能尚未恢复,需要继续控制补液量。同时注意观察患者是否存在脱水的情况,如皮肤干燥、口渴等,防止因体内液体缺失而引起循环和代谢方面的不良后果;继续治疗氮质血症,包括透析。要严密监测,防治并发症。

第三节　应激性溃疡

一、概述

应激性溃疡(stress related gastric ulcer,SU)又称急性胃黏膜病变,是机体在应激状态(如严重创伤、大手术、脓毒症和休克等)下发生的急性上消化道黏膜损害,表现为上消化道出血,为多脏器衰竭在胃肠道的表现,也是危重症患者的终末期表现之一,约占上消化道出血的4%~10%,病死率为35%~50%。高龄(≥55岁)、颅脑伤或手术(尤其合并颅内高压)、大面积烧伤和多发伤(创伤评分 APACHE Ⅱ)16 分以上、休克、败血症、机械通气 3 d 以上、多器官功能不全(肺、肾尤甚)、重度黄疸、凝血机制障碍、肝肾等重要脏器移植及其术后长期使用大剂量免疫抑制剂、近期有消化性溃疡或上消化道出血史、长期肠外营养等情况是应激性溃疡的高危人群。

二、发病机制

应激性溃疡的发生机制涉及机体神经内分泌失调、胃黏膜屏障保护功能削弱及胃黏膜损伤。有关神经内分泌失调机制:创伤后引起神经中枢、神经肽、传导途径、递质释放、受体等多个方面的改变,神经中枢和神经肽主要通过自主神经系统及垂体-肾上腺轴作用于胃肠,黏膜血流降低,胃酸和胃蛋白酶分泌增加,胃平滑肌收缩增强。神经肽分泌增加、递质和受体激活、迷走神经兴奋的频率和幅度增加等,可使胃、十二指肠黏膜的小血管也发生收缩,黏膜血流量下降,血液淤滞微栓子形成,微血管通透性增加,胃肠黏膜微循环障碍,发生缺血缺氧,形成黏膜炎症和溃疡。而造成消化道黏膜缺血的机制则还可能是,应激状态下胃肠黏膜黏液层厚度降低,黏膜及黏液中氨基己糖、磷脂、疏基类物质含量降低,对腔内缓冲能力削弱;胃肠黏膜上皮细胞 DNA 合成减慢,增殖受抑,抗损伤能力下降。由于缺血、供能不足,黏膜不能产生足量的碱性 HCO_3^- 及黏液,使胃黏膜屏障遭到破坏,胃腔内 H^+ 顺浓度差进入黏膜,使黏膜内 pH 下降,损害黏膜,胃蛋白酶在酸性环境中分解蛋白质而破坏细胞,黏膜缺血也使黏膜细胞再生能力降低,已发生的缺损不易修复。由于削弱了黏膜的保护性因素,反流入黏膜内的 H^+ 总量增加,参与 SU 的形成。同时,胃肠黏膜合成前列腺素减少也是诱发 SU 的一个因素,正常胃肠黏膜上皮细胞不断合成和释放前列腺素,前列腺素通过使 HCO_3^- 产生增多而增加细胞对 H^+ 的中和能力。应激后,胃肠黏膜前列腺素合成下降,进入细胞内的大量 H^+ 不能被细胞内 HCO_3^- 中和而引起细胞损害。而且,糖皮质激素分泌增多,使蛋白质的分解大于合成,胃上皮细胞再生能力降低,一旦黏膜发生缺损,不易修复。生理情况下,少量胆汁酸盐可由十二指肠反流入胃,但由于胃内有保护性因素存在,故不会对胃黏膜造成损害。在严重应激时,胆汁酸盐反流入胃可直接损害胃黏膜。在应激性溃疡的发病机制中,关键发病环节为 H^+ 反流入胃黏膜,造成胃壁小血管扩张、通透性增高,出现水肿、淤血和出血;H^+ 直接作用于胃壁内神经末梢引起胃壁平滑肌收缩、胃腺分泌增加,刺激肥大细胞释放组胺,组胺又刺激胃腺壁细胞,进一步促进胃酸分泌,作用于黏膜,加重损害以至形成溃疡。由于 GC 及儿茶酚胺的释放,交感神经过度兴奋,导致微血管痉挛,从而使胰腺微循环障碍而致缺血坏死。

三、病情判断

SU 患者主要的临床表现为上消化道出血,出血前常有不同程度的上腹痛、腹胀、恶心和呃逆等,但多被原发病所掩盖。临床上常以突然发生的呕血和(或)黑便为主要表现,或胃肠减压器内液体变为咖啡色,潜血试验阳性。由于黏膜溃疡可呈"分批"发生、"分批"愈合的特点,临床上可出现出血、出血停止、再出血反复发作的情况。纤维内镜可见急性胃炎、急性出血性胃炎、急性胃糜烂、溃疡和混合性改变五种情况。

四、救治措施

1. 积极治疗原发病　这是控制 SU 发生、发展的最关键措施,同时,根据实际情况治疗各种诱因及辅因。

2. 抗休克　补充血容量,包括输血、输液等措施。

3. 止血　静脉注射酚磺乙胺(止血敏)、氨甲苯酸(止血芳酸),补充维生素 C、维生素 K$_1$ 等,蛇凝血素酶(立止血);口服或胃管内注入凝血酶粉和其他止血粉;胃内注入含去甲肾上腺素的冰盐水。

4. 制酸　包括 H$_2$ 受体拮抗剂如西咪替丁,以及质子泵阻滞剂如奥美拉唑等。

5. 保护胃黏膜　常用硫糖铝。

6. 经胃镜止血　包括局部用药、注射无水乙醇和热凝固止血等。

7. 手术治疗　适应证包括以下情况:①经药物治疗,仍需每日输血 3 个单位以上,血压不能维持。②经输血及药物治疗,血细胞比容不升,仍有出血倾向。③诊断明确,经各种治疗仍继续出血者。④合并心肺功能不全的高龄患者,药物治疗未能止血。⑤出血量不大,但伴幽门排空障碍。⑥合并消化道穿孔。

五、护理要点

1. 出血量的估计　无全身症状者,失血量为循环血量的 $10\%\sim15\%$,估计出血量为 $400\sim600$ ml;轻度失血者,失血量为循环血量的 $20\%\sim25\%$,估计出血量为 $800\sim1\,200$ ml,出现心悸、头晕、面色苍白、口干、冷汗,心率 100 次/min,收缩压 $12\sim13.3$ kPa($90\sim100$ mmHg),脉压差小;中度失血者,失血量为 $30\%\sim40\%$,估计出血量为 $1\,200\sim1\,600$ ml,可出现烦躁不安、肢冷、发绀、休克,心率 $100\sim120$ 次/min;重度失血者,失血量为 $40\%\sim50\%$,估计出血量为 $1\,600\sim2\,000$ ml,除上述症状外,还出现淡漠、意识障碍、昏迷、无尿、重度休克,心率 $120\sim140$ 次/min,脉弱。

2. 重视高危患者胃肠功能的监测和预防 SU　连续监测胃腔内及黏膜内 pH,若胃腔内 pH$<3.5\sim4.0$ 或黏膜内 pH<7.35,则需要采取措施。早期进食可中和腔内胃酸,促进黏液分泌,增加黏膜表面疏水性,促进黏膜上皮更新,不能进食者可进行管饲。镇痛以抑制应激反应,尤其是予大手术或严重创伤患者适量的镇静剂或镇痛药物十分必要;多巴胺、硝酸盐类制剂和血管紧张素转换酶抑制剂(ACEI)可用来防治内脏缺血,改善胃肠黏膜微循环,升高黏膜内 pH;H$_2$ 受体拮抗剂具有抑制胃酸分泌、减少胃液内 H$^+$ 浓度、降低胃蛋白酶活力、增加胃黏膜血流、刺激前列腺素产生和促进黏膜细胞再生等作用;胃黏膜保护剂如奥美拉唑等通过抑制胃壁细胞的质子泵 H$^+$/K$^+$ATP 酶而抑制胃酸分泌,胃黏膜保护剂如硫糖铝的作用已越来越引起人们的重视;润肠通便以减少毒素的吸收和促进胃肠功能的恢复;小剂量糖皮质激素可改善胃黏膜微循环,促进黏液分泌,预防 SU 的发生。

3. DIC 的防治　积极治疗原发病,消除有害应激因子,纠正内环境紊乱。密切监测患者纤维蛋白原水平、血小板计数及凝血因子,一旦可疑 DIC,密切观察有无消化道出血、呼吸道出血及泌尿道出血,若有出血,或需有创治疗时,则要使用冷沉淀物、新鲜冷冻血浆及浓缩血小板。必要时要持续输注肝素,同时补充血稳定因子,辅以活血化瘀药物如丹参等。

4. MODS/MOF 的防治　迅速控制原发疾病或损伤,减轻生理和心理的应激反应,减少应激激素的分泌,包括创伤、烧伤和出血的积极处理以及感染的有效控制,积极控制疼痛,大手术 $1\sim3$ d 内常规镇痛或镇静治疗;避免缺血时间过长和持续的低灌注,积极循环支持;给氧、呼吸支持,纠正低氧血症;α 受体阻滞剂和血管扩张剂的使用,包括多巴胺、依前列醇(前列环素)、ACEI、酚妥拉明等;NO 直接吸入或硝酸甘油静脉滴入;山莨菪碱可改善微循环并提高细胞缺氧耐受性,因其可保护线粒体、稳定溶酶体膜、提高缺血缺氧耐受性而防治肠黏膜再灌注损伤;加强营养支持,促进免疫调理;1,6-二磷酸果糖、脂肪乳剂等可提供细胞能量,提高缺血缺氧耐受性,对抗细胞介质。抗自由基药物如还原型谷胱甘肽、别嘌醇等用于预防 MODS。

第四节 急性肝衰竭

一、概述

急性肝衰竭(acute hepatic failure,AHF)是由多种病因导致肝脏急性功能衰竭的综合征,临床上除有肝衰竭的症状外,尚有引起 AHF 的原发病表现。本病急性突发,来势凶猛,病情严重,预后不良,常因短期内合并 MOF 致死,属于危重抢救病症之一,应高度重视,及时积极抢救处理。

二、病因及发病机制

(一)感染

1. **细菌性感染** 此类感染严重的可致脓毒症,尤其是伴感染性休克者,肝损害较多,其程度亦重,因而导致 AHF。病原菌包括致病菌和条件致病菌,由于细菌及其产生的毒素、免疫复合物、机体迟发型变态反应等,均可导致肝损害发展为肝衰竭。休克时机体最易受损的脏器之一是肝脏。正常时肝脏接受双重血流供应,其中的 1/3 是来自含氧量较高的肝动脉,其余 2/3 是来自含氧量较低的门静脉。休克时肝动脉和门静脉的血流量均减少,肝脏缺血、缺氧,使休克继续发展,肝脏的血流灌注更加不足,缺氧更加严重。此时代谢产物积聚,二氧化碳潴留和高乳酸血症等形成,导致组织酸中毒,肝脏毛细血管扩张,肝细胞膜的运送功能失代偿,使肝细胞内储备的高能磷酸键耗竭,Na^+-K^+ 泵的正常功能不能维持,Na^+ 进入细胞内,使细胞水肿,细胞内的 K^+ 释放逸入血循环中。此外溶酶体酶、肽类及其他血管活性物质亦释放入血循环中,最后肝细胞广泛坏死,导致肝衰竭。

2. **病毒感染** 许多种病毒感染时均可造成肝损伤,其中尤以肝炎病毒突出,病毒性肝炎发展为重症肝炎时可导致肝衰竭,而其他种病毒可致肝损害但肝衰竭的发生极少。

(1) 肝炎病毒(HV):HV 中甲型肝炎病毒(HAV)引起重症肝炎较少,即使发生重症肝炎,其存活率较高,约在 40% 以上。乙型肝炎病毒(HBV)是重症肝炎的主要病因,病死率较高,约在 70% 以上。非甲非乙型肝炎病毒(NANBV)致肝炎,其中尤以孕妇在妊娠后期中较易发展成重症肝炎、AHF,病死率颇高。丁型肝炎病毒(HDV)为 a 病毒,是一种缺陷性嗜肝病毒,必须与 HBV 共生才能复制,在急性 HBV 血症时,HBV 复制活跃,利于 HDV 持续复制,在 HBV 的肝损害基础上,加上 HDV 的侵害,肝坏死严重导致暴发性肝炎肝衰竭,临床症状严重,病死率高。慢性乙型肝炎或 HBsAg 携带者重叠感染 HDV,可发展为急重肝炎或病情突然恶化致肝衰竭而死亡。

在两种或两种以上的 HV 合并感染时,重症肝炎、AHF 的发生率比单一种 HV 感染时要高。

由 HBV 所致的重症肝炎、AHF 除与病毒感染的量有关外,更重要的是与机体的免疫状态有关。当病毒数量过多,肝细胞大量受染,机体对 HV 免疫反应增强,高浓度的抗体和肝细胞释放出的病毒抗原结合,形成免疫复合物,同时肝脏微循环障碍,致肝细胞缺血坏死。免疫反应亢进者,抗 HBs 产生得过早过多,可以与 HBsAg 形成抗体过剩的免疫复合物,导致局部过敏坏死(Arthus)反应而引起急性或亚急性重症肝炎致 AHF。

(2) 其他病毒:如巨细胞病毒(CMV)感染,其中先天性 CMV 包涵体病暴发型,临床见黄疸、肝脾肿大、紫癜和多脏器损害;CMV 感染可见于各种免疫缺陷患者,如肾移植者约 70% 发生 CMV 感染,临床表现多种多样,有广泛器官损害,多有肝炎表现,肝脏病变为汇管区细胞浸润和肝细胞坏死。

单纯疱疹病毒:肝脏有融合性出血性坏死,先天性感染新生儿出现黄疸、肝脾肿大、出血等症状,免疫缺陷者和营养不良儿童可有全身播散性感染,致肝脏和其他器官损害。

风疹、麻疹、登革热及肠道病毒(柯萨奇 A 和 B 组、ECHO)可致肝损害,ECHOV$_{11}$ 可致新生儿肝坏死。

3. 立克次体　由立克次体所致的疾病,在我国主要有流行性斑疹伤寒、地方性斑疹伤寒、恙虫病和 Q 热。立克次体可侵犯全身各个脏器,在其小血管内皮细胞内繁殖并释放毒素,导致全身毒血症伴肝脾等脏器损害;其中以 Q 热的肝损害较多见,Q 热在急性阶段常有肝损害,部分严重者可因肝区块坏死致 AHF 死亡。

(二) 中毒　毒物中毒可致肝损害,亦称中毒性肝病,是由肝毒素(hepatotoxin)所致。该毒素对肝脏能产生特殊的损害,其损害的严重程度与剂量的大小有关,对个体可产生类似的损害,但个体之间的差异可有轻重不同,常经过短暂的潜伏期之后出现中毒,所造成的肝损害可在动物实验中复制并可预测。肝毒素本身或其代谢产物,直接对肝脏或通过干扰各种酶系统妨碍细胞正常代谢,对肝脏造成损害,这类肝损害多数是急性的,引起脂肪肝和(或)肝细胞坏死。

肝毒素按其来源可分为动物性、植物性及化学品等类。动物类肝毒素包括草鱼、青鱼内脏、鲤鱼的鱼胆、海兔等;植物类肝毒素包括毒蕈、黄曲霉毒素、红茴香根皮、蓖麻子、苍耳、薄荷油、雷公藤等。此外,发酵的米面、发霉的糍巴、艾叶及羊角菜子、有毒蜂蜜(即采自有毒植物如雷公藤、昆明山海棠等的花蜜、花粉酿制的蜂蜜)等,均可致肝损害,严重者亦可导致肝衰竭。化学类肝毒素包括有机汞类如氯化甲基汞、氯化乙基汞、醋酸苯汞等、黄磷和磷化物、四氯乙烷、三氯乙烯、铍化合物,如氟化铍、硫酸铍、二溴氯丙烷。四氯化碳是典型的肝毒素,是一种脂溶性物质,在使用过程中,可经皮肤、呼吸及消化道吸收致中毒,本品广泛用于工业上制造氯仿,也可作脂肪、橡胶、树脂等的溶剂、分析试剂等;对人体实质脏器尤其是肝、肾可致严重损害,且其对肝脏的损害发生较早。通过细胞色素 P$_{450}$ 的代谢途径产生的中间代谢产物、碳氯键分裂产生的自由基引起细胞损害;自由基与细胞膜相互作用,生成脂质过氧化物,活性自由基可能是三氯化碳游离基,这种游离基可与不同的细胞发生作用,导致细胞内质网脂质过氧化,使肝细胞损害。肝损害的程度与中毒剂量大小有关,小剂量时肝损害不明显、程度轻;较大剂量可引起脂肪变性;更大剂量时肝脏有广泛的灶性坏死,以小叶中央区最严重,有出血、坏死和急性炎症、细胞浸润,中毒后 3~5 h 肝脏即有脂质,6 h 即有局灶性坏死,12~24 h 有中心坏死。中毒程度重者可发生 AHF 死亡。

(三) 药物性肝损害　根据药物致肝损害的机制分为两类。一类是内在性肝毒素,此类中一种是直接肝毒素,该毒素进入人体后直接造成肝脂肪变性和肝细胞坏死;另一种是间接肝毒素,该毒素进入人体后,其本身或代谢产物干扰或阻断肝细胞的某种代谢过程,或胆汁排泌功能,而致肝损害,损害程度与剂量大小有关,发生率高,但可预测。另一类则由患者的特应性或过敏反应所致,损害程度与剂量大小关系不大,发生率较低,难以预测。

1. 四环素族　四环素、土霉素、金霉素,大剂量(每日>1 g)长期使用,可致肝细胞坏死、广泛脂肪浸润,病死率高,尤以孕妇和肾功能不良者更为严重。

2. 异烟肼　对肝损害的程度不一,该药在肝内进行乙酰化形成乙酰异烟肼,再水解为乙酰肼和异烟酸。乙酰肼与肝细胞中的大分子结合形成共价键,造成肝损害,与变态反应无关,重者可为致死性大块坏死。

3. 利福平　是肝药酶诱导剂,能促进异烟肼的代谢,从而增加异烟肼的肝毒性,与异烟肼合用可发生急性肝坏死,少数致死。

4. 吡嗪酰胺　可致肝细胞型肝损害,其毒性与剂量有关,每日 1.5 g 则毒性小,每日≥3 g 则肝损害的发病率高、病死率高。

5. 酮康唑　肝损害发生率与剂量有关,每日 0.2～0.4 g 肝损害发生率低,如剂量加大长期应用,则肝损害发生率增高;40 岁以上女性发生肝损害较多见,可能与特异质或过敏反应有关,严重者可致 AHF 死亡。

6. 氟烷　为全身麻醉药,多次应用可致肝细胞型肝损害,发病率较低,病情似病毒性肝炎,轻者可很快恢复,重者肝衰竭致死。该药在低氧条件下,代谢形成不稳定的亲电中间体,此中间体可与组织大分子共价结合,致肝细胞坏死,其肝毒性可被某些药酶诱导剂促进而增强(如苯巴比妥)。

7. 非那西汀　急性中毒时可致肝坏死,可为致命性 AHF。

8. 吡喹酮　少数可有肝功能异常如谷丙转氨酶(alanine aminotransferase, ALT)增高,个别发生肝损害程度较重,可出现黄疸,甚至诱发肝性脑病。

9. 单胺氧化酶抑制剂　如苯乙肼、环苯丙胺等,可致肝细胞损害,病死率高。

10. 醋氨酚　剂量>10 g 时数小时内出现恶心、呕吐、血压下降等,可自行缓解,过 1～2 d 出现进行性肝损害(小叶中心性坏死),是由其毒性代谢产物损害肝细胞所致;肝药酶诱导剂如乙醇、苯巴比妥等,可使形成的毒性产物增多,起增毒作用。

此外,辛可芬等可致肝细胞型肝损害,病死率高。氯丙嗪、阿斯凡纳明可致淤胆型肝损害;野百合碱可致迟发性肝损害,出现 ALT 升高、肝肿大、黄疸等,个别可死于肝性脑病。

(四)酒精性肝损害　乙醇(酒精)是一种肝毒素,急性中毒的中毒剂量因人而异,一般为 50～75 g,致死剂量为 250～500 g(成人一次饮用乙醇的剂量)。酒精性肝损害的发生,最重要的因素是每日摄入量的多少;女性对乙醇比男性敏感,每日摄入量较低亦可导致肝损害。乙醇引起肝损害的机制尚未完全了解,乙醇的代谢主要由乙醇脱氢酶和辅酶Ⅰ的作用,脱氢形成乙醛,认为乙醛与引起的肝损害有关,乙醛在肝内作为细胞毒物导致线粒体和微管系统的损害。乙醇引起的肝损害,在组织结构上的变化为脂肪肝和酒精性肝炎,主要以肝小叶中心区损害最严重。酒精性肝炎临床表现与病毒性肝炎或中毒性肝损害相似,其程度轻重不一,轻者可无症状,重者可发生肝衰竭。

(五)妊娠急性脂肪肝　亦称妊娠期急性黄色肝萎缩,为妊娠期发生的一种极严重的肝脏病。多见于初产妇及妊娠高血压综合征者,多发生在妊娠晚期(30～38 周),极似暴发性病毒性肝炎,常先有消化道症状,数日后出现黄疸,以后黄疸迅速加深,自然分娩一死胎,产后出现嗜睡、昏迷等肝衰竭征以至死亡。本病病因不明,常与营养不良、妊娠高血压综合征并存,也可发生于肾盂肾炎者大量用四环素时,肝损害为肝实质变性、体积缩小、呈黄色,肝小叶中央静脉附近的肝细胞肿胀,细胞内有脂肪形成的空泡。本病病死率高达 85% 以上,从发病到死亡,短者仅 3 d,长者约 1 个月或以上,一般常为 1～2 周。本病为孕妇晚期特有的疾病,故对孕妇,尤其有妊娠高血压综合征者应予以重视,并禁用四环素。

（六）瑞氏综合征（Reye's syndrome）　本病是儿童时期较常见的一种急性神经系统疾病，病因仍不明。病前多有呼吸道或消化道感染，尤其是病毒感染，此外可能与黄曲霉素、有机磷农药或服用水杨酸等药物有关。本病有急性脑水肿和内脏脂肪变性，其中尤以肝脏脂肪变性最明显，合并内脏脂肪变性，是一种全身性线粒体病。肝细胞质内有大小不等的嗜苏丹小体积聚，肝细胞的超微结构亦有改变。突然起病，嗜睡甚至昏迷，多伴有脑干功能障碍。疾病发展过程中可有危及生命的脑水肿及肝肾衰竭。

（七）肝豆状核变性（hepatolenticular degeneration）　亦称 Wilson 病，是一种单基因遗传病，属于常染色体隐性遗传。为铜代谢障碍，使肠道吸收铜增加，铜吸收入血后在血清中立即与白蛋白疏松结合，并进入肝脏，在正常情况下与白蛋白疏松结合的铜转与 α_2 球蛋白牢固地结合，形成铜蓝蛋白，与 α_2 球蛋白结合的能力下降，血清铜蓝蛋白降低；患者的肝脏自血中摄铜可能延缓，且从胆汁排出的铜量减少，因此过量的铜在组织内沉积，先沉积在肝脏，达饱和状态后沉积于其他组织，尤易沉积于肾、脑及角膜等处。铜在细胞内沉积，对细胞内酶的抑制引起细胞形态和功能障碍，肝细胞可有变性、坏死及纤维化，如同慢性活动性肝炎、坏死后肝硬化；先表现为肝受损病征，若干年后才出现神经精神症状。病程进展大多缓慢，神经系统病征出现越早的，病情进展也越快，最终因肝衰竭或并发感染死亡。

（八）肝静脉阻塞综合征（hepatic vein occlusion syndrome）　亦称 Budd Chiari syndrome，凡能引起肝静脉阻塞的任何因素，均可成为本病的原因。急性期肝小叶中央静脉扩张、中央性肝细胞坏死；肝静脉内膜炎或血栓形成，有的呈纤维条状闭塞。一般起病较慢，也可因急性药物中毒或肝静脉突然栓塞而急性发病，严重者可因肝性脑病、肝衰竭死亡。

三、临床特点与病情判断

急性肝衰竭临床表现为突然发病，初起时类似急性黄疸型肝炎，病情在 10 d 或更短的日期内发展迅猛、凶险复杂，并发症多，病死率高，主要表现如下。

1. 黄疸　在短期内迅速加深，常每日增加 17.1 μmol/L 以上，血清总胆红素多高达 171 μmol/L 以上；黄疸持续时间长，黄疸出现后乏力、食欲不振等症状加重。

2. 出血倾向　明显，可有皮下出血点、瘀斑、鼻出血、齿龈出血甚至消化道出血，出现呕血或便血。

3. 腹胀　可能由于内毒素致肠麻痹（中毒性），腹部胀气明显。

4. 神经系统症状　可有性格及行为改变、语言重复、烦躁、谵妄、定向力和计算力障碍、精神异常、躁动不安、尖声喊叫、抽搐、嗜睡，甚至昏迷（肝性脑病），且肝性脑病出现得早。

5. 肝肾综合征　由于此综合征而出现少尿或无尿，出现氮质血症和尿毒症等。

体征：肝脏进行性缩小，以叩诊肝浊音界来监测肝脏的大小，进行性缩小即代表肝萎缩，表示肝脏有大块坏死，并可出现肝臭、扑翼样震颤，为发生肝昏迷的先兆。多数可有病理反射、脑水肿甚至脑疝的体征等。

实验室检查：周围血象可有白细胞总数及中性多核白细胞比例增高，血小板下降；肝功能严重异常，主要表现凝血酶原时间显著延长，凝血酶原活动度降低，胆碱酯酶活力明显降低，胆固醇降低，血氨增高及酶（转氨酶）胆（胆红素）分离现象。氨基酸测定支链氨基酸（BCAA）/芳香氨基酸（AAA）<1。

本病预后极差，与导致 AHF 的原发病因有关，病死率高。影响预后的因素可能与以下情况相关：①年龄：老人及幼儿的预后差。②肝脏损害程度：肝损害程度严重者病死率高，肝功能检测如血清总胆红素>510μmol/L、凝血酶原活动度<30%、血氨>88.08μmol/L者,病死率高。③并发症:发生多种且程度严重的并发症(如脑疝、肝肾综合征、败血症、出血等)者,病死率高。④与机体原基础状况有关:如原有慢性肝肾等脏器器质性疾病、免疫功能低下或营养不良等者,较无慢性病、免疫功能正常、营养状况好者为差。

常见的死亡原因有神经系统并发症、脑水肿,伴或不伴脑疝及脑干受压迫;消化道出血;感染;肾衰竭和(或)电解质紊乱;心力衰竭伴血液动力学改变;低血糖;急性胰腺炎,约占 AHF 死亡病例的 75%。

四、救治措施

目前尚无理想的特效疗法,AHF 治疗原则主要是采取综合疗法,以维持生命,争取时间促使肝细胞的再生和尽量恢复其功能。因 AHF 是急危病症之一,须加强监护,积极抢救和处理并发症。

(一)原发病的治疗 由于引起 AHF 的原发病因不同,应针对不同的病因采取相应的不同治疗,对严重感染(可因致病细菌、病毒等造成)、休克、中毒等,立即积极采取抗感染、抗休克、解毒等措施。

(二)AHF 的治疗

1. 一般治疗 包括休息、加强营养和对症处理,如适当服用维生素 C、ATP 和辅酶 A,必要时输注白蛋白、新鲜血浆和少量新鲜血,以减少负氮平衡,提供蛋白质;新鲜血浆中尚含凝血因子、调理素及补体等,有利于止血和增加抵抗力。维持水、电解质及酸碱平衡,应限制液体量,使患者处于脱水的边缘状态,密切监测电解质的改变,发现有低钙、低钠和钾异常,及时予以纠正。低钠时静注 0.9%氯化钠溶液,慎用高渗盐水。

2. 综合治疗

(1)免疫调节剂:AHF 时由于免疫功能紊乱,当肝衰竭时 T 淋巴细胞集中于肝脏内而被耗竭,致外周血循环中 T 淋巴细胞数量减少且其功能低下,在此种情况应用免疫调节剂有可能提高细胞免疫功能。胸腺肽(thymopeptide)是一种多肽激素免疫促进剂,是从小牛或猪的胸腺中提取得到,能使不同发育阶段的 T 细胞分化、成熟,促进各种原发性或继发性免疫缺陷病者免疫功能的重建,在动物实验中见到其有抗肝细胞坏死和促进肝细胞再生作用,用于 AHF 患者可减少肝细胞的免疫损伤,且能提高抗感染的能力。本药可能发生过敏反应,故需做皮试,以注射用水稀释到 0.1mg/ml,然后取 0.1ml 做皮内注射,阳性反应者禁用。个别患者用后可有低热、皮疹。剂量成人 20mg,儿童 10~15mg,加于 10%~15%葡萄糖液 200~250ml 中静滴,每日 1 次,于 1~3h 滴完。

(2)抗肝细胞坏死:肝细胞坏死是 AHF 的基础病理,故抗肝细胞坏死的治疗极其重要。静滴新鲜或冻干血浆、白蛋白、新鲜血浆每日或隔日 1 次,每次 200~300ml;白蛋白每日或隔日 1 次,每次 20g;高血糖素-胰岛素(glucagon-insulin, GI)疗法对改善高氨血症和氨基酸代谢有益,剂量:高血糖素 1mg,胰岛素 10u,加于 10%葡萄糖 250~500ml 中静滴,每日 1~2次,治疗过程中需注意低血糖的发生;人胎肝细胞悬液能产生一种肝再生刺激因子,促进受体的肝细胞再生,并使肝脏 Kupffer 细胞的吞噬功能改善,刺激胰岛素分泌,还能使胰岛素与肝细胞结合增加,有利于肝细胞的修复。输注后可使凝血酶原活动度升高,胆红素、转氨酶均下降,昏迷好转,甚至消失。每次 250ml 静滴,每周 2~3 次。

3. 抗肝性脑病 AHF 时血浆氨基酸变化为 BCAA 正常或稍增高,而 AAA 增高,故

BCAA/AAA 值降低;AAA 明显增高可达正常的 5～7 倍,使 BCAA 与 AAA 摩尔比值由正常的 3.0～4.0 下降至 1～1.5,甚至小于 1,导致抑制性神经介质增多,对脑组织起毒性作用致昏迷。

用以支链氨基酸为主的复方氨基酸注射液,支链氨基酸可竞争性地通过血脑屏障,减少 AAA 进入脑内,从而调整 BCAA/AAA 值。酪氨酸升高和 BCAA/AAA 下降,均能反映肝功受损的程度。酪氨酸的升高与转氨酶呈显著的正相关,而 BCAA/AAA 与转氨酶呈负相关,故调整 BCAA/AAA 对 AHF 有利。

防止血氨的产生及吸收过多:根据病情限制蛋白质的摄入,并口服新霉素每日 4 次,每次 0.5 g 和(或)甲硝唑每日 4 次,每次 0.2 g,以抑制肠道细菌的繁殖。降低肠腔内 pH 值至 3.5～5.0 以减少氨的吸收,可口服乳果糖每日 2～3 次,每次 30 ml 或大量乳酶生。

脱氨:可用精氨酸促进鸟氨酸循环,将氨合成尿素后由肾排出,或用天门冬氨酸钾镁,其可通过鸟氨酸循环与氨结合为天门冬酰胺,由肾脱氨;亦可用左旋多巴,其可转化为去甲肾上腺素与多巴胺,通过血脑屏障与胺类物质(如苯乙醇胺、羟苯乙醇胺等)相拮抗,使正常的神经传递得以恢复,促使昏迷患者苏醒。口服每日 2～4 g 或每日 200～600 mg,分成 2～3 次,加于 10% 葡萄糖 500 ml 中静滴,用药过程中禁用氯丙嗪和维生素 B_6。

(三) 并发症的治疗

1. 脑水肿　限制液体摄入量,头部冰帽降温,以降低耗氧量,提高脑组织对缺氧的耐受力,并给高压氧以降低 PCO_2。脱水剂用 20% 甘露醇或 25% 山梨醇、呋塞米,脱水剂应用时间不宜过长,也不宜大量反复应用,以免导致电解质紊乱、肝肾综合征,尤其在心功能代偿不全时,更应慎重。此外促使头部静脉血向颈部回流,将头部保持在 10°～30° 上倾位,可使 ICP 下降 0.8 kPa(6 mmHg),搬动患者时不宜向颈部过分施加外力。在正常脑压下,当 PCO_2 已上升 0.133 kPa(1 mmHg)时,由于其有很强的脑血管扩张作用,故脑血流量可增加 4%;反之, PCO_2 下降,脑血管则收缩,脑血流量减少,ICP 也下降,患者的 PCO_2 和 PO_2 应分别保持在 2～4 kPa(15～30 mmHg)和 13.3 kPa(100 mmHg)以上为好。脑水肿时用甘露醇 200 ml 静注,每 6 h 1 次,通常在 ICP < 4 kPa (30 mmHg) 时给药为佳;肾功能衰竭时不能用甘露醇,改用呋塞米。

2. 肝肾综合征　目前尚无肯定有效的疗法,主要应避免一切能导致降低血容量的因素,禁用一切损肝和肾毒性药物;应合理应用利尿剂,尿少时应采用扩张血容量措施,如右旋糖酐 40、代血浆和白蛋白等;必要时用人工肾或透析疗法。

3. 出血　输新鲜血可补充凝血因子和血小板;输凝血酶原复合物,其中包括凝血因子 Ⅱ、Ⅶ、Ⅸ、Ⅹ,溶于 10% 葡萄糖 20 ml 或注射用水 5 ml,每日数次,对渗血效果较好。AHF 时的出血、凝固和纤溶均亢进,治疗应同时给以抗凝和抗纤溶疗法,静脉滴注脲酸酯(Gabexate Mesitate FOY)效果好,预防给药也有效,用后 AT-Ⅲ 可升高,并可抑制纤维蛋白溶酶激活;AT-Ⅲ 下降明显者,用药后得以补充,凝固异常可改善,尤其是在合并 DIC 时有效。H_2 受体拮抗剂如西咪替丁,用于有胃黏膜或溃疡病变的患者,口服每日 3 次,每次 0.2～0.4 g,出血者可每次 200～400 mg,每 6 h 1 次静滴,效果较好。DIC 时及时用肝素治疗,成人每次 1 mg (125 u)/kg,加于 10% 葡萄糖或 0.9% 氯化钠溶液内静滴,每 4～6 h 1 次,凝血时间控制在 15～30 min 内(试管法),待病情好转后减量或停用;如肝素过量时用鱼精蛋白对抗(每 1 mg 鱼精蛋白中和 1 mg 肝素)。此外,可用二吡哒摩(潘生丁)每日 1～4 次,每次 50～100 mg,每日加用阿司匹林 1 次,每次 50 mg。

4. 继发感染　AHF 患者由于免疫功能低、抵抗力差,常易发生各种感染,如肺炎、门脉性败血症、原发性腹膜炎及真菌感染等,应积极防治,须用抗菌或抗真菌药物,根据培养及药物敏感试验选用敏感的、对肝肾无损害或损害相对较小的药物为宜。

(四)人工肝支持疗法

(1) 血液透析(血透):常规血透并无疗效,用聚丙烯腈(PAN)薄膜,可除去中分子物质,包括芳香族胺类及毒性多肽,或中空纤维进行透析仅对肝有再生或有肝移植可能的,才可能有价值。

(2) 通过吸附剂作灌流:通过某种物质后,血中毒物被吸收,包括活性炭、树脂、血浆交换、亲和性色谱法、生物学活性吸附剂等。

(3) 通过活的肝组织作灌流:包括使患者血液通过同种全肝灌注、通过肝细胞薄片或肝细胞悬液作灌流和通过在组织培养中的肝细胞作灌流。

(4) 肝细胞移植。

五、护理要点

1. 消毒隔离　病室需进行严格的消毒隔离,以防止继发感染和(或)交叉感染。

2. 加强监护　AHF 病情进展迅速,多因短期内合并 MOF 致死,故有必要建立肝脏监护病室,进行监护。对患者监测管理,目的在于早期诊断,及时治疗和提供有效的人工肝辅助疗法,并预测和防治并发症,以期降低病死率。

循环监护包括血压、脉搏、心电图、CVP 及尿量等。

呼吸监护包括血气分析、pH、PCO_2、PO_2 及 BE 等。

血凝固及纤溶监护包括凝血时间、凝血酶原活动度、纤维蛋白原及凝血因子 Ⅴ、Ⅶ、Ⅸ、Ⅹ 等和血小板。

肝功能监护包括胆红素、血氨、氨基酸、转氨酶及白蛋白等。

此外尚需对水、电解质及颅内压(intracranial pressure,ICP)监护,必要时于硬膜下置压力传感器,持续监测 ICP,作为早期诊断脑水肿方法。正常时 ICP 为 1.33 kPa(10 mmHg),ICP 随昏迷加深而增高,Ⅲ度昏迷时平均 1.33 kPa,约 60% 患者＞2.66 kPa,当＞5.33 kPa(40 mmHg)时,头颅 X 线摄片和(或)CT 均能出现脑水肿征象如脑实质显影差、脑室变窄及中脑导水管模糊等。ICP 增高时脑电图亦有改变,脑电波有由高振幅至低振幅的变化,并出现慢波。脑电图及 MRI 较 CT 敏感,能更早发现脑水肿。对 AHF 患者一定要严密监护,随时监测病情变化,及时抢救和处理。

3. 饮食　对于能进食的患者给予高糖、低脂,蛋白质每日≤25 g,每日总热量不得＜6.27 kJ(1 500 cal)。对不能进食者可鼻饲或静脉滴注 10% 葡萄糖液 1 500~2 000 ml。饮食应以易消化富含维生素类为宜。

4. 并发症的护理　包括脑水肿、出血、肾功能衰竭和感染的护理,详见相关章节。

第五节　急性心力衰竭

一、概述

心力衰竭(heart failure)简称心衰,是由不同病因引起的心脏舒缩功能障碍,使心排血量在循环血量与血管舒缩功能正常时不能满足全身代谢对血流的需要，从而导致具有血流动力异常和神经激素系统激活两方面特征的临床综合征。心力衰竭可分为无症状与有症状两个阶段，前者有心室功能障碍的客观证据（如左心室射血分数降低），但无典型充血性心力衰竭的症状，心功能尚属NYHA（纽约心脏病学会）Ⅰ级，是有症状心力衰竭的前期，如不进行有效治疗，迟早会发展成有症状心功能不全。根据心功能不全发生的缓急、循环系统代偿程度，临床还有急性心功能不全、慢性心功能不全和代偿性心功能不全等不同表现。急性心力衰竭是由于突然发生严重的心脏解剖和（或）功能异常，导致心排血量急剧下降，出现组织器官灌注不足和（或）静脉急性充血症状。临床上常表现为突然发生昏厥、休克、急性肺水肿甚至心搏骤停。

二、病因

（一）基本病因

1. **急性弥漫性心肌损害**　如急性弥漫性心肌炎、广泛心肌梗死等，引起心肌收缩无力，导致急性心力衰竭。

2. **急起的机械性梗阻**　如严重的主动脉瓣狭窄、肥厚型梗阻性心肌病、高血压危象、心房内球瓣样血栓或黏液瘤嵌顿、动脉总干或大分支栓塞、急性肺栓塞等，引起心脏压力负荷加重，排血受阻，导致急性心力衰竭。

3. **急起的心脏容量负荷加重**　如外伤、急性心肌梗死或感染性心内膜炎引起的瓣膜损害、腱索断裂、心室乳头肌功能不全、间隔穿孔、主动脉窦动脉瘤破裂入心腔等，引起继发性心肌收缩力减弱，导致急性心力衰竭。急起的心室舒张受限制，如急性大量心包积血或积液所致的心包填塞、纵隔气肿等，使心室充盈急性受限，导致急性心力衰竭。

（二）诱因

（1）急性感染：呼吸道、泌尿道、消化道、皮肤等各种感染，尤其以呼吸道感染多见。

（2）心律失常：快速心房颤动、室上性心动过速、室性心动过速等快速型心律失常，严重心动过缓、严重房室传导阻滞等缓慢型心律失常。

（3）劳累、精神紧张和情绪过分激动。

（4）静脉输液量过多或过快，钠盐摄入过多。

（5）严重贫血、妊娠和分娩、便秘等。

（6）电解质紊乱：低钾血症、高钾血症、低镁血症，诱发各种心律失常，从而诱发急性心力衰竭。

（7）治疗药物不良反应或药物应用不当：洋地黄用量不足或过量，应用普萘洛尔（心得安）、维拉帕米（异搏定）等抑制心肌收缩力的药物。

三、发病机制

1. **心室收缩功能（心肌收缩力）的改变**　收缩功能不全的特点是，尽管心室充盈压升高，每搏量仍降低，所导致的症状是肺或体循环淤积、运动耐力下降和器官功能不全。当射血分数正常（≥55％），收缩功能通常是足够的，射血分数轻度（40％～50％）、中度（30％～40％）和重度（<30％）的下降与成活率下降有关。在射血分数重度下降时，如果没有心力衰竭的症状，其心功能的储备也是低的。

2. **心室舒张功能改变**　心脏松弛延迟或心肌异常僵硬，被动充盈受损，心房压异常地升高。反复心肌缺血、病理性心肌肥厚、慢性容量负荷过重和老年引起间质纤维化增加和松弛性下降。舒张功能不全的左心室,由于顺应性下降而导致心室充盈压增高,引起左心房肥厚和肺充血。如果心室充盈严重受损,心排血量可能下降。在活动时,这种异常会加重,引起劳累性呼吸困难和运动耐力下降。

3. 心室前负荷　一个完整的心脏,舒张末期容量和压力能最好地反映前负荷,它们是舒张末期纤维长度的间接指标。正常心室作功高度依赖于前负荷,而衰竭心脏在高前负荷和心室功能曲线的平坦部位作功。与正常心脏不同,前负荷的轻度降低对左心室充盈压几乎没有影响,而前负荷的增加将不会改善收缩功能,反而会进一步加重肺充血。

4. 心室后负荷　左心室后负荷通常等同于动脉压或系统血管阻力。任何一种动脉压下,在扩张而室壁薄的心室后负荷是增高的,在心室小而室壁厚的心室后负荷是低的。后负荷增高的作用与收缩力降低的作用非常相似,所以后负荷降低能改善心脏作功。

5. 心率和节律　心率通过两种机制影响心脏作功。首先,增加心率通过升高胞质中的钙浓度而加强心肌收缩。其次,心率是心排血量的一个重要决定因素,也是使心排血量与运动状态下需要量增加相匹配的主要机制。由于衰竭心脏的每搏量相对固定,心率便是心排血量的主要决定因素。正常的房室传导时间为 0.16～0.20 s,可增加心房收缩使左心室充盈。心力衰竭患者常常有心室内传导异常,这引起不同步收缩,即只有在其他部位收缩结束后室间隔和前壁的部分才收缩。

四、病情判断

下列为急性心力衰竭的严重表现。

1. 昏厥　心脏本身排血功能减退,心排血量减少,引起脑部缺血,发生短暂的意识丧失,称为心源性昏厥(cardiogenic syncope)。昏厥发作持续数秒钟时可有四肢抽搐、呼吸暂停、发绀等表现,称为阿-斯综合征(Adams Stoke syndrome)。发作大多短暂,发作后意识常立即恢复。主要见于急性心脏排血受阻或严重心律失常。

2. 休克　由于心脏排血功能低下导致心排血量不足而引起的休克,称为心源性休克(cardiogenic shock)。心排血量减少突然且显著时,机体来不及通过增加循环血量进行代偿,但通过神经反射可使周围及内脏血管显著收缩,以维持血压并保证心和脑的血供。临床上除一般休克的表现外,多伴有心功能不全、体循环静脉淤血,如静脉压升高、颈静脉怒张及交感神经兴奋等表现。

3. 急性肺水肿　为急性左心衰竭的主要表现。多由突发严重的左心室排血不足或左心房排血受阻引起肺静脉及肺毛细血管压力急剧升高所致。当肺毛细血管压升高超过血浆胶体渗透压时,液体即从毛细血管漏到肺间质、肺泡甚至气道内,引起肺水肿。典型发作为突然、严重气急;每分钟呼吸可达 30～40 次,端坐呼吸,面色灰白,口唇青紫,大汗淋漓,阵阵咳嗽,常咯出泡沫样痰或血痰,严重者可从口腔和鼻腔内涌出大量粉红色泡沫液。发作时心率、脉搏增快,血压在开始时可升高,以后降至正常或低于正常。两肺内可闻及广泛的水泡音和哮鸣音。心尖部可听到奔马律,但常被肺部水泡音掩盖。X 线摄片可见典型蝴蝶形大片阴影由肺门向周围扩展。急性肺水肿(acute pulmonary edema)早期为肺间质水肿,此阶段可无上述典型的临床和 X 线表现,而仅有气促、阵阵咳嗽、心源性哮喘、心率增快、心尖奔马律和肺部哮鸣音,X线示上肺静脉充盈、肺门血管模糊不清、肺纹理增粗和肺小叶间隔增厚,如及时作出诊断并采取治疗措施,可以避免发展成肺泡性肺水肿。

4. 心搏骤停　为严重心力衰竭的表现。

五、救治措施

首先根据病因给予相应的处理。急性左心衰和肺水肿是内科急重症之一,病情危急,处理不当或处理不及时均可导致患者死亡。治疗着重于:①减轻心脏前负荷,尽快降低左心房压力和(或)左心室充盈压,从而使极高的肺毛细血管压尽快下降,减少肺部渗出。②增加左心室心搏量,满足全身组织的氧需,减少左心室收缩末期的残余血量。③减少心脏后负荷,增加心排血量及减少心肌耗氧量。④减少循环血量及肺泡内液体渗入,改善气体交换。

(一)心源性昏厥　大多数较短暂,但有反复发作的可能。治疗应包括预防发作。昏厥发生于心脏排血受阻者,经卧位或胸膝位休息、保暖和给氧后,多可缓解。房室瓣口被血栓或肿瘤阻塞者,发作时改变体位可能使阻塞减轻或发作中止。由严重心律失常引起者,应迅速控制心律失常。彻底治疗在于去除病因,如手术解除流出道梗阻、切除血栓或肿瘤、控制心律失常发作等。

(二)心源性休克

1. 纠正缺氧　治疗开始应该注重改善动脉血压和血氧饱和度,尽可能保证 $PaO_2 \geqslant$ 60 mmHg,必要时可经面罩高流量给氧,如低氧血症不能得到缓解,并出现明显呼吸疲劳、酸碱平衡紊乱,要考虑人工辅助呼吸。对出现严重肺水肿或者 ARDS 使心源性休克病情恶化者,应积极使用 PEEP,使 $PaO_2 \geqslant$ 60 mmHg。使用 PEEP 时注意对循环系统的影响。

2. 补液　必须尽早建立静脉通道,对有轻度肺淤血的患者应严格地注意补液的量和速度,以免发生肺水肿。当 PAWP 小于 1.86 kPa(14 mmHg)时,先 30 min 内补液 250 ml,如血压回升较好,无肺淤血表现,继续补充 250~500 ml 液体至 PAWP 在 2~2.4 kPa(15~18 mmHg);如 PAWP 大于 2.4 kPa(18 mmHg),应用利尿剂或血管扩张剂。对左心室功能严重损害者,扩容可使 PAWP 迅速升高,所以应严密监测血流动力学变化;补充液体通常选 5% 葡萄糖溶液,在有明显液体丧失时,出现 PAWP 显著降低者可输 0.9% 氯化钠溶液或血浆蛋白、右旋糖酐 40 等。对有 ARDS 的患者原则上不补充胶体溶液,只使用晶体溶液,因为胶体溶液可通过肺毛细血管漏入肺组织内,并带入大量水分;通常输入 1000 ml 晶体溶液后仅增加血容量 200 ml,而输入 20% 白蛋白 100 ml,则增加血容量 450 ml。部分患者由于呕吐、出汗、发热、进食少或应用利尿剂等原因而有血容量不足,应及时补足血容量。可根据 CVP 监测结果来决定输液量。CVP 正常为 0.4~1.2 kPa(4~12 cmH$_2$O),如低于 0.5 kPa(5 cmH$_2$O),提示有低血容量存在。输液的内容宜根据具体情况选用全血、血浆、白蛋白、右旋糖酐 40 或葡萄糖液。使用右旋糖酐 40 的优点:①能较快地扩张血容量。②能抑制或解除红细胞和血小板的聚集及降低血液黏度,有利于改善微循环和防止微血栓形成。补液过程中注意有无咳嗽、呼吸及心率加快,肺部有无湿啰音,防止发生急性肺水肿。③利尿。

3. 血管扩张剂　在心肌收缩力明显减弱的情况下,减轻后负荷对增加心排血量起着决定性作用。使用血管扩张剂应防止出现严重的低血压,特别是心源性休克患者低血压会加重组织的低灌注,所以这类患者使用血管扩张剂时要严密监测血流动力学的变化,使平均动脉压保持在 10.64 kPa(80 mmHg)以上,PAWP 保持在 2~2.4 kPa(15~18 mmHg)较好。

常用的药物如下。

(1)硝普钠:直接作用于动脉和静脉的平滑肌,扩张动静脉,降低心脏的前、后负荷,使左心室充盈压下降,心排血量增加,尤其适用于心源性休克伴肺水肿者。常用 25 mg 加 10% 葡萄糖液 500 ml 按 10~20 μg/min 速度静脉滴注或微量泵泵入。应从小剂量开始,逐渐增加滴速。用药过程中舒张压不得低于 $8.0\ kPa(60\ mmHg)$，否则应与多巴胺或多巴酚丁胺或主动脉内气囊泵反搏合用。

（2）硝酸甘油：静脉滴注一般剂量可扩张静脉系统，减轻前负荷，降低心肌耗氧量，减轻肺淤血；大剂量可降低后负荷和 PAWP，增加心排血量，通常剂量 $10\sim20\ \mu g/min$，根据血压变化调整用量。

（3）酚妥拉明：为 α 肾上腺素受体阻滞剂，同时有 β 肾上腺素受体兴奋作用。作用于血管平滑肌，使之扩张，降低小动脉阻力，增加周围静脉容量。对于左心室充盈压明显增高的患者，本药可以减轻后负荷，使左心室充盈压迅速降低，作用快，但持续时间短，须持续静滴。静脉滴注从 $0.05\sim0.1\ mg/min$ 开始，逐渐加量。

4. 血管收缩剂　如果持续性低血压和低心排血量，应该考虑使用交感神经兴奋剂，最常用的是多巴胺和多巴酚丁胺。

（1）多巴胺：直接作用于 α、β 肾上腺素受体和多巴胺受体，促使肾上腺素神经末梢释放去甲肾上腺素。小剂量[$<3\ \mu g/(kg\cdot min)$]主要兴奋外周血管上 β_2 肾上腺素受体和多巴胺受体，扩张肾及内脏血管，可以增加肾血流，有利于保持足够的尿量，也可扩张脑和冠状血管，有利其血液供应。对于虽有正性肌力作用，心率变化不大，外周阻力降低，对低血压而容量负荷增加的患者，可以更好地加强组织灌注。中等剂量[$3\sim10\ \mu g/(kg\cdot min)$]兴奋心脏 β_1 受体和血管上的 β_2 受体，增加心肌收缩力，扩张外周血管，从而增加心排血量。大剂量[$>10\ \mu g/(kg\cdot min)$]主要兴奋外周血管的 α 受体，使外周血管收缩，升高血压，外周阻力增加，左心室后负荷增加。因此，大剂量多巴胺将进一步增强心肌收缩力和速率，同时增加外周血管阻力，也可使 PAWP 升高，且肾血流在原有增加的基础上又逐渐减少。不良反应为窦性心动过速、外周血管过度收缩及组织血液再分布。

（2）多巴酚丁胺：是一种合成的儿茶酚胺类药物，有些不同于多巴胺，具有持续的 β 肾上腺素能作用，对 α 受体仅有很少的影响，可以增强心脏收缩力，减轻后负荷。多巴酚丁胺一般较多巴胺有更多优点，其在增加心排血量的同时加快心率不明显，较少引起心律失常，无血管收缩反应，可持续降低左心室充盈压。然而，对于有明显低血压的患者，多巴酚丁胺不能调整系统血压，使用多巴胺更为适宜。静脉常用剂量为 $5\sim15\ \mu g/(kg\cdot min)$。临床上也有采用小剂量多巴酚丁胺和小剂量多巴胺联合使用治疗急性左心衰竭患者，取得满意疗效。

5. 血管收缩剂与扩张剂联合应用　这种疗法力图用多种尽可能小剂量的血管活性药物，在联合作用改善心功能时，最大限度地减少不良影响。例如，当缩血管药物增加心肌收缩时，也增加了全身血管阻力；扩血管药减轻后负荷时却不增加心排血量。常用配伍方法是多巴胺合用硝普钠或硝酸甘油。对多巴酚丁胺是否有增加心肌收缩力，并且减轻后负荷的作用，尚存有争议。

6. 正性肌力作用药物　近年来对此类药物引起重视。双吡啶类药物增加心肌收缩，扩张外周血管，不增加心率，如氨力农每分钟用量 $10\sim20\ \mu g/kg$，减少心肌耗氧量。米力农（milrinone）其正性肌力作用比氨力农强 $15\sim30$ 倍，起效更快，不良反应更小。

7. 主动脉内球囊反搏治疗　主动脉内球囊反搏（intra-aortic balloon counterpulsation，IABP）的作用是降低主动脉收缩压，升高主动脉舒张压。收缩压的降低一方面可以减低左心室射血阻力，减少左心室的后负荷和作功；另一方面因左心室射血阻力减低，左心室射血量增加，使左心室舒张期容量减少，左心室前负荷也减轻。舒张压升高可以增加冠状动脉灌注，增加缺血心肌供血。因此，IABP 治疗可明显改善急性心力衰竭患者的心功能，尤其对急性心肌梗死导致的心源性休克或急性肺水肿疗效显著。单用 IABP 治疗不能改善心力衰竭和心源性休克患者的预后,但为急性心肌梗死并发心力衰竭和心源性休克患者后期进行冠状动脉成形或搭桥手术争取了宝贵的时间。

(三)急性肺水肿病情危急,必须及时采取有效的抢救措施

1. 治疗原则　①降低左心房压和(或)左心室充盈压。②增加左心室心搏量。③减少肺循环血量。④减少肺泡内液体渗入,保证气体交换。

2. 具体措施

(1) 体位:取坐位或半卧位,两腿下垂,使下肢静脉回流减少。

(2) 给氧:肺充血与肺顺应性降低,使肺水肿患者呼吸作功与耗氧量增加,而黏膜充血、水肿又妨碍了气体在终末呼吸单位交换。面罩给氧较鼻导管给氧效果好。加压给氧不仅能纠正缺氧,还可通过增高肺泡和胸腔内压力,减少液体渗入肺泡内和降低静脉回心血量。同时静脉回流受阻还使周围静脉压增高,有利于液体自血管内漏入组织间隙,循环血量也因此减少。但肺泡内压力过高可能影响右心室搏出量,引起心搏量减少,血压下降。此时宜调整给氧的压力,缩短加压给氧的时间,延长间歇时间,以取得比较满意的效果。肺水肿患者泡沫痰明显时需给乙醇氧,使用乙醇吸氧,可使泡沫表面张力降低而破裂,有利于改善通气。常用方法:①将 20%～30% 乙醇放入氧气湿化瓶中与氧气一并吸入,逐渐增加氧流量至 5～6 L/min。②鼻导管给氧:氧通过 95% 乙醇溶液吸入,昏迷患者用 45% 的乙醇溶液。

(3) 镇静:静脉注射 5 mg 吗啡,隔 15 min 可重复 2～3 次,能迅速减轻紧张患者的交感活性,迅速扩张体静脉,减少静脉回心血量,降低左心房压,还能减轻烦躁不安和呼吸困难,减少耗氧;血管扩张降低周围动脉阻力,从而减轻左室后负荷,增加心排血量。皮下或肌内注射在周围血管收缩显著的患者,不能保证全量吸收。住院患者急性左心衰竭发作早期,其症状仍较轻时,单纯使用该药即可缓解左心衰竭。有意识障碍、支气管哮喘的患者禁用吗啡,而心源性哮喘者不禁用;对急性左心衰竭或肺水肿已出现血压下降者效果不佳,此时应慎用。

(4) 舌下或静脉滴注硝酸甘油可迅速降低 PAWP 或左心房压,缓解症状的效果常很显著,但可引起低血压。确定收缩压 ≥13.3 kPa(100 mmHg)后,舌下首剂 0.3 mg,5 min 后复查血压,再给 0.3～0.6 mg,5 min 后再次测血压。如收缩压 ≤12 kPa(90 mmHg),应停止给药。静脉滴注硝酸甘油的起始剂量为 10 mg/min,在血压监测下,每 5 min 增加 5～10 mg/min,直至症状缓解或收缩压下降至 12 kPa(90 mmHg)或以下。继续以有效剂量维持静脉滴注,病情稳定后逐步减量至停用,突然中止静滴可能引起症状反跳。

(5) 静脉注射呋塞米 20～40 mg,或依他尼酸 50 mg(用 50% 葡萄糖液稀释)。呋塞米在利尿作用开始前即可通过扩张静脉系统降低 PAP 和左心房压,从而减轻呼吸困难症状。给药后 15～30 min 尿量开始增多,60 min 达高峰,大量利尿减少血容量,可进一步使肺动脉压和左心房压下降,降低左心室前负荷。血压偏低的患者,尤其是急性心肌梗死或主动脉狭窄引起肺水肿者应慎用,以免引起低血压或休克。

(6) 其他辅助治疗:①静脉注射氨茶碱 0.25 g(用 50% 葡萄糖 20～40 ml 稀释,15～20 min 注完)可解除支气管痉挛,减轻呼吸困难。还可能增强心肌收缩力,扩张周围血管,降低 PAP 和左心房压。②洋地黄制剂对室上性快速心律失常引起的肺水肿有显著疗效。洋地黄减慢房室传导,使心室率减慢,增强心肌收缩力,从而改善左心室充盈,降低左心房压。静脉注射西地兰或口服地高辛,对 1 周内未用过地高辛者首次剂量西地兰 0.6 mg,地高辛 0.25～0.50 mg;1 周内用过地高辛者则宜从小剂量开始。洋地黄制剂静脉注射可使阻力血管收缩,后负荷增高,因而较少用于呈窦性心律的肺水肿患者。近年来,毛花苷 C 在急性左心衰竭的治疗中已失去重要性,泵血功能明显受限时可用多巴酚丁胺和磷酸二酯酶抑制剂氨力农、米力农等,低血压时可加用多巴胺。③高血压性心脏病引起的肺水肿,静脉滴注硝普钠,可迅速有效地减轻心脏前、后负荷,降低血压。用法:15~20 U/min 开始,每 5 min 增加 5~10 U/min,直至症状缓解,或收缩压≤13.3 kPa(100 mmHg)。有效剂量维持至病情稳定,以后逐步减量、停药,突然停药可引起反跳。长期用药可引起氰化物和硫氰酸盐中毒,因而近年来已渐被硝酸甘油取代。酚妥拉明静脉滴注 0.1~1 mg/min,也有迅速降压和减轻后负荷的作用,但可致心动过速,且降低前负荷的作用较弱,近年来已较少采用。钙拮抗剂,如地尔硫䓬 30 mg[用 5%葡萄糖 250 ml 稀释,2~4 μg/(kg·min)]缓慢静脉滴注,可迅速降低血压,减轻左心室后负荷。④伴低血压的肺水肿患者,宜先静脉滴注多巴胺 2~10 μg/(kg·min),保持收缩压在13.3 kPa(100 mmHg),再进行扩血管药物治疗。

(7) 呼吸机支持治疗:多数情况下经上述处理,急性症状可迅速改善。如呼吸功能得不到改善,就应积极插管,行 PEEP 治疗,既可增加肺泡内压,减轻肺水肿,增加肺泡氧交换,纠正缺氧,又可减少回心血量,减轻心脏前负荷。但应控制好 PEEP 的压力,一般在 0.8~0.12 kPa(8~12 cmH$_2$O),防止回心血量减少过多而导致低血压。

(8) 透析治疗:左心衰竭伴少尿或无尿时治疗较困难,须行血液透析或腹膜透析治疗。

六、护理要点

1. 一般护理　患者取半卧位,如呼吸困难不缓解,则取坐位,双下肢下垂,可减少回心血量;采用高浓度、高流量氧气吸入,病情稳定后鼻导管持续吸氧;注意生命体征包括呼吸、心率、血压、SpO$_2$ 和神志的监测;控制液体和电解质的摄入,特别是钠盐和液体的摄入;控制饮食,选用低钠、低脂肪、低盐、富含维生素、富于营养、易于消化的低热量饮食;密切观察病情的变化。

2. 药物治疗的护理　对于洋地黄制剂,要熟悉药物的名称、剂量和应用方式,使用前测定并记录患者的心率及心律,观察有无中毒征兆,包括胃肠道症状、心脏症状和神经系统症状,如果发生中毒,则应立即停药,根据情况予以补钾。若使用血管扩张剂,应按医嘱给药,剂量要准确,根据血压调整给药速度,治疗过程中要严密观察血压和心率变化。在使用利尿剂时要注意观察药效和不良反应,记录出入量,监测电解质和酸碱平衡。

3. 并发症的护理　包括心律失常、心源性休克和急性肺水肿等的护理,见相关章节。

4. 保持患者镇静　使用适当镇静药物,做好心理安抚,使其安静,以减少耗氧。

第六节　多器官功能障碍综合征

一、概述

多器官功能障碍综合征(multiple organ dysfunction syndrome, MODS)是由于创伤、休克、感染和炎症等打击而导致全身炎症反应继而造成的急性多系统或器官功能损害,是创伤及感染后最严重、最危险的并发症,为同时或相继发生的两个或两个以上急性器官功能障碍临床综合征。在概念上强调:①原发致病因素急性损害引起继发器官受损,继发损伤器官可在远隔原发伤的部位,不能将慢性疾病器官衰退、失代偿时归属于 MODS。②致病因素与发生 MOF

必须间隔一定时间(>24 h),常呈序贯性器官受累。③机体原有器官功能基本健康,功能损害是可逆性的,一旦发病机制阻断,及时救治器官功能可望恢复。MODS 病死率可高达 60%,4 个以上器官受损几乎 100% 死亡。

二、病因

1. 组织损伤　严重创伤、大手术、大面积深度烧伤等。

2. 感染　为主要病因,尤其脓毒血症、腹腔脓肿、急性坏死性胰腺炎、肠道功能紊乱、肠道感染和肺部感染等较为常见。

3. 休克　尤其创伤出血性休克和感染性休克。凡导致组织灌注不良、缺血缺氧均可引起MODS。

4. 心脏、呼吸骤停后　造成各脏器缺血、缺氧,而复苏后又可引起"再灌注"损伤,同样可诱发 MODS。

5. 诊疗失误　在危重症的处理时使用高浓度氧持续吸入,使肺泡表面活性物质破坏,肺血管内皮细胞损伤;在应用血液透析和床旁超滤吸附中造成不均衡综合征,引起血小板减少和出血;在抗休克过程中使用大剂量去甲肾上腺素等血管收缩药,继而造成组织灌注不良,缺血缺氧;手术后输液、输液过多引起心肺负荷过大、微循环中细小凝集块出现、凝血因子消耗、微循环障碍等均可引起 MODS。

三、发病机制

1. 微循环障碍　微血管的白细胞黏附造成广泛微血栓形成,组织缺氧,能量代谢障碍,溶酶体酶活性升高,造成细胞坏死,见图 8-1。

2. "缺血再灌注"损伤　当心搏骤停、休克发生时器官缺血,当血流动力学改善,器官产生"再灌注缺血",随之而来细胞线粒体内呼吸链受损,氧自由基泄漏,中性粒细胞激活后发生呼吸暴发,产生大量氧自由基(O_2^-)。此外,"再灌注"时将次黄嘌呤经黄嘌呤氧化酶作用分解为尿酸,在此过程中生成大量氧自由基和毒性氧代谢物(图 8-2),继而造成细胞膜或细胞内膜脂质过氧化引起细胞损伤。当细胞蛋白质受自由基攻击表现膜流体性丧失,促酶功能损害继而细胞器或整个细胞破坏,引起 Ca^{2+} 内流,细胞进一步损伤。

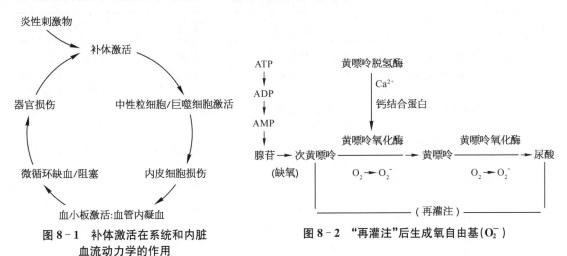

图 8-1　补体激活在系统和内脏　　　图 8-2　"再灌注"后生成氧自由基(O_2^-)
　　　　血流动力学的作用

3. **炎性反应**　致病微生物及其毒素直接损伤细胞外，主要通过炎性介质如肿瘤坏死因子(TNF)、白介素(IL-1、IL-4、IL-6、IL-8)、血小板活化因子(PAF)、花生四烯酸、白三烯、磷脂酶 A_2(PLA$_2$)、血栓素 A_2、β-内啡肽和血管通透性因子等作用，机体发生血管内皮细胞炎性反应，使通透性增加，凝血与纤溶、心肌抑制、血管张力失控，导致全身内环境紊乱，称"全身炎症反应综合征(systematic inflammatory response syndrome，SIRS)"，常是 MODS 的前期表现。

4. **胃肠道损伤**　胃肠道是细菌和内毒素储存器，是全身性菌血症和毒血症发源地。现已证实：①机械通气相关性肺炎，其病原菌多来自胃肠道。②胃肠道黏膜对低氧和缺血再灌注损伤最为敏感。③小肠上皮的破坏会使细菌移居和毒素逸入到血流。④重症感染患者肠道双歧杆菌、拟杆菌、乳酸杆菌和厌氧菌数量下降，创伤、禁食、营养不良、制酸药和广谱抗生素应用更易造成黏膜屏障功能破坏。正常小肠蠕动是防止肠革兰阴性杆菌过度繁殖的重要条件，胃肠黏膜易受炎性介质的攻击而损害。

5. **基因诱导假说**　缺血-再灌注和 SIRS 能促进应激基因的表达，可通过热休克反应、氧化应激反应、紫外线反应等促进创伤、休克、感染、炎症等应激反应，细胞功能受损导致 MODS 发生。细胞凋亡(apoptosis)是由细胞内固有程序所执行的细胞"自杀"过程，表现为细胞肿胀、破裂、内容物溢出并造成相邻组织炎症反应。细胞凋亡相关基因如胸腺细胞 ICE 基因在伤后 1 h 开始表达，6 h 最高，与细胞凋亡增强相一致。在 MODS 发病过程既有缺血-再灌注、内毒素等攻击细胞受损形成"他杀"而死，亦有细胞内部基因调控"自杀"而亡。

6. **"二次打击"假说**　Deitch 等提出"二次打击"假说，认为早期创伤、休克等致伤因素为第一次打击，突出特点是炎性细胞被激活，处于一种"激发状态"(preprimed)；如果感染等构成第二次打击，即使强度不大，亦可激发炎性细胞释放超量炎性介质和细胞因子，形成"瀑布样反应(cascade)"，出现组织细胞损伤和器官功能障碍。初步阐明 MODS 从原发打击到器官衰竭的病理过程，基本符合临床演变规律。

四、病情判断

MODS 分期及诊断标准见表 8-1、表 8-2。

表 8-1　MODS 分期

器官系统	1 期	2 期	3 期	4 期
一般表现	无明显体征	病情相对稳定	明显不稳定	终末期表现
心血管	补液需求量增大	高排，容量依赖	休克，CO 减少，水肿	心肌收缩力下降，容量超负荷
呼吸	轻度呼吸性碱中毒	呼吸增快，低碳酸血症、缺氧	严重缺氧	高碳酸血症，气压伤
肾	对此类药物反应受限	尿量固定，轻度氮质血症	氮质血症	少尿
代谢	胰岛素需要量增加	严重分解代谢	代谢性酸中毒，高血糖症	严重酸中毒，耗氧量增加
肝	正常或轻度胆液淤积	实验室黄疸	临床黄疸	肝性脑病
血液	正常或轻度异常	血小板减少，白细胞增加或减少	凝血障碍	幼稚细胞
神经系统	精神恍惚	嗜睡	有一定反应	昏迷

表 8 - 2　MODS 诊断标准

器官	MOI	MOF
肺	ALI	ARDS
心血管	轻度休克	重度休克
血压	<13.3 kPa 但>10.64 kPa	<10.64 kPa
多巴胺	<10 μg/(kg·min)	>10 μg/(kg·min)
尿量	20~30 ml/h	<20 ml/h
心率	130~150 次/min	>150 次/min 或≤54 次/min
心律失常	室上性心动过速	室性心动过速或心室颤动,心室停搏
肾		
肌酐	>177 μmol/L,多≤500 ml/d,少数>100 ml/L	须作肾透析
肝		
血清胆红素	34~60 μmol/L	>60 μmol/L
ALT、AST	>正常 2 倍	肝衰竭
胃肠道		
出血量	<100 ml/d	>100 ml/d
肠运动	肠胀气,肠鸣单音减弱	麻痹性肠梗阻
凝血功能		
血小板	(50~80)×10⁹/L	<50×10⁹/L
PT 和 PTT	延长>25%	DIC
D-二聚体	75~2 000 μg/L	>2 000 μg/L
中枢神经系统	意识混乱,定向力障碍	昏迷
代谢		
血糖	5.6~7.5 mmol/L	>7.5 mmol/L
血钠	145~155 mmol/L	>155 mmol/L
渗透压	310~330 mmol/L	>330 mmol/L
pH	7.1~7.35	<7.1

五、救治措施

祛除病因,控制感染,止住触发因子,有效地抗休克,改善微循环,重视营养支持,维持机体内环境平衡,增强免疫力,防止并发症,实行严密监测,注意脏器间相关概念,实行综合防治。

1. 改善心脏功能和血液循环　MODS 常发生心功能不全、血压下降、微循环淤血,因动静脉短路开放而血流分布异常,组织氧利用障碍,故应对心功能及其前、后负荷和有效血容量进行严密监测,确定输液量、输液速度,晶体与胶体、糖液与盐水、等渗与高渗液的科学分配,血管活性药合理搭配,在扩容基础上联合使用多巴胺、多巴酚丁胺和酚妥拉明加硝酸甘油、硝酸异山梨酯(消心痛)或硝普钠,对血压很低的患者加用阿拉明,老年患者宜加硝酸甘油等扩冠药。白蛋白、新鲜血浆的应用,不仅补充血容量,有利于增加心搏量,而且对维持血压胶体渗透压、防止肺间质和肺泡水肿、增加免疫功能有益。全血的使用宜控制,血细胞比容以不超过 40% 为好。血管扩张剂有利于减轻心脏前、后负荷,增大脉压差,促使微血管管壁黏附白细胞脱落,疏通微循环。洋地黄和中药人参、黄芪等具有强心补气功效。纳洛酮对各类休克均有效,尤其感染性休克更需使用。

2. 加强呼吸支持　肺是敏感器官,ALI、ARDS 时肺泡表面活性物质破坏,肺内分流量增大,肺血管阻力增加,肺动脉高压,肺顺应性下降,导致 PaO_2 降低。随着病程迁延、炎性细胞浸润和间质纤维化形成,治疗更棘手。呼吸机辅助呼吸应尽早使用,PEEP 是较理想模式,但需注意对心脏、血管、淋巴系统的影响,压力宜渐升缓降,一般不宜超过 $1.5\,kPa(15\,cmH_2O)$。潮气量宜小,防止气压伤和肺部细菌和其他病原体向血液扩散。吸氧浓度不宜超过 60%,否则可发生氧中毒和肺损害。最近提出为了保证供氧,维持一定 PaO_2 水平而又避免气压伤,采用小潮气量增加呼吸频率的通气方式,而 $PaCO_2$ 可以偏高,所谓"允许性高碳酸血症"。加强气道湿化和肺泡灌洗是清除呼吸道分泌物、防治肺部感染、保护支气管纤毛运动的一项重要措施。避免使用呼吸兴奋药,而激素、利尿剂、支气管解痉药和血管扩张剂宜合理应用,糖皮质激素使用方法宜大剂量、短疗程,气道内给地塞米松有利于提高 PaO_2 水平,对 ALI、ARDS 治疗有好处。亦有使用 NO、液体通气(liquid ventilation)、ECMO 和血管内氧合器(intravascular oxygenator,IVOX)等治疗。

3. 肾功能衰竭防治　注意扩容和血压维持,避免或减少用血管收缩药,保证和改善肾血流灌注。多巴胺和酚妥拉明、硝普钠等扩肾血管药物,具有保护肾脏功能、阻止血液中尿素氮、肌酐上升的作用。床旁血液透析和持续动静脉超滤及血浆置换内毒素清除具有较好效果。呋塞米等利尿药对防治急性肾衰有一定疗效,但注意过大剂量反而有损于肾实质。

4. 胃肠出血与麻痹和肝功能衰竭处理　MODS 的研究热点转移至消化道,其难点是肠源性感染及其衰竭。消化道出血传统采用西咪替丁、雷尼替丁等 H_2 受体拮抗剂,降低胃酸,反而促使肠道细菌繁殖,黏膜屏障破坏,毒素吸收,细菌移居引起肠源性肺损伤,肠源性脓毒血症加剧 MODS 发展。MODS 患者肠道中双歧杆菌、拟杆菌、乳杆菌明显低于正常人,专性厌氧菌与黏膜上皮细胞紧密结合形成一层"生物膜",有占位性保护作用;对 MODS 患者大量应用抗生素,该膜遭破坏导致肠道菌群失调,故应用微生物制剂是有益的。笔者采用中药大黄,经临床和基础研究证明具有活血止血、保护肠黏膜屏障、清除氧自由基和炎性介质、抑制细菌生长、促进胃肠蠕动、排出肠道毒素等作用,对胃肠道出血、保护胃肠功能、防治肝衰竭均有较好疗效。剂量 3～10 g,每日 2～3 次,亦可灌肠 10～30 g。大剂量维生素 C 对保肝和体内清除氧自由基有益。

5. DIC 防治　须早检查早医治,一旦血小板进行性下降,有出血倾向,应尽早使用肝素。因 MODS 各器官损害呈序贯性,而 DIC 出现高凝期和纤溶期叠加或混合并存,故肝素不仅用于高凝期,亦可在纤溶期使用,但剂量宜小。给药方法采用输液泵控制静脉持续输注,避免血中肝素浓度波动。血小板悬液、新鲜全血或血浆、冷沉淀粉、凝血酶原复合物和各种凝血因子等的补充以及活血化瘀中药均有较好疗效。

6. 营养与代谢管理　MODS 机体常处于全身炎性反应高代谢状态,热量消耗极度增加。由于体内儿茶酚胺、肾上腺素、胰高血糖素等升血糖激素分泌亢进,而内源性胰岛素阻抗和分泌相对减少,又因肝功能受损,治疗中大剂量激素应用和补糖过多导致难治性高血糖症和机体脂肪利用障碍,造成支链氨基酸消耗过大,组织肌蛋白分解,出现负氮平衡;同时蛋白质急性丢失,器官功能受损,免疫功能低下。采用营养支持的目的是:①补充蛋白质以弥补能量的过度消耗。②增加机体免疫和抗感染能力。③保护器官功能和创伤组织修复需要。热量分配为非蛋白质热量 $125.4\,kJ/(kg \cdot d)$,葡萄糖与脂肪比为(2～3):1。根据笔者经验,氨基酸,尤其支链氨基酸比例增加,如需加大葡萄糖用量,必须相应补充胰岛素,故救治中需增加胰岛素和氨基酸量。新近发现此类患者体内生长激素和促甲状腺素均减少,适当补充可有较好效果。中长链脂肪乳剂可减轻肺栓塞和肝损害,且能提供热量,防治代谢衰竭。重视各类维生素和微量元素补充。深静脉营养很重要,但不能完全代替胃肠营养。现已认识到创伤早期胃肠道麻痹主要在胃及结肠,而小肠仍存在吸收功能,故进行肠内营养有利于改善小肠供血,保护肠黏膜屏障。肠黏膜营养不仅仅依赖血供,50%小肠营养和80%结肠黏膜营养须来自肠腔内营养物质。但注意 MODS 肠内营养采用持续胃内滴注,可使胃酸分泌减少,pH 升高,致细菌繁殖,应以间断法为宜,而空肠喂养可避免胃 pH 升高。代谢紊乱除与缺乏营养支持有关外,主要与休克、低氧和氧耗/氧供(VO_2/DO_2)失衡关系密切,故要纠正酸碱、水电解质失衡和低氧血症。

7. 增强免疫与感染控制 重点在于控制院内感染和增加营养。由于 MODS 患者细胞、体液免疫、补体和吞噬系统受损,易产生急性免疫功能不全,增加感染概率。应选用以抗革兰阴性杆菌为主的广谱抗菌药,注意真菌防治。为了减轻抗真菌药毒副作用,可用两性霉素 B 酯质体。全谱标准化血清蛋白(Biesko)和丙种球蛋白的使用有利于增强免疫机制。结核菌感染在 MODS 有抬头趋势。预计 TNF 单克隆抗体、IL 和 PAF 受体拮抗剂以及超氧化物歧化酶(superoxide dismutase,SOD)等药出现,对 MODS 救治疗效能有提高。警惕深静脉插管引起的感染发热。为了避免肠源性肺损伤和脓毒症,采用肠道给予难吸收抗生素,所谓"选择性消化道去污染术(selected decontamination of the digestive tract,SDD)",可降低肺感染发生率。总之,MODS 救治主要是祛除病因,严密监测,综合救治。

六、护理要点

1. 一般护理 了解原发病因,如多发伤、休克、感染等常见发病因素。加强病情观察,如体温,MODS 患者体温最高达 40℃以上,若体温低于 35℃以下,提示病情严重;脉搏的快慢、强弱、规则与否反映血容量和心脏功能状态;同时注意观察呼吸的快慢、深浅和规则与否;血压、意识状态、尿量的监测都很重要。

2. 加强监测 24 h 动态监测血压和 CVP 的监测可帮助了解血管和心脏功能状态,CVP 的监测和深静脉插管要注意严格无菌操作和消毒。

3. 衰竭脏器的护理 见相关章节。

第七节 急性中枢神经衰竭

一、概述

中枢神经衰竭即急性脑功能衰竭,是多种病因所致的一种以意识障碍和 ICP 增高为主要表现的急性危急的临床病理状态,常为许多全身疾病和颅内疾患的严重后果,是临床各科中常见的、病死率最高的器官功能衰竭。脑是中枢神经脏器,是调节身体各器官功能的中枢,身体各器官的病变、代谢紊乱或中毒均可迅速累及脑,致使脑受到损害甚至衰竭。因而在抢救危重患者的过程中,早期进行脑功能的监测,及时采取有效措施保护脑,防止脑部缺血缺氧的发生和发展,是促进中枢神经功能恢复的重要一环。否则,一旦受到严重损害,大多数难免留有后遗症,如瘫痪、智力障碍和意识障碍等。

二、病因与病理生理

　　凡能引起颅腔内容物体积增加的病变均可引起颅内压增高,导致脑功能衰竭,其病因一般可分为颅内疾病和全身性疾病两大类。它们或直接致颅内容物体积增加(如颅内占位病变、颅内血肿),或致脑脊液循环障碍(如颅内中线部或小脑幕下占位性病变等常于早期引起梗阻性脑积水、脑膜炎晚期粘连或蛛网膜下腔出血后脑脊液吸收障碍引起的交通性脑积水),或是引起脑水肿,导致颅内压增高及意识障碍;而各种疾病所致的脑水肿则是致颅内压增高的主要原因,也是多见的原因。

　　成年人的颅骨骨缝闭合后颅腔容积即固定不变,如某一颅腔内容物的体积或容积增加,其他颅腔内容物的体积或容积即相应减缩,以保持颅腔容积与颅腔内容物体积间的相互平衡,维持正常的颅内压。因颅腔内容物中脑组织的体积在短期内不易被减缩,当颅内压增高时,主要先靠颅腔内脑脊液和血容量的减少来缓冲,如这种颅腔内容物体积或容积的减缩超过颅腔容积的 8%～10%(代偿性容积),即可引起颅内压增高及其相应临床表现。从临床病理生理学角度,可将颅内压增高的发生发展分为代偿期、早期、高峰期和晚期等 4 个不同阶段。①代偿期:为病情初期发展阶段,因病变所致的颅腔内容物增加,尚未超过颅腔的代偿容积,颅内压仍可保持正常,亦常无颅内压增高的临床表现。②早期:为病情早期发展阶段,因颅腔内容物体积增加的总和已超过颅腔的代偿容积,故可逐渐出现颅内压增高和相应临床症状如头痛、呕吐、视神经乳头水肿等,脑组织虽有轻度缺血缺氧,但脑血管的自动调节功能良好,而仍能获得足够血流量,如能及时解除病因,脑功能恢复较易,预后较好。③高峰期:为病情严重发展阶段,脑组织缺血缺氧严重,脑功能损伤明显,出现较重的头痛、恶心呕吐、视力减退和视乳头水肿,患者出现意识模糊甚至昏迷等相应的颅内压增高症状与体征,如脑干呼吸、心血管运动中枢功能受损,将导致脉搏与呼吸深慢;同时因脑血管自动调节功能此时已受损,主要靠全身性血管的加压反应来提高血压和维持脑部血流量,形成临床上常见的"一高(高血压,以收缩压升高为甚)二慢(脉搏与呼吸)"的典型症状,如不及时采取有效治疗措施,常易迅速出现呼吸、心搏骤停等脑干功能衰竭症状。④晚期:为病情濒死阶段。患者常处于深昏迷中,一切生理反应消失,双侧瞳孔散大和去大脑强直;血压下降,心搏弱快,呼吸不规则甚至停止。脑组织缺血缺氧极严重,脑细胞功能已近停止,预后极差。当颅内压升高到颅内无法缓冲时,某些脑组织受挤压,并向临近阻力最小的空间疝出(脑疝形成)。不仅疝出的脑组织发生淤血、水肿和软化,受疝组织挤压的四邻结构也将发生一系列神经功能障碍。同时,疝组织阻塞脑脊液循环通路,导致颅内压更为增高,周而复始,恶性循环,最后致中枢神经功能衰竭和一系列危急临床症状。

　　根据颅内压增高的范围可分为:①弥漫性颅内压增高。在颅内各分腔间没有大的压力差,其耐压限度较高,很少引起脑疝,压力解除以后神经功能的恢复较快,如见于蛛网膜下腔出血、弥漫性脑膜炎、脑水肿等。②局灶性颅内压增高。压力先在病灶附近增高,然后传递到颅内各处,在颅内各分腔之间有较明显的压力差,其耐压限度较低,常有明显的脑组织移位(脑疝),超过一定时间以后解除压力,受损的脑组织功能恢复较慢。区别这两类颅内压增高对于估计预后与决定治疗有重要意义。

三、病情判断

　　中枢神经衰竭常是许多颅内疾病和全身性疾病的严重后果,如何在各种疾病中确定已发生中枢神经衰竭,是一个十分紧迫的问题,因其对早期防治中枢神经衰竭,改善预后有重要意义。中枢神经衰竭的诊断，必须包括临床诊断、脑损害部位和病因诊断以及脑死亡的确定。中枢神经衰竭时，脑内发生一系列生理生化改变，临床上出现许多症状和体征，而实验室检查所见则是非特异性的，主要是同原发病有关的变化。因此，中枢神经衰竭的诊断主要是依据脑部受损的临床征象。不论病因如何，临床诊断主要包括意识障碍、各种反射和颅内压增高的分析和判断。

（一）意识障碍程度的评估　意识障碍是中枢神经衰竭的主要临床表现之一。意识正常即意识清醒，表现为对自身与周围环境有正确理解，对内外环境的刺激有正确反应，对问话的注意力、理解程度以及定向力和计算能力都是正常的。意识障碍通常可分为觉醒障碍和意识内容障碍，依据检查时刺激的强度和患者的反应，可将觉醒障碍区分为：①嗜睡，主要表现为病理性睡眠过多过深，能被各种刺激而唤醒，并且能够正确回答问题和作出各种反应，但当刺激去除后很快又再入睡。②昏睡，是较嗜睡更深的觉醒障碍，患者不能自动转醒，在持续强烈刺激下能睁眼、呻吟、躲避，可作简短而模糊的回答。③浅昏迷，即轻度昏迷。仅对剧痛刺激（如压迫眶上神经）稍有防御性反应，各种生理反射存在（如吞咽、咳嗽、角膜和瞳孔对光反射），呼吸、血压、脉搏一般无明显改变。④深昏迷，包括中度与重度昏迷。中度昏迷：对强烈刺激可有防御反射，角膜反射减弱，瞳孔对光反射迟钝，眼球无转动，呼吸、血压、脉搏已有变化；重度昏迷：全身肌肉松弛，对各种刺激全无反应，各种反射全部消失，呼吸不规则，血压下降。意识内容障碍常见的有：①意识混浊，表现为注意涣散，感觉迟钝，对刺激的反应不及时、不确切，定向不全。②精神错乱，为严重的混浊状态，并有思维错杂、反应混乱、胡言乱语、兴奋躁动。③谵妄状态，除了精神错乱，伴有大量错觉、幻觉，具有鲜明生动的内容，常为恐怖性质。

临床上可见到特殊类型的意识障碍，呈现意识内容活动丧失而觉醒能力尚存，患者有时睁眼似睡，但对环境并无感知，称为睁眼昏迷或醒状昏迷。多见于：①去大脑皮质状态，是由大脑双侧皮质发生弥散性的严重损伤所致。其特点是皮质与脑干的功能出现分离现象，大脑皮质功能丧失，对外界刺激无任何意识反应，不言不语；而脑干各部分的功能正常，患者的眼睑开闭自如，常睁眼凝视（即醒状昏迷），痛觉灵敏，角膜与瞳孔对光反射均正常。四肢肌张力增高，双上肢常屈曲，双下肢伸直（去皮质强直），大小便失禁。②无动性缄默症，基本上是网状结构受损引起，主要表现为缄默不语，肢体不动，无表情活动，但对疼痛刺激有躲避反应，也有睁眼凝视、吞咽等反射活动。③持续性植物状态，亦称"植物症"、"植物人"。为上述两种睁眼昏迷并存而难以区分的状态，患者的基本生命功能持续存在，但无任何意识及心理活动。

有一些神经精神疾病，可表现为对刺激无反应或反应迟钝，貌似昏迷，但非真正的昏迷，稍不留心，就有可能导致判断错误。常见有下列几种：①精神抑制状态，常见于强烈精神刺激后或癔症性昏睡发作，患者表现出僵卧不语，对刺激常无反应，双眼紧闭，扒开眼睑时眼球向上转动，瞳孔大小正常，光反应灵敏，眼脑反射和眼前庭反射正常，经适当治疗可迅速复常。癔症性昏睡，多数尚有呼吸急促，也有屏气变慢，检查四肢肌张力增高，对被动活动多有抵抗，有时四肢伸直、屈曲或挣扎、乱动。常呈阵发性，多属一过性病程，在暗示治疗后可迅速恢复。②闭锁综合征，主要是脑桥腹侧局限性病变，以基底动脉闭塞多见，患者除尚有部分眼球运动外，呈现四肢瘫，不能说话和吞咽，表情缺乏，就像全身被闭锁，但可理解语言和动作，能以睁闭眼或眼垂直运动示意，说明意识清醒。③木僵，常见于精神分裂症，也可见于癔症和反应性精神病。患者不动、不语、不食，对强烈刺激也无反应，貌似昏迷或无动缄默，实际上能感知周围事物，并无意识障碍，多伴有蜡样弯曲和违拗症等。部分患者有发绀、流涎、体温过低和尿潴留等自主神经功能失调，脑干反射正常。④发作性睡病，是一种睡眠障碍性疾病。其特点是患者在正常人不易入睡的场合下,如行走、骑自行车、工作、进食、驾驶车辆等时均能出现难以控制的睡眠,其性质与生理性睡眠无异,持续数分钟至数小时,但可随时被唤醒。⑤晕厥,仅为短暂性意识丧失,迅速自行恢复。

在意识障碍出现的同时,势必伴随脑的某些部位症状如言语功能、眼球活动和肢体运动等方面出现障碍,国外则习惯于以这些表现作为判断意识障碍与脑损伤严重程度的客观指征。临床上最常见的是 GCS 计分法。凡分数<8 分,预后不良;分数 5～7 分,预后恶劣;分数<4 分者罕有存活,而正常人分数应为满分(15 分)。

(二)脑疝种类和程度的评估 中枢神经衰竭的重要病理改变是脑水肿、颅内压增高。典型表现为头痛、恶心呕吐与视乳头水肿,常伴有血压增高、脉搏缓慢、呼吸慢而深、瞳孔缩小、烦躁不安或意识障碍、抽搐等生命体征的变化。随着颅内压增高,终致脑疝形成,急性发生者常表现为突然和急剧进展的意识障碍、瞳孔改变、呼吸与循环功能异常、肌张力障碍等,如未及时解除,可在短时间内致死。脑疝的出现是中枢神经衰竭发生发展的严重后果,早期识别与防治其形成与发展有极其重要的意义。临床上常见而危害大的脑疝有小脑幕裂孔下疝、枕骨大孔疝和小脑幕裂孔上疝,可单独存在或合并发生。

1. **小脑幕裂孔下疝** 为部分颞叶和(或)脑中线结构经小脑幕裂孔往下疝出的一种脑疝。脑疝形成后使脑池闭塞,颅内压更增高,脑干被迫下移,位于大脑脚与小脑幕切迹缘间的动眼神经,常因早期受压麻痹而出现同侧上睑下垂、瞳孔散大与眼球外展,继而大脑脚受压,对侧肢体瘫痪;随着移位的增加,对侧大脑脚被压于小脑幕的游离缘上,引起病侧肢体瘫痪,对侧的动眼神经亦可受牵拉或压迫而形成双侧瞳孔散大,且散大较病变侧明显,眼球运动麻痹。因此临床上如怀疑有外伤性急性颅内血肿存在,而按瞳孔散大侧施行颅钻孔探查时为阴性,尚需作对侧钻孔探查,以免遗漏血肿。当中脑网状结构上行激活系统受损时,可出现不同程度的意识障碍或昏迷,并逐渐加深。脑疝的继续发展,使脑干受压损害逐渐加重,出现四肢肌张力增高、瘫痪,并有强直样发作,称为去大脑强直。生命指征的改变随脑疝的发生发展而变化。①脑疝前期:脑疝时引起脑干缺氧,而脑干对缺氧耐受性较强;早期缺氧对脑干生命中枢起兴奋作用,从而出现呼吸深快、脉搏加快、血压升高;当颅内压继续升高时脉搏变慢。②脑疝代偿期:当脑干受压、脑缺氧与脑水肿更为严重时,生命中枢还可以暂时通过生理调节来维持生命活动,于是呼吸、循环中枢兴奋加强,克服缺氧,因而血压更趋升高,脉搏缓慢(<50 次/min),呼吸深而节律不整。③脑疝晚期:呼吸与循环中枢处于衰竭状态,出现呼吸变浅而不规则,甚至呼吸停止、血压下降、心律失常、心跳停止。

2. **枕骨大孔疝** 枕骨大孔为颅后凹与椎管间交通孔道,孔的前半部有延髓,后半部有小脑延髓池,小脑扁桃体居小脑半球后下部,紧邻枕骨大孔上缘。当颅内压增高时小脑受挤,促使小脑扁桃体向下移位和嵌入上颈段椎管内(称枕骨大孔疝或小脑扁桃体疝),使小脑延髓池闭塞,脑脊液循环受阻,颅内压进一步增高,小脑扁桃体进一步下移并紧紧地嵌入枕骨大孔和颈椎椎管上端,损及延髓及其邻近的第 9～12 对脑神经和第 1～2 对脊神经根、小脑后下动脉等重要结构;颅内压更加增高,如此恶性循环,最后像小脑幕裂孔下疝一样的结局都可发生。不同的是,枕骨大孔疝的呼吸、循环中枢功能障碍出现较早,瞳孔和意识障碍出现较晚,而小脑幕裂孔下疝恰好相反。

枕骨大孔疝多见于颅后凹占位性病变,亦见于引起严重脑水肿的颅内弥漫性病变。幕上占位性病变先形成小脑幕裂孔下疝,最后常合并有不同程度的枕骨大孔疝。可分为急性和慢性两型,后者常由慢性颅内压增高或颅后凹占位病变引起,临床上除有枕后部疼痛(因颈神经根受激惹)、颈项强直与压痛、第9～12对脑神经受损(如轻度吞咽困难、饮食呛咳与听力减退)外,偶有四肢强直、角弓反张甚至呼吸抑制,但意识常清楚,可能与机体已具有一定代偿功能有关,晚期仍无例外地出现意识障碍,急性型多系突然发生,或在慢性型的基础上,因剧烈呕吐、咳嗽、挣扎、排便用力、腰椎穿刺或作压颈试验等促使颅内压增高的因素突然加剧,常可突然发生呼吸停止、昏迷而死亡。

3. **小脑幕裂孔上疝**　是由幕下颅内压增高使脑组织经小脑幕裂孔向上疝出所致。疝内容物主要是小脑上蚓部与小脑前叶,故又称小脑蚓部疝,多为颅后凹病变引起,常与枕骨大孔疝合并发生。颅后凹占位性病变作侧脑室快速引流时可诱发或加重此疝。当上述疝组织疝入四叠体池和压迫中脑后部的四叠体及被盖部时,早期可出现上睑下垂、双眼上视困难、瞳孔散大、对光反射消失和听力障碍等四叠体受损症状,以及被盖部内网状结构上行激活系统受损所致的意识障碍;晚期有去大脑强直与呼吸骤停。

(三)脑损伤部位及其功能障碍的评估　中枢神经衰竭时,脑内发生一系列的病理过程。可损害不同部位的结构及功能,呈现各种临床征象。临床上分析脑受损的部位及其功能障碍水平是非常重要的,对指导治疗、判断预后有较大价值。通常可根据意识状态、颅内高压征、脑损害的症状和体征,结合必要的辅助检查,来推断脑部损害的范围及功能障碍水平,一般分为以下三种情况。

1. **幕上局限性病变**　大多先有大脑半球损害的征象,常有定位表现,如局限性癫痫、轻偏瘫、偏盲、失语等,迟早出现颅内压增高的征象。当病变位于"静区",如额叶或硬脑膜下间隙,可无局灶征,仅呈弥散性脑功能障碍和颅内高压征,随着病程进展,当病变累及间脑中央部,则发生意识障碍,继而进一步发展为小脑幕切迹下疝,出现自上而下的脑干受损征象。因此,幕上病变的病程规律,一般是大脑半球损害的对侧定位征和颅内高压征,其后依次出现意识障碍和脑干受损的表现。

2. **幕下局限性病变**　主要特点是脑干功能障碍,一般在发生意识障碍的同时,常已伴随同水平脑干受损征象。因此,患者在昏迷前无大脑半球的偏侧定位体征,而常有枕区疼痛、恶心呕吐、眩晕发作、复视、眼球震颤、共济失调、一侧脑干局限体征(如交叉住瘫痪)、后脑神经麻痹等。若尚未影响脑脊液循环,则无颅内压增高的征象或较晚出现,但颅后凹占位性病变可较早发生颅内高压征,且较易引起枕骨大孔疝,通常不发生幕上病变那种自大脑皮质、间脑至脑干的病程规律。

3. **弥散性脑损害**　急性的大脑弥散性损害是由于大脑皮质及皮质下结构受损,临床上常先有精神症状,意识内容减少,一般呈现对外界的注意力降低、计算与判断力辨别差、记忆障碍和定向力障碍、错觉、幻觉、谵语。很快出现较明显的觉醒障碍,呈现嗜睡或昏睡,直至昏迷,其程度常与病变的范围和严重程度相关。也常发生去大脑皮质状态,大多缺乏明确的脑局灶性定位征,而呈弥散性或多灶性损害的体征,常伴颅内高压征和脑膜刺激征;晚期可呈现继发性脑干功能障碍的征象。

(四)中枢神经衰竭的病因评估　中枢神经衰竭的病因诊断极为重要,通常必须依据病史、体格和神经系统检查,以及有关的实验室资料,经过综合分析,能查出导致脑功能障碍的原发病因。由于中枢神经衰竭的病因众多,而且某些病例的病程进展甚快,病情危重或因条件所限,无法进行详细或特殊的实验室检查,使病因诊断受到影响。从临床实际需要出发,区分原发病变位于颅内或颅外,具有较大价值。

1. **颅内疾病**　原发病变在颅内,随着病程进展,最终导致脑功能衰竭。临床上通常先有大脑或脑干受损的定体症状和体征,较早出现意识障碍和精神症状,大多伴明显的颅内压增高和脑膜刺激征,有关颅内病变的实验室检查多有阳性发现。常见的有急性脑血管病、颅内占位性病变(肿瘤、脓肿)、颅脑外伤、颅内感染,以及癫痫持续状态。

2. **全身性疾病**　全身性(包括许多内脏器官)疾病可影响脑代谢而引起弥散性损害,又称继发性代谢性脑病。同原发性颅内病变相比,其临床特点为先有颅外器官原发病的症状和体征,以及相应实验室检查的阳性发现,后才出现脑部受损的征象。由于脑部损害为非特异性或仅是弥散性功能抑制,临床上一般无持久和明显的局限性神经体征及脑膜刺激征,主要是多灶性神经功能缺失的症状和体征,且大多较对称。通常先有精神异常、意识内容减少。一般是注意力减退、记忆和定向障碍、计算和判断力降低,尚有错觉、幻觉,随病程进展,意识障碍加深,此后有的可出现不同层次结构损害的神经体征,如昏迷较深和呼吸抑制很严重,而眼球运动和瞳孔受累却相对较轻。常见病因有外源性中毒、内分泌与代谢性疾病(包括水、电解质和酸碱平衡失调)、感染性疾病、物理性与缺氧性损害等。

(五)中枢神经衰竭的监测及预后的评估　脑功能监测可了解中枢神经功能损害的程度及抢救治疗的效果。包括必要的神经系统检查;角膜反射是衡量意识障碍程度的重要标志,长时间的角膜反射消失,常提示预后不良;瞳孔对光反射、咳嗽、吞咽反射、脊髓反射等的存在或消失,提示脑干功能恢复或消失。

电生理监测包括脑电图连续监测,对脑功能状态、病变部位、治疗及预后判断都有一定价值。脑电图正常,预后良好,可以完全恢复脑功能;脑电图极度异常,提示中枢神经功能严重受损。脑干诱发电位为测定脑干功能状态的客观方法。常用的为脑干听觉诱发电位,因其一般不受麻醉药物的影响。

颅内压监测采用各种小型颅内压计,埋藏在颅内,连续记录颅内压能较好地反映脑水肿的情况。

中枢神经衰竭的最严重后果是脑功能永远不能恢复,称为脑死亡。脑死亡是颅内结构的最严重损伤,是指包括小脑、脑干直至第一颈髓的全脑功能不可逆转的丧失,一旦发生,即意味着生命的终止。脑死亡的诊断标准归纳如下:①自主呼吸停止。②深度昏迷,患者的意识完全丧失,对一切刺激全无知觉,也不引起运动反应。③脑干反射消失,即头眼反射、眼前庭反射、瞳孔对光反射、角膜和吞咽反射、瞬目和呕吐动作等均消失。④体温调节功能丧失。⑤脑生物电活动消失,脑电图呈电静止,诱发电位的各波消失。如有脑生物电活动可否定脑死亡诊断,但有中毒性疾患时脑电图(electroencephalogram,EEG)电位可呈直线但不一定是脑死亡。上述条件经 24~48 h 观察和重复检查仍无变化,即可确立诊断。

四、救治措施

中枢神经衰竭是多种病因和不同性质病变所致的一种临床病理状态,常引起许多严重并发症,因此必须根据不同的病因与病理阶段,采取最佳的综合治疗方案,以控制或逆转中枢神经衰竭的发展,解除或最大限度地减轻脑损害,争取恢复正常的功能。

1. **一般处理**　原则上应将患者安置在有抢救设备的 ICU 内,以便于严密观察,抢救治疗。给氧,加强护理,一般常取侧卧位或仰卧位(头偏向一侧),利于口鼻分泌物的引流;保持床褥平整、清洁,通常是每 2~4 h 翻身 1 次,骨突易受压处加用气圈或海绵垫,并适当按摩;防止舌后坠,定期吸痰,保持呼吸道通畅,注意口腔清洁;便后及时清洗会阴部,留置尿管者,定期冲洗膀胱及更换尿管;急性期有昏迷者先短时禁食,靠静脉补液,在生命体征稳定后,依病情给予易消化、高蛋白质、富含维生素、有一定热量的流质(可行鼻饲)。

2. 对症处理　控制脑水肿,降低颅内压。除保持呼吸道通畅、维持血压、适量的补液及防止高碳酸血症等措施外,尚需用脱水剂。常用的脱水剂如下。

(1) 甘露醇:为最常用的渗透性脱水剂,尚有清除自由基、减少对细胞脂膜破坏的作用。成人每次 $1\sim2\,g/kg$,应于 $20\sim30\,min$ 内静滴完毕。紧急情况下可加压推注,根据病情每 $4\sim12\,h\,1$ 次。通常在静滴开始后 $10\sim20\,min$ 颅内压开始下降,$2\sim3\,h$ 达高峰,作用持续 $6\sim8\,h$。由于该药很少或不能透过血脑屏障,多无反跳现象或反跳作用很轻,为加强其降压效果,可与呋塞米、地塞米松等药物联用。

(2) 葡萄糖:50%葡萄糖液每次 $600\sim100\,ml$ 静注,每 $4\sim6\,h\,1$ 次。因其在体内迅速氧化或排出,脱水降颅压作用较差,但无不良反应,且能帮助改善脑细胞的代谢,有利于中枢功能的恢复,故常作为辅助脱水药物,在其他脱水剂两次给药间隙配合应用,以巩固疗效,防止反跳现象。

(3) 血清白蛋白或浓缩血浆:可直接使血液胶体渗透压升高而引起脱水,降低颅内压。静注后血容量增多,血液黏度降低,可改善脑循环,增加脑能量,适用于脑水肿伴低蛋白血症或休克的患者及患儿。因其脱水作用差,价格昂贵,故不宜单独选用,一般用 20%~25%人血清白蛋白 $20\sim50\,ml$ 或浓缩血浆 $100\sim200\,ml$ 每日静滴或酌情使用。

(4) 糖皮质激素:可以稳定血脑屏障,减少脑毛细血管通透性,稳定细胞膜结构,具有非特异性抗氧化作用,防止脑磷脂的自由基反应;还能增加肾血流量,抑制醛固酮与抗利尿激素的分泌,从而达到脱水、减轻脑水肿、降低颅内压的作用。但在降低颅内压力的效果上不及甘露醇等渗透性脱水剂。然而,其作用持久、温和,与其合用能提高降压效果,防止反跳。常用地塞米松 $20\sim40\,mg/d$ 或氢化可的松 $200\sim600\,mg/d$,分次静滴。应注意防治其不良反应。

(5) 利尿性脱水剂:本类药物能抑制肾小管对 Na^+、Cl^-、K^+ 的重吸收,使尿量显著增加,循环血量减少,组织水分逸出,造成机体脱水,从而间接地使脑组织脱水,降低颅内压。但单独应用则其降低颅内压作用较弱,若与渗透性利尿剂合用,则可加强降压效果,常用的有呋塞米,每次 $20\sim40\,mg$,每日 $2\sim3$ 次,肌注或静注;依他尼酸每次 $25\sim50\,mg$,或以每次 $0.5\sim1.0\,mg/kg$,每日 $1\sim2$ 次肌注;或用 10%~25%葡萄糖液 $20\sim40\,ml$ 稀释后静注。

(6) 维持水、电解质和酸碱平衡:一般每日静脉补液量 $1500\sim2000\,ml$,其中 5%葡萄糖盐水 $500\,ml$ 左右;每日总热量 $6.27\sim8.36\,kJ$。同时应注意纠正电解质紊乱如低钾或高钾血症,以及酸碱平衡失调。

(7) 镇静止痉:对有抽搐、兴奋躁动等表现者,可选用地西泮、苯巴比妥、苯妥英钠等镇静、抗惊厥药物,亦可用东莨菪碱 $0.3\sim0.6\,mg$ 肌注。

3. 防治脏器功能衰竭　包括防治心、呼吸和肾功能衰竭,以及消化道出血等并发症。

4. 控制感染　有感染者,应根据细菌培养与药敏结果选择有效的抗生素。

5. 低温疗法　作用机制:①降低脑细胞的耗氧量及代谢率,提高脑对缺氧的耐受性。一般认为,体温降低 1℃,脑代谢率下降 6.7%;体温降至 33℃时,脑代谢率下降 28%,脑耗氧量下降 35%;体温降至 30℃时,脑代谢率下降 50%,脑耗氧量下降 42%。②降低脑血流量,减轻脑水肿,降低颅内压。体温下降 1℃,颅内压降低 5.5%。③保护中枢神经系统,防止或减轻脑损伤后的反应性高热,可使颅内出血者停止出血,延长高渗脱水剂的作用时间。

1993 年江基尧教授首次提出亚低温概念,是指体温控制在 28~35℃,目前已得到大家的普遍认可。降温的要求:①早。争取在脑水肿高峰到达之前,对 CPR 者,在 30 min 内降至

37℃以下,数小时至要求的体温。②低。适度的低温,即头部温度降至28℃,肛温至30～32℃。③足。低温维持的时间要足,须至病情稳定,神经功能开始恢复,出现听觉反应为止,一般3～5d,必要时可2～3周。④稳。降温过程要平稳,绝不能忽高忽低,可用小剂量肌肉松弛剂或镇静剂,如氯丙嗪或异丙嗪25～50mg每6～8h肌注。⑤缓。复温要缓慢逐渐恢复,不宜过快,应保持每24h体温上升1～2℃为宜,若体温不升,可用保暖措施或用阿托品0.5～1mg静注。

6. 脑代谢活化剂的应用 不论是全身性疾病或是颅内病变,都可引起脑代谢障碍,并有相应的病理生理和生化改变,在中枢神经衰竭中起重要作用,故只有积极改善脑代谢紊乱,才能促进脑功能的恢复,防止或减少脑损害的后遗症。临床上主要用促进脑细胞代谢、改善脑功能的药物,即脑代谢活化剂,较常用的如下。

(1) 脑活素:为动物脑组织提取的多种氨基酸及肽类,可参与及改善脑细胞的代谢,促进蛋白质合成及脑细胞功能的恢复。用法:每次10～30ml加0.9%氯化钠溶液250ml中静滴,每日1次,10～20d为一疗程。

(2) 胞二磷胆碱:是核酸衍生物——卵磷脂合成的主要辅酶,通过促进卵磷脂的合成而改善脑功能,又能增强上行网状结构激活系统的功能,促使苏醒。可降低脑血管的阻力,增加脑血流量,改善脑血液循环,促进大脑物质代谢。但颅内出血急性期慎用。用法:200～600mg/d,加入5%～10%葡萄糖液500ml中静滴,10～14d为一疗程。因ATP参与胞二磷胆碱代谢,并提供进入细胞的能量来源,合用可提高疗效。

(3) 细胞色素C:为细胞呼吸激活剂,对细胞氧化还原过程具有迅速的酶促作用,外源性细胞色素C不能进入健康细胞,但在缺氧时细胞膜通透性增加,细胞色素C便可进入细胞及线粒体内,增加细胞氧化,提高氧作用。适用于急性脑血管病、脑缺氧及代谢性脑病。用法:一般是15～30mg加于25%～50%葡萄糖液20～40ml中缓慢静注(5～10min),或10%葡萄糖液500ml中静滴,每日1～2次,一疗程7～30d,视病情而定。用药前须做皮试。

(4) 三磷酸腺苷(ATP):参与体内脂肪、蛋白质、糖、核酸的代谢,是机体能量的主要来源;可通过血脑屏障,为脑细胞的主要能源;可增加脑循环(尤其是病灶周围的侧支循环),且能直接作用于脑组织,激活脑组织代谢。适用于各种原因引起的脑功能衰竭,但脑出血急性期慎用。用法:20mg肌注,或20～40mg加入5%～10%葡萄糖液500ml中静滴,共2～3周。

(5) 辅酶A:为体内乙酰化反应的辅酶,是线粒体膜上丙酮酸脱氢酶系的辅酶之一,对糖、脂肪、蛋白质的代谢起着重要作用,可促进受损细胞恢复功能。适用于各种原因的脑功能衰竭。用法:50～100u加入25%～50%葡萄糖液20～40ml中静注,或加入5%～10%葡萄糖液500ml中静滴,每日1次,连用2～3周。常与ATP、胰岛素组成"能量合剂"合用,可提高疗效。

(6) 氨乙异硫脲(克脑迷):能在体内释放出具有活性的巯基,而巯基为酶分子结构的必要基团。参与脑细胞氧化还原过程,故对脑代谢有促进作用,能使破坏了的代谢过程加速恢复,可促进意识的苏醒,帮助偏瘫、失语者恢复。常用1g,先用5～10ml等渗溶液溶解,然后加入5%～10%葡萄糖液500ml中缓解静滴,7～10d为一疗程。可出现皮疹、静脉炎甚至过敏性休克。冠心病患者忌用。

(7) 甲氯芬酯(氯酯醒):能促进脑细胞的氧化还原过程,增加对碳水化合物的利用,并调节新陈代谢,兴奋大脑皮质和下丘脑,是中枢神经系统苏醒剂。常用0.25g肌注,或稀释于5%～10%葡萄糖液250ml中静滴,每日1～2次,作用较慢,常须反复用才显效。高血压及明显感染者禁用。

（8）阿米三嗪-萝巴新（都可喜，Duxil）：可促进肺泡毛细血管间的气体交换，增加动脉血氧含量及 SaO_2，从而增加脑组织的氧含量；尤其在供氧不足的情况下可增加脑组织的携氧量，再建有氧代谢，因而对缺氧的脑组织能起到保护作用。适用于缺血性脑血管病。每次 1～2 片，每日 2 次。过量可引起心动过速、呼吸急促、血压下降、呼吸性碱中毒，孕妇不宜用。勿同单胺氧化酶抑制剂合用。

（9）具有苏醒作用的中成药：①醒脑静注射液（安宫牛黄丸注射液），对各种原因引起的中枢神经衰竭有一定的苏醒解痉作用。每次 2～4 ml（1～2 g）肌内注射，或每次 4～8 ml 稀释于 25%～50% 葡萄糖液 40 ml 内静注，每日 1～2 次。②牛黄清心丸，对高热、昏迷、抽搐有效，每次 1 丸，每日 1～2 次。③至宝丹，对高热、昏迷、抽搐有效。每次 1 丸，每日 1～2 次。④紫雪丹，每次 1～3 g，每日 3 次。

7. 改善微循环、增加脑灌注量　对无出血倾向、由于脑缺氧或缺血性脑血管病引起的脑功能衰竭，可用降低血液黏稠度和扩张脑血管的药物，以改善微循环和增加脑灌流量，帮助脑功能的恢复。

（1）血管扩容剂：如右旋糖酐 40 等，有增加血容量、降低血液黏稠度、改善脑部微循环的作用。常用 500 ml 静滴，每日 1 次，连用 7 d 或 14 d。

（2）曲克芦丁（维脑路通）：抑制血小板聚集，防止血栓形成；同时能对抗 5-羟色胺、缓激肽等对血管的损伤作用，增强毛细血管抵抗力，降低毛细血管通透性，故还可防止因血管通透性增加所致的脑水肿。用法：静滴每日 400 mg，10～14 d 为一疗程；肌注，每次 200 mg，每日 1～2 次；口服，每次 200 mg，每日 3 次。

（3）钙拮抗剂：可减少脑细胞内钙负荷造成的损害，某些钙拮抗剂除了有抑制缩血管物质与自由基等有害物质产生，对脑血管有选择性扩张作用。①尼卡的平：口服，每次 20～40 mg，每日 3 次；静滴，每日 0.6～1.2 mg，10～14 d 一疗程。②尼莫的平：口服，每次 20～40 mg，每日 3 次。

（4）丹参：具有改善脑循环、降低血液黏稠度、提高脑组织携氧能力等作用。用法：每日 8～16 ml，加入葡萄糖液或右旋糖酐中静滴，7～14 d 一疗程。

（5）高压氧疗法：在正常大气压下，人肺泡中氧分压为 13.3 kPa（100 mmHg），在 3 个大气压下吸入纯氧，肺泡内氧分压可高达 400 kPa（3 000 mmHg），每 100 ml 全血中溶解的氧可从 0.31 ml 提高至 6 ml，因此，高压氧疗效显著。可提高脑组织与脑脊液的氧分压，纠正脑缺氧，减轻脑水肿，降低颅内压，促进意识的恢复。有条件、有适应证者应尽早使用。

8. 病因治疗　针对病因采取及时果断的措施是抢救中枢神经衰竭的关键。中枢神经衰竭起病急，发展快，病情危重，应尽可能找出病因；对已明确者迅速给予有效的病因处理。

五、护理要点

1. 一般护理　加强生命体征的监测，包括体温、心率、呼吸、血压和意识的观察。体温的变化对急性脑功能衰竭患者意义非常大，若体温超过 38.5 ℃，必须采取降温方法。降温方法具体包括：①头部降温，采用冰帽、冰袋。②体表降温，置冰袋于体表大血管处、乙醇擦浴等。③体内降温，以冷水洗胃或冰水灌肠。必要时谨慎地采用药物降温，包括肌注退热药或肛纳。心率的监测十分重要，可反映容量以及颅内高压的情况。呼吸的变化可反映脑干的损害。血压的稳定很有必要，过高十分危险，过低也须采取措施。意识的判定主要通过观察是否清醒、昏迷程度以及昏迷的演变过程。昏迷分为嗜睡、浅、中及重度昏迷。GCS 评分可作为判断意识水平的方法,包括睁眼反应、言语反应和运动反应,总分最高 15 分,最低 3 分,总分越低,表明意识障碍越重,8 分以下表明昏迷。

2. 呼吸道及机械通气的护理   急性中枢神经系统衰竭的患者大多数存在呼吸衰竭,需要建立人工气道,进行机械通气。人工气道的建立包括经口(鼻)气管插管和气管切开术。人工气道建立后,护理工作十分重要,直接影响着机械通气的结果。首先,要固定人工气道。经鼻气管插管的固定,强调固定的胶布潮湿后随时更换,不要让插管移动;经口气管插管的固定,则强调放置好牙垫,防止患者双齿咬合时夹闭插管;气管切开在颈部系带打结时要打死结,系带松紧度以容纳一个手指为宜,千万不要打活结,以免自行松开,套管脱出。其次,要进行气道湿化,方法有两种,一种是呼吸机上配备加温和湿化装置,另一种是人工定时或间断地向气道内滴入 0.9%氯化钠溶液。湿化时要做到,每日保证充足的液体入量,呼吸机送入气的温度要控制在 32～36 ℃,超过 40 ℃易造成气道烫伤,对于脱机的患者可气道内持续滴注湿化液,必要时进行气道冲洗或人工气道口进行雾化吸入,配备的雾化液应置于冰箱内保存,有效期为 7 d。除人工气道湿化外,可采用病房地面洒水、空气加湿等方法,使室内相对湿度达到 50%～70%。若分泌物稀薄、能顺利通过吸引管、导管内没有结痂、患者安静、呼吸道通畅,表明湿化满意;若分泌物黏稠或结痂,吸引困难甚至患者突发呼吸困难、发绀,表明湿化不足;若分泌物过分稀薄、咳嗽频繁,需要不断吸引,烦躁不安,发绀,可闻及痰鸣音,表明湿化过度。再次,要加强吸痰护理,吸痰前要先吸入纯氧 1～2 min,防止发生低氧血症,吸痰时动作要轻、稳、快、准,同时密切观察心率、血压和 SpO_2 的变化,要观察痰的性质、颜色和量。在进行气道护理时,要防止气道堵塞和气压伤的发生。防止气道堵塞,要做到合理进行人工湿化,防止湿化过度或湿化不足,定时彻底有效地吸痰,且保证吸痰有足够的深度,同时要注意气道大出血、呕吐物误吸、针头坠入等情况的发生;防止气压伤的发生,要做到在给气囊注入气体时不要过度充气,不使用呼吸机时不要给气囊充气。

3. 营养管理   要对患者做营养评估,即全面评价患者的营养状态。常用的指标有体重,体重增加是营养好转的表现;脂肪存储量,常用上臂三头肌皮肤褶皱厚度来表示;上臂肌肉周径和肌酐/身高指数反映骨骼肌的量;反映内脏蛋白质代谢的指标有血清蛋白质(白蛋白、转铁蛋白和视黄醇结合蛋白)、免疫功能测定(迟发性皮肤超敏反应试验、总淋巴细胞计数和补体水平测定);反映氮平衡和电解质平衡的测定。通过以上指标的评定,判断各种类型的营养不良,包括蛋白质-能量营养不良、蛋白质营养不良和混合型营养不良。然后,计算能量需要量、各种营养物质的需要量,并确定营养支持的方法。在营养支持护理过程中,要对患者进行营养支持监测,对患者的营养护理计划进行重新评估和修订,仔细检查整个营养过程,不断改善和提高护理水平和质量,并计划过渡到下一个护理环境如出院。此时,要进行家庭健康教育,以便了解营养治疗效果,及时发现问题所在并予以解决,提高营养支持的效果,及时发现、预防和处理可能发生的并发症。

4. 体位护理   急性中枢神经衰竭患者的体位护理十分重要,体位不当可引起 ICP 增高,脑外伤患者的最佳体位是头部抬高 10°～30°,头、颈、胸在同一斜面时,有利于颅内静脉回流,减轻脑水肿,改善脑循环。昏迷伴呕吐者宜取侧卧位以防误吸,伴舌后坠者要向前轻托下颌角,纠正舌后坠,将患者头转向一侧,后仰,以确保呼吸道通畅。

5. 亚低温治疗的护理   亚低温可以引起呼吸减慢,换气量和潮气量下降,甚至呼吸抑制,镇静剂可增加呼吸抑制,此时要注意观察患者的呼吸频率、方式、动脉血气分析指标等,必要时使用呼吸机辅助呼吸。亚低温还可以使患者的心率减慢、血压减低,心电图出现 QRS 波增宽,

Q-T 间期延长,甚至出现严重心律失常。因此,要维持心率 60 次/min 以上,舒张压在 $6.65\sim9.31$ kPa($50\sim70$ mmHg),必须进行 24 h 心电监护。

第八节　急性呼吸衰竭

一、概述

呼吸衰竭(respiratory failure)是指各种原因引起的肺通气和(或)换气功能严重障碍,使静息状态下亦不能维持足够的气体交换,导致低氧血症伴或不伴高碳酸血症,进而引起一系列病理生理改变和相应临床表现的综合征。其临床表现缺乏特异性,明确诊断有赖于动脉血气分析,即在海平面、静息状态、呼吸空气条件下,$PaO_2<60$ mmHg,伴或不伴 $PaCO_2>50$ mmHg,可诊断为呼吸衰竭。急性呼吸衰竭是指某些突发的致病因素,如严重的肺疾患、创伤、休克、电击、急性气道阻塞等,可使肺通气/换气功能迅速出现严重障碍,短时间内即可发生呼吸衰竭。因机体不能很快代偿,若不及时抢救,会危及患者生命。

二、病因

严重的呼吸系统感染、重度或危重哮喘、肺血管疾病、胸廓外伤或手术损伤和自发性气胸等,导致肺通气和(或)换气障碍;急性颅内感染、颅脑外伤、脑血管疾病等可直接或间接抑制呼吸中枢;脊髓灰质炎、重症肌无力、有机磷中毒及颈椎外伤等可损伤神经—肌肉传导系统,引起肺通气不足。

三、发病机制

各种病因通过肺通气不足、弥散障碍、通气/血流比例失调、肺内动-静脉解剖分流增加、氧耗量增加 5 个主要机制,使通气和(或)换气过程发生障碍,引起低氧血症和高碳酸血症,导致呼吸衰竭,临床上往往多种机制并存。

四、病情判断

急性呼吸衰竭的主要表现是低氧血症所致的呼吸困难和多器官功能障碍。

1. 呼吸困难　多数患者有明显的呼吸困难,急性呼吸衰竭早期表现为呼吸频率增加,病情严重时出现呼吸困难,辅助呼吸肌活动增加,可出现"三凹征"。

2. 发绀　是缺氧的典型表现。当 $SaO_2<90\%$ 时,出现口唇、甲床和舌发绀。发绀的程度与还原型血红蛋白含量相关,因此红细胞增多者发绀明显,而贫血患者则不明显。

3. 精神神经症状　急性缺氧可出现精神错乱、躁狂、昏迷、抽搐等症状。如合并急性 CO_2 潴留,可出现嗜睡、淡漠、扑翼样震颤,甚至呼吸骤停。

4. 循环系统　多数患者有心动过速,严重低氧血症和酸中毒可导致心肌损害,亦可引起周围循环衰竭、血压下降、心律失常、心搏骤停。

5. 消化和泌尿系统　严重的呼吸衰竭对肝、肾功能均有影响,部分患者可出现丙酸氨基转移酶与血浆尿素氮升高,个别患者尿中可出现蛋白、红细胞和管型。因胃肠道膜屏障功能受损,导致胃肠道黏膜充血水肿、糜烂渗血或发生应激性溃疡,引起上消化出血。

五、救治措施

(一) 急救处理

1. 吸氧　根据患者的基础疾病、呼吸衰竭类型和缺氧的严重程度选择适当的给氧方法。Ⅰ型呼吸衰竭和 ARDS 患者应吸入较高浓度（$FiO_2 > 50\%$）的氧气，使 PaO_2 迅速提高到 60 mmHg 或 $SaO_2 > 90\%$。Ⅱ型呼吸衰竭的患者一般在 $PaO_2 < 60$ mmHg 时才开始氧疗，应给予低浓度（$FiO_2 < 35\%$）持续给氧，使 PaO_2 控制在 60 mmHg 或 SaO_2 在 90% 或略高。氧疗时应向患者及家属说明氧疗的意义和选择氧疗模式的原理，叮嘱患者及家属不要擅自停止吸氧和调节氧流量。

2. 监测和建立通道　持续心电血氧饱和度监测和建立静脉通路。

3. 保持舒适体位　帮助患者取舒适且有利于改善呼吸状态的体位，取半坐卧位或端坐趴伏在床桌上，以增加辅助呼吸肌的效能，促进肺膨胀，有利于呼吸。在必要时采取俯卧位辅助通气，以改善氧合状态。

4. 保持呼吸道通畅　急性呼吸衰竭及 ARDS 患者的呼吸道净化作用减弱，炎性分泌物增多，痰液黏稠，不能顺利排痰。需要采取各种措施促进排痰。

(二) 增加通气量、减少 CO_2 潴留

1. 呼吸兴奋剂　主要适用于以中枢抑制为主、通气量不足引起的呼吸衰竭，不宜用于以换气功能障碍为主的呼吸衰竭。常用药物有尼可刹米、洛贝林，用量过大可引起不良反应。

2. 机械通气　呼吸衰竭严重、经上述处理不能有效改善缺氧和 CO_2 潴留者，须给予机械通气。当急性呼吸衰竭患者昏迷逐渐加深、呼吸不规则或出现暂停、呼吸道分泌物增多、咳嗽或吞咽反射明显减弱甚至消失时，应立即给予气管插管使用机械通气。对于清醒能够配合、血流动力学稳定、不需气管插管保护、无影响使用鼻/面罩的面部创伤、能够耐受鼻面罩的患者使用无创正压通气（non invasive positive pressure ventilation，NIPPV）。

(三) 纠正酸碱平衡　急性呼吸衰竭患者常合并代谢性酸中毒，应及时纠正。

(四) 病因治疗　在解决呼吸衰竭本身造成的危害的同时，有效地病因治疗是纠正呼吸衰竭的根本所在。

(五) 重要脏器功能的监测与支持　急性呼吸衰竭患者往往会累及其他重要脏器，因此应及时将重症患者转入 ICU 加强对重要脏器功能的监测与支持，预防和治疗肺动脉高压、肺源性心脏病、肺性脑病、肾功能不全、消化道功能障碍等。特别注意预防 MODS。

六、护理要点

(一) 保证呼吸道畅通　因急性呼吸衰竭而昏迷的患者由于自身已经无法进行气体交换，自主呼吸微弱，需要使用气管插管来保证呼吸道畅通，气管插管不仅可以保证患者呼吸，还能用于吸痰和气管给药，在连接呼吸机进行机械通气后，能有效缓解患者的缺氧症状，利于患者快速苏醒，患者苏醒后应及时拔除气管插管；对于因溺水等原因导致大量液体阻塞气道的患者应马上进行抽吸引流，通过负压吸引解除梗阻，可明显改善通气情况；对于痰多而咳痰无力的患者可采用雾化或者物理吸痰的方式清除呼吸道中的痰液，注意吸痰过程中严格遵守无菌原则，严格控制吸痰时间。

(二) 病情观察及用药护理

1. 病情观察　急性呼吸衰竭和 ARDS 患者需严密观察病情变化，包括意识状态及神经

精神症状、呼吸状况、缺氧和CO_2潴留情况,观察并记录排痰状况和出入水量、循环功能状况等。

2. 用药护理　患者在使用呼吸兴奋剂时应保持呼吸道通畅,适当提高吸入氧分数;静脉输液速度不宜过快;根据患者的呼吸、神志及动脉血气的变化调节用药剂量,如出现恶心呕吐、烦躁不安、面色潮红等表现,表示呼吸兴奋剂过量,须减慢滴速或停药,并及时通知医师。

（三）给氧护理　急性呼吸衰竭患者由于缺氧会引发不同程度的低氧血症,这类患者需要进行持续的吸氧治疗,在吸氧治疗过程中要注意给氧的护理,确保吸氧浓度的适宜,应该由较低浓度逐渐提高吸氧浓度,吸氧浓度不应超过50%,对吸氧治疗中的患者进行观察。

（四）心理护理　由于呼吸衰竭发生突然,且病情严重,许多患者因为较大的心理落差会产生不良情绪和心理障碍,在护理过程中医护人员应该加强与患者的交流,表现出对患者的尊重和理解,多多鼓励患者,帮助疏导其不良情绪,提高治疗依从性,同时还可以联合家属安慰和鼓励患者,帮助分散患者的注意力。为急性呼吸衰竭患者提供优质的护理,保证呼吸道畅通,对患者进行密切的观察,进行给氧护理和心理护理,对患者的治疗和康复都有重要的意义。

（五）并发症的急救与护理

1. 心力衰竭　严重的急性呼吸衰竭和 ARDS 可合并心力衰。由于肺静脉压快速升高,肺毛细血管压随之升高使血管内液体渗入到肺间质和肺泡内形成急性肺水肿,肺水肿早期可因交感神经激活,血压升高,随着病情继续进展血管反应减弱,血压逐渐下降。当患者出现严重呼吸困难,呼吸频率达 30～40 次/min,强迫坐位,面色苍白,烦躁,一过性血压升高,随后逐渐下降时应立即采取紧急措施。

2. 肺性脑病　又称肺心脑综合征。因急性呼吸衰竭和 ARDS 致缺氧和CO_2潴留引起高碳酸血症及低氧血症,肺部循环障碍及肺动脉高压进一步诱发或加重脑组织的损害。当患者出现精神错乱、躁狂、嗜睡、谵妄、昏迷、抽搐等精神神经症状时,应立即采取紧急措施。

第九节　急性肺栓塞

一、概述

肺栓塞(pulmonary embolism,PE)是以各种栓子阻塞肺动脉或其分支而导致的一组疾病或临床综合征的总称,包括肺血栓栓塞症(pulmonary thromboembolism,PTE)、脂肪栓塞综合征、羊水栓塞、空气栓塞等。急性 PTE 是指血栓阻塞肺动脉或其分支而导致严重的肺循环和呼吸功能障碍,临床上多以休克、血流动力学改变、心功能不全或心肌损伤为主要病理特征的疾病。

二、病因

任何可以导致静脉血液淤滞、静脉系统内皮损伤和血液高凝状态的因素,都会使 PE 发生的危险性增高,一般分为原发性和继发性因素。

1. 原发性因素　多与遗传变异相关,其特征为发病呈家族聚集倾向或 40 岁以下的年轻患者无明显诱因反复发生。

2. 继发性因素　后天某种疾病或状态引起的血液性质改变和血流速度减慢,根据进行预防抗凝治疗必要性的大小可分为高危因素和一般危险因素:①高危因素包括:长时间不活动,如长期卧床、治疗性制动、长途旅行等、下肢骨折、大手术后、有静脉血栓栓塞史。②一般危险因素包括:肥胖、患有心血管疾病如脑卒中、急性心肌梗死、心力衰竭等、高龄、吸烟、使用中心静脉导管、人工假肢、使用雌激素如口服避孕药等。

三、发病机制

外周深静脉血栓形成后,一旦血栓脱落,即可随静脉血流移行至肺动脉内,形成 PTE。急性 PTE 发生后,由于血栓机械性堵塞肺动脉及由此引发的神经、体液因素的作用,可以导致一系列呼吸和循环功能的改变。

1. 血流动力学改变　肺动脉高压和右心功能障碍,左心功能障碍,心肌缺血。

2. 气体交换障碍　急性 PTE 发生后可导致呼吸功能不全,出现低氧血症、代偿性过度通气或相对性肺泡低通气。

3. 肺梗死　肺动脉发生栓塞后,其所支配的肺组织因血流受阻或中断而发生坏死,称为肺梗死。由于肺组织接受肺动脉、支气管动脉和肺泡内气体弥散三重氧供,一般只在患有心肺基础疾病或病情严重影响到肺组织的多重氧供时,才会发生肺梗死。

四、病情判断

1. 症状　PTE 的症状多样,缺乏特异性,从无症状、隐匿,发展为血流动力学不稳定,严重者发生猝死。

(1) 晕厥:大多数 PTE 唯一或首发症状为突然发作的一过性意识丧失。

(2) 咳嗽:早期为干咳或伴有少量白痰。

(3) 不明原因的呼吸困难及气促:尤以活动后明显,为 PTE 最多见的症状。

(4) 胸痛:胸膜炎性胸痛(发生率为 40%～70%)和心绞痛样胸痛(发生率为 4%～12%)。

(5) 咯血:多为少量咯血,大量咯血少见。呼吸困难、胸痛和咯血同时出现时称为"三联征"。

(6) 烦躁不安、惊恐甚至濒死感:由严重的呼吸困难和剧烈胸痛引起,为 PTE 的常见症状。

2. 体征　以呼吸急促最常见,另有发绀、肺部哮鸣音、细湿啰音或胸腔积液的相应体征。出现心动过速、血压变化,严重时可出现血压下降甚至休克、颈静脉充盈或搏动、动脉瓣区第二心音亢进或分裂、三尖瓣区收缩期杂音。可伴发热,多为低热,少数患者可有中度(38℃)以上的发热。

五、护理要点

(一) 紧急处理

(1) 给予鼻导管或面罩吸氧,以纠正低氧血症。严密监测呼吸、心率、血压、心电图及血气的变化,建立静脉通路。

(2) 绝对卧床休息,保持大便通畅,避免用力,以免增加深静脉血栓脱落的危险。必要时可适当使用镇静、止痛、镇咳等治疗。

(3) 维持呼吸、循环功能。右心功能不全但血压正常者,可使用小剂量多巴酚丁胺和多巴胺;若出现血压下降,可增加多巴胺剂量或使用其他血管加压药如去甲肾上腺素等。

(二) 药物治疗及用药护理

1. 溶栓治疗

(1) 适应证:主要适用于高危 PTE。对于中危 PTE 若无禁忌证可考虑溶栓,对于血压和右心室运动功能均正常的患者不宜溶栓。溶栓的时间一般为 14 d,但若近期有新发 PTE 征象可适当延长溶栓时间。溶栓治疗应尽可能在 PE 确诊后慎重进行,对有明确溶栓指征的患者宜尽早溶栓。

(2) 禁忌证:伴有活动性内出血和近期自发性颅内出血是溶栓治疗的绝对禁忌,但对于致命性高危 PE 有明显溶栓指征者,上述绝对禁忌证应被视为相对禁忌证。相对禁忌证包括:2周内的大手术、分娩、有创检查、10 d 内的胃肠道出血、亚急性细菌性心内膜炎、15 d 内的严重创伤、3 个月内的缺血性脑卒中、创伤性心肺复苏、心包炎或心包积液、脑出血、恶性高血压、出血性疾病、肝肾功能不全、年龄>75 岁等。

(3) 溶栓常用药物:尿激酶、链激酶和重组组织型纤溶酶原激活剂。溶栓方案与剂量:①尿激酶,2 h 溶栓方案:按 20 000 IU/kg 剂量,持续静脉滴注 2 h,或用负荷量 4 400 IU/kg 静脉注射 10 min,随后以 2 200 IU/(kg·h)持续静脉滴注 12 h。②链激酶,首次负荷量为250 000 IU,静脉注射 30 min,随后以 100 000 IU/h 维持静脉滴注 24 h。

(4) 溶栓用药护理:溶栓剂使用过程中应对相关实验室检查情况进行动态观察,评估溶栓疗效,密切观察有无并发症。当血压升高时,立即通知医师进行处理。密切观察出血征象,出血是溶栓治疗的主要并发症,血管穿刺处是常见的出血部位,严重时可发生腹膜后出血和(或)颅内出血。颅内出血虽极少见,但一旦发生,预后差,约半数患者死亡。应密切观察患者有无皮肤青紫、血管穿刺处出血过多、血尿、腹背部疼痛、严重头痛、神志改变等症状。为方便溶栓过程中采集血标本,避免因反复穿刺血管而导致的局部出血,给药前应留置外周静脉套管针,拔针后应适当加压按压穿刺部位,并延长压迫时间。每 2~4 h 检测凝血酶原时间(prothrombin time,PT)或 ATPP,当其水平降至正常值的 2 倍时遵医嘱开始应用肝素抗凝。

2. 抗凝治疗　抗凝治疗能够预防复发和新血栓形成,但不能直接溶解已存在的血栓。

(1) 肝素:肝素的给药方式有静脉注射和皮下注射。普通肝素首剂负荷量为 80 IU/kg 或3 000~5 000 IU 静脉注射,继之以 18 IU/(kg·h)持续静脉滴注。应根据 ATPP 调整剂量,尽快使 ATPP 达到并维持正常值的 1.5~2.5 倍。低分子肝素须根据体重给药。每天 1~2 次皮下注射,不需监测 ATP 和调整剂量。妊娠期间发病者可用肝素或低分子肝素治疗。

(2) 华法林:在应用肝素后第 1 天即可加用华法林口服,初始剂量为 3.0~5.0 mg。由于华法林需要数天才能发挥全部作用,因此需与肝素重叠应用数天。当国际标准化比值(international normalized ratio,INR)达到 2.0~3.0 时,血浆凝血酶时间延长至正常值的1.5~2.5 倍,且持续至少 24 h,可停用肝素,单独口服华法林治疗,并根据血浆纤维蛋白原调节华法林的剂量。口服华法林的疗程至少为 3 个月,若危险因素可在短期内消除,治疗 3 个月即可;对于栓子来源不明的首发病例,至少治疗 6 个月;对复发性 PE 或危险因素长期存在者,抗凝治疗的时间应延长至 12 个月或以上,甚至终身抗凝。产后和乳期发病的妇女可口服华法林。

(3) 新型抗凝药:包括直接凝血酶抑制剂(如阿加曲班、达比加群酯)和直接 Xa 因子抑制剂(如利伐沙班、阿沙班)。

（4）抗凝用药护理：肝素或低分子肝素治疗的不良反应主要有出血和血小板减少症，血小板减少症的发生率较低，但一旦发生，常比较严重。密切观察有无出血征象、监测 ATP 和血小板减少症。治疗期 24 h 内每 4～6 h 检测 ATPP 一次，待达到稳定水平后，改为每天监测；治疗的第 1 周每 1～2 天、第 2 周起每 3～4 天监测血小板计数，若出现血小板迅速或持续降低达 30％以上，或血小板计数＜100×10^9 L 应停用肝素。华法林的主要不良反应是出血，应用华法林治疗的前几周还可能引起血管性紫癜，导致皮肤坏死，因此，须密切观察出血征象。治疗期间需定期检测 INR，达到治疗水平时每周监测 2～3 次，共监测 2 周，以后延长至每周监测 1 次或更长，发生出血时应用维生素 K 拮抗。

（三）肺动脉导管碎解和抽吸血栓　适用于肺动脉主干或主要分支的高危 PTE，且有溶栓和抗凝治疗禁忌或经溶栓治疗、内科治疗无效的患者。

（四）肺动脉血栓摘除术　手术风险大，死亡率高，对手术者的技术要求高，仅适用于伴有休克的高危 PTE 且有溶栓禁忌的患者。

（五）并发症的急救与护理

1. **急性肺源性心脏病**　栓子阻塞肺动脉及其分支后，机械阻塞作用及由此引发的神经、体液反射和低氧血症，造成肺血管床面积减少，肺动脉阻力增大，导致肺动脉高压，右心室后负荷增高，使体循环回心血量减少，静脉系统淤血，出现急性肺源性心脏病。当患者出现咳嗽、咳痰、气促、呼吸困难、心悸、乏力、胸痛或咯血等症状，应按照医嘱及时对症处理。

2. **心力衰竭**　肺动脉机械性堵塞和神经、体液因素引起的肺血管阻塞可使肺静脉回心血量减少，应严密观察患者有无因心排血量减少而导致的低血压或休克，必要时给予静脉输液和升压药物，并记录液体出入量，如患者出现明显的气促、心悸、端坐呼吸、双下肢水肿、嗜睡等症状，立即采取紧急措施。

（六）预防　引起 PE 的血栓主要来源于深静脉血栓，PTE 与深静脉血栓（deep vein thrombosis，DVT）实质上是一种疾病过程在不同部位、不同阶段的表现，两者合称为静脉血栓栓塞症（venous thromboembolism，VTE）。因此，早期识别危险因素并早期进行预防是防止 VTE 发生的关键。对存在发生 DVT 和 PTE 危险因素的患者，应根据临床情况采取相应的预防措施。主要方法有：①机械预防措施：间歇充气压缩泵和静脉足泵等促进下肢静脉血液回流。②药物预防措施：评估 VTE 及出血风险后，选择低分子肝素、磺达肝癸钠、低剂量肝素和华法林等。对重点高危人群，应根据病情轻重、年龄、是否合并其他危险因素等来评估发生 DVT 和 PTE 的危险性以及出血的风险，给予相应的预防措施。

第十节　主动脉夹层

一、概述

主动脉夹层（aortic dissection，AD）是最严重的心血管疾病之一，48 h 内死亡率可高达 50％。因主动脉内的血液经内膜撕裂口流入囊样变性的中层，形成夹层血肿，随血流压力的驱动，逐渐在主动脉中层内扩展，是主动脉中层的解离过程，又称主动脉夹层动脉瘤或主动脉夹层血肿。临床特点为急性起病，突发剧烈疼痛、休克和血肿压迫相应的主动脉分支血管时出现的脏器缺血症状。该病年发病率为（0.5～1.0）/10 万，发病年龄多在 40 岁以上。早期死亡原因多为夹层血肿向外膜破裂、急性心肌梗死或急性肾衰竭等,晚期死亡原因常为充血性心力衰竭或心、脑、肾等重要脏器严重供血不足。

二、病因

常见的病因有:①高血压:尤其是长期和重度高血压患者更易诱发本病。②结缔组织遗传缺陷性疾病:马凡(Marfan)综合征、埃勒斯-当洛(Ehlers-Danlos)综合征、先天性主动脉狭窄、二叶主动脉瓣及二尖瓣脱垂等患者常有主动脉壁结缔组织遗传性缺陷,易致内膜破裂和形成夹层血肿。③动脉粥样硬化。④其他:严重主动脉外伤、炎症(梅毒性主动脉炎、系统性红斑狼疮等)妊娠末期和介入性心血管诊疗操作时等,均可引起主动脉夹层血肿。

三、发病机制

升主动脉夹层向近心端扩展时,可引起主动脉瓣膜水肿、增厚、撕裂、移位和瓣环扩大,导致主动脉瓣关闭不全;亦可引起冠状动脉开口狭窄或闭塞,导致冠脉供血不足,甚至心肌梗死。升主动脉夹层向远心端扩展时,可波及主动脉弓部的头臂动脉、左颈总动脉和左锁骨下动脉,可引起脑部和(或)上肢供血不足,甚至出现偏瘫或昏迷。降主动脉夹层向远端扩展时,可累及腹主动脉及其分支,甚至髂总动脉,可引起相关脏器缺血症状。其扩展范围大小取决于主动脉壁基础病变轻重、血压高低、破口大小及血流冲击量等因素。

四、病情判断

1. 疼痛　疼痛为发病开始时最常见的症状,见于90%以上患者。疼痛剧烈,难以忍受,呈撕裂样、刀割样或搏动样,患者常烦躁不安、大汗淋漓、恶心呕吐或晕厥等。疼痛部位多在前胸部靠近胸骨区,并向后背部扩展,疼痛部位有时可提示撕裂口的部位。疼痛常呈持续性,应用常规剂量的强镇痛剂(如吗啡)多不能完全止痛。

2. 休克、虚脱与血压变化　约半数或1/3患者发病后有苍白、大汗、皮肤湿冷、气促、脉速、脉弱或脉搏消失等表现,两侧肢体血压及脉搏明显不对称,常高度提示本病。若主动脉夹层发生外膜破裂引起大出血,则血压迅速降低,常伴晕厥,甚至死亡。

3. 其他系统损害

(1) 心血管系统:①主动脉瓣关闭不全和心力衰竭:心前区可闻典型叹气样舒张期杂音且可发生充血性心力衰竭,在心力衰竭严重或心动过速时杂音可不清楚。②心肌梗死:多见下壁心肌梗死。该情况下严禁溶栓和抗凝治疗,否则会引发出血,死亡率可高达71%。③心包填塞:夹层向外膜破裂时,可引起急性心包填塞,病情急剧恶化,甚至死亡。

(2) 神经系统:当主动脉夹层沿无名动脉或颈总动脉向上扩展或发生休克时,均可引起脑或脊髓急性供血不足,可出现头晕、意识模糊、定向力障碍、失语、嗜睡、昏厥、昏迷或对侧偏瘫、腱反射减弱或消失、病理反射阳性、同侧失明、眼底检查呈现视网膜苍白等;主动脉夹层压迫喉返神经时可引起声音嘶哑;累及椎动脉时可引起截瘫、尿潴留;累及髂动脉时可引起下肢动脉搏动减弱或消失、肢痛、感觉异常、肌张力减弱或完全性麻痹等。

(3) 呼吸系统:主动脉夹层压迫气管或支气管时可引起咳嗽、呼吸困难等;破入胸腔时引起胸腔积血,一般多见于左侧,可出现胸痛、咳嗽、呼吸困难,甚至出血性休克等;破入气管或支气管时,可引起大咯血、窒息,甚至死亡。

(4) 消化系统:主动脉夹层累及腹主动脉及其大分支时,可出现剧烈腹痛、恶心、呕吐等症状;压迫食管或迷走神经时可出现吞咽困难;破入食管时可引起大呕血;累及肠系膜上动脉时可引起急性肠缺血性坏死而发生便血等。

(5) 泌尿系统:主动脉夹层累及肾动脉时,可出现腰痛、血尿、肾性高血压,甚至急性肾衰竭。

五、护理要点

(一) 紧急处理

(1) 绝对卧床休息,保持病房安静,给予氧气吸入。

(2) 迅速建立静脉通路。

(3) 有效镇静与镇痛,根据医嘱及时用药,忌用抗凝或溶栓治疗。

(4) 有效降压,以降低血压、左室收缩力及射血速度,减少血流搏动波对主动脉壁的冲击。应用降压药时应根据血压、心率调整滴速。对于夹层血肿破裂出血导致休克者,给予抗休克治疗,并予以输血或血浆。

(5) 严密监测血流动力学指标,包括血压、心率、心律及出入液量平衡;凡有心力衰竭或低血压者还应监测 CVP、PCWP 和心排血量。监测两侧上肢血压以排除由于主动脉弓分支阻塞导致的假性低血压。

(6) 密切观察患者的自觉症状,及早发现血管受累征象。

(7) 须急症手术者应做好术前准备,转运前协助医师全面评估患者,携带转运仪器及急救药品,护士陪同将患者安全送至手术室或介入导管室。

(二) 病情观察及护理

1. 疼痛　应密切观察疼痛的部位、性质及强度等有无改变,并注意使用镇痛剂的效果。一般强效镇痛剂对主动脉夹层常常无效,但可以减轻患者的焦虑、恐惧心理,使其配合治疗。

2. 血压及心率的变化　急性期患者常因剧痛表现为面色苍白、四肢湿冷、脉搏细速、呼吸急促等休克表现,但此时血压不下降,反而升高,这种血压与休克不平行的关系为本病的特殊性。如果患者突然出现低血压,常提示血肿破裂。应在双上肢、双下肢同时测量,并详细记录,便于早期发现动脉内膜撕裂。

3. 观察动脉搏动　由于动脉血肿使主动脉分支(包括颈动脉在内)阻塞,应密切观察颈动脉、肱动脉、桡动脉、股动脉、足背动脉搏动的变化。如有搏动减弱、消失或两侧强弱不等,两侧血压差别较大、上下肢血压差减小或消失等,应立即报告医师。

4. 尿量的观察　主动脉夹层的患者当肾动脉受累时,可引起尿量减少,严重时致肾小球坏死而出现肾衰,护士应密切观察尿量的改变,准确记录 24 h 出入量,以协助诊治。

5. 神经症状的观察　密切观察患者的意识、瞳孔、末梢循环、肢体活动及反射等,发现异常及时报告医师,及时处理。

(三) 药物治疗和护理

包括止痛药物,吗啡、哌替啶、盐酸二氢埃托啡等,疼痛缓解是主动脉夹层停止扩展的重要指标。降压药物,常用静脉药物有硝普钠、乌拉地尔、艾司洛尔、拉贝洛尔等,待病情和血压稳定后渐改为口服降压药。应注意各种药物的不良反应,及时准确使用降压药,血压升高者应迅速静脉应用降压药物,静脉给药需要用注射泵或输液泵控制,并根据血压、心率的变化调整药物的速度,使收缩压维持在 100～110 mmHg、心率控制在 60～75 次/min,既有效遏止主动脉夹层的继续扩展,又能维持心、脑、肾等重要脏器的供血。避免输入过多液体,以免升高血压及引起肺水肿等并发症。疼痛时用镇痛剂,须注意用药后的疗效及不良反应和药物成瘾性的发生。

(四) 介入治疗　以导管介入方式在主动脉内置入带膜支架,压闭撕裂口,扩大真腔,治疗主动脉夹层。目前已成为治疗大多数降主动脉夹层的优选方案。

(五) 外科手术治疗和护理　手术治疗是血管重建的重要治疗手段,国内外多数学者主张本病急性期夹层>5 cm 或有并发症的急、慢性期患者均应进行手术治疗,以挽救更多患者的生命。按照外科术后护理常规进行护理。

（李文放　乔安花　李蕊）

第九章
急诊手术室

第一节　绪　　论

现代社会随着工业的发展,工伤、交通事故等各种意外事故日益增多,危重创伤直接威胁着人类,已成为"世界第一公害"。20世纪70年代以来,全世界因交通事故死亡的人数超过35万人。我国是世界上交通事故死亡人数最多的国家之一。从20世纪80年代末中国交通事故年死亡人数首次超过5万人至今,中国大陆每年交通事故50万起,因交通事故死亡人数均超过10万人,已经连续十余年居世界第一。如何有效地抢救和治疗严重创伤、多发伤是急诊医学研究的重要课题。

在医学上抢救时间有"白金时间"和"黄金时间"之分。所谓"白金时间"是指从事故发生到急救不超过20 min,"黄金时间"则不超过1 h,如果患者能在这段时间得到救治,成功的希望就很大。因此,在急诊开展手术为挽救伤者生命赢得了时间,是急诊医学发展的方向。

急诊科设手术室的优越性:①尽早实施抢救,降低病死率,减少并发症和后遗症。②实行院前急救→急诊抢救室→急诊手术室→急诊监护室→急诊病房的"一条龙"服务,减少过去分科处理的弊病,消除了相互推诿的现象,规范急诊抢救。③体现急诊在创伤救治中的地位,有利于促进急诊学科的发展。

1974年美国旧金山总医院首先开展了在急诊科进行手术抢救危重伤员。20世纪80年代初急诊手术室在我国几家大医院相继建立。近几年来,随着人们对急救医学的重视,许多新建的急救中心和大医院的急诊楼均设置了设备先进的手术室,使急诊这一抢救的绿色通道真正畅通。

急诊手术室主要有以下几种模式:①清创室,主要功能以急诊清创为主,凡是手术均进入大手术室进行。②清创室兼手术室,平时以清创为主,在紧急情况下,可临时进行手术。③真正的急诊手术室,凡是急诊的手术,不论手术的大小均独立在急诊手术室进行。随着急诊学科的发展,为进一步抓紧时间,抢救生命,我国的急诊手术室已从第一种模式逐渐向第二、第三种模式转变,下面着重介绍第三种模式的急诊手术室。

第二节　急诊手术室的布局、建筑要求及人员配备

一、位置要求

急诊手术室应设置在急诊大楼安静、清洁、便于相关科室联系的部位,与急诊抢救室有最

短的距离,方便患者实施抢救手术,国外通常设在急诊楼的裙房或土楼的中部,为相对独立的环境。急诊手术室必须靠近血库、影像诊断室、实验室、病理室、急诊监护室,必须与中心供应室、急诊监护室、血库有直接通道。手术室坐落以朝北为宜,避免光线直射,有利于人工照明。

二、急诊手术室的结构

急诊手术室是以手术间为中心,再配以其他附属房间组成,包括以下几个部分。

1. 卫生通过用房　包括换鞋间、更衣间、淋浴间、风淋间等。

2. 手术用房　包括感染手术间、普通手术间、无菌手术间、层流净化手术间等。

3. 手术辅助用房　包括洗手间、麻醉间、复苏间、清创间、石膏间等。

4. 消毒供应用房　包括消毒间、供应间、器械间、敷料间等。

5. 办公用房　包括医护办公间、医护值班间等。

三、急诊手术室的布局

急诊手术室应严格区分清洁与污染区域,分为限制区、半限制区和非限制区。限制区包括无菌手术室、洗手间、无菌室等;半限制区包括感染手术间、器械辅料准备室、麻醉准备室、消毒室;非限制区设更衣室、石膏室、标本室、污物处理间、麻醉复苏室和医护办公室、休息室。出入路线的布局设计需符合功能流程与洁污分区要求,应设三条出入路线,一为工作人员出入路线,二为伤病员出入路线,三为器械敷料等循环供应路线,尽量做到隔离,避免交叉感染。急诊手术感染伤口较常见,感染手术室应设在最近外走廊的一端,靠近污物通道,有侧门、缓冲间,以便于消毒隔离。1966 年美国在巴顿纪念医院建造了世界第一间层流洁净手术室。近几年来,我国许多大医院采用了生物洁净手术室这种形式。这种洁净手术室的布局是洁污分开的,手术室、洗手室及无菌附属室都布置在内走廊的周围,手术室内走廊供工作人员及无菌器械和敷料进出,手术室外围设清洁走廊,供患者及污染器械及敷料进出,避免了交叉感染(图 9-1)。

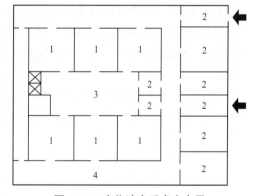

图 9-1　生物洁净手术室布局
1. 手术间　2. 附属房间　3. 内走廊　4. 清洁走廊

急诊洁净手术室的应用见表 9-1。

表 9-1　急诊洁净手术室的应用

级别	空气净化方式	生物洁净度	手术类别	急诊手术范例
生物洁净手术室	垂直层流式 水平层流式	100 极	无菌手术	脑内手术、体外循环术、心脏手术等
准生物洁净手术室	乱流式	10 000 极	一般手术	普外科、骨科、泌尿科、胸外科、五官科手术等
生物洁净手术室	乱流式	100 000 极以下	感染手术	各种感染手术

四、急诊手术室的建筑要求

1. 墙面　墙面和天花板采用可隔音、坚实、光滑、无空隙、防火、防湿、易清洁、少图案的材料,颜色以淡蓝、淡绿、乳白为宜,给人明亮清洁的感觉。墙角呈圆形,防止积灰。观片灯、传呼系统、写字台及药品柜等应设在夹墙内。

2. 门窗　门应宽大,无门槛,便于平车进出。避免使用易摆动的弹簧门,以防气流使尘土及细菌飞扬。常用电动感应门,门上设有观察窗。窗应双层,最好用铝合金窗框,有利防尘保温,窗玻璃以茶色为宜,净化手术室应为无窗封闭式。

3. 手术室的面积与走廊的宽度　手术室面积应大于一般手术室,以 50 m² 为宜,室内保证现代手术仪器的摆放,设立以保证几个手术组同时开展抢救。走廊宽度应不少于 2.5 m,便于平车运转及避免来往人员碰撞。

4. 地面　地面应采用坚硬、光滑、防滑、无缝易刷洗的材料建造。地面稍倾斜向一角,低处设地漏,利于排出污水,排水孔加盖,以免污染空气进入室内或被异物堵塞。

5. 电源　应有双相供电设施,以保证安全运转。各手术室应有足够的电插座,便于各种仪器设备的供电。插座应有防火花装置,地面有导电设备,以防火花引起爆炸。电插座应加盖密封,防止进水,避免电路发生故障影响手术。总电源线集中设在墙内。

6. 照明设施　普通照明灯应安装在墙壁或房顶。手术照明灯应安装子母无影灯,并备用升降照明灯,照明灯的灯头至少高地面 2 m。所有固定在顶棚上的设施均应合理安置,保证在功能上互不妨碍。顶棚应足够牢固,以便于灯头转动。照明灯的灯头应便于快速更换,易于清洁。照明灯的灯光应设防热装置,减少辐射热对手术组织的影响,照明灯所接触金属体表面温度不得超过 60 ℃,所接触非金属体的表面温度不得超过 70 ℃,金属手柄的最大允许温度是 55 ℃。各种照明灯的控制开关应单独设置,以便根据使用要求单独控制。

7. 水源和防火设施　各工作室应安装感应自来水龙头,既便于冲洗,又符合抗感染要求,并设具有防腐作用的下水道,以防消毒剂的腐蚀。走廊及辅助间应装置灭火器,保证安全。冷热水及高压蒸汽应有充分保证。

8. 通风过滤除菌装置　现代手术室应建立完善的通风过滤除菌装置,使空气净化。其通风方式有湍流式、层流式、垂直式,可酌情选用。

9. 温度及湿度　手术间的温度调节非常重要,应有冷暖气调节设备。空调机应设在上层屋顶内,中央空调可输入清洁空气,输入各手术室的管道必须分组,防止交叉感染,风管定期清洁消毒。室温保持在 24～26 ℃,相对湿度以 50% 左右为宜。

10. 通讯装置　设有先进通讯联络及报警装置。

11. 单独使用的电梯　有单独使用的电梯,以便于及时接送患者。

12. 中央气体管道系统　将氧气、笑气、压缩空气、负压吸引装置、废气排放等用管道的形式集中管理。每个管道用途均有明显标记以便识别,各管道的接头只能接单一专用管道,以免接错造成事故。负压吸引装置必须有两个以上管道,以保证麻醉手术同时进行。

13. 电教系统　通过闭路电视系统了解术中情况,随时提供术中所需的一切帮助,同时可通过电视显示,以便教学。

五、急诊手术室基本设备

急诊手术室应备有万能手术床、手术无影灯、多功能外科电钻、高频电刀、器械台、输液架、麻醉机、监护仪、升降转凳、麻醉柜、移动式 X 光机、手术显微镜、固定紫外线灯、深部照明灯、监视器、气体末端装置、器械桌、托盘、办公桌、操作台、方凳、敷料桶、电钟、温度计、湿度计、抢救车、电凝止血器、呼吸机、除颤仪、电动吸引器、氧气、电动止血带、超声乳化器、超声外科吸引器、深低温冷凝器等。

六、急诊手术室人员配备及要求

（1）急诊手术室人员应根据医院的级别、性质、手术间的数量等实际情况配备人员数量，做好新老搭配，合理排班。

（2）考虑到急诊的突发性，有可能同时进行几台手术，一般以配备 4 名手术护士、2 名麻醉医师为宜。急诊抢救护士也应具有配合抢救的能力，并有一名年资高、经验丰富的护士负责手术室的全面管理、物品准备及手术时组织安排与对外协调。此外，应另备有 24 h 值班人员及备班，配备值班手机随时候命，以应付重大抢救，这样既保证了急诊手术及时顺利进行，又不浪费人力资源。

（3）急诊手术室的工作人员应由兼有急诊工作经验 2 年以上及手术室工作经验 2 年以上的思维敏捷、反应灵敏、观察仔细、具有熟练的急救技能和各专科手术配合技能的护士担任，以保证急诊手术的顺利进行。

七、急诊手术室器械准备特点

（1）急诊手术突发性强，而且多发伤的可能性较多。因此，器械的准备要有全局观，不能像普通手术那样单一准备。

（2）根据急诊手术的特点准备开腹探查器械包、开胸探查器械包及开颅器械包，包内物品均为最基本器械，其他小器械化整为零，组合为胃肠器械包、胆囊器械包、动骨器械包、扩创器械包等，根据伤情灵活应用。

（3）器械的量应准备充足，以备进行成批伤员手术。手术后，器械应及时清洗，打包消毒。据报道，国外在急诊室备有快速消毒锅，以备急用。

（4）对急诊手术患者而言，时间就是生命，不能等到所有器械都准备完毕才进行手术，可边抢救边准备，以赢得时间。

（5）定期清点器械基数，发现损坏及时更换。

八、急诊手术室敷料准备特点

（1）急诊手术的患者可能有多处伤口，且伤口大小不一，因此敷料包的内容不可像常规手术包那样分得过细，可用大单、中单、治疗巾组合取代孔巾，以充分暴露手术部位。

（2）由于急诊手术多为感染性手术，为防交叉感染，应鼓励使用一次性敷料，用后焚毁，防止交叉感染。

（3）急诊手术时，敷料需求量大，因此必须备足各种敷料，每日检查补充库存，以保证手术的顺利进行。

（4）手术时严格管理器械、敷料的物品的数量，按照无菌要求放置，切忌到处乱扔。

第三节 急诊手术室工作制度

一、急诊手术室的一般规则

(1) 急诊手术室应 24 h 开放,有专人检查与准备手术器械、敷料等物品,确保仪器性能良好。

(2) 凡进入手术室的人员,必须按规定更换手术室所备衣、裤、口罩、帽、鞋。外出时,应更换外出衣和鞋。

(3) 手术室内应保持肃静,禁止吸烟和高声谈笑。门要轻开轻关。手术进行时,尽量减少不必要的走动。

(4) 严格执行无菌管理,除参加手术及有关人员外,其他人员一概不准入内。施行感染手术的医务人员,术毕不得到其他手术间参观或手术。

(5) 急诊手术室工作人员应熟悉手术室内各种物品的固定位置和使用方法,用后放回原处。有关急救药品、器材,必须随时备用,定期检查,及时补充及维修。不得擅自外借一切器械、物品。

(6) 手术完毕,对用过的器械、物品及时清洁或消毒处理,整理备用。严重感染或特殊感染手术用过的器械、物品,均须作特殊处理,手术间亦应按要求消毒处理。

(7) 值班人员应坚守岗位,随时准备接受急诊手术,不得擅离。

(8) 凡需施行急诊手术或紧急手术,可先行电话通知手术室,并尽快补送手术通知单。需特殊器械或有特殊要求的,应在手术通知单上注明。因故暂停或更改手术,应预先通知。

(9) 无菌手术间与有菌手术间应相对固定。无条件固定者,应先施无菌手术,后施污染或感染手术。严禁在一个手术间内同时施行无菌及污染手术。

(10) 患者应在急诊室做好术前准备,由经管医师陪送进入手术间,协助手术室人员处理。参加手术人员应按时洗手,准时手术。

二、手术过程中应遵守的制度

(1) 凡需要急诊手术治疗的患者,应做好术前各项准备,明确诊断,严格手术指征,并征得患者家属或单位签字同意。

(2) 凡遇较大、复杂手术均需请示报告,按有关规定执行,并由科主任或主任医师担任手术者或指导者。

(3) 参加手术人员应按时进入急诊手术室。按规定步骤洗手,严格执行无菌操作。器械护士术前术后应严格执行器械、敷料清点核查对制度。

(4) 对于急诊手术需提早通知手术室,通知单上要求写好病室、床号、姓名、性别、年龄、病历卡号、诊断、手术名称、麻醉方式特殊要求,并由病室主治医师签字,开好术前医嘱,检查术前护理工作实施情况,做好查对制度。当患者进入手术室时,立即开放 1~2 条静脉通路,严密观察病情变化,以最快的速度配合医师手术。

(5) 手术过程中,术者和助手应密切配合。如遇患者情况突发变化或意外,全体医务人员应积极抢救,并立即报请上级医师协助指导。在患者清醒的状态下,做好患者的心理护理,消除患者及家属的心理负担,积极配合完成手术。

(6)严密监护和观察病情,及时准确地配合医师为患者输液、输血及用急救药。手术过程中根据情况及时补充特殊器械及用物,并做好登记。

(7)手术结束缝合时,器械护士应配合术者仔细检查有关器官有无出血和异物存留,严格查对,杜绝差错事故。

(8)手术后开好医嘱,及时书写手术记录,对有研究价值的病例,应组织讨论总结经验,吸取教训。

三、急诊手术室参观制度

(1)急诊手术室在进行急诊手术时,谢绝参观。在非手术时间如需参观必须经过医务科批准,并征得科主任、护士长同意后方可进手术室参观。

(2)参观者需遵守手术室的各项规章制度。

(3)参观者须更换手术室备有的衣、口罩、帽子及鞋方可进入,外出时更换外出鞋,穿外出衣。

(4)参观者应遵守无菌原则,距离手术无菌区域30 cm以外。

(5)保持室内清洁、安静,不准吸烟。

(6)参观后离开手术间前应将参观用物放回。

(7)凡医务人员系直系亲属手术,其家属与其他患者手术同样一律不准参观。

(8)除本院及进修人员能上台手术外,其余(包括国内外专家需上台手术者)人员一律需医务科批文,方可进入手术室。

四、接送患者的制度

(1)根据患者手术单核对手术间号、病室、病历卡号、床位、患者姓名及性别后,提前30 min将患者接到指定手术间,紧急急诊手术必须立即送至手术室。

(2)检查术前准备是否完善,如术前用药、禁食、配血、备皮、出凝血时间、HbsAg、记账单、灌肠、插胃管、导尿管、摄片、更换衣服、家属签字等,并禁止贵重物品、义齿入室。无导尿管者应嘱其排尿。抢救手术来不及准备者,可将部分步骤如导尿、插胃管、备皮等操作交予手术室护士完成,但必须做好交班并记录。

(3)检查手术所需用物是否准备齐全,如病历、配血单、记账单、输液筒、开关夹、胸腹带、特殊用药、X线摄片等,并带入手术室,紧急时可边手术边准备,但必须做好交接班并记录。

(4)手术结束后,将患者随同带来的一切用物送回,将输液、输血等各种导管是否通畅与接班护士当面交清。患者须由术者、麻醉医师、手术室护士、工人一起安全护送至病房。尤其是特殊患者,如左房黏液瘤、神志不清、脑危象、严重外伤、休克等随时有病情变化的患者更应有医护人员陪同接送。

五、术中会诊制度

(1)术中因病情剧变或发生紧急意外需会诊者,由巡回护士或麻醉医师设法尽快传呼有关会诊人员。情况紧急者,应同时报告有关领导。

(2)术中会诊由在场有关领导或职位高的医师负责组织,指定有关人员做好记录或术后补记。

六、术中辅诊检查制度

（1）凡术中需进行有关辅诊检查如摄片、造影、穿刺活检、冰冻切片、超声与内镜检查等，应由主治医师提出申请或口头申请(随后补写申请)，再由巡回护士及麻醉医师设法尽快传呼有关科室人员。

（2）术中进行辅诊检查时，巡回护士应协助做好联系和准备工作，并注意无菌管理。辅诊人员进入手术间前，应按规定更衣换鞋，严格遵守无菌操作。

（3）检查操作完毕后，及早作出报告，以缩短手术等待时间。

（4）器械护士须注意台上无菌管理，各种病理标本应有专人清点、登记，认真执行四查四对制度。四查：查标本、查标本固定液、查瓶盖、查标签；四对：对姓名、对床号、对病历卡号、对标本名称。

七、急诊手术室应急管理制度

（1）接到急诊手术电话，手术室护士应先问清伤势类型、部位、程度、生命体征，以便根据情况及时准备抢救物品、器械。

（2）立即通知麻醉科及相关手术科室医师，做好准备工作。

（3）值班工勤备好平车迎接患者，急诊手术室护士与急诊护士做好患者病情、过敏试验、血型、输血情况、患者衣物及特殊情况的交班。

（4）如病情危重，及时上报医务处或行政总值班。

（5）突发性创伤抢救时，首先抢救生命体征。群体伤抢救时及时上报，启动应急预案、组织人员协作。

（6）协助联系患者住院事宜，通知相关科室。

八、急诊手术室清洁卫生制度

（1）保持手术室物品清洁整齐。洁净手术室的一切清洁工作必须采用湿式打扫，并在净化空调系统运行期间进行。每天术前及术后用消毒湿布擦拭门窗、低墙、器具等，拖净地面，通风消毒，每周大扫除 1 次，并做空气消毒。

（2）急诊手术室和限制区内走廊的净化空调机应 24 h 处于低速运行状态，以备急诊手术和空气保洁。在进行臭氧消毒前，应关闭各手术间独立的净化空调机，以免臭氧排除，降低消毒效果。

（3）术毕器械物品应严格遵循消毒-清洗-消毒的原则。污染手术后，按感染的类别，对器械、物品、空气等分别用有效的方法进行清洁和消毒。

（4）手术室与附属工作室使用的清洁用具要分开，且每日消毒 1 次。

（5）每月对无菌物品、手指、空气等做细菌培养，以便及时发现问题并制订出相应的措施。

第四节　急诊手术室安全管理

一、急诊手术室安全管理制度

（1）严格执行各种规章制度，加强职业道德，保证手术安全。

（2）严格执行查对制度，认真做好十二防，严防差错事故发生。

（3）严格执行无菌技术操作和消毒灭菌程序，防止医源性感染。

（4）坚守工作岗位，各种急救药品及抢救器材必须处于备用状态。

（5）掌握消防安全知识，爱护消防设施，不准移动或挪作他用，消防器材专人负责，定期更换，定期检查。

（6）熟悉手术室的各种电器设备，遵守操作规程。手术结束后，应关闭所有电源。电器设备由专人负责，定期检查，发现问题，及时处理。

（7）剧毒药品应有专柜贮藏，专锁专人保管，详细登记。

（8）易燃物品，要求远离火源，安置在通风阴暗处，专人管理，氧气远离其他易燃物品。

（9）值班人员应巡视手术室每个房间，负责氧气、吸引器、水、电、门窗的安全检查及大门的安全，坚守工作岗位。非值班人员勿随意进入手术室。

（10）接连手术时必须将上一例手术后丢弃的物品全部清理出手术室，清洁消毒后才能接受第二例手术。

（11）定期检查和维修推车。接送患者应动作轻巧，注意安全，防止碰伤、摔伤。

（12）急诊手术标本应认真登记，按时送检，严防标本搞错或丢失。

（13）如发现意外情况，应立即汇报有关部门，并向院部报告。

（14）按手术要求正确安置体位，固定肢体时防止损伤。

二、术中输血制度

（1）凡术中需输血者，主管医师应于术前备好血标本，填好输血申请单，注明手术输血日期和备血量送血库。如需血量大或有特殊要求（如成分输血等），主管医师均应提前与血库直接联系妥当。

（2）配血时由两位护士（或一名医师）核对床号、姓名后做静脉穿刺，采取标本后置试管内并由两人签字，与输血申请单一起送往血库，做血型鉴定及交配试验（此步骤应在术前完成）。

（3）术中需输血时，应由手术配合人员携带病历及时联系取血。取血人员每次只能取 1 名患者所需的血液，以免发生差错。凭输血通知单与血库人员共同认真做好三查十对。三查：血的有效期、质量、输血装置是否完好。十对：核对受血者的姓名、床号、病历卡号、血型交配试验结果，供血者姓名、编号、血型、交配试验结果，采血日期、有效期。

（4）血液取回后由麻醉医师与巡回护士按三查十对标准查对一遍，输血或加血时须由两人再次查对一遍，并两人签全名。

（5）根据手术进行需要调整好输血速度，密切观察输血反应。有特殊反应者，应保留余血备检。凡输两个以上供血者的血液时，在两者之间输入少量 0.9％氯化钠溶液（生理盐水），不可直接混合输入，以免溶血。

（6）急诊大量输血时应准备好中间间隔的温盐水。

（7）输血毕，保留血袋，以备查对。

（8）输血起始、完毕时间及输血量由麻醉医师记录于麻醉记录单上。

三、术中医嘱执行制度

（1）术中由主管医师及麻醉医师所作的口头医嘱，由巡回护士执行并应复述一遍，认真做好三查七对,并与第二人核对后使用。

(2) 用药后,应保留空瓶,以备核对,待手术结束后方可弃去。

(3) 执行医嘱完毕后,应在病历医嘱栏内做好记录,同时告知麻醉医师记录于麻醉记录单上。

四、器械敷料清点制度

(1) 凡随患者带入急诊手术间的创口敷料、绷带等,以及麻醉、消毒所用纱布、纱球等,均应在手术开始前全部收集并送出手术间。

(2) 手术开始前,由器械护士会同巡回护士认真清点器械、纱布、纱垫、缝针、线卷等数量,至少两遍,并由巡回护士准确登记备查。手术中,巡回护士应及时补充登记好所增减的器械及敷料。

(3) 台上手术人员应始终保持手术器械及敷料放置有序。手术医师不得随意取用器械。凡需用器械或敷料必须经器械护士传递,用毕及时交还器械护士,不宜堆放于手术区。

(4) 术中需增加清点范围内的物品必须由巡回护士增加,并由两名护士清点。

(5) 凡胸、腹腔、脑及深部手术所用纱布垫,必须留有长带,带尾夹止血钳放在创口外,以防遗留体内。凡创口内置放的纱布、引流物种类及数目,均应详细记录在麻醉记录单上,以便存档。

(6) 凡手术台上掉落的敷料、器械、缝针、线卷等,均应捡起,未经巡回护士许可,不得带出室外。

(7) 缝合胸、腹腔及深部创口前,除手术医师应认真清查外,巡回护士及器械护士必须按照"两人四遍法"清点。护士需检查手术器械的完整性,防止器械螺丝松脱。

(8) 须连续接台的房间,必须将前一例手术所有用物(尤其是清点数字的物品)全部推送至手术房间外,然后按手术需要和规范操作开始第二例手术。

(9) 清点数字与登记数字不相符时,不得关闭创口,确实找不到,必须向护士长报告决定处理方法。

五、药品管理制度

(1) 急诊手术室的药品应指定专人管理。

(2) 内服药及外用药必须分开放置,统一标签,并注明药品名称、浓度、剂量。易燃、易爆及对人体有害药品应安全保管。

(3) 麻醉药、剧毒药、贵重药必须上锁,建立严格的领取制度,由护士长和护士共同管理。每天注销及清点基数,发现不符及时查明原因。

(4) 生物制品及血制品等需储藏在冰箱内,每周定期清理冰箱 1 次,保持冰箱内整洁。

(5) 药品基数不宜过多,以免过期。麻醉药、贵重药根据每日用量领取。

(6) 定期整理药品柜内的存药,发现过期、变色、混浊或标签模糊不清坚决弃去,不得使用。

六、急诊手术室安全防范措施(十二防)

1. 防止开错手术部位

(1) 第一次核对:术前访视患者要仔细查问,护士将患者主诉和病历卡、手术通知单进行核对。

（2）第二次核对：患者进手术室时，巡回护士核对。

（3）第三次核对：手术前进行手术暂停，由手术医师、护士、麻醉科医师三方核对无误后，方可进行手术。

2. 防止电灼器灼伤患者和手术人员

（1）术前仔细检查电烫机、负极板、电源插座和电线有无异常情况，一旦发现异常，禁止使用，向护士长汇报，请维修人员检查维修。

（2）术前皮肤消毒不能太湿，术中保持床单位干燥，以免引起导电灼伤患者和手术人员。

（3）安尔碘消毒皮肤后，必须待干后方可启动电灼器，以免消毒液中的乙醇未干而引起着火。

（4）会阴部位手术，不可将含有乙醇消毒液的棉球填塞肛门，以免消毒液中的乙醇未干而引起着火。

（5）手术中，未用电灼器时，必须将电刀笔插入绝缘的保护套中，以防电刀笔的按钮失灵造成意外灼伤患者。

（6）一次性的负极板，严禁反复使用。

3. 防止标本遗失

（1）术中取下标本，洗手护士应及时告知巡回护士，放入贴有标签的容器内，容器外必须有标签，最后集中在一起，手术结束后应向手术医师汇报标本数，相互核对。

（2）手术后巡回护士及时向存放标本的容器内注入适量的固定液，加盖并用胶布封上，两人核对登记后送检，夜班时放入柜内并上锁，同时在登记本上做好登记。

（3）取下的标本与病理申请单上所填的内容要相符，巡回护士认真检查后签名确认。夜班遗留下来的标本，须与日班仔细核对交接后送检，由接收人员签收。

（4）术中冰冻标本，一定要贴上写有"姓名、门急诊编号和标本名称"的标签，填写标本签收本，签上巡回护士姓名后送检。病理室接收人员必须签名。

4. 防止异物遗留在体腔或大切口内

（1）凡进体腔或较深较大的手术必须执行"两人四遍清点法"并记录备案，最后由洗手护士和巡回护士签上姓名。第一次清点后，巡回护士必须唱读 1 次，与洗手护士一起核对物品正确数，最后一遍是在皮肤缝合后，清点一遍小纱布和缝针。

（2）凡进颅或脊椎手术，必须对脑棉执行"两人四遍清点法"，同样由洗手护士和巡回护士签上姓名。

（3）腹腔镜手术，必须对纱布和缝针执行"两人四遍清点法"。

5. 防止发生患者坠床

（1）患者接送车应定期上油保养，每日出车前进行检查车辆的安全情况，并在车辆使用登记本上做好登记，如有问题禁止使用并及时请维修人员维修。

（2）在患者上下接送车时，车轮必须处于刹车状态并拉起护栏。

（3）患者入手术室后，必须扎好安全带，并告知患者使用安全带的重要性。

（4）不得让患者一人留在手术室内，必须有巡回护士或麻醉师看护。

（5）局部麻醉患者等冰冻报告时，护士不得离开手术间。

（6）如遇意识不清、血压下降、重大创伤等危重患者，必须有医师护送。

6. 防止未经灭菌的器械用物上手术台

（1）护士在手术前准备用物时检查包上的有效期和化学指示带变色情况。

（2）值班护士在上台前再次核对，发现错误立即更正。

（3）巡回护士在启用手术包前，第三次核对，查包布有无破损、是否清洁，查包名、有效期和化学指示带变色情况。开启手术包后，还要检查包内化学指示卡变色情况。

（4）如为浸泡或熏蒸灭菌的物品，在使用前，巡回护士要查看灭菌容器外标签上的名称和灭菌时间。

（5）如为环氧乙烷灭菌物品，在使用前，巡回护士必须要检查包装袋的完整性、有效期、包内化学指示卡的变色情况。

7. 防止用错药

（1）用药前，必须认真执行三查七对。

（2）手术医师的口头医嘱，巡回护士必须复述一遍，用后及时记录在手术护理记录单上，手术后叮嘱手术医师及时补上医嘱。

（3）用药前或抽药后，巡回护士将药瓶给洗手护士检查一遍，正确无误后方可执行，并在手术护理记录单上做记录，手术结束后，方可丢弃药瓶。

8. 防止接错患者

（1）巡回护士和工勤人员必须执行患者接送流程。

（2）接患者前，巡回护士电话与急诊护士取得联系，通知要接的患者的姓名、病历卡号和床号。

（3）接患者时，工勤人员主动向急诊护士交代患者的姓名、病历卡号和床号，并将手术登记本交予急诊护士共同完成核对和术前准备工作。

（4）患者在进入急诊手术室后，由巡回护士、工勤人员再次核对姓名、病历卡号和床号。

（5）急诊护士、手术室护士、工勤人员都严格核对后方可在登记本上签名。

9. 防止遗失贵重器械

（1）手术前，器械室专职护士应仔细检查核对。

（2）手术中，洗手护士和巡回护士认真核查。

（3）手术后，清洗时注意下面放一个小盘或盆，以防小零件被水冲掉。器械清洁、烘干、上油后交器械室专职护士检查核对，双签名。

10. 防止体液传播疾病

（1）在手术时，手术人员必须带上防护眼罩。

（2）手术后的器械必须放入消毒液中浸泡后再清洗，清洗时戴好防护眼罩和手套穿好隔离衣。

（3）手套有破损及时更换，清洗和整理器械必须戴上手套。

（4）将患者的体液倒入下水道前，必须将其在含氯消毒液中浸泡 1 h。

11. 防止利器刺伤人员

（1）传递手术器械时，只能将器械柄对着手术医师，切忌将锋利的刀、剪、针对着手术医师，可借用弯盘传递。

（2）手术后，洗手护士立即将手术刀片和针头等利器丢入利器盒，及时送出。

（3）不得将利器随意丢弃在纱布桶和废纸篓内。

12. 防止一次性医疗废弃物外流

（1）一次性医疗废弃物在丢弃前，必须毁形并消毒处理。

（2）医疗废弃物必须送至医院统一的医疗废弃物处理站，严禁外流。

（3）对送出的医疗废弃物，必须由手术室护士、收医疗废弃物的工勤人员签收二联单，三联单保存 3 年，以备检查。

第五节　急诊手术配合特点

一、一般急诊手术配合特点

（1）对急诊手术而言，时间就是生命，手术室护士接到手术通知后，立即准备物品进行手术。如病情紧急，可边手术边准备用物，以免延误手术时机。

（2）各种仪器呈备用状态，并以最快速度配合医师进行手术。

（3）迅速建立静脉通路。用大号留置针建立两条以上静脉通路，以利于快速输液、输血及测量 CVP。

（4）护士在术中配合应忙而不乱，巡回护士应集中注意力，密切注意手术台上的变化，准确传递器械，巡回护士及时补充物品，保证静脉通路的畅通。

（5）急诊手术患者病情急、变化快，术中随时可出现意外情况，应密切观察病情变化并及时了解心电图、出血量、CVP 等的变化，从中判断病情，及时准确地配合医师给患者输液、输血及用急救药。

（6）急诊手术抢救时口头医嘱较多，在执行中应清晰复述，两人仔细核对，并将空药瓶保留，及时登记，严防发生差错。输后及时书写医嘱，核对无误后才能将空瓶弃去。

（7）急诊手术的心理护理：急诊手术多数为意外伤和突发病，其病情急、发病时间短，患者术前无心理适应过程，易出现不良情绪反应，不能很好配合手术，影响手术的顺利进行。故在术中或术前做好患者及家属的心理护理是保证手术顺利进行的一个首要环节。术前应及时明确地与家属进行谈话，说明尽早手术的必要性，尽快签署手术同意单，取得家属配合，以免延误抢救。对神志清醒的患者要主动安慰，使患者的精神能迅速松懈下来，对患者的一些要求要尽量予以满足，以分散患者的注意力，提高患者的痛阈，消除其疑虑、孤独和恐惧心理。对家属要及时通报术中病情，加强与患者家属的沟通，避免不必要的纠纷。

二、多发伤的急诊手术配合特点

多发伤是同一位患者多个部位或器官同时发生的损伤，大多病情险恶、休克严重或伴有意识障碍。据报道，在 214 例因交通事故所致的多发伤的早期救治中，有 45 例在伤后 1 h 内死亡，占 21%，故有人称创伤后第一小时为"黄金小时"。常见死亡原因主要为颅脑严重创伤、血气胸、心脏创伤，及肝、脾及大血管损伤引起的大出血，其中部分伤员如能迅速恰当地早期处理可免于死亡。多发伤早期处理原则是保持气道通畅、维持心肺功能、扩充有效血容量等生命支持，及时实施有效手术，可使大量濒临死亡者得以生还。护理人员在手术配合中应注意以下几点。

（1）急诊手术室护士应一切从患者抢救需要安排手术，为赢得时间必要时可打破常规。

（2）与急诊室护士做好交班，如皮试、备血、备皮、导尿等，如病情紧急来不及准备，可由手术室护士完成。

（3）根据手术需要准备物品，切不可因物品不齐而延误手术。对于严重的外伤，常规准备不能抵挡时,要用最快的速度开展手术。一边开展手术,一边准备所需物品,不得延误手术时机。

(4) 多发伤所需的器械敷料较常规多,应严格按照无菌要求,将无菌切口器械、敷料与污染切口器械敷料分开放置。严格管理纱布、敷料数量,正确估计出血量。严禁因忙乱而致纱布器械清点不清。

(5) 术中监护及必要的观察:急救手术的患者用麻醉机供氧时,根据患者缺氧和血气分析调节给氧量。术中监护是休克抢救和手术成功的保证。根据血压、脉搏、心电图、CVP 等情况不断调整输液速度及晶体液、胶体液和全血的搭配。如留置尿管,观察尿量达 40 ml/h 是休克纠正的指标;胸腔闭式引流量是决定开胸探查的指征;心电图、血气分析、血细胞比容的反复检查对手术、抢救有指导意义,是预防严重创伤合并休克、出现 MOF 不可忽视的措施。

(6) 外伤异物的处理:污染伤口用肥皂水清洁,再用生理盐水冲洗干净,然后用过氧化氢溶液冲洗,再次用生理盐水冲洗,最后用安尔碘消毒。肠内容物用生理盐水纱布遮盖。

(7) 手术中输血、输液时保持充足血容量,保持水、电解质平衡,维持重要生命器官组织正常生理功能,是确保手术顺利进行的重要措施。多发伤失血较多,有效循环血量锐减,常需大量输血、输液,在大量输血、输液时应注意以下几点。

1) 严重创伤休克的伤员体温常偏低,大量输入体温较低的液体或冷藏库血,导致体温下降,使心脏应激性增高,输出量降低,出现心律失常,严重时可出现心室颤动。因此,大量输入液体和库血时应:①采取加温措施,可将液体或库血适当加温,如使用血液加温仪,或在温水中浸泡,但注意温度应控制在 35 ℃左右。②注意躯体保暖,可用小被子或热水袋。③定时测量体温,触摸伤者皮肤,判断监测体温变化。

2) 密切观察患者血压、心率、CVP 的变化,防止输液输血速度过快引起心脏负荷加重而出现心力衰竭及肺水肿。

3) 库血中含有枸橼酸钾,大量输血的患者可能出现血钾浓度增高,应定时评估患者有无电解质紊乱。

三、颅脑外伤手术护理配合特点

颅脑受伤多见于交通、建筑、工矿等意外事故及自然灾害,战争时见于火器伤。主要是头部撞击物体或受物体撞击,包括各种锐性或钝性物体,使得头部皮肤、肌肉、颅骨及脑组织受到刺入、切割、撞击、震荡、牵拉等物理作用,出现挫伤、裂伤、出血、肿胀、骨折等病理变化。由于头部血管丰富,脑组织是生命中枢,质地脆软,且又限于相对封闭的颅骨腔内,故脑外伤具有发病率高、病情急、变化快、出血多、须急症手术多、重型者医治和护理任务繁重的特点,并常有身体其他部位复合伤存在。

(1) 一旦确诊,立即进行手术,迅速做好手术准备,建立静脉通路,预防纠正休克,备血,剃头,术前用药。

(2) 根据病情采取相应的体位,额进路可采取仰卧位,颞进路取仰卧头偏位,枕进路取侧卧位。头位不宜过低,否则可使颅内淤血,增加手术野出血。

(3) 保持呼吸系统的通畅,及时吸出痰液,防止窒息及肺部感染。

(4) 对有大出血已出现休克的患者,可一边抗休克,一边进行手术。对无休克症状的患者静脉快速滴入脱水剂,减轻脑水肿。

(5) 对颅脑外伤合并胸腹部损伤的患者,开颅手术可与其他手术同时进行,以缩短手术时间,提高抢救成功率。

(6) 留置导尿管并妥善固定。

(7) 搬动患者时应由两人平抬,抱好头部,防止头扭曲,保持呼吸道通畅。

(8) 密切观察患者生命体征的变化。根据血压、脉搏、心电图、CVP 等情况不断调整输液速度及晶体液、胶体液和全血的搭配,密切观察患者瞳孔的变化。

(9) 保持输液通畅,按需输入脱水剂,并随时做好加压输血准备。注意滴速,控制液体入量。

(10) 注意吸引器及电极板的安放和调节,注意光源的配合和吸引器的通畅。

(11) 遵医嘱及时正确应用急救药物。

(12) 如同时进行两台手术,器械、敷料应分开放置,数量分开清点,以免造成混乱。两把电刀不可同时使用,以防发生电击伤。

(13) 应用无菌冷生理盐水冲洗伤口,用冷生理盐水纱垫覆盖于脑组织局部,使其降温。

(14) 术后包扎伤口,护送患者入监护室,与护士做好交班。

(15) 运送时保持引流管通畅,妥善固定,防止扭曲、脱落或污染。

(16) 术后加强昏迷护理,立即使用冰帽,保护脑组织。

四、胸部外伤手术护理配合特点

胸部外伤是由于暴力挤压、冲撞及钝器打击,或利器穿入胸壁造成开放性或闭合性损伤。由于胸腔内有肺、心脏及大血管等重要生命器官,一旦发生情况危险,应立即采取措施挽救患者生命。

(1) 接到手术通知后,迅速做好手术准备,备血、备皮,术前用药。

(2) 采取紧急应急措施

1) 张力性气胸者:协助医师进行麻醉前胸腔闭式引流。

2) 心包填塞者:心包腔穿刺引流或麻醉后心包切开减压。

3) 创伤性膈疝、饱胃者:迅速插胃管给予胃肠减压。

4) 开放性气胸者:用无菌敷料迅速封闭伤口。

(3) 保持呼吸道通畅和有效通气,必要时给予面罩吸氧,快速气管内插管,避免呛咳,以免增加创伤出血。

(4) 迅速建立两条静脉通路,积极输液输血。心包填塞未引流或肺大面积撕裂伤或爆震伤者,输血(液)速度应适当控制。

(5) 对出血严重、已出现休克的患者,可在抗休克的同时迅速进行手术。

(6) 手术中密切观察患者生命体征、心电图、SpO_2、失血量、尿量、皮肤色泽、CVP、血红蛋白、红细胞计数、血细胞比容及呼吸各参数的变化。

(7) 开胸手术创伤大、出血多、时间长,要求详细记录出血量,保证输液、输血通畅,随时予以调整。

(8) 胸腔手术较深,应随时注意调整光源。

(9) 注意保持胸腔引流管的通畅,防止脱落、污染。

(10) 手术结束后,应将器官内分泌物尽量吸尽,生命体征平稳后方可离开手术室。

五、腹部外伤手术护理配合特点

腹部创伤占全身创伤的 $4\%\sim8\%$，病死率高达 $10\%\sim20\%$，可分为闭合性和开放性两大类。诊断性腹腔穿刺在腹腔创伤的诊断中起到重要作用。腹腔脏器破裂者，一经确定立即手术剖腹探查。

（1）接到手术通知后，迅速做好手术准备，备血，备皮，术前用药，放置胃管，插好导尿管。

（2）腹部损伤可合并多处损伤，急救时应分清轻重缓急，首先处理危及生命的损伤。

（3）立即在上肢建立两个以上的静脉通路，肝脏损伤者不可在下肢建立静脉通路，因严重肝外伤可能合并肝后下腔静脉或肝静脉的损伤。

（4）保持呼吸道通畅，防止呕吐和误吸。

（5）及时准备手术器械及仪器、腹腔冲洗液、血液回收机，病情紧急者可边手术边准备。

（6）开腹后如有大量鲜血，随时用血液回收机回收腹腔内血液，经处理后回输给患者，节省库血。

（7）遵医嘱术前、术中正确应用抗生素，积极抗感染治疗。

（8）密切观察生命体征的变化，预防休克的发生。保持输液通畅，必要时加压输血，继续纠正休克。

（9）随时调整光源，使手术野清晰，便于止血和手术顺利进行。

（10）积极清除腹腔内的积血和消化道流出的内容物，并用大量温生理盐水和抗生素溶液冲洗。注意观察体温，防止低温发生。

（11）胃肠手术后的敷料应放置于弯盘内，以免污染手术野。

（12）术后保持各引流管、导管的通畅，与病房护士做好交班。

六、泌尿系统损伤手术护理配合特点

泌尿系统损伤可分为肾损伤、输尿管损伤、膀胱损伤和尿道损伤。由于其位置关系，损伤概率较其他器官少。

（1）接到手术通知后，迅速做好手术准备，备血、备皮、术前用药。

（2）泌尿系统损伤的患者必须留置导尿，从导出的尿液性质可判断泌尿系统损伤的程度，认真观察尿量并准确记录，同时导尿本身也是尿道损伤的治疗方法之一，不可勉强自行排尿。

（3）术前、术中准确应用广谱抗生素。

（4）对严重多发伤、全身情况差、合并泌尿系统感染者，不宜立即做修复性手术，可先行肾造口、膀胱造口，引流尿液，尽快改善全身情况。

（5）立即建立静脉通路，积极抗休克，快速输液、输血，特别是膀胱、尿道损伤者可伴有骨盆骨折、大出血，应密切观察生命体征的变化，必要时给予升压药。

（6）随时调整光源，使手术野清晰，便于止血和手术顺利进行。

（7）对手术时间长、切口大、腹腔脏器广泛暴露者，腹腔冲洗液应加温，以免低体温发生。

（8）注意造口管通畅，如有阻塞，及时冲洗。

（9）若阻断肾血管，应 20 min 放松 1 次，阻断时间过长，局部应低温处理，以防肾脏缺血过久，而损害肾功能。

（10）肾脏手术缝合时，须先将手术床升腰架摇平，减少伤口张力，再缝合切口。

（11）术后保持各引流管、导管的通畅，与病房护士做好交班。

七、急诊创伤性骨科手术护理配合特点

急诊骨科手术多为多发性骨折或合并血管、合并脏器损伤的各种多发伤手术、断指（肢）再植术、手外伤的修复术，如四肢外伤性不全离断，急诊截肢对稳定病情、抢救生命起重要作用。软组织撕裂若损伤面积大也可使病情恶化，应尽早行清创缝合及进行修复手术。对有血管损伤者，应用显微外科技术处理。

（一）多发性骨折手术护理配合特点

（1）接到手术通知后，迅速做好手术准备，备血、备皮、术前用药。在不影响重要脏器救治手术时，应尽快处理。

（2）对污染创面协助医师做好创面清洗。

（3）建立两条静脉通路，在监测 CVP 的基础上，尽快输入液体，防治休克，抢救生命，应避免在伤肢进行注射。

（4）有血管出血或渗血严重者先用止血带或血管钳钳夹血管，在控制出血的前提下进行消毒。

（5）使用电动空气止血带时应注意每隔 1 h 放松 1 次，一般上肢的压力为收缩压＋100，下肢为收缩压×2，检查气囊有无漏气，间隔 10～15 min 后再继续使用，并准确记录。手术部位用热盐水纱布压迫，放气要慢，以免血压下降引起休克。

（二）血管神经损伤手术护理配合特点

（1）接到手术通知后，迅速做好手术准备，备血、备皮，术前用药。在不影响重要脏器救治手术时，应尽快处理。

（2）立即开放静脉通路，迅速补充血容量，保持输液、输血通畅。术前、术中及时应用抗生素。

（3）根据病情正确安放肢体，避免患肢处于强迫体位。

（4）术中密切观察血压变化。因术前、术中出血手术过程较长，以及患者年龄、体质因素，易因血容量不足出现血压下降、小血管痉挛及血栓形成而致手术失败，故应密切观察血压变化。血压偏低时通过补液纠正，一般不用升压药物，以避免血管痉挛。为防止出血后血栓形成，在吻合血管前半小时，开始静滴右旋糖酐 40，减少血液黏稠度，防止吻合后血管栓塞。必要时需加压输血，使血压保持在 12 kPa 以上。

（5）如进行断肢再植，在手术过程中注意保持手术室内温度不低于 25 ℃，防止低温引起血管痉挛。铺无菌大单将断肢置于另一桌，协助医师进行清洗。配置肝素稀释液对断肢进行灌洗。通过以上措施，保证了血管吻合的效果。

（6）如缝合血管神经长度不够需屈曲关节时，协助维持好体位。

第六节　急诊手术室感染控制

一、感染控制制度

（1）严格区分无菌区、清洁区、半清洁区和污染区，进入无菌区时必须更换衣帽、口罩，与手术无关人员不得进入无菌区。

（2）急诊手术室人员应保持良好的健康状况及身体清洁。有上呼吸道感染、皮肤病灶、手

指破损者应及时汇报并避免参加手术。

（3）所有参与手术的人员均应更换清洁衣裤、鞋帽、口罩并刷手，穿无菌手术衣，戴无菌手套。中途离开手术室再次返回参加手术者需重新刷手，穿无菌手术衣，戴无菌手套。

（4）无菌手术衣的无菌范围限于身体前面、肩以下、腰部以上及袖子，其他部位均为有菌区。手术人员穿好手术衣后前臂应保持在腰部以上，肘部内收，不得下垂，手术人员应面对无菌区，交换位置时要背对背。

（5）手术床、体位架、器械托盘等每日用消毒液清洗消毒。

（6）手术室门口设有车道消毒垫，车轮应每次清洁消毒，接送隔离患者或疑似患者按特殊消毒方法处理。

（7）手术室、无菌物品存放室每日紫外线空气消毒 2 次，每周总消毒 1 次，接台手术间隔消毒 30 min。

（8）每周终末消毒 1 次。

（9）认真洗手，严格按照洗手的消毒方法与步骤进行，每月对手术医师、洗手护士手指培养 1 次，并登记备案。

（10）无菌物品制作、使用、存放原则

1）各种物品、器械、消毒灭菌方法均按《上海市医院消毒灭菌实用手册》（上海市护理质控中心）要求处理。

2）无菌物品存放时应通风干燥，存放橱必须离地 15～25 cm，距天花板 50 cm，离墙 5～10 cm。

3）无菌包必须按消毒日期先后放置于无菌室柜内，以防混淆。

4）无菌包标准：包布四层，包外用化学指示胶带，包内用化学指示剂（卡），注明物品名称、有效期，包件大小按灭菌器的种类区别要求（30 cm×30 cm×40 cm）。

5）灭菌有效期 2 周，霉雨季节为 1 周。

6）无菌持物钳容器内放 1 把持物钳，持物钳每天更换，也可用干燥无消毒液浸泡的持物钳和容器，每台手术更换一套。使用中容器有罩，使用时保持绝对无菌。

7）一份无菌用品只能用于一个患者，打开后虽未使用，也不能转给他人。需要重新包装、灭菌后才能使用。

二、感染手术的术后处理

（1）应安排在污染手术室实行，专人供应所需物品。

（2）手术完毕，被服类及参加手术人员脱去污染手术衣裤、鞋，才能外出。物品经初步消毒后再分类处理。

（3）使用一次性敷料，术后焚烧，一般敷料消毒浸泡后处理。

（4）器械先消毒后清洗。

（5）一般化脓性感染手术：用 1 000 mg/L 的含氯消毒液擦拭手术室内所有物品。布类物品应先消毒后清洗，小纱布等敷料可送去焚烧。

（6）特异性感染手术后，手术间空气：启动净化系统，持续消毒 3 d，做空气培养阴性后方可使用；布敷料用清洁大单包好，高压灭菌后送洗；物体表面（包括墙面、地面）用 1 000 mg/L 的含氯消毒液擦拭；器械用 2 000 mg/L 的含氯消毒液浸泡 60 min 后清洗；一次性用物、纱布、垃圾、标本等必须用双层黄袋包装后及时送焚烧处理；污水按 2 000 mg/L 的比例加入含氯制剂，2 h 后排放。

三、急诊手术室感染监测

（一）空气采样

1. 采样时间　消毒处理后于进行医疗活动期间，每个月 1 次。

2. 高度　地面垂直高度 80～150 cm。

3. 布点方法　室内面积小于或等于 30 cm²，设一条对角线，取 3 点即中心一点、两端各距墙 1 m 处取一点；室内面积大于 30 cm²，设东、南、西、北、中 5 点，其中东、南、西、北各距墙 1 m；高度：据房顶 1.5 m，距地面 1 m 以上。

4. 采样方法　用 9 cm 直径普通培养琼脂平板放在采样点暴露 5 min 后送检。

5. 细菌菌落总数标准　100 极层流手术室：≤10 cfu/m³；普通手术室：≤200 cfu/m³。

（二）物体表面采样

1. 采样时间　消毒处理后 4 h 内进行采样。

2. 采样面积　被采表面<100 cm² 取全部表面；被采表面≥100 cm² 取 100 cm²。

3. 采样方法　用 5×5 cm² 的标准灭菌规格板，放在被检物体表面，用浸有无菌生理盐水采样液的棉拭子 1 支，在规格板内横竖往返各涂抹 5 次，并随之转动棉拭子，连续采样 1～4 个规格面积，剪去手触摸部分，将棉拭子放入装有 10 ml 采样液的试管中送检。

4. 细菌菌落总数标准（不得检出致病微生物）　层流手术室：≤5 cfu/m³；普通手术室：≤5 cfu/m³。

（三）医务人员手采样

1. 采样时间　在接触、从事医疗活动前进行采样。

2. 采样面积及方法　被检人五指并拢，将浸有无菌生理盐水采样液的棉拭子 1 支在双手曲面从指根到指端来回涂擦各 2 次（一只手涂擦面积约 30 cm²）并随之转动采样棉拭子，剪去手接触部位，将棉拭子放入装有 10 ml 采样液的试管中送检。

3. 细菌菌落总数标准（不得检出致病微生物）　层流手术室医务人员：≤5 cfu/m³；普通手术室医务人员：≤5 cfu/m³。

四、急诊手术室无菌操作技术

（一）洗手法　同手术室常规方法。手要高于肘部，反复刷洗 3 次后用 75% 乙醇溶液、安尔碘或氯己定泡手 5 min。

（二）穿脱手术衣

1. 穿手术衣　穿衣时选择一定的空间，接取手术衣时不触及手术衣以外的任何物品或部位，打开时不要触及自己或物品，手提衣领将手术衣顺势上抛，双手迅速伸入衣袖中，双手前伸，由巡回护士从身后协助提拉手术衣内侧，并系好衣带。

2. 脱手术衣　由巡回护士解开衣带，由肩部向下拉手术衣，使衣外翻，拉至手部时全部手术衣内面向外，注意保护手臂及内层衣裤不被污染，先脱手术衣后脱手套。

（三）戴手套　从手套包内取出手套，捏住反折处，右手对准五指插入戴好，并将右手插入另一手套反折处，左手顺势戴好，两手分别把反折部翻至袖口上。用生理盐水洗净手套上的滑石粉。

（四）无菌器械台铺设法

（1）铺设者应穿手术衣，戴好口罩和帽子，擦净台面。擦干双手。

（2）将无菌包置于器械台上，检查包的名称、有效期、包外灭菌指示胶带。无菌包无破损、无潮湿、准确无误后开包。

　　(3) 持无菌持物钳由里向外展开第二层布单。

　　(4) 台面标准为 4～6 层,垂台缘 33 cm。桌缘以下为污染区。

　　(5) 由前向后铺开无菌单,铺后不得随意移动无菌单。

　　(6) 检查包内灭菌指示卡(剂),准确无误地将器械、敷料按顺序放置。

　　(7) 铺设好的无菌台 4 h 未用应重新更换。

(五) 手术区皮肤消毒法

　　(1) 检查消毒区皮肤清洁情况,如油垢较多或有胶布痕迹者,应用石油醚擦净。

　　(2) 传统的手消毒法为:泡手后持无菌持物钳夹 2.5% 碘酒纱球涂擦手术区 1 遍,待干后再用 75% 乙醇纱球涂擦 2 遍,脱净碘酒,碘过敏者可用 1：1 000 硫柳汞酊消毒。现很多医院采用了新型的外科手消毒液,先用肥皂按规定的方法清洗手和前臂,用左手将消毒液在右手和前臂上揉搓至干燥,持续 1 min,再次用右手取消毒液在右手和前臂上揉搓至干燥,持续 1 min,最后用消毒液擦拭双手及腕部,待干后,戴上手套。

　　(3) 涂擦各种灭菌溶液时,应稍用力,以切口为中心向四周涂擦。消毒感染切口或肛门部时,应从四周皮肤开始向切口或肛门部涂擦。

　　(4) 消毒腹部皮肤时,先在脐窝中滴数滴消毒液,待皮肤消毒完毕后再擦净。

　　(5) 头颈部手术消毒时,应用纱布遮住患者眼睛,防止药液溅入眼内。

　　(6) 碘酒纱球勿蘸过多,以免流散他处,烧伤皮肤。脱碘必须干净。

　　(7) 消毒者双手勿与患者皮肤或其他未消毒物品接触,消毒用钳不可放回手术器械桌。

第七节　急诊常用手术体位

(一) 仰卧位　适用于胸腹部手术和身体各部腹侧面手术(图 9 - 2)。

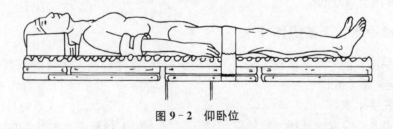

图 9 - 2　仰卧位

(二) 头低仰卧位　常用于腹科及下腹部手术(图 9 - 3)。

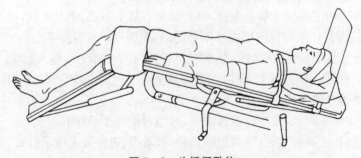

图 9 - 3　头低仰卧位

（三）90°侧卧位(胸侧卧位式)　适用于胸腔手术(图9-4)。

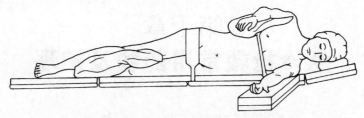

图9-4　90°侧卧位(胸侧卧位式)

（四）90°侧卧位(肾区手术式)　用于肾切除或其他肾区手术(图9-5)。

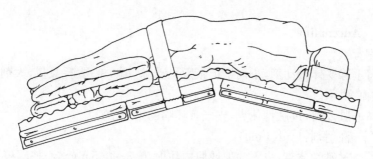

图9-5　90°侧卧位(肾区手术式)

（五）膀胱截石位　适用于会阴、尿道及肛门手术(图9-6)。

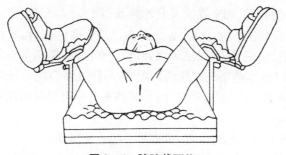

图9-6　膀胱截石位

（六）俯卧位　适用于脊柱手术(图9-7)。

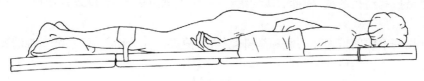

图9-7　俯卧位

（赵建华　吴晓蓉）

第十章
急诊抢救常用药物及护理

第一节　生命支持抢救药

肾上腺素　Adrenaline

〔别名〕　副肾素。

〔药理〕　肾上腺受体激动剂,小剂量扩张微小动脉,减少心肌耗氧量,大剂量改善冠状血流,增加心肌供血、供氧。

〔适应证〕　心脏停搏,过敏性休克,支气管哮喘的抢救治疗。

〔常用制剂〕　注射剂:1 ml(1 mg)。

〔常用剂量〕　过敏性休克:皮下注射或肌内注射,0.3~0.5 mg。心搏骤停:0.5~1 mg 稀释后静注。支气管哮喘:皮下注射或肌内注射,0.2~0.5 mg。

〔护理要点〕

(1) 禁用于对本药过敏、高血压、器质性心脏病、冠状动脉病、洋地黄中毒、脑血管意外、闭角性青光眼、甲状腺功能亢进、帕金森病及分娩患者。

(2) 不良反应:①心血管系统:头痛、血压升高、惊厥、面色苍白、多汗、胸闷,严重者可因心室颤动死亡。②感觉系统:泪管阻塞、结膜水肿、黑色角膜病、黄斑部点状囊样病变。

(3) 药物间相互作用:本药禁与碱性药物配伍;与洋地黄合用可导致心律失常;与利舍平、胍乙啶合用降压作用减弱,可引起心动过速;与胰岛素合用可降低胰岛素效果;与氯丙嗪合用,可引起严重低血压。

(4) 不可用于普鲁卡因引起的休克,否则易引起心室颤动。

(5) 皮下注射或肌内注射时,要更换注射部位,以免引起组织坏死;必须抽回血,以免误入静脉。

(6) 注射时密切观察血压和脉搏变化,以免引起血压骤升和心动过速。

(7) 严格控制药物剂量,稀释后缓慢给药,以免因剂量过大、速度过快使血压骤升,诱发脑出血。

(8) 使用肾上腺素可增加心肌和全身耗氧量,故必须充分给氧,注意酸中毒的发生。

多巴胺　Dopamine

〔别名〕　3-羟酪胺,儿茶酚乙胺。

〔药理〕　多巴胺受体激动剂。小剂量使肠系膜、肾、脑及冠状动脉扩张,预防急性肾功能衰竭;中等剂量增加心肌收缩力,血压上升;大剂量外周阻力增加,血压升高。

〔适应证〕　各种休克,充血性心力衰竭,急性肾功能衰竭(与利尿剂合用)。

［常用制剂］　注射剂：2 ml(20 mg)。

［常用剂量］　静滴：20 mg加入5%葡萄糖注射液稀释后使用，根据患者的病情调整浓度和剂量。

［护理要点］

(1) 禁用于嗜铬细胞瘤及环丙烷麻醉者。

(2) 不良反应：恶心、呕吐、胸痛、心悸、呼吸困难、头痛，大剂量应用时诱发心律失常。

(3) 药物间相互作用：本药禁与碳酸氢钠等碱性药物配伍；与三环类抗抑郁药合用可增加多巴胺心血管作用，引起心律失常、心动过速、高血压；与利尿剂合用增强利尿效果；与苯妥英钠同时静注可产生低血压和心动过缓，如需用苯妥英钠行抗惊厥治疗，则需考虑两药交替使用。

(4) 避免药液漏出血管外，漏出可导致组织坏死，可用酚妥拉明5～10 mg加生理盐水做局部浸润注射。长期静脉注射的患者可能发生手足末梢坏死。

(5) 控制滴速，如出现头痛、呕吐、血压升高等症状，应立即减慢滴速或停药。

(6) 用于休克患者时，若出现脉压减少必须警惕，提示以血管收缩为主，预后不佳，应减慢滴速。

(7) 大剂量可出现循环衰竭现象，若尿量少于30 ml/h，应立即报告医师。

(8) 对有周围血管病史(如动脉瘤、糖尿病、冻伤、动脉栓塞)者，应用本药需密切观察肢体色泽、温度变化，以防肢体严重缺血坏死。

多巴酚丁胺　Dobutamine

［别名］　杜丁胺。

［药理］　选择性β受体激动剂。

［适应证］　各种心脏疾病引起的充血性心力衰竭、心源性休克、心脏外科手术后排血量低的患者。

［常用制剂］　注射剂：2 ml(20 mg)。

［常用剂量］　静滴：2.5～7.5 μg/(kg·min)。

［护理要点］

(1) 禁用于肥厚性梗阻性心肌病、对本药过敏的患者，妊娠妇女。

(2) 不良反应：①心血管系统：心悸、气短、胸闷、心动过速、收缩压增高。②神经系统：头痛。③胃肠道：恶心呕吐。

(3) 药物间相互作用：本药与地高辛合用治疗心力衰竭有协同作用；与全麻药合用，室性心律失常发作可能性增加；与硝普钠合用，心排血量微增。

(4) 抽取时，不可与碱性药、氧化剂配伍。

(5) 本药能增加糖尿病患者的胰岛素用量。

间羟胺　Metaraminol

［别名］　阿拉明。

［药理］　α肾上腺受体激动剂。升压效果较去甲肾上腺素弱，但较持久。

［适应证］　各种原因引起的休克、低血压。

［常用制剂］　注射剂：1 ml(10 mg)，5 ml(50 mg)。

［常用剂量］ 肌内注射:每次 10～20 mg,每 30～60 min 1 次。静注:以 1～5 μg/(kg・min) 的速度稀释后静滴。

［护理要点］

(1) 禁用于严重冠心病、重症高血压、室性心动过速及闭角性青光眼的患者。

(2) 不良反应:头痛、潮红、出汗、颤抖、尿少、高血糖、急性肺水肿、心律失常。

(3) 药物间相互作用:单胺氧化酶抑制药可增加间羟胺的升压作用;胍乙啶可减弱间羟胺的升压作用;不宜与碱性药物共同滴注,以免引起分解;不易与洋地黄或拟肾上腺素合用,可引起心律失常。

(4) 注射过程中密切观察药物有无外渗,若外渗处理同去甲肾上腺素。

(5) 停药时应逐渐停药,若突然停药可出现低血压。

(6) 避免在血液循环不佳的部位注射。

(7) 密切观察病情变化,根据患者的病情调整浓度和剂量。

(8) 禁与碱性药物配伍使用。

第二节　抗心律失常药

去乙酰毛花苷　Desanoside

［别名］ 西地兰 D,去乙酰毛花苷丙。

［药理］ 快速强心苷类药物。

［适应证］ 急性心功能不全、慢性心功能不全急性加重、室上性心动过速、心房颤动、心房扑动。

［常用制剂］ 注射剂:1 ml(0.2 mg),2 ml(0.4 mg)。

［常用剂量］ 静注:每次 0.2～0.8 mg,稀释后缓慢静注。极量:每日 1～1.6 mg。

［护理要点］

(1) 禁用于洋地黄过敏、洋地黄中毒、室性心动过速、心室颤动、急性心肌炎、心肌梗死、自发性肥大性主动脉狭窄的患者。

(2) 不良反应:恶心呕吐、食欲不振、头痛、心动过缓、房室传导阻滞。

(3) 药物间相互作用:本药与硝酸异山梨醇酯合用有相加效应;可加强洋地黄的正性肌力作用;与丙吡胺合用可导致血压过低。

(4) 禁与水解蛋白、钙注射剂合用。

(5) 静注时稀释后缓慢静注,时间大于 5 min。

(6) 其他监护同地高辛。

普罗帕酮　Propafenone

［别名］ 心律平。

［药理］ 钠通道阻滞剂,有快速抗心律失常作用。

［适应证］ 室性或室上性异位搏动、室性和室上性心动过速、预激综合征、电复律后室颤发作等。

［常用制剂］ 片剂:50 mg,100 mg。注射剂:10 ml(35 mg),20 ml(70 mg)。

［常用剂量］ 口服：每次 100～200 mg，每日 3～4 次。静注：每次 70 mg，缓慢静注，总量小于每日 350 mg。

［护理要点］

（1）禁用于对本药过敏、高度房室传导阻滞、窦房结功能障碍、心源性休克、严重心动过缓患者。

（2）不良反应：①心血管系统：对心动过缓、直立性低血压、有器质性心脏病患者有促心律失常作用。②胃肠道：恶心呕吐、口干、舌唇麻木。③神经精神系统：头痛、头晕、精神障碍。④其他：转氨酶升高。

（3）药物间相互作用：本药与利多卡因合用可增加中枢神经系统不良反应；可使地高辛、华法林血药浓度上升；与茶碱合用升高茶碱的血药浓度，增加其毒性反应。

（4）静脉注射时，应严密监测血压及心电图的变化。

（5）应特别注意观察老年患者及衰弱患者有无眩晕及血压下降，宜卧床为妥。

（6）用药过量引起严重心动过缓时，可用阿托品、乳酸钠、异丙肾上腺素解救。

利多卡因 Lidocaine

［药理］ 钠拮抗剂，降低心肌兴奋性，抑制异位节律点的自律性。

［适应证］ 各种原因引起的心动过速、频发性室性早搏、心室颤动。

［常用制剂］ 5 ml(0.1 g)，10 ml(0.2 g)，20 ml(0.4 g)。

［常用剂量］ 静注：每次 0.05～0.1 g，见效后 1～4 mg/min 静滴维持。

［护理要点］

（1）禁用于严重窦房结功能不全、房室传导阻滞、室内传导阻滞、癫痫大发作及对本药过敏者。

（2）不良反应：头痛、头晕、定向力障碍、大剂量可引起惊厥、呼吸抑制、心搏骤停。

（3）药物间相互作用：本药为酸性，不能与碱性药合用；与双氢麦角胺合用可导致血压极度升高，故两者禁忌联用；异丙肾上腺素、去甲肾上腺素、多巴胺可降低本药的抗心律失常作用。

（4）静滴过程中严密观察患者的血压及心电图，防止过量中毒。

（5）必须注意选用供心律失常用的利多卡因注射液，而不是供局部麻醉用的注射液，后者可能含有防腐剂和肾上腺素。

（6）尽量用最小剂量维持，无特殊医嘱，不可超过 4 mg/min。

胺碘酮 Amiodarone

［别名］ 乙胺碘呋酮，可达龙。

［药理］ 延长心房、心室、房室结纤维动作电位和有效不应期，扩张冠状动脉，减少心肌耗氧量。

［适应证］ 适用于多种原因引起的室上性、室性心律失常。

［常用制剂］ 片剂：200 mg。注射剂：3 ml(150 mg)。

［常用剂量］ 口服：每次 200 mg，每日 3 次。症状控制后每日 100～300 mg 维持。静注：3～5 mg/kg 稀释后注射，0.5～1.0 mg/(kg·min)静滴维持。

[护理要点]

（1）禁用于碘过敏、房室传导阻滞、病态窦房结综合征、甲状腺功能障碍。

（2）不良反应：①心血管系统：窦性心动过缓、原有心肌病患者可发生猝死。②呼吸系统：气短、胸痛、肺功能改变。③内分泌系统：甲状腺功能异常。④消化系统：恶心呕吐、便秘、转氨酶升高。⑤眼：长期使用角膜可出现黄棕色颗粒色素沉着，这与该药中的碘自泪液排泄有关，停药后可消失。⑥皮肤：长期应用可出现皮肤光敏感，偶有皮疹和皮肤色素沉着。

（3）药物间相互作用：本药与β受体阻滞药和钙通道阻滞药合用，可加重窦性心动过缓和传导阻滞；可增加其他抗心律失常药物对心脏的作用；与排钾利尿剂合用，可增加低血钾所致的心律失常；可增加华法林的抗凝作用。

（4）推注速度不易过快，否则易引起低血压。

（5）使用本药可出现光敏反应，用药后避免在太阳下暴晒，以免出现皮肤红斑。

（6）定期监测血压、心电图及脉搏，如脉率小于 60 次/min，应立即汇报医师。

第三节　强　心　药

氨吡酮　Amrinone

[别名]　氨利酮，氨力农。

[药理]　磷酸二酯酶抑制剂。有正性肌力和扩张血管作用。

[适应证]　各种原因引起的急、慢性心力衰竭。

[常用制剂]　注射剂：10 ml（50 mg），20 ml（100 mg）。片剂：100 mg。

[常用剂量]　口服：每次 100～200 mg，每日 3 次，最大剂量 600 mg/d。静滴：速度 5～10 μg/(kg·min)，每日最大量小于 10 mg/kg。

[护理要点]

（1）禁用于对氨吡酮过敏、严重主动脉瓣狭窄和肺动脉瓣狭窄的患者。

（2）不良反应：①消化系统：恶心呕吐，转氨酶、碱性磷酸酶升高，腹痛。②血液系统：大剂量长期应用可致血小板减少。③心血管系统：低血压、心律失常。④其他：头痛、皮疹、发热、注射部位烧灼感。

（3）药物间相互作用：本药可加强洋地黄的正性肌力作用；与丙吡胺合用可致血压降低。

（4）本药不可用葡萄糖或右旋糖酐的液体稀释。

（5）本药不可与呋塞米注射液混合，以免引起沉淀。

（6）严格控制滴速，滴注过快可引起血压下降，增加不良反应的发生。

（7）长期用药患者应定时复查血小板。

（8）与洋地黄同时应用应观察血钾，防止血钾过低引起心律失常。

（9）观察血压、心率的变化，检查血清谷丙转氨酶，如有异常及时报告医师。

米利酮　Milrinone

[别名]　米力农，甲氰吡酮。

[药理]　磷酸二酯酶抑制剂。有正性肌力和扩张血管作用。

[适应证]　各种原因引起的心力衰竭和难治性充血性心力衰竭。

[常用制剂]　注射剂：10 ml(10 mg)。

[常用剂量]　静滴：速度控制在 0.25～0.75 μg/(kg·min)。

[护理要点]

(1) 禁用于对本药过敏及心肌梗死急性期的患者。

(2) 不良反应：头痛、低血钾、低血压、失眠、心律失常。

(3) 药物间相互作用：同氨力农。

(4) 滴注过程中观察患者血压、心律、体液平衡、肾功能的变化，速度不宜过快，宜控制在 0.25～0.75 μg/(kg·min)，否则会引起心动过速和低血压。

(5) 本药不得与呋塞米混合在一起注射(会产生沉淀)，也不可与布美他尼配伍。

第四节　抗心绞痛药

硝酸甘油　Nitroglycerin

[别名]　三硝酸甘油酯。

[药理]　为速效、短效硝酸酯类抗心绞痛药物。

[适应证]　主要用于缓解心绞痛，治疗充血性心力衰竭。

[常用制剂]　片剂：0.3 mg，0.5 mg，0.6 mg。注射剂 1 ml(5 mg)，2 ml(10 mg)。贴膜剂：0.5 mg/格。喷雾剂：0.4 mg/喷，80 mg/瓶。

[常用剂量]　舌下含服：0.3～0.6 mg，极量：每日 2 mg。贴膜剂：贴于左胸前区皮肤，每日 1 片。静注：每次 5～10 mg，加入葡萄糖液体中以 5～10 μg/min 的速度静滴，最大速度不超过 200 μg/min。

[护理要点]

(1) 禁用于对本药过敏、特异体质、青光眼、心包填塞、缩窄性心包炎、颅压增高的患者。

(2) 不良反应：①心血管系统：直立性低血压、反射性心动过速。②血液系统：高铁血红蛋白症，表现为紫绀。③消化系统：恶心、呕吐、口干。④其他：头痛、烦躁、视力模糊、耳鸣、皮疹。

(3) 药物间相互作用：本药与降压药或扩血管药合用可使直立性低血压增强，本药可降低肝素的抗凝作用；拟交感胺类药(肾上腺素、去甲肾上腺素、麻黄碱)可降低本药抗心绞痛效应。

(4) 片剂应放在棕色避光瓶内，以免失效。

(5) 避免与酒同服，防止出现休克。

(6) 嘱患者使用时应从小剂量开始，5 min 后不缓解，可服用第二次，15 min 内最多不超过 3 次。如无缓解，考虑心肌梗死。

(7) 长期用药患者，可产生耐药性。如需停药，应逐渐减量，以免诱发心绞痛。

(8) 药片要含化，未溶前不可吞入。如舌下含化无麻刺烧灼感，表示药片失效。

(9) 静注时密切观察患者血压及心率的变化。

(10) 用药期间改变体位需谨慎，以免引起直立性低血压。如因药物过量而发生低血压时，应抬高两腿，以利静脉回流，如不能纠正，应及时去医院就诊。

(11) 首次开瓶后，应将瓶内棉花取出，避免硝酸甘油吸附在棉花上。

硝酸异山梨酯　Isosorbide Dinitrate

〔别名〕　消心痛,异舒吉。

〔药理〕　速效、长效硝酸酯类抗心绞痛药物。

〔适应证〕　治疗心绞痛,预防心绞痛的发生。

〔常用制剂〕　片剂:5 mg, 10 mg。注射液:10 ml(10 mg)。喷雾剂:1.25 mg/喷,250 mg/瓶。

〔常用剂量〕　含服:每次5～10 mg。口服:每次5～10 mg,每日3～4次。静滴:2～5 mg/h。

〔护理要点〕

(1) 禁用于对硝酸酯类过敏、青光眼的患者。

(2) 不良反应:与硝酸甘油类似。

(3) 药物间相互作用:本药与降压药或扩血管药合用可使直立性低血压增强;拟交感胺类药(肾上腺素、去甲肾上腺素、麻黄碱)可降低本药抗心绞痛效应。

(4) 避免与酒同服,防止出现低血压。

(5) 长期用药的患者,可产生耐药性。

(6) 用药期间,变换体位要慢,不做剧烈运动,不做热水浴或淋浴,不在烈日下暴晒,以免引起低血压性晕厥。

(7) 本药喷雾剂溶液只能喷入口腔中而不能吸入。

硝苯地平　Nifedipine

〔别名〕　硝苯啶,心痛定,硝苯吡啶,利心平。

〔药理〕　钙拮抗剂。有较强的舒张冠状动脉和外周血管的作用。

〔适应证〕　预防和治疗心绞痛、高血压。

〔常用制剂〕　片剂:5 mg, 10 mg。胶囊:5 mg。缓释片:30 mg。

〔常用剂量〕　口服:每次5～10 mg,每日3次。

〔护理要点〕

(1) 禁用于对本药过敏、严重主动脉狭窄、低血压、心源性休克的患者及孕妇。

(2) 不良反应:头痛、头晕、恶心呕吐、低血压、面部潮红、心动过速、心悸、皮肤瘙痒。

(3) 药物间相互作用:本药与胺碘酮合用可抑制心律或加重房室传导阻滞;三唑类和咪唑类抗真菌药可加重本药的不良反应;与镁剂合用可引起严重低血压和神经肌肉阻滞;本药可增加苯妥英的代谢并增加其毒性反应。

(4) 密切观察心电图及血压的变化,如有异常及时与医师联系。

(5) 缓释剂型和控释剂型不能掰开、嚼碎服用。

(6) 患者应每天检查牙床是否有牙床发炎、出血、牙龈增生的现象。

(7) 吸烟可使药效降低,增加不良反应的发生。

(8) 长期用药的患者如需停药,应逐渐减少剂量,以免因突然停药引起心绞痛的发作。

第五节　血管扩张药

酚妥拉明　Phentolamine

〔别名〕　立其丁。

［药理］　短效 α 受体阻滞剂。

［适应证］　外周血管痉挛性疾病、感染性休克、嗜铬细胞瘤、高血压危象、急性左心衰竭。

［常用制剂］　注射剂:1 ml(5 mg)，1 ml(10 mg)。

［常用剂量］　肌内注射或静注:每次 5～10 mg。静滴:0.3 mg/min，用于抗休克。

［护理要点］

(1) 禁用于对本药过敏、严重动脉硬化、肾功能不全、心脏器质性损害的患者。

(2) 不良反应:低血压、心动过速、心绞痛;头痛、乏力;胃肠道反应;潮红、鼻塞、结膜感染。

(3) 药物间相互作用:抗高血压药、镇静安眠药可加强本药的降压作用;与胍乙啶合用,致使直立性低血压或心动过缓的发生率增高;铁剂与本药存在配伍禁忌。

(4) 注射时应平卧,起床时要小心缓慢,以免引起直立性低血压。

(5) 密切观察心电图及血压的变化,如有异常及时与医师联系。

(6) 使用本药过量,立即去枕平卧。禁用肾上腺素。

前列地尔　Alprostadil

［别名］　前列腺素 E_1，凯时。

［药理］　扩张血管,抑制血小板凝集。

［适应证］　慢性动脉闭塞引起的微循环障碍。

［常用制剂］　注射剂:2 ml(10 μg)。

［常用剂量］　静注或静滴:每次 10 μg,每日 1 次,稀释后使用。

［护理要点］

(1) 禁用于对本药过敏、严重心力衰竭的患者及孕妇。

(2) 不良反应:①休克:为最严重的不良反应。②注射部位:注射部位血管红、痛、痒。③循环系统:面红、头晕、胸闷、心悸、心动过速、室上性早搏及低血压,立即停药后可消失。

(3) 药物间相互作用:本药可增强抗高血压药物、血管扩张剂和治疗冠心病药物的药效,合用时应密切监测心功能。

(4) 应稀释后使用,速度不宜过快,一般将本药溶于 50～250 ml 生理盐水中,2 h 滴注完。如有红、痛、痒感,立即停药。

(5) 药液稀释后,应在 2 h 内使用。

第六节　抗高血压药

利舍平　Reserpine

［别名］　寿比安,血安平,利血平。

［药理］　肾上腺素能神经阻滞剂。

［适应证］　适用于各类高血压,以轻、中度早期高血压疗效显著,对中期和晚期病例,单用此药疗效较差,须与利尿药、镇静药合用以提高疗效。

［常用制剂］　片剂:0.1 mg，0.25 mg。注射剂:1 ml(1 mg)。

［常用剂量］　口服:每次 0.25 mg,每日 1 次。肌内注射:每次 0.5～1 mg。

〔护理要点〕

(1) 禁用于有抑郁病史、消化性溃疡病史、近 14 d 内用过单胺氧化酶抑制剂的患者。

(2) 不良反应:①心血管系统:心律失常、心动过缓、直立性低血压。②呼吸系统:支气管痉挛、鼻充血、鼻塞。③精神神经系统:头痛、精神抑郁、神经紧张、焦虑。④消化系统:口干、食欲减退、胃痛、恶心呕吐、黑便。⑤内分泌系统:月经失调、乳房增大。

(3) 药物间相互作用:本药与利尿剂和其他降压药合用使降压作用增强,应注意观察;与中枢神经抑制药合用,可使抑制作用加重;与洋地黄苷或奎尼丁合用可引起心律失常;与布洛芬合用可使本药降压作用减弱。

(4) 长期使用的患者,应告知家属观察其精神状态,有无失眠、抑郁、情绪波动等症状。

(5) 口服时与食物同服或加抗酸剂,可防止本药刺激胃酸分泌而引起溃疡及出血。

(6) 使用后密切观察患者血压的变化,起床时应慢,以免引起直立性低血压。

(7) 使用本药时勿饮酒,因乙醇能增加本药的中枢抑制作用。

硝普钠　Sodium Nitroprusside

〔别名〕　亚硝基铁氰化钠。

〔药理〕　强效扩血管剂。

〔适应证〕　治疗高血压危象、急性心力衰竭。

〔常用制剂〕　注射剂:50 mg/支。

〔常用剂量〕　静滴:稀释后以 $0.5 \sim 3 \mu g/(kg \cdot min)$ 的速度缓慢静滴,极量:$10 \mu g/(kg \cdot min)$。

〔护理要点〕

(1) 禁用于代偿性高血压的患者、孕妇。

(2) 不良反应:恶心呕吐、心悸、出汗、烦躁,长期使用可引起甲状腺功能减退。其毒性反应氰化物中毒,主要由其代谢物(氰化物和硫氰酸盐)引起。

(3) 药物间相互作用:与维生素 B_{12} 合用可预防本药所致的氰化物中毒反应;拟交感胺类药可使本药的降压作用减弱。

(4) 严格控制滴速,严密观察血压,根据血压调整血压及剂量。

(5) 本药遇光易破坏,使用时输液瓶及输液管应用黑纸避光遮挡。

(6) 应用 5% 葡萄糖注射液新鲜配制,在 24 h 内用完,超过时间或溶液变深应弃去。

(7) 本药不得与任何药物配伍。

(8) 用药期间注意观察有无氰化物或硫氰酸盐中毒症状,如已出现中毒征象,可吸入亚硝酸异戊酯或静滴亚硝酸钠、硫代硫酸钠,以助氰化物转为硫氰酸盐而降低氰化物血药浓度。

拉贝洛尔　Labetalol

〔别名〕　柳岸苄心定。

〔药理〕　α、β受体阻滞剂。

〔适应证〕　适用于各种程度的高血压及高血压危象。

〔常用制剂〕　注射液:2 ml(25 mg),5 ml(50 mg)。

〔常用剂量〕　起始量 50~100 mg,稀释后使用,直到血压下降为止,30 min 内总量不超过 200 mg。

［护理要点］

(1) 禁用于对本药过敏、房室传导阻滞、心动过缓、支气管哮喘、心源性休克的患者及孕妇。

(2) 不良反应：乏力、头痛、恶心、直立性低血压等。

(3) 药物间相互作用：西咪替丁可增加本药的生物利用度；与三环类抗抑郁药同时用可产生震颤；与 α 或 β 受体拮抗剂合用，可增加疗效，但宜减量。

(4) 本药不能加入葡萄糖生理盐水中静注或静滴。

(5) 滴注时速度要慢，以防血压下降过快。

(6) 注射时应平卧，注射完毕后静卧 20～30 min，以免引起直立性低血压。

第七节　改善脑循环、脑代谢药

尼莫地平　Ninmodipine

［别名］　尼膜同，尼立苏。

［药理］　钙拮抗药，选择性扩张脑血管，使脑血流量增加。

［适应证］　脑血管灌流不足、脑血管痉挛、蛛网膜下腔出血、脑卒中或偏头痛、中轻度高血压。

［常用制剂］　片剂：20 mg，30 mg。注射剂：50 ml(10 mg)。

［常用剂量］　口服：每次 20～30 mg，每日 2～3 次。静滴：0.5 μg/(kg·min)。

［护理要点］

(1) 禁用于脑水肿、颅内高压、血压过低、严重肝功能损害者。

(2) 不良反应：①造血系统：血小板减少。②中枢神经系统：头痛、头晕、中枢兴奋。③心血管系统：血压下降、血压下降、心率加快。④皮肤：皮疹、刺痛、注射部位静脉炎。

(3) 药物间相互作用：本药与其他作用于心血管的钙拮抗药联用，可增加其他钙拮抗药的作用；与西咪替丁联用，本药血浆浓度可升高；与芬太尼联用，可引起严重高血压；奎尼丁可使本药代谢速度减慢。

(4) 静脉滴注时应与普通补液以两路形式串联缓慢输入。

(5) 严密观察滴速，一般 50 ml 注射液维持在 6 h 以上。

(6) 滴注时应避光。

(7) 尼莫地平注射液含有 23.7％乙醇，乙醇过敏者不宜使用。

(8) 该注射液不宜加入葡萄糖或生理盐水中。

(9) 使用中严密观察血压变化，如血压下降过快或血压过低，立即停药。

纳洛酮　Naloxne

［别名］　金尔伦。

［药理］　阿片受体拮抗剂，拮抗内啡肽和脑啡肽而发挥兴奋中枢神经、兴奋呼吸、抑制迷走神经的作用。

［适应证］　镇痛药过量中毒，乙醇、安眠药过量中毒，休克，亦可用于急性呼吸衰竭、慢性阻塞性肺气肿、老年痴呆的治疗。

［常用制剂］　注射剂：1 ml(0.4 mg)，2 ml(0.02 mg)，2 ml(0.04 mg)。

〔常用剂量〕 0.4～0.8 mg 稀释后静滴,必要时可重复给药或连续静脉注射。

〔护理要点〕

(1) 禁用于对本药过敏者、阿片类药物依赖者。

(2) 不良反应:偶有一过性恶心呕吐,大剂量可出现四肢麻木、针刺感,罕见心律失常。

(3) 药物间相互作用:本药拮抗卡托普利的降压效应;可削弱可乐定的降血压和降低心率作用,从而引起血压升高。

(4) 注意询问患者的用药史,有阿片类药物依赖者可出现戒断症状。

(5) 监测血压及心电图变化,发现血压异常和心律失常,及时对症处理。

(6) 对术后应用纳洛酮催醒的同时,要注意观察患者有无出现疼痛加剧的症状。

(7) 昏迷患者在使用本药的同时要监护意识变化。

第八节　呼 吸 兴 奋 药

尼可刹米　Nikethamide

〔别名〕 可拉明。

〔药理〕 直接兴奋延髓呼吸中枢,使呼吸加深加快。

〔适应证〕 中枢性呼吸功能不全、肺源性心脏病引起的呼吸衰竭、阿片类药物中毒。

〔常用制剂〕 注射剂:1.5 ml(0.375 mg),2 ml(0.5 mg)。

〔常用剂量〕 皮下、肌内注射或静脉注射:每次 0.25～0.5 g;极量:每次 1.25 g。

〔护理要点〕

(1) 禁用于小儿高热而无呼吸衰竭者。

(2) 不良反应:可引起多汗、恶心、烧灼感或痒感、皮肤发红,大剂量可引起血压升高、心悸、心律失常、震颤。

(3) 密切观察患者有无提示过量的不良反应,及时调整剂量。

(4) 本药不可与碱性药物配伍,否则会发生沉淀。

(5) 本药对呼吸肌麻痹者无效。

山梗菜碱　Lobeline

〔别名〕 洛贝林。

〔药理〕 刺激主动脉体和颈动脉体的化学感受器,反射性兴奋呼吸中枢。

〔适应证〕 新生儿窒息,一氧化碳、吸入麻醉剂及其他中枢抑制药物中毒,肺炎、白喉等传染病引起的呼吸窒息。

〔常用制剂〕 注射剂:1 ml(3 mg)。

〔常用剂量〕 肌内注射:每次 3～10 mg;极量:每次 20 mg,每日 50 mg。静注或静滴:每次 3 mg;极量:每次 6 mg,每日 20 mg。

〔护理要点〕

(1) 不良反应:恶心呕吐、头痛、心悸,大剂量可出现心动过缓,更大剂量可出现心动过速、传导阻滞、呼吸抑制、惊厥。

(2) 本药不可与碱性药物配伍。

（3）观察有无大汗、心动过速、低血压、惊厥等过量反应,及时调整剂量。

（4）静滴速度要缓慢。

第九节　平　喘　药

氨茶碱　Aminophylline

[别名]　乙二胺茶碱。

[药理]　为茶碱与乙二胺的复合物。松弛支气管平滑肌,舒张冠状动脉,还有利尿作用。

[适应证]　急、慢性支气管哮喘及其他慢性阻塞性肺疾病,急性心功能不全及心源性哮喘。

[常用制剂]　片剂:0.1g,0.2g。注射剂:10ml(0.25g)。

[常用剂量]　口服:每次0.1～0.2g,每日3次。静注:每次0.25～0.5g,每日0.5～1g加入5%葡萄糖注射液中20～40ml缓慢静注。静滴:每次0.25g～0.5g,每日0.5～1g加入5%～10%葡萄糖注射液中稀释后缓慢静滴。极量:每次0.5g,每日1g。

[护理要点]

（1）禁用于对茶碱与乙二胺过敏、急性心肌梗死、低血压、休克的患者。

（2）不良反应:恶心呕吐、食欲减退;头痛、烦躁、易激动、失眠。

（3）药物间相互作用:本药与其他茶碱类药合用时,不良反应增多;与依诺沙星合用,可使茶碱代谢作用明显降低,出现茶碱过量的危险;克林霉素、红霉素、林可霉素、四环素、西咪替丁等可降低茶碱在肝脏的清除率,使血药浓度升高,增加毒性反应;普罗帕酮对氨茶碱体内代谢有竞争抑制作用;呋塞米可降低氨茶碱的血药浓度。

（4）推注速度不宜过快,应大于10min,否则可能出现心律失常、心率增快、肌肉颤动或癫痫等毒性反应。

（5）避免与酸性药物如维生素C、去甲肾上腺素、促皮质激素配伍。

沙丁胺醇　Salbutamol

[别名]　舒喘灵,喘乐宁。

[药理]　β_2肾上腺受体激动剂,有较强的扩张支气管作用。

[适应证]　防治支气管哮喘、喘息性支气管炎和肺气肿患者的支气管痉挛。

[常用制剂]　片剂:2mg。气雾剂:28mg/瓶。注射剂:2ml(0.4mg)。

[常用剂量]　口服:每次2～4mg,每日3次。气雾吸入:每次0.1～0.2mg。肌内注射:0.4mg,每4h1次。静脉滴注:0.4mg稀释后静滴。

[护理要点]

（1）禁用于对本药过敏的患者、孕妇、乳母。

（2）不良反应:震颤、恶心、心率增快。

（3）药物间相互作用:本药与降糖药合用时,血糖反而升高;与皮质醇、利尿药合用时可加重血钾浓度降低的程度;与甲基多巴合用时可出现严重的急性低血压反应;与洋地黄类药物合用时,可增加洋地黄类药物诱发心律失常的危险。

（4）若出现胸痛、头晕、持续严重的头痛、严重高血压、持续恶心呕吐、持续心率增快、烦躁不安等过量中毒的早期反应,应予以停药。

(5) 指导患者正确使用气雾剂。

(6) 使用本药后,可有眩晕。不可从事危险性工作。

(7) 本药可致失眠,下午的药应提早服用,以免影响睡眠。

倍氯米松　Beclometasone

[别名]　必可酮。

[药理]　强效肾上腺皮质激素,有抗炎、抗过敏、抗痒的作用。

[适应证]　支气管哮喘、过敏性鼻炎。

[常用制剂]　喷雾剂:50 μg/喷,10 mg/瓶;200 μg/喷,50 mg/瓶。

[常用剂量]　气雾吸入:每次 200~400 μg,每日 2 次。

[护理要点]

(1) 禁用于对本药过敏者。

(2) 不良反应:少数患者可出现声音嘶哑和口腔黏膜念珠菌感染。

(3) 嘱患者每次用药后漱口,不使药液残留在咽喉部。

(4) 指导患者正确使用方法,按压与吸入同时进行。

(5) 气雾剂的容器带有高压,严禁受热撞击。

第十节　镇　咳　药

可待因　Codeine

[别名]　甲基吗啡,尼柯康。

[药理]　抑制延髓的咳嗽中枢而产生止咳效应。

[适应证]　各种原因引起的剧烈干咳和刺激性咳嗽,也具有镇痛和镇静作用。

[常用制剂]　片剂:15 mg,30 mg。注射剂:1 ml(15 mg),1 ml(30 mg),2 ml(30 mg)。糖浆:100 ml(0.5 g)。

[常用剂量]　口服:每次 15~30 mg,每日 30~90 mg。极量:每次 100 mg,每日 250 mg。注射剂:每次 15~30 mg,每日 30~90 mg。

[护理要点]

(1) 禁用于对本药有过敏史及痰多者、孕妇、新生儿、急性哮喘、急性酒精中毒、慢性阻塞性肺疾病的患者。

(2) 不良反应:眩晕、欣快、激动、兴奋;呼吸抑制;心悸、直立性低血压、心动过缓或过速、循环衰竭。

(3) 药物间相互作用:本药与解热镇痛药有协同作用;与抗胆碱药合用可加重便秘、尿潴留等不良反应;与美沙酮、巴比妥类药物合用可增加中枢抑制作用;与肌松药合用,呼吸抑制更明显;与吗啡受体激动剂合用,可出现戒断症状。

(4) 告诉患者不可滥用,只可备用,以免出现成瘾性。

(5) 观察患者有无头晕、嗜睡、精神错乱、瞳孔缩小、心动过缓等过量症状。

(6) 起床时应缓慢,以免引起直立性低血压。

（7）过量服药后突然停药,可出现依赖或戒断症状。

（8）使用本药后不能饮酒。

（9）鼓励患者多咳嗽,以免咳嗽反射被抑制,导致痰液淤积,加重感染。

第十一节　镇静催眠药

地西泮　Diazepam

［别名］　安定。

［药理］　长效苯二氮䓬类药物,有抗焦虑、镇静、催眠、抗惊厥及中枢性肌肉松弛作用。

［适应证］　抗焦虑、镇静催眠、抗癫痫、抗惊厥,还可用于麻醉前诱导和维持。

［常用制剂］　片剂:2.5 mg, 5 mg。注射剂:2 ml(10 mg)。

［常用剂量］　抗焦虑:每次 2.5～5 mg,每日 3 次。催眠:每次 5～10 mg,睡前服。抗癫痫:每次 10～20 mg,抗惊厥:每次 10～20 mg,肌内或静脉缓慢注射。

［护理要点］

（1）禁用于对本药过敏、急性闭角性青光眼、重症肌无力、昏迷、休克、酒精中毒的患者,以及孕妇、乳母、新生儿。

（2）不良反应:嗜睡、眩晕、共济失调、手震颤。

（3）药物间相互作用:大环内酯类抗生素可抑制肝酶对本药的抑制,使地西泮血浆浓度升高;酮康唑可增加本药的不良反应;茶碱可逆转本药的镇静作用;与抗酸药合用,可延迟本药的吸收。

（4）大剂量使用时观察有无运动功能失调、言语不清、肌无力、昏迷、呼吸抑制等过量急性中毒症状。

（5）长期用药的患者可出现耐受性和成瘾性,应逐渐停药,突然停药可出现戒断症状。

（6）静注速度要慢,否则易出现心血管及呼吸抑制,观察脉搏、心率、血压的变化及皮肤有无苍白、甲床有无发绀等变化,静注后应嘱患者平卧休息。

（7）本药应单独使用,不可与其他药物配伍。

（8）对老年患者应特别注意有无便秘和尿潴留现象。

吗啡　Morphine

［药理］　阿片受体激动剂,有镇静、催眠、镇咳、催吐的作用。

［适应证］　剧烈疼痛、心源性哮喘,也可用作麻醉前给药。

［常用制剂］　片剂:5 mg, 10 mg。注射剂:1 ml(10 mg)。控释片:30 mg。

［常用剂量］　口服:每次 5～15 mg,每日 15～60 mg;极量:每次 30 mg,每日 100 mg。皮下注射:每次 5～15 mg,每日 15～40 mg;每次极量:20 mg,每日 60 mg。

［护理要点］

（1）禁用于对阿片类过敏、诊断未明确的急性腹痛、分娩止痛、哺乳期妇女止痛、支气管哮喘、肺源性心脏病、颅脑损伤致颅内压升高的患者。

（2）不良反应:①心血管系统:眩晕、直立性低血压。②呼吸系统:抑制呼吸中枢、抑制咳嗽。③神经系统:嗜睡、烦躁、妄想。④消化系统:恶心呕吐、便秘、腹痛。⑤泌尿系统:少尿、尿频、尿急。⑥戒断反应:交感神经功能亢进、精神兴奋性增强、肌肉关节酸痛。

(3) 药物间相互作用:本药与西咪替丁合用,可引起呼吸暂停、精神错乱和肌肉抽搐等;与纳曲酮、卡马西平合用,可出现阿片戒断症状;本药可加剧静注硫酸镁后的中枢抑制作用。

(4) 注射时不可与其他药物配伍。

(5) 推注速度要慢,过快可引起呼吸抑制甚至停止。

(6) 加强对患者的监护,若出现瞳孔缩小呈针尖样、呼吸高度抑制、血压下降,提示有急性中毒可能。若出现瞳孔呈针尖样后散大,则有窒息、生命危险。

(7) 检查瞳孔时不可用手电筒,突然的光照会产生反应性瞳孔收缩。

(8) 用药期间不可饮酒、吸烟,以免增加中枢神经不良反应。

(9) 诊断未明确的急性腹痛禁用本药,以防掩盖症状,贻误诊治。

(10) 用药期间可抑制咳嗽,对长期卧床的患者应鼓励咳嗽,促进分泌物排除。

(11) 协助督促患者排便、排尿,以免尿潴留和便秘。

(12) 长期使用的患者可出现成瘾性,应逐渐停药。

(13) 本药为麻醉药,不得滥用,加强保管。

哌替啶 Pethidine

[别名] 杜冷丁。

[药理] 为人工合成阿片受体激动剂。作用于中枢神经的阿片受体,产生镇痛作用。

[适应证] 剧烈疼痛、心源性哮喘、麻醉前给药及人工冬眠。

[常用制剂] 片剂:25 mg, 50 mg。注射剂:1 ml(50 mg), 2 ml(100 mg)。

[常用剂量] 口服:每次 50～100 mg,每日 200～400 mg。极量:每次 150 mg,每日 600 mg。肌内或皮下注射:每次 25～100 mg,每日 100～400 mg。极量:每次 150 mg,每日 600 mg。

[护理要点]

(1) 禁用于对本药过敏、呼吸抑制、慢性阻塞性肺气肿、支气管哮喘、颅内高压、颅内损伤、急腹症未明确诊断者。

(2) 不良反应:眩晕、恶心呕吐、直立性低血压、尿潴留、多汗、心动过速。

(3) 药物间相互作用:本药可加剧静注硫酸镁后的中枢抑制作用;本药与西咪替丁合用可导致意识混乱、定向障碍、气喘;本药与 M 胆碱受体阻断剂(阿托品)合用时,加重便秘和尿潴留。

(4) 连续使用可出现低血压,两次使用间隔 4 h,使用后嘱患者卧床休息并监护生命体征,若出现呼吸深度或节律的改变,立即通知医师。

(5) 本药为麻醉药,不得滥用,加强保管。

(6) 长期使用的患者可出现成瘾性。

曲马多 Tramadol

[别名] 奇曼丁。

[药理] 非阿片类中枢镇痛剂。

[适应证] 急、慢性头痛、肿瘤、外伤等多种原因引起的中度或重度疼痛。

[常用制剂] 胶囊:50 mg。缓释剂:100 mg。注射剂:2 ml(50 mg), 2 ml(100 mg)。

　　[常用剂量]　口服、肌内或静脉注射：每次 50～100 mg，每日 3 次。最大剂量每日 400 mg。

　　[护理要点]

　　(1) 禁用于对本药过敏、乙醇（酒精）、安眠药、镇痛药引起的中枢神经系统药物急性中毒者。

　　(2) 不良反应：多汗、嗜睡、头晕；恶心呕吐、纳差；排尿困难。

　　(3) 药物间相互作用：与苯海拉明合用可增加中枢抑制作用；与苯丙羟香豆素、华法林合用可增加出血的危险；纳洛酮可消除本药的镇痛作用。

　　(4) 静脉注射速度不宜过快，以免引起心动过速和低血压。

　　(5) 本药有一定程度的耐受性和成瘾性，故不宜用于轻度疼痛和长期使用。

　　(6) 用药期间不可饮酒，勿从事危险性工作。

第十二节　解热镇痛药

安乃近　Metamizole Sodium

　　[药理]　为氨基比林与亚硫酸钠相结合的化合物，有解热镇痛作用。

　　[适应证]　主要用于退热，亦可用于头痛、偏头痛、痛经、牙痛、肌肉痛、风湿性神经痛。

　　[常用制剂]　片剂：0.25 g，0.5 g。注射剂：1 ml(0.25 g)，2 ml(0.5 g)。

　　[常用剂量]　口服：每次 0.25～0.5 g，每日 3 次。肌内注射：每次 0.25～0.5 g。

　　[护理要点]

　　(1) 禁用于对吡唑酮类药物有过敏史者及血液疾病或骨髓抑制者。

　　(2) 不良反应：粒细胞缺乏、血小板减少、药疹、过敏性休克、大汗、血压下降。

　　(3) 药物间相互作用：与钙通道阻滞剂合用时，胃肠道出血危险性增加；与保钾利尿剂合用时，后者利尿作用降低，可能出现高钾血症和中毒性肾损害。

　　(4) 不得与其他药物混合注射，不宜长期使用。

　　(5) 严格控制剂量，定期检查血象，一旦发生粒细胞减少，应立即停药。

　　(6) 注射后观察有无大汗淋漓及虚脱症状。

第十三节　抗癫痫及惊厥药

苯巴比妥　Phenobarbital

　　[别名]　鲁米那。

　　[药理]　长效巴比妥类药物，具有镇静、催眠、抗惊厥、抗癫痫的作用。

　　[适应证]　用于镇静、催眠、抗惊厥，亦可用于癫痫大发作、局限性发作及癫痫持续状态，麻醉前给药。

　　[常用制剂]　片剂：15 mg，30 mg，100 mg。注射剂：50 mg，100 mg。

　　[常用剂量]　镇静、抗癫痫：口服，每次 15～30 mg，每日 3 次。催眠：口服，每次 50～100 mg，睡前服。抗惊厥：肌内注射，每次 100～200 mg。抗癫痫：肌内注射，每次 100～

200 mg,必要时可重复,24 h 总量可达 400 mg。麻醉前用药:术前 0.5～1 h 肌内注射,一次 100～200 mg。

[护理要点]

(1) 禁用于对巴比妥类药物过敏、卟啉病、严重肝肾功能不全、严重肺功能不全、支气管哮喘、呼吸抑制的患者。

(2) 不良反应:失眠、头痛、焦虑、震颤、惊厥;低血压、心动过缓;恶心呕吐;血小板减少及过敏反应等。

(3) 药物间相互作用:本药与解热镇配伍应用可增加镇静作用;可降低卡马西平的血药浓度;大剂量甲酰四氢叶酸可拮抗本药的抗癫痫作用。

(4) 观察患者有无共济失调、言语不清、激动、眼球震颤、精神错乱等慢性中毒症状,并及时与医师联系。

(5) 长期用药患者不可骤停,以免引起癫痫发作。

(6) 静注时速度不宜过快,不宜超过 60 mg/min,以免引起呼吸抑制。

(7) 静注时应选择粗、直静脉,避免外渗,引起组织损伤,肌内注射时选用大肌肉深部注射。

(8) 本药不可与酸性药物配伍。

(9) 中毒解救:口服未满 3 h 可用生理盐水洗胃。不可用硫酸镁导泻。

(10) 用药后避免饮酒,否则能影响判断力与能力。

苯妥英钠　Phenytoin Sodiun

[别名]　大仑丁。

[药理]　为乙丙酰脲类抗癫痫药。

[适应证]　癫痫大发作、精神运动性大发作、室性心律失常、强心苷中毒引起的室性心动过速。

[常用制剂]　片剂:50 mg, 100 mg。注射剂:0.1 g, 0.25 g。

[常用剂量]　口服:每次 50～100 mg,每日 2～3 次;极量:每次 300 mg,每日 500 mg。静注:0.125～0.25 g 稀释后使用,速度小于 25～50 mg/min。

[护理要点]

(1) 禁用于对本药过敏、低血压、心动过缓、房室传导阻滞、阿-斯综合征等患者。

(2) 不良反应:①中枢神经系统:眼球震颤、共济失调、神志模糊。②消化系统:恶心呕吐、便秘、齿龈增生。③血液系统:血小板减少、再生障碍性贫血。④心血管系统:心动过缓、低血压。⑤其他:剥脱性皮炎等。

(3) 药物间相互作用:与抗凝药、磺胺类、西咪替丁等合用可增加本药的效果和毒性;与利多卡因合用可加强心脏抑制作用。

(4) 本药不能与酸性药物配伍。

(5) 静注速度不宜过快,应小于 50 mg/min,以免房室传导阻滞。

(6) 注射时加强监护心电图、血压的变化,如出现 P‐R 间期延长、眩晕、出汗等症状,应立即停药,监护至恢复正常为止,注射后 1 h 内不得下床。

(7) 静脉注射时勿外渗,否则可致局部坏死。

(8) 长期使用的患者应观察有无中枢神经系统中毒症状,并定时复查肝功能。

(9) 停药需逐渐停药,须 1～3 个月,不可骤然停药,以免癫痫发作加剧。

第十四节　止　酸　药

雷尼替丁　Ranitidine

[药理]　选择性 H_2 受体拮抗剂。抑制胃酸分泌,抑制胃蛋白酶分泌。

[适应证]　胃及十二指肠溃疡、上消化道出血、反流性食管炎、胃泌素瘤、卓-艾综合征。

[常用制剂]　片剂:150 mg。注射剂:2 ml(50 mg)。

[常用剂量]　口服:每次 75～150 mg,每日 2 次。肌内注射或静注:每次 50 mg,每 12 h 1 次。静滴:以 25 mg/h 的速度静滴,每日 150～300 mg。

[护理要点]

(1) 禁用于对 H_2 受体拮抗剂过敏者、8 岁以下儿童、乳母、孕妇。

(2) 不良反应:无力、头痛、眩晕;心动过缓;腹泻、口干、白细胞减少。

(3) 药物间相互作用:与苯妥英钠合用,可增加后者的血药浓度。

(4) 静注速度要慢,否则引起血压下降、心律失常、呼吸骤停。

(5) 肝肾功能不良及老年人注意观察肌酐清除率。

(6) 长期使用可影响维生素 B_{12} 吸收,故应补充之。

(7) 本药不得与克林霉素、氯霉素、阿托品等药物配伍。

奥美拉唑　Omeprazole

[别名]　奥克,洛赛克。

[药理]　质子泵抑制剂。作用于胃酸分泌的最后环节,明显减少胃酸分泌。

[适应证]　胃及十二指肠溃疡、上消化道出血、返流性食管炎、卓-艾综合征。

[常用制剂]　胶囊剂:20 mg。注射剂:40 mg,附溶媒。

[常用剂量]　口服:每次 20～40 mg,每日 1～2 次。静注或静滴:每次 40 mg,用所附溶媒稀释,每日 1～2 次。

[护理要点]

(1) 禁用于对本药过敏者。

(2) 不良反应:口干、恶心、腹胀;感觉异常、皮疹。

(3) 药物间相互作用:本药的抑酸作用可影响铁剂的吸收。

(4) 溶解时应用专用溶媒,配置后在 4 h 内用完。

(5) 速度不宜过快,推注时 10 ml 不少于 2.5 min,静滴时 100 ml 不少于 20 min。

第十五节　解　痉　药

阿托品　Atropine

[药理]　M 胆碱受体阻滞剂,具有松弛内脏平滑肌及扩瞳的作用。

[适应证]　内脏绞痛、有机磷农药中毒、散瞳、阿-斯综合征、感染性休克、麻醉前给药。

[常用制剂]　片剂:0.3 mg。注射剂:1 ml(0.5 mg),1 ml(5 mg),2 ml(10 mg)。滴眼剂:0.5%~3%。

[常用剂量]　口服:每次 0.3~0.5 mg,每日 3 次。极量:每次 1 mg,每日 3 mg。皮下注射:每次 0.5~1 mg。有机磷农药中毒:皮下或静脉注射,每次 1~10 mg,每 20 min 1 次,直至阿托品化。

[护理要点]

(1) 禁用于对颠茄类生物碱过敏、青光眼、充血性心力衰竭、前列腺增生导致的膀胱梗阻、腮腺炎、胃肠阻塞性疾病、虹膜粘连、肠粘连的患者。

(2) 不良反应:眩晕、头痛、便秘、少汗、皮肤潮红、视力模糊、排尿困难,过量可出现中枢神经兴奋症状,重则转为抑制、昏迷、呼吸麻痹。

(3) 药物的相互作用:与异烟肼合用,本药的抗胆碱作用增强;本药抑制胃肠蠕动,增加镁离子吸收,故本药中毒忌用硫酸镁导泻;氯丙嗪可增加其不良反应。

(4) 静脉注射速度要慢,观察有无过量及中毒症状,如有异常及时抢救。对心脏有疾病的患者要加强监护。

(5) 对老年人要观察有无便秘,对前列腺增生的患者要观察尿量。

(6) 滴眼时要压迫内眦,以免流入鼻内。

山莨菪碱　Anisodamine

[别名]　654-2。

[药理]　M胆碱受体阻滞剂。松弛血管平滑肌,解除血管痉挛,抑制腺体分泌和扩瞳作用较弱。

[适应证]　感染性休克、有机磷中毒、平滑肌痉挛、血管痉挛引起的循环衰竭、突发性耳聋、眩晕症、各种神经痛。

[常用制剂]　片剂:5 mg,10 mg。注射剂:1 ml(5 mg),1 ml(10 mg),1 ml(20 mg)。

[常用剂量]　口服:每次 5~10 mg,每日 3 次。肌内注射:每次 5~10 mg,每日 1~2 次。静注:每次 10~20 mg,稀释后静注。静滴:每次 30~40 mg,稀释后静滴。

[护理要点]

(1) 禁用于颅内压增高、脑出血急性期、青光眼患者。

(2) 不良反应:口干、面红、轻度扩瞳,偶有排尿困难,用量过大出现阿托品中毒症状。

(3) 药物间相互作用:本药与哌替啶合用可增强抗胆碱作用;本药可抵消西沙必利的胃肠道动力作用。

(4) 若出现排尿困难,可用新斯的明对抗。

(5) 其他监护同阿托品。

第十六节　止　吐　药

甲氧氯普胺　Metoclopramide

[别名]　灭吐灵,胃复安。

[药理]　多巴胺受体阻滞剂。有强大的中枢镇吐作用和胃肠道兴奋作用。

［适应证］　胃肠道功能失调引起的食欲不振、消化不良，多种原因引起的呕吐；产妇催乳及胆道疾病和慢性胰腺炎的辅助治疗。

［常用制剂］　片剂：5 mg。注射剂：1 ml(10 mg)。

［常用剂量］　口服：每次 5～10 mg，每日 10～30 mg，饭前 30 min 服用。肌内注射或静注：每次 10～20 mg。

［护理要点］

(1) 禁用于嗜铬细胞瘤、癫痫、胃肠道出血、机械性梗阻或穿孔、抗精神病药致的迟发性运动神经障碍、进行放射治疗和化学治疗的乳腺癌患者。

(2) 不良反应：头晕、烦躁不安、乏力、眩晕、直立性低血压。大剂量使用可出现锥体外系症状：帕金森综合征、肌震颤、阵发性眼向上注视。

(3) 药物间相互作用：耳聋性药物禁忌与本药联用。

(4) 静脉注射速度要慢，以免增加不良反应，观察有无锥体外系症状发生。

(5) 本药遇光后易变成黄色或黄棕色，毒性可增加，应弃去。

第十七节　肝胆胰疾病用药

奥曲肽　Octreotide

［别名］　善得定，生长抑素八肽。

［药理］　人工合成生长抑素类似药。除了抑制生长抑素，还具有广泛的抑制内分泌和外分泌的作用。

［适应证］　门脉高压引起的食管静脉曲张破裂出血、应激性溃疡及消化道出血、重症胰腺炎、胰腺损伤、突眼性甲状腺肿、肢端肥大症、胃肠道瘘管，缓解由胃、肠及胰内分泌肿瘤引起的症状。

［常用制剂］　注射剂：1 ml(0.05 mg)，1 ml(0.1 mg)。

［常用剂量］　皮下注射：每次 0.1 mg，每日 3 次。静脉注射：0.1 mg 稀释后静注。静脉滴注：以 25 μg/h 的速度静滴，维持 24 h。

［护理要点］

(1) 禁用于对本药过敏者、孕妇、乳母及儿童。

(2) 不良反应：注射部位红、肿、疼痛；恶心呕吐；痉挛性腹痛；长期使用可引起肝胆功能失调。

(3) 药物间相互作用：本药与酮康唑合用产生协同作用，可降低泌尿系统皮质醇的分泌。

(4) 本药应在 2～8 ℃下保存。

(5) 避免在同一部位重复注射本药。

(6) 两餐之间或卧床休息时注射本药可减少胃肠道不良反应。

(7) 严格控制滴速，不可滴注过快，以 25 μg/h 的速度静滴，维持 24 h。

(8) 注射时使药液温度与室温相近，可减少不良反应的发生。

(9) 对口服降糖药或注射胰岛素的患者应用本药，可增加低血糖的程度，应密切观测血糖及调整降糖药的剂量。

生长抑素　Somatostatin

［别名］　施他宁。

［药理］　同奥曲肽。

［适应证］　上消化道出血,预防治疗胰腺炎、糖尿病酸中毒辅助治疗。

［常用制剂］　注射剂:0.25 mg, 0.3 mg,附溶媒。

［常用剂量］　每次 0.25 mg,缓慢静注,再以 0.25 mg/h 的速度静滴。

［护理要点］

(1) 禁用于对本药过敏、动脉性出血者、孕妇及乳母。

(2) 不良反应:恶心、眩晕、面部潮红。

(3) 注射时不可与其他药物配伍。

(4) 控制滴速,如超过 50 μg/min,可出现恶心呕吐。

(5) 对以胰岛素治疗的糖尿病患者,应监测血糖,以免血糖水平下降。

第十八节　止血及溶栓药

一、止血药

酚磺乙胺　Etamsylate

［别名］　止血敏。

［药理］　降低毛细血管通透性,使血管收缩,出血时间缩短,增加血小板聚集和黏附性,促使凝血活性物质释放,缩短凝血时间。

［适应证］　预防手术前后的出血及止血,各种血管因素引起的出血。

［常用制剂］　片剂:0.25 mg。注射剂:2 ml(0.25 g), 2 ml(0.5 g), 5 ml(1 g)。

［常用剂量］　口服:每次 0.5～1.0 g,每日 3 次。肌内注射或静脉注射:每次 0.25～0.5 g,总量:每日 0.5～1.5 g。静滴:每次 0.25～0.75 g,每日 2 次。

［护理要点］

(1) 不良反应:恶心、头痛、皮疹。

(2) 药物间相互作用:氨基乙酸含右旋糖酐,可抑制血小板聚集而拮抗本药,故不宜合用。

(3) 本药不得与碱性药物配伍:巴比妥类、氯丙嗪、异丙嗪、碳酸氢钠、地塞米松、磷酸钠等。

(4) 高分子血浆扩充剂应在使用本药之后使用。

氨甲苯酸　Aminomethyl benzoic Acid

［别名］　PAMBA,止血芳酸,抗血纤溶芳酸。

［药理］　抑制纤维蛋白溶解酶原的激活酶,阻止纤维蛋白溶解酶原激活为纤维蛋白溶解酶,从而抑制纤维蛋白的降解,起到止血作用。

［适应证］　消化道出血、产科出血等纤溶亢进引起的出血。

［常用制剂］　片剂:0.25 g。注射剂:5 ml(0.05 g), 10 ml(0.1 g)。

［常用剂量］　口服:每次 0.25～0.5 g,每日 2～3 次。静脉滴注:每次 0.1～0.3 g,最大

量:每日 0.6 g。

[护理要点]

(1) 禁用于有血栓形成倾向或有血栓史者。

(2) 不良反应:头晕、头痛、腹部不适。

(3) 不能与溶栓剂、血液同时使用。

(4) 用量过大可促使血栓形成,并可诱发心肌梗死,因此要加强对高血压及心脏病患者的监护。

垂体后叶素　Pituitrin

[别名]　脑垂体后叶素。

[药理]　主要含缩宫素和加压素,收缩子宫平滑肌,收缩毛细血管小动脉和小静脉。

[适应证]　肺及消化道出血、产后出血、产后复旧不全。

[常用制剂]　注射剂:1 ml(5 U),1 ml(10 U)。

[常用剂量]　肺及上消化道出血:每次 5～10 U。稀释后缓慢静滴或静注。极量:每次 20 U,0.1～0.4 U/min。

[护理要点]

(1) 禁用于高血压、冠心病、心力衰竭、肺源性心脏病、对本药过敏、胎位不正、骨盆过狭、产道阻碍、既往有剖宫产史者。

(2) 不良反应:血压升高、尿量减少、胸闷、心绞痛、恶心、腹痛、过敏性休克。

(3) 本药不可与地塞米松、维生素 K_3、乳酸钠等药物配伍。

(4) 密切观察患者有无过敏反应及冠状动脉缺血症状。

(5) 控制滴速,一般为每分钟 20 滴。滴注过快可引起腹痛或腹泻。

蛇凝血素酶　Hemocoagulase

[别名]　立止血。

[药理]　具有类凝血酶样及类凝血激酶样作用。

[适应证]　治疗和防治各种原因引起的出血。

[常用制剂]　注射剂:1 KU。

[常用剂量]　皮下、肌内、静注或静滴:每次 1～2 KU,每日<8 KU。

[护理要点]

(1) 禁用于 DIC 导致的出血、有血栓形成或栓塞史者。

(2) 不良反应:过敏反应、大剂量使用可引起纤维蛋白酶原下降、血黏稠度下降。

(3) 用药期间注意观察患者出凝血时间的变化。

二、抗凝血酶及溶栓药

肝素钠　Heparin Sodium

[药理]　激活凝血因子Ⅲ而发挥抗凝作用,影响凝血过程的各个环节。

[适应证]　DIC、预防凝血过程和扩展、急性心肌梗死的辅助治疗,也可用作体外抗凝剂。

[常用制剂]　2 ml(1 000 U),2 ml(5 000 U),2 ml(12 500 U)。

[常用剂量]　皮下注射或静注:每次 5 000 U,每日 1～3 次,稀释后使用。静滴:每次 1

万～2万U,稀释为5万U/100 ml的液体,以20～30滴/min的速度静滴。

[护理要点]

(1) 禁用于对本药过敏、不能控制的活动性出血、有出血倾向和凝血机制障碍、活动性结核、黄疸、重症高血压、亚急性感染性心内膜炎、严重肝肾功能不全。

(2) 不良反应:自发性出血;荨麻疹、哮喘的过敏反应;局部血肿,长期使用可引起骨质疏松及血栓。

(3) 药物的相互作用:本药与香豆素及其衍生物合用,可导致因严重的凝血因子Ⅸ缺乏而引起出血;本药与阿司匹林非甾体抗炎药合用可诱发胃肠道溃疡出血。

(4) 密切观察患者的肝肾功能变化及有无出血倾向。

(5) 皮下注射时应深入脂肪层,一般浅层皮下注射易导致血肿,推荐深皮下注射法。注射部位为腹壁及髂嵴上的脂肪层,用1 ml OT注射器抽准剂量,更换抽药针头,用乙醇消毒皮肤后在离开肚脐5 cm处,在没有瘢痕的腹白线处,提起一块腹壁,以90°角穿刺入脂肪层内,固定好针头,慢慢推注,注射后迅速拔针,轻压1 min,不可按摩。如此更换注射部位,可避免损伤、出血,并能延长作用时间。

(6) 用药之后检查血小板及凝血时间并定期检查。

(7) 如注射本药过量可用鱼精蛋白对抗。

(8) 指导患者在用药期间避免用阿司匹林、抗组胺类药物。

链激酶　Streptokinase

[别名]　溶栓酶。

[药理]　外源性纤溶系统激动剂。

[适应证]　治疗各种血栓性疾病,如心肌梗死、深静脉及周围静脉血栓栓塞、急性肺栓塞等。

[常用制剂]　注射剂:10万U,15万U,20万U,30万U,50万U,75万U;150万U。

[常用剂量]　肺栓塞、深静脉栓塞:初始剂量:25万U溶于5％葡萄糖注射液或生理盐水中30～45 min滴完,然后以10万U稀释后维持48 h。心肌梗死:一次性将150万U溶于5％葡萄糖注射液或生理盐水中,于30～60 min滴完,之后以3 000 U/min,维持15～150 min。

[护理要点]

(1) 禁用于对本药过敏、任何部位活动性出血、链球菌感染、亚急性心内膜炎、凝血功能障碍、颅内肿瘤等患者。

(2) 不良反应:出血、注射部位血肿;发热、寒战、头痛、低血压;血栓脱落、静脉炎、背部疼痛。

(3) 本药未溶解前应置于2～8℃以下,避光。溶解时不可剧烈振荡,以免降低活性,溶液在5℃时可保持12 h,室温下要及时应用。

(4) 给药前30 min先肌内注射异丙嗪25 mg,可预防不良反应的发生。

(5) 观察有无出血倾向,如有严重出血,可用10％ 6-氨基乙酸20～50 ml对抗。

(6) 用药后避免损伤性操作。

尿激酶　Urokinase

[药理]　纤溶酶原激活剂。可直接使纤维蛋白溶解酶转变为纤溶酶,从而溶解血栓。

[适应证] 急性心肌梗死、急性脑血栓、脑栓塞、肢体周围动静脉血栓、中央视网膜血管栓塞、外周性组织水肿、血肿。

[常用制剂] 注射剂:10万U,20万U,50万U,100万U。

[常用剂量] 急性脑血栓和脑栓塞:2万~4万U溶解于5%葡萄糖盐水溶液或右旋糖酐40注射液500 ml,7~10 d一疗程。急性心肌梗死:50万~150万U溶解于5%葡萄糖注射液50~100 ml中,于30~60 min滴入。肺栓塞:4 000 U/kg于30~60 min滴入,继以400 U/(kg·h)速度慢滴维持24~48 h。

[护理要点]

(1) 禁用于近14 d内有活动性出血、手术、活检、心肺复苏、严重高血压、出血性脑卒中、出血性疾病或出血倾向、糖尿病合并视网膜病变的患者。

(2) 不良反应:出血、过敏反应、栓子脱落、再栓塞、头痛、骨骼肌痛、发热、胃肠反应等。

(3) 药物间相互作用:本药与肝素合用时活性受抑制,可采取间隔2~3 h交替给药的方式避免。

(4) 同链激酶护理要点(3)、(4)、(5)。

(5) 如用药期间出现发热,不可用阿司匹林或有抗血小板作用的退热药。

(6) 使用前先测定凝血酶原时间,以监测凝血功能。

巴曲酶 Batroxbin

[别名] 东菱克栓酶。

[药理] 纤维蛋白酶样蛋白水解酶,选择性分解纤维蛋白原,抑制血栓形成。

[适应证] 急性缺血性脑血管疾病、突发性耳聋、慢性动脉闭塞症及振动病患者的末梢循环障碍。

[常用制剂] 1 ml(10 BU); 0.5 ml(5 BU)。

[常用剂量] 静注:首剂10 BU用生理盐水100~250 ml稀释后1~1.5 h滴完,维持量5 BU。

[护理要点]

(1) 禁用于有出血史及有出血倾向、对本药过敏、MOF、伴有严重心肝肾功能损伤、手术后7 d患者及乳母、儿童。

(2) 不良反应:头痛、头晕、恶心、腹泻、荨麻疹、皮疹,偶有心绞痛发生,可有注射部位刺激症。

(3) 观察有无出血倾向,定期测定凝血酶原时间。

(4) 用药后避免损伤性操作。

(5) 本药为溶解时应保存在5℃以下,但避免结冰,现冲现用,放置时间不可超过2 h。

第十九节 扩充血容量及调节水、电解质、酸碱平衡药

右旋糖酐40 Dextran 40

[别名] 低分子右旋糖酐。

[药理] 提高血浆胶体渗透压,促进红细胞和血小板聚集,改善微循环,有渗透性利尿

作用。

[适应证]　休克、失血性疾病、创伤、早期预防 DIC、体外循环以代替部分血液、血栓性疾病、肢体再植和血管外科手术改善血液循环。

[常用制剂]　注射剂:100 ml(10 g)，500 ml(30 g)，500 ml(50 g)。

[常用剂量]　静滴:每日 250～500 ml。

[护理要点]

(1) 禁用于对本药过敏、充血性心力衰竭、出血性疾病的患者。

(2) 不良反应:过敏反应:皮肤瘙痒、荨麻疹、哮喘、血压下降，偶有过敏性休克的发生;发热、关节疼痛;出血，大剂量可出现出血及凝血时间延长。

(3) 本药不得与维生素 C、维生素 B_{12} 混合使用。

(4) 首次使用时速度要慢，严密观察 30 min，如有过敏性休克，及时停药，观察血压、脉搏、尿量的变化。

(5) 监测血容量情况，观察有无呼吸急促、哮鸣音、咳嗽、脉率增快、胸部压迫等循环超负荷症状。

(6) 使用本药后配血，可干扰 Rh、血型、血交叉试验，如需输血者应在用药前采取血标本。

(7) 每次用量小于 1 500 ml，以免引起出血倾向。

(8) 本药应保存在 25 ℃，如温度过低、存放时间过长，有结晶析出，加热可溶之。

羟乙基淀粉　Hydroxyethyl Starch

[别名]　706 代血浆，贺斯。

[药理]　血容量扩充剂。提高血浆胶体渗透压，降低血液黏稠度，改善微循环。

[适应证]　各种原因引起的血容量不足、血栓闭塞性疾病及各种原因导致的微循环障碍的辅助治疗。

[常用制剂]　注射剂:500 ml(30 mg)。

[常用剂量]　静滴:每日 500～1 000 ml，最大不超过 1 500 ml。

[护理要点]

(1) 禁用于有严重出血倾向、充血性心力衰竭、肾功能衰竭、尿少或无尿、血容量不低的休克患者。

(2) 不良反应:偶有过敏反应;发热、寒战;流感样症状、下肢水肿，大剂量输入可出现自发性出血。

(3) 药物间相互作用:本药与庆大霉素、卡那霉素合用时会增加肾毒性。

(4) 使用前仔细检查，液体如有混浊、沉淀，或有菌落、变色，则不可使用。

(5) 注射剂应一次性用完，如未用完应弃去，不可再次使用。

(6) 使用时溶液应保存在 37 ℃左右。

(7) 观察有无循环超负荷症状，老年人使用时特别注意观察出入量，如有异常，及时与医师联系。

碳酸氢钠　Sodium Bicarbonate

[别名]　小苏打。

［药理］　易吸收性抗酸药。作用快,弱而短暂,遇酸发生中和作用。

［适应证］　代谢性酸中毒、碱化尿液、胃酸过多、某些药物中毒时洗胃液。

［常用制剂］　片剂:0.3 g, 0.25 g, 0.5 g。注射剂:10 ml(0.5 g), 100 ml(5 g), 250 mg (12.5 g)。

［常用剂量］　口服:每次 0.3～2 g,每日 3 次。静滴:每次 100～250 mg,按二氧化碳结合力计算。

［护理要点］

(1) 禁用于低氯性疾病、心脏病、高血压、消化性溃疡、吞食强酸中毒洗胃的患者。

(2) 不良反应:①消化系统:腹胀、食欲减退、恶心呕吐。②泌尿系统:尿频、尿急、肾及输尿管结石。③心血管系统:大量静脉给药可出现心律失常。④其他:水肿、代谢性碱中毒、电解质失调。

(3) 药物的相互作用:与肾上腺皮质激素、雄激素合用时易发生高钠血症和水肿;本药可增加左旋多巴的口服吸收率。

(4) 口服时粉剂应融于温水中,不可用沸水溶解,不可与奶同服。

(5) 服用本药 1～2 h 内不宜服用任何药物。

(6) 服用时间不宜超过 2 周。

(7) 用于碱化尿液时应定期监测尿液。

(8) 用于代谢性酸中毒时应监护 pH 及 PCO_2,观察有无碱中毒症状出现。

氯化钾　Potassium Chloride

［别名］　补达秀。

［药理］　补钾药。维持细胞内渗透压。

［适应证］　预防和治疗低钾血症、洋地黄中毒引起的频发多源性早搏或快速心律失常。

［常用制剂］　片剂:0.25 g, 0.5 g。注射剂:10 ml(1 g), 10 ml(1.5 g)。

［常用剂量］　口服:每次 0.5～1 g,每日 2～4 次。静滴:每次 1～1.5 g,稀释后缓慢静滴,浓度小于 0.3%。

［护理要点］

(1) 禁用于高钾血症、肾功能严重减退(无尿或少尿)、严重脱水者。

(2) 不良反应:胃肠道刺激症状:口干、呕吐、腹痛;注射部位静脉疼痛;过量可出现乏力、手足、口唇麻木,意识模糊;呼吸困难、心率减慢、心律失常、传导阻滞、心搏骤停。

(3) 药物间相互作用:合用库存血、含钾药物和保钾利尿药物,发生高钾血症的机会增多,尤其是有肾功能损害者。

(4) 定期测血钾,观察有无高血钾症状出现,及时与医师联系。

(5) 静脉补液浓度小于 0.3%,速度不可超过 2 mmol/h。

(6) 滴注时应选用粗直静脉,可减少刺激症状,如有外渗及时停药,给予冷敷。

(7) 观察患者尿量变化,如尿少应及时停药,尿量大于 30 ml/h 再补钾。

(8) 口服本药刺激性大,可用水或果汁溶解后与饭同服。

第二十节　脱水及利尿药

呋塞米　Furosemide

［别名］　速尿。

［药理］　为速效、强效磺胺类利尿药。

［适应证］　水肿性疾病、高血压、高血钾、高钙血症、急性药物中毒，预防急性肾功能衰竭。

［常用制剂］　片剂：20 mg。注射剂：2 ml(20 mg)。

［常用剂量］　口服：每次 20～40 mg，每日 1 次。肌内注射或静注：每次 20～40 mg，每日 1～3 次。静滴：200～400 mg 稀释后静滴，速度小于 4 mg/min。

［护理要点］

(1) 禁用于孕妇及对磺胺类药物过敏者。

(2) 不良反应：①代谢、内分泌系统：水及电解质失调、直立性低血压、休克、低血钾、低血氯、低血钠、低钙血症。②消化系统：恶心呕吐、腹泻、腹痛。③泌尿生殖系统：高尿酸血症、肾结石。④血液系统：粒细胞减少、血小板减少性紫癜、骨髓抑制。⑤神经精神系统：头晕、头痛。⑥感觉系统：听力障碍、视物模糊。

(3) 药物间相互作用：本药与多巴胺合用可加强利尿效果，与抗组胺药物合用耳毒性增加，与碳酸氢钠合用发生低氯性碱中毒机会增加。

(4) 静注速度要慢，大剂量静脉注射不超过 4 mg/min，并监测患者血压、心率的变化。

(5) 长期大剂量使用的患者应注意观察有无乏力、呕吐等缺钾症状，并指导患者补充钾盐或食用含钾量较高的食物。

(6) 观察有无耳中毒现象，如耳鸣、听力下降等，如有发现及时停药。

(7) 本药可致高血糖，对糖尿病患者应注意观察血糖的变化。

(8) 大剂量使用观察患者有无脱水或直立性低血压症状。

甘露醇　Mannitol

［药理］　脱水药、渗透性利尿药。提高血浆胶体渗透压，导致组织脱水和利尿。

［适应证］　脑水肿、青光眼，预防各种原因引起的急性肾小管坏死，防治急性少尿症。

［常用制剂］　250 ml(50 g)。

［常用剂量］　口服：术前 4～8 h 将 10% 溶液 1 000 ml 于 30 min 内服完，用于肠道准备。静滴：1～2 g/kg。

［护理要点］

(1) 禁用于尿闭、急性充血性心力衰竭、肺水肿、活动性颅内出血、严重脱水患者及孕妇。

(2) 不良反应：水及电解质紊乱、充血性心力衰竭、头痛、颤抖、血小板减少、肾病及尿酸尿。

(3) 药物的相互作用：本药与洋地黄类药物合用可增加后者的毒副作用。

(4) 使用前仔细检查有无结晶，如有结晶应在热水中振荡，使晶充分溶解后使用。

(5) 滴注速度应控制在 10 ml/min。

（6）应选择粗直的静脉，勿穿破静脉使药物渗出，以免引起组织坏死。

（7）用药前仔细观察电解质、尿量、肾功能、CVP的变化，预防因短时间内突然快速输入大量液体使循环血量增加，引起急性肺水肿。

（8）忌与其他药物混合配伍。

甘果糖

[别名] 甘油果糖。

[药理] 甘油、果糖、氯化钠的复合溶液，具有高渗性利尿作用。

[适应证] 颅内高压、脑水肿、青光眼等。

[常用制剂] 250 ml，500 ml。

[常用剂量] 每次250～500 ml，每日1～2次。

[护理要点]

（1）禁用于遗传性果糖不耐受、对本药过敏、严重脱水、高钠血症患者。

（2）不良反应：较少，偶有皮疹、恶心、口干、溶血。

（3）应选择粗直的静脉，勿穿破静脉使药物渗出，以免引起组织坏死。

（4）观察有无电解质紊乱的现象。

（5）本药含有生理盐水，使用时要限制患者的钠盐摄入。

第二十一节 抗变态反应药

异丙嗪 Promethazine

[别名] 非那根。

[药理] 酚噻类抗组胺药。有明显的中枢安定作用，能增强麻醉药、催眠药和局部麻醉药的作用，并能降低体温。

[适应证] 皮肤黏膜过敏、晕动病、人工冬眠、麻醉后呕吐、全麻辅助用药。

[常用制剂] 片剂：12.5 mg，25 mg。注射剂：1 ml（25 mg），2 ml（50 mg）。

[常用剂量] 口服：每次12.5～25 mg，每日3～4次。肌内注射或静滴：每次25～50 mg。

[护理要点]

（1）禁用于对酚噻类过敏者、早产儿、新生儿。

（2）不良反应：嗜睡、反应迟钝、眩晕、光过敏；锥体外系症状；白细胞减少呼吸不规则；视力模糊、尿潴留。

（3）药物间相互作用：与中枢神经抑制药同用，可相互增强效果，用量要另行调整；碳酸氢钠等碱性药物可导致本药的作用增强，毒性增大。

（4）本药不得皮下注射，以免引起局部坏死，静脉注射时避免漏出血管外，肌内注射时应深部肌肉内注射，避免误入动脉，引起动脉痉挛，局部坏死。

（5）用药期间避免阳光直射皮肤。

（6）注射后可有眩晕等症状，应卧床休息。

（7）本药可抑制咳嗽反射，因而不宜用于呼吸道感染者。

第二十二节　激素类药

氢化可的松　Hydrocortisone

［别名］　皮质醇。

［药理］　短效糖皮质激素。具有抗炎、免疫抑制、抗毒、抗休克的作用。

［适应证］　肾上腺功能不全、类风湿关节炎、中毒性感染、过敏性疾病、肾病综合征、严重支气管哮喘。

［常用制剂］　片剂：4 mg，10 mg，20 mg。注射剂：2 ml（10 mg），5 ml（2.5 mg），10 ml（50 mg），20 ml（100 mg）。

［常用剂量］　口服：每日 20～80 mg。静滴：每次 50～200 mg，稀释后使用。

［护理要点］

（1）禁用于对糖皮质激素过敏，接种疫苗前后 2 周，病毒性皮肤病、角膜溃疡、新近胃肠吻合术，创伤修复期、骨折、肾上腺皮质功能亢进、严重骨质疏松，以及未能用抗菌药物控制的病毒、细菌、真菌感染的患者。

（2）不良反应：疲乏、头痛、眼球震颤；栓塞性脉管炎、心动过速；儿童生长抑制、血糖升高、肾上腺皮质功能减退；水、电解质失调；恶心、食欲亢进、胰腺炎、溃疡病出血及穿孔；痤疮、色素沉着；血小板减少、加重感染扩散、肥胖、水牛背、尿频、尿急。过量可出现焦虑、抑郁、水肿、胃肠痉挛、满月脸、红细胞增多、注射部位局部皮下及表皮萎缩。

（3）药物间相互作用：本药与氯霉素合用可增加糖皮质激素的药效；与非甾体抗炎药合用可增强消炎效应；与强心苷合用可增加强心效应和不良反应。

（4）停药时应逐渐减量，不宜骤停，以免复发或出现肾上腺皮质功能不足症状。

（5）长期使用可出现低钾、低钙、负氮平衡和肾上腺皮质功能抑制，应嘱患者补充钾和钙，高蛋白质饮食，并限制糖的摄入。

（6）注射时应更换注射部位，以免引起局部萎缩。

（7）定期检查电解质、血糖的变化。

（8）观察患者有无胃痛、黑便等症状。

地塞米松　Dexamethasone

［药理］　人工合成长效糖皮质激素类药物。有较强的抗炎、抗过敏作用。

［适应证］　各种严重细菌感染性疾病、支气管哮喘、变态反应性疾病、严重皮肤病、各种原因引起的眼部炎症、再生障碍性贫血、白血病、休克。

［常用制剂］　片剂：0.75 mg。注射剂：0.5 ml（2.5 mg），1 ml（5 mg），5 ml（25 mg）。

［常用剂量］　口服：每次 0.75～1.5 mg，每日 1～2 次。肌内注射或静注：每次 5～10 mg。

［护理要点］

（1）禁用于肾上腺皮质激素过敏、严重精神病史、活动性胃、十二指肠溃疡、全身性真菌感染、急性感染、结核病、水痘、阿米巴病、血栓性静脉炎、角膜溃疡、青光眼的患者及孕妇。

（2）不良反应：本药引起水钠潴留反应较少，大量服用易出现尿糖，垂体肾上腺皮质抑制较强，其余参见氢化可的松。

（3）药物间相互作用：制酸药可降低本药的吸收，其他作用参见氢化可的松。

（4）参见氢化可的松。

甲泼尼龙 Methylprednisolone

［别名］ 甲强龙，甲基强的松龙。

［药理］ 人工合成中效糖皮质激素类药物。抗炎作用为氢化可的松的 7 倍，水盐代谢作用较氢化可的松弱。

［适应证］ 同地塞米松。

［常用制剂］ 片剂：2 mg，4 mg。注射剂：1 ml(40 mg)。

［常用剂量］ 口服：0.5～1.7 mg/kg，每 6～12 h 1 次。静注或静滴：每次 40～80 mg。

［护理要点］

（1）禁忌证同地塞米松。

（2）不良反应：水钠潴留不良反应较氢化可的松弱，其余参见氢化可的松。

（3）本药在紫外线和荧光下易分解，稀释后立即使用。

（4）不得与其他药物配伍。

（5）参见氢化可的松。

第二十三节 降 血 糖 药

胰岛素 Insulin

［药理］ 增加葡萄糖的利用，促进葡萄糖原分解和糖异生，降低血糖。

［适应证］ 各类糖尿病、糖尿病合并症及糖尿病伴有严重感染、消耗性疾病，还可用于细胞内缺钾的极化治疗以防治心肌梗死等心肌病变、心律失常。

［常用制剂］ 10 ml(400 u)。

［常用剂量］ 可根据血糖调节，进行皮下注射或静脉滴注。

［护理要点］

（1）禁用于低血糖、肝硬化、溶血性黄疸、胰腺炎、肾炎、胰岛素细胞瘤患者。

（2）不良反应：过敏反应、胰岛素抵抗、注射部位脂肪萎缩，过量可出现低血糖反应。

（3）药物间相互作用：水杨酸盐、磺胺类药、氯喹、奎尼丁及抗肿瘤药可增强胰岛素降血糖作用；β受体阻滞药与本药合用可增加低血糖的危险，并可掩盖某些低血糖症状，延长低血糖时间。

（4）注射时观察患者有无冷汗、饥饿、颤抖、心动过速、视力障碍、体温下降、昏迷等血糖过低症状。

（5）皮下注射时应更换注射部位，以免引起脂肪萎缩。

（6）本药应在饭前 30 min 注射，避免进食过早或过晚。

（7）抽吸时剂量要正确，用 1 ml 注射器注射。

（8）皮下注射方法要正确，应注入脂肪层，避免误入血管。

（9）若同时使用 2 种制剂胰岛素，应先抽吸正规胰岛素再抽吸中效或长效胰岛素。

（10）本药应在 2～8 ℃储存，避免冷冻或过热，使用前 30 min 从冰箱内取出待用，因过冷的胰岛素能降低吸收率,易导致局部脂肪层萎缩。

(11) 本药用量应根据饮食、运动状态改变而调整。

第二十四节　解　毒　药

亚甲蓝　Methylthioninium Chloride

[别名]　美兰。

[药理]　氧化还原剂,能将高铁血红蛋白还原成血红蛋白。

[适应证]　亚硝酸盐、硝酸盐、苯胺、硝基苯等引起的高铁血红蛋白血症及氰化物中毒。

[常用制剂]　注射剂:2 ml(20 mg), 5 ml(50 mg), 10 ml(100 mg)。

[常用剂量]　高铁血红蛋白血症:1～2 mg/kg 稀释后静注。氰化物中毒:5～10 mg/kg 稀释后静注,最大剂量 20 mg/kg。

[护理要点]

(1) 禁用于肺水肿、6-磷酸葡萄糖脱氢酶缺乏症的患者。

(2) 不良反应:全身发蓝、头晕、呕吐、胸闷、腹痛,若剂量过大可出现头痛、血压下降、心律不齐、大汗淋漓等症状。

(3) 静注速度不宜过快,应大于 10～15 min。

(4) 本药不可做皮下或肌内注射,否则会引起局部坏死。

(5) 不宜与氢氧化钠、碘化物、还原剂等配伍。

氯解磷定　Pyralidoxime Chloride

[药理]　胆碱酯酶复活剂。能恢复胆碱酯酶的活性,加速有机磷酸酯的分解,减少有机磷酸酯类化合物与酶结合。

[适应证]　用于解救多种有机磷酸酯类杀虫剂的中毒,但对敌百虫、敌敌畏、乐果等中毒效果较差。

[常用制剂]　注射剂:2 ml(0.25 mg), 2 ml(0.5 mg), 5 ml(0.5 mg)。

[常用剂量]　肌内注射:每次 0.25～0.75 mg。

静脉注射:0.75～1 g 稀释后缓慢静注,以后缓慢滴注<0.5 g/h。

[护理要点]

(1) 不良反应:注射过快可出现视力模糊、头晕、头痛、血压升高、呼吸抑制、肌肉-神经传导阻滞、心律失常、凝血障碍。

(2) 药物间相互作用:吩噻嗪类药物有抗胆碱酯酶活性,禁与本药合用。

(3) 静脉注射时控制速度,如过快或剂量过大可引起癫痫样发作、呼吸抑制。

(4) 解救时避免应用麻醉性镇痛药,因可加重昏迷和呼吸抑制。

(吴晓蓉　赵建华)

第十一章
常用急诊实验室检查的护理配合

因内、外部致病因素而使机体发生组织破坏、器官功能障碍、损伤以及造成患者严重痛苦甚至危及生命的紧急情况都属于急诊范围。临床各科都有急症,包括急性外伤、急性中毒和理化因素损伤、休克、昏迷、高热、严重感染、大出血、急性器官功能衰竭、内分泌危象、窒息、心脏与呼吸骤停、心脑血管意外和危重病患者病情突然恶化等。急诊的核心是"急",即诊疗、急救、处理要迅速。急诊实验室检查也必须符合"急"的要求,以便及时为危急重病的快速诊断、病情观察和治疗监测等提供重要依据,也是提高危重病患者救治成功率的重要手段之一。

第一节　常用急诊实验室检查的内容与目的

常用急诊实验室检查可为临床提供有用信息,主要包括以下几个方面。

（一）内环境稳定数据　为判断机体总体功能状态是否正常的最基本条件,也是诊疗过程中实施抢救措施、发挥药物疗效的最基本保证。主要指标有血葡萄糖、血电解质、血浆渗透压、血高铁血红蛋白、血酸碱度以及动脉血氧分压或 PCO_2 等。

（二）主要脏器功能状态检查　对心、肺、肝和肾等脏器的功能进行监测不仅是危急、危重患者诊断的需要,也是保证抢救措施正确实施的重要手段。血乳酸脱氢酶（LDH）、肌酸激酶同工酶（CK）和肌钙蛋白（Tn）测定是诊断急性心肌梗死的最主要指标;动脉血气分析是判断呼吸功能障碍的主要依据,也有助于判断心功能状态。肝脏是人体最大的实质性腺体,对于肌体内蛋白质、糖类、脂肪、维生素的合成、分解和储存具有非常重要的作用,同时也是激素、药物和毒物灭活和中毒的主要场所。急诊常用肝功能检查主要指标包括:反映肝细胞损伤的丙氨酸转氨酶（ALT）、天冬氨酸转氨酶（AST）,反映肝脏间质炎症的血碱性磷酸酶（ALP）和 γ-谷氨酰转移酶,反映肝脏细胞蛋白质合成功能的血清白蛋白（ALB）和前白蛋白（PA）,反映肝脏解毒功能的血清胆碱酯酶（CHE）,反映胆色素代谢的血清胆红素（bilirubin）和尿胆红素、尿胆素等。肾脏是调节机体内环境稳定的最重要脏器,也是药物或代谢产物排泄的主要途径,其功能状态是决定抢救成功的重要条件,急诊肾功能检查主要项目有器官、血电解质、尿素氮（BUN）、肌酐（Crea）及尿常规检查等。

（三）应激反应情况　应激反应是机体的保护反应,绝大多数急诊患者可因致病因素的性质、刺激强度及机体所处状态的不同,而发生一系列应激性变化,如血白细胞升高、核左移、胞质内出现中毒颗粒等白细胞的质和量的变化,血中的急性相应物质升高,如 C 反应蛋白（CRP）增加等。

（四）病因、病原学诊断检查　急诊最重要的是抢救生命,保证有足够的时间进行救治。病因、病原学诊断虽然很重要,但应先进行抢救。在抢救过程中可通过体检和各种检查作出初步诊断,但也应有实验室检查的验证,如急性中毒等。确定诊断往往需要周密设计,安排检查顺序。有些可以在急救过程中进行检查,如血糖、脑脊液、出凝血机制检查和毒物分析等。

(五)备用和延续性检查　急诊检查应以"急"为主,在此同时还要考虑患者好转后进一步处理所需要检查的项目,因为有许多检查较为复杂,需要时间,不能较快地得到检查结果,如细菌培养、内分泌激素测定和免疫功能检查等。

第二节　急诊实验室检查护理配合的基本原则

急诊以"抢救"为中心,所有从事急诊一线的医护人员必须牢记一切要从"急"字出发,辅助检查也不能例外。急诊实验室检查的标本主要来自患者的血液、尿液、粪便及各种分泌物等,面对临床医师所开出的各种实验室检查项目,执行护士必须注意以下几个方面的问题,这是保证各项检查结果准确可靠的前提条件。

(1)要明确临床医师所开的各项实验室检查医嘱的目的,仔细核对检查申请单有关项目填写是否正确和符合要求,包括患者姓名、性别、年龄,标本类型和检查目的等。

(2)要根据患者疾病类型和病情的轻重缓急,确定各种实验室检查在疾病诊疗过程中的重要性和相应地位,按检查重要性依次有序给予执行,切勿无计划随意执行,同时要力争尽快采集关键标本并快速送检,以确保疾病的快速诊断。

(3)根据检查标本和目的不同,选择不同的标本采集、储存和送检方法,同时应考虑各项检查之间的互相配合,尽量避免一些标本尤其是血标本的重复多次采集,尽量做到不随意浪费标本。

(4)在采集标本时,应对患者或家属进行必要的解释,说明检查的必要性和重要性,尽量消除患者或家属对各种检查的顾虑,力争取得积极配合,对必须由患者自己或家属协助留取的一类标本,如患者的大便、小便和痰液等,应说明或示教标本的正确采集或留置方法,同时需再次核对检查单内容与患者是否相符、盛装标本容器标记是否准确无误等,切勿错采标本或错装标本。必要时有些标本还须标明采集时间。

(5)完成标本采集后,应立即送有关实验室检查,并及时将检验结果取回供临床医师参考,如动脉血血气分析等,对暂时不能送检的标本则必须按检查目的要求储存标本。

(6)在采集标本过程中,应严格按操作常规进行操作,做好消毒隔离工作,并要注意个人的防护,以防传染性疾病的传播或交叉感染。

(7)用于采集标本的各种器械应按疾病性质的不同,采取不同的消毒或废弃方式,严禁随意丢弃一次性医疗消耗品。

(8)临床上,不同急诊实验室检查项目有不同的标本采集、储存和送检方法,须严格按要求执行。

第三节　急诊血液检查

(一)检查范围和目的　血液标本分为全血、血浆和血清等,几乎所有急诊患者均需要采血检查,检查范围包括血常规、血葡萄糖(Glu)、血电解质、肝肾功能、心肌酶谱、血胆碱酯酶、血高铁血红蛋白、血淀粉酶（Amy）、血病原学及出凝血功能检查等，通过血液标本的实验室检查，有助于临床医师明确诊断，也有利于观察病情和疗效评估。

（二）血液标本的留取

1. **毛细血管采血** 毛细血管采血可满足用血量不超过 $200\,\mu l$ 的检验项目，如全血细胞计数、血细胞形态学、血液寄生虫学检查和快速检测血葡萄糖以及婴幼儿某些临床生化检验项目。毛细血管采血最好使用手指采血，也可由耳垂采血，婴幼儿可在足跟部采血，在采血过程中应避免用力挤压，以防组织液的干扰。

2. **静脉采血** 静脉血可用于绝大多数临床生化、血清免疫学、全血细胞计数和血细胞形态学、出血机制、血液寄生虫和病原微生物学检验、血液和组织配型等。临床采静脉血时，皮肤消毒用 75％乙醇、安尔碘等，个别特殊项目如甲状腺素（T_3、T_4）不用碘酒消毒，以免干扰实验结果。

3. **动脉采血** 动脉采血主要用于血气分析、乳酸测定。用含有干燥肝素钠注射器或用肝素溶液充满注射器死腔或针头，过多的肝素可使 pH 值降低及相关参数计算错误。注射器内不得有气泡，以减少对气体分压的影响。与静脉血相比，动脉血的乳酸浓度、氧分压、血氧饱和度和 PCO_2 不同，若用静脉血或动脉化毛细血管血测定，一定要注明。婴幼儿或儿童需血气测定时，可用动脉化毛细血管采血，用不超过 42 ℃ 的湿巾温热采血部位皮肤，使血液增加，血流加速，以达到动脉化。

（三）采血技巧和注意事项

1. **选择合适的采血器材** 采血用的注射器和盛血用的试管因材料不同，对某些检测结果有不同的影响。玻璃材料可加速血液凝固，凝血因子测定以用塑料注射器和塑料试管为好，但因血液不易凝固，血清分离时间延长而不利于临床快速生化检验。普通注射器采血因抽吸和转注，容易引起溶血，使血浆某些成分发生改变，如血钾、LDH 或 ALD 升高。

2. **选择合适的添加剂** 根据血标本检测目的的不同，一些检验需使用不同添加剂，应尽量避免添加剂对检测结果的影响。临床常用抗凝剂主要有以下几种类型。

（1）EDTA：可用于全血细胞计数、血细胞形态学观察等。

（2）枸橼酸钠：用于红细胞沉降率（血沉）、凝血因子测定。

（3）肝素钠钾：用于血气、血糖、血氨或血电解质等的快速测定。

3. **止血带或压脉器** 静脉压迫时间过长，引起瘀血、静脉扩张、水分转移、血液浓缩、氧耗增加、无氧酵解加强，导致血乳酸升高，pH 下降，钾、钙和肌酸激酶升高。因此，静脉取血技术要熟练，压脉带压迫时间以不超过 40 s 为宜，乳酸测定最好不用压脉带，或针头刺入静脉后立即解除压脉带。

4. **输液与采血** 应尽量避免输液时取血。输液不仅使血液稀释，而且输液用药物会干扰检测结果，特别是血葡萄糖和电解质，不得在同一输液的针管处或近心端采血，可在对侧手臂或足背静脉采血，但要注明采血时患者正在接受静脉输液和所用药物种类，供实验室和临床医师解读实验结果时参考。

5. **避免溶血** 红细胞某些成分与血浆不同，标本溶血可使血红细胞成分释放而干扰测定结果，应尽量避免人为因素造成的机械性溶血。因此，取血器材必须无菌、干燥、洁净，避免特别用力抽吸和推注，避免化学物或微生物污染，对有条件的医院建议使用真空采血管。

6. **真空采血系统** 真空采血系统采集血标本是近年来采用的一种新方法，带安全头盖的真空采血系统具有安全、简单、快捷、操作方便、准确可靠、经济有效的优点，缩短了采血时间，减少了医患双方感染机会,提高了检验质量。在具体操作过程中应做好以下几个方面的工作。

(1) 采血时管塞穿刺针向下倾斜 60°插入采血管安全帽,使其靠近采血管侧壁或倾斜试管,避免血液直冲管底造成机械震荡而发生溶血。

(2) 多管采集时抗凝标本应放在中间采集;先采集不抗凝的管,再采集带有其他特殊抗凝剂的管。采集完毕后应立即将有抗凝剂的采集管左右轻轻倒动 6~7 次,使血液和抗凝剂充分混合,同时要防止血细胞受剧烈震动而被破坏。

(3) 真空采血管内添加了不同种类、不同剂量的抗凝剂或促凝剂,管子的盖子用不同颜色做了标识。护士在采血时要认真查对检验项目,正确选用真空管。

(4) 正确使用软管采血针,穿刺针上的乳胶管可以防止滴血,采血时不能取下来,须从采血管胶塞中央进针。软管的容积为 0.4 ml,多管采集时酌情提前拔出穿刺针。采血完毕应先拔出穿刺针,如先拔管塞穿刺针会造成血液回流及血液浪费。

第四节　急诊尿液检查

(一) 尿液标本检查内容　尿液(urine)是肾脏功能活动的最终产物,其变化除反映泌尿素疏及其周围组织器官病变外,也能反映血液、循环、内分泌、代谢系统及肝、胆功能,反映局部或全身疾病情况,如水盐代谢、酸碱平衡、代谢终末排泄物、药物毒物的清除、激素灭活、红细胞生成、维生素 D 的转化等,为临床疾病诊断、治疗监测以及预后判断等提供重要的信息。

尿液检查内容主要包括外观检查、物理学检查、化学检查和尿沉渣检查四项基本内容。通过对尿液的外观和理化检查,可观察尿液物理性状和化学成分的变化,在尿液沉渣检查中能查到红细胞、白细胞、上皮细胞、管型、巨噬细胞、肿瘤细胞、细菌、酵母菌、精子以及由尿液沉析出来的各种结晶(包括药物结晶)等有形成分。

(二) 尿液标本种类

1. 化学定性和常规检验标本　化学定性和常规检验标本应留取中段尿,女性患者须用消毒纸巾擦净外阴,以免阴道分泌物污染尿液标本。

2. 尿液特殊检查标本　用于病原微生物检查、代谢排泄物测定等。

(三) 尿液标本留取注意事项

(1) 容器须保持清洁,避免化学品和细菌污染,最好使用一次性尿杯。

(2) 尿液标本要求新鲜,留取后应尽快送检。

(3) 定时尿及定量尿标本,必须留取规定时间内的全部尿液,时间开始前的尿排尽丢弃,时间结束的尿排尽留取,不得溢失,记录尿量,混匀后取 10~20 ml 送检。

(4) 用于病原微生物检查的尿液标本,应严格执行无菌操作原则,避免污染而影响检测结果。

第五节　急诊粪便检查

粪便(feces,stool)是食物在体内被消化吸收营养成分后剩余的产物。在病理情况下,粪便中可见血液、脓液、寄生虫及其虫卵、包囊体、致病菌、胆石等。粪便检查主要用于协助诊断消化道疾病。肠道感染性疾病：了解消化道有无炎症。肠道寄生虫感染：粪便检查找到寄生虫或其虫卵即可确诊；消化道出血鉴别与肿瘤筛选：如隐血试验持续阳性，提示有恶性肿瘤可能；了解胃肠道消化、吸收功能：根据粪便的性状组成，间接地判断胃肠、胰腺、肝胆系统的功能状况；黄疸的鉴别诊断：根据粪便的外观、颜色、粪胆色素测定，有助于判断黄疸类型。因检查目的不同，标本采集方法和留取的量各有不同。粪便常规检查仅需 5～10 g，尽可能采集可疑有阳性的部分盛装于清洁容器中立即送检，以免干燥而影响结果。用于计数寄生虫虫卵或成虫，应留全部或 24 h 粪便；用于细菌培养的粪便标本应盛装于洁净或消毒的容器中；用于化学法检查潜血时，应向患者了解最近饮食情况，以明确是否有饮食影响因素存在。

第六节　其他分泌物或排泄物检查

除血、尿和粪便标本检查外，急诊患者其他的一些标本，包括痰液、脑脊液、浆膜腔穿刺液（心包、胸腔和腹腔积液）、脓液和创面分泌物等的检查也有助于疾病的诊疗。

（一）痰液检查

1. 痰液（sputum）　是气管、支气管和肺泡所产生的分泌物。生理情况下，痰量很少，当下呼吸道黏膜和肺泡受到理化、感染、过敏等刺激时，痰量增多，其性质也发生变化。痰液检查的主要目的：①辅助诊断某些呼吸系统疾病，如支气管哮喘、支气管扩张、慢性支气管炎。②确诊某些呼吸系统疾病，如肺结核、肺癌和肺吸虫病等。③观察疗效和预后，如肺脓肿时观察痰量和性质的变化等。

2. 痰液标本的采集　必须做到：①一般检查应以清晨第一口痰为宜，采集时应先漱口，然后用力咳出气管深处痰液，盛装于清洁容器内立即送检。②用于细菌培养的痰液，须用无菌容器留取并及时送检。③留取 24 h 痰量和分层检查时，应嘱患者将痰吐在无色广口瓶内，需要时可加少量石炭酸防腐。④做浓集结核杆菌检查时，须留 12～24 h 痰液送检。

（二）脑脊液检查　脑脊液由脑室系统内脉络丛产生，经脑内静脉系统而进入人体循环。脑脊液先充满脑室及蛛网膜下腔，包绕于脑和脊髓四周。生理状态下，血液和脑脊液之间的血脑屏障对某些物质的通透具有选择性。病理状态下（炎症、损伤、肿瘤、缺血和缺氧等），血脑屏障破坏，通透性增加，可引起脑脊液性状、成分等发生改变，因此脑脊液检查对神经系统疾病的诊断具有重要意义。

临床上，对有脑膜刺激症状、疑有颅内出血，或有剧烈头痛、昏迷、抽搐或瘫痪等病症而考虑为神经系统疾病引起者，均需给予脑脊液检查。

脑脊液标本一般由腰椎穿刺术取得，特殊情况下可采用小脑延髓池或脑室穿刺，穿刺后先测定压力，然后将脑脊液分别收集于 3 只无菌试管中，每管 1～2 ml。第一管可能混有血液，可用于细菌学检查；第二管可作化学或免疫学检查；第三管作细胞学检查。

（三）浆膜腔穿刺液检查　人体的浆膜腔（serous cavity）包括胸腔、腹腔、心包腔及关节腔等。生理状态下，腔内含有少量液体，主要起润滑作用；病理状态下，腔内液体增多，称为浆膜腔积液。因积液形成的原因及性质不同，可分为漏出液和渗出液两类。前者为非炎症积液，其形成的主要原因为血浆胶体渗透压减低、毛细血管内压力增高或淋巴管阻塞等。后者为炎性积液，多由细菌感染引起，见于化脓性及结核性胸膜炎、腹膜炎，也可由非感染因素引起，如外伤、化学性刺激或肿瘤等。

浆膜腔穿刺液检查内容包括一般性状检查、化学检查和显微镜检查。一般性状检查包括液体的颜色、透明度、相对密度和凝固性等,化学检查主要包括黏蛋白定性、蛋白质定量、葡萄糖定量和一些酶的活性测定,显微镜检查则包括细胞学和病原学检查。

浆膜腔穿刺液标本来自各种浆膜腔的穿刺,在进行浆膜腔穿刺术时,应先明确所检查的内容,根据检查目的不同准备相应的标本盛装容器,收集标本后应立即送检,并注明标本来源和采集时间等。

(四) 脓液和创面分泌物检查 脓液(pus)和创面分泌物(secretion)标本主要用于病原学检查,因此在采集标本时应严格执行无菌操作的原则。采集标本应注明来源、性状和采集时间,采集完毕应立即送检。

第七节 危急值管理

一、危急值定义

危急值(critical values)是指对某些可能严重影响患者健康甚至导致患者死亡的异常检测结果(超异常结果)。

医学危急值一词的提出,强化了医护人员、临床检验科室人员对影响患者生命的异常检查结果的重视。当出现危急值并复查无误后,检验、检查人员必须第一时间与临床科室联系沟通,既增加医技与临床的沟通,也加强了临床实验室、医师与护士的沟通。标本留取好坏直接决定检验结果的准确性。有些标本危急值的出现,是由于标本留取过程中存在的问题。因此,临床实验室必须加强与护理部门的沟通,从而多方面、多渠道保证患者的医疗安全。

二、检验危急值

检验危急值是临床工作中最常遇到的危急值,虽然不同医院的具体标准数值因各种因素略有不同,但只要医院规定为危急值,护士接到报告后,即应按流程及时通知医师,在执业允许范围内给予必要(或紧急)的独立处置,以便及时减少或终止对患者的进一步损害。以下列举常见检验危急值项目和报告界限供参考(表 11-1)。

表 11-1 常见检验危急值项目和报告界限

项目(单位)	低值	高值	备注
白细胞计数(10^9/L)	<2	>30	
血红蛋白(g/L)	<50	>200	新生儿低值<90
血小板(10^9/L)	<31	>999	血液内科低值<10
凝血酶原时间(S)	<8	>30	
APTT(S)	<20	>75	
钾(mmol/L)	<2.8	>6.2	肾内科患者高值>6.4
钠(mmol/L)	<120	>160	
钙(mmol/L)	<1.6	>3.5	

（续表）

项目（单位）	低值	高值	备注
血糖（mmol/L）	<2.5	>22.2	内分泌科患者高值>33.3
肌酐（μmol）		>650	尿毒症和慢性肾功能衰竭患者高值>1 500
肌钙蛋白 I（μg/L）		>0.5	
N 末端前脑钠肽（ng/L）		>1 000	
血气 pH	<7.2	>7.55	
血气 PaO$_2$（mmHg）	<45	>7.55	
血气 PaCO$_2$（mmHg）	<20	>70	

注：为 2011 年卫生部临床检验中心调查 600 家临床实验室的结果；为 2007 年 CAP 调查 163 家临床实验室的结果。

由于仪器设备、检测方法以及救治水平的差异，不同医院常根据实际情况建立相应的危急值评价、报告制度与处置程序。通常检验危急值报告流程为：当出现"危急值"时，检验科室人员应对危急值快速复核确认，立即电话或口头报告相关科室，并出具书面报告。临床医护人员应按照"谁接收，谁记录，谁通知"的原则复诵确认，准确记录，并立即报告主管医师。若为门诊患者，立即通知门诊客户服务中心，非门诊时间联系医院总值班，由其联系开单医师，如联系不上，则通知该科室值班医师。开单医师或值班医师接到危急值报告后，通知患者并评估是否需要患者来院就诊或就近就诊。

（一）白细胞（white blood cell，WBC）

1. 临床意义

（1）WBC<2×10^9/L：有引发严重、反复致命性感染的可能。

（2）WBC>30×10^9/L：提示可能为白血病或其他血液系统恶性疾病。

2. 护理措施

（1）WBC<2×10^9/L：给予患者保护性隔离，停用或禁用有骨髓抑制作用的药物，预防和控制感染，针对不同发病机制应用免疫抑制剂、促进骨髓造血药物等。

（2）WBC>30×10^9/L：给予患者保护性隔离，防治感染和出血，进行外周血和骨髓穿刺检查以及流式细胞分析和分子生物学等检查以便进一步诊断。

（二）血红蛋白（hemoglobin，Hb）

1. 临床意义 常见于急性大量失血或严重贫血，随时有休克、MODS 的可能。

2. 护理措施 记录出入量，密切观察活动性出血、溶血、心力衰竭等病情变化，急性失血时应予输血，但溶血性贫血及充血性心力衰竭患者输血须慎重。

（三）血小板（platelet，PLT）

1. 临床意义 严重的自发性出血倾向，可导致颅内出血、消化道大出血等危及生命的并发症。

2. 护理措施 避免劳累、创伤及情绪激动，严格控制血压，若出血时间≥15 min 和（或）已有出血，应立即给予增加 PLT 的治疗，同时查明导致血小板降低的原因，针对病因进行治疗。

（四）凝血酶原时间（prothrombin time，PT）

1. 临床意义

（1）PT<8 s：血栓性疾病发生风险高，见于先天性凝血因子 V 增多、口服避孕药、高凝状态（DIC 早期、急性心肌梗死等）、血栓性疾病（脑血栓形成、急性血栓性静脉炎）、多发性骨髓

瘤、洋地黄中毒、乙醚麻醉后等。

（2）PT＞30 s：见于先天性或继发性凝血因子缺乏或使用华法林，可有严重的出血倾向。

2. 护理措施

（1）PT＜8 s：去除病因，遵医嘱予抗血小板、抗凝治疗。

（2）PT＞30 s：立即暂停应用华法林、肝素及其他抗血小板、抗凝药物，严密监测活动性出血征象，避免劳累及创伤，避免情绪激动，严格控制血压，遵医嘱调整用药，根据病因对症处理，必要时可输相应的凝血因子、冰冻血浆、血小板等。

（五）血清钾

1. 临床意义

（1）血清钾＜2.8 mmol/L：易发生地高辛中毒、肌肉缺血性坏死和横纹肌溶解、麻痹性肠梗阻、定向力障碍、嗜睡甚至昏迷，随时可因心室颤动、室性心动过速等致命性快速性心律失常以及呼吸肌麻痹死亡。

（2）血清钾＞6.2 mmol/L：随时可出现呼吸肌麻痹、严重缓慢性心律失常或引起心室颤动和心搏骤停死亡。

2. 护理措施

（1）血清钾＜2.8 mmol/L：复查心电图，除颤仪、监护仪床旁备用，即刻暂停排钾利尿剂，开通静脉通路，遵医嘱调整用药，予以补钾（口服、静脉、保留灌肠等途径），纠正低镁血症，对造成低钾血症的病因积极处理。

（2）血清钾＞6.2 mmol/L：立即停止服用含钾药物及食物，复查心电图，床旁备用除颤仪、监护仪，开通静脉通路，选择应用葡萄糖酸钙、碳酸氢钠、葡萄糖和胰岛素等药物，以及准备血液透析等治疗。

（六）血糖（glucose，Glu）

1. 临床意义

（1）Glu＜2.5 mmol/L：低血糖严重并持续时，可出现意识模糊、昏迷，甚至导致死亡。

（2）Glu＞22 mmol/L：①易发生糖尿病酮症酸中毒，未及时、有效救治，可导致 MOF，甚至死亡。②易发生高渗性糖尿病昏迷，未及时、有效救治，可致死亡。

2. 护理措施

（1）Glu＜2.5 mmoL：①立即暂停应用胰岛素，遵医嘱调整用药。②吸氧，昏迷患者保持呼吸道通畅，防误吸，开放静脉通路，抽血化验。③根据病情选择应用葡萄糖、胰高血糖素、糖皮质激素、甘露醇等。

（2）Glu＞22.2 mmoL：昏迷患者保持呼吸道通畅，开放 2 条以上静脉通路，记录出入量，控制血糖，补液并维持水、电解质、酸碱平衡，去除诱因，治疗并发症。

（七）肌钙蛋白 T（TNT）

1. 临床意义　TNT 是诊断急性心肌梗死及心肌坏死的敏感标志物。

2. 护理措施　立即卧床休息，避免劳累，保持环境安静及大便通畅，吸氧，监测生命体征，复查心电图，针对急性冠脉综合征或心肌炎等实施药物治疗或必要时行介入、手术治疗。

（八）血气 pH

1. 临床意义

（1）血气 pH＜7.2：为严重失代偿性代谢性或呼吸性酸中毒，人可生存的最高酸度为pH6.9。

（2）血气 pH＞7.55：为严重失代偿性代谢性或呼吸性碱中毒,人可生存的最高碱度为 pH7.7。

2. 护理措施

（1）血气 pH＜7.2：保持呼吸道通畅,床旁心电图分析,记录出入量,开放静脉通路,暂停可加重代谢性或呼吸性酸中毒的药物,去除引起酸中毒的病因和诱因,遵医嘱应用药物,维持水、电解质、酸碱平衡,遵医嘱抽取动脉血复查血气分析,必要时遵医嘱应用呼吸机辅助通气以纠正呼吸性酸中毒或血液透析治疗以纠正代谢性酸中毒。

（2）血气 pH＞7.55：床旁心电图分析,记录出入量,开放静脉通路,去除引起碱中毒的病因和诱因,遵医嘱应用药物,维持水、电解质、酸碱平衡,遵医嘱抽取动脉血复查血气分析。

（九）血气 PaO_2

1. 临床意义　PaO_2＜45 mmHg 时,严重缺氧,随时可能出现呼吸、心搏骤停,死亡率高;PaO_2＜20 mmHg 时,脑细胞不能再从血液中摄取氧,有氧代谢停止,生命难以维持。

2. 护理措施　PaO_2＜45 mmHg：保持呼吸道通畅,吸氧,防止误吸,协助患者排痰并留取痰液标本行细菌学培养和（或）病理学检查,必要时应用呼吸机辅助通气,心电监护、吸引器、抢救车、除颤仪、监护仪床旁备用,去除低氧血症的病因及诱因,暂停可能加重缺氧的药物,遵医嘱应用抢救药物。

（十）血气 $PaCO_2$

1. 临床意义

（1）血气 $PaCO_2$＜20 mmHg：低碳酸血症使心输出量减少,氧运输障碍,氧离曲线左移,脑血流量减少,导致抽搐及颅内压下降。

（2）血气 $PaCO_2$＞70 mmHg：呼吸抑制,颅内压增加,急性期患者可由嗜睡转入昏迷状态。常见于慢性阻塞性肺疾病、Ⅱ型呼吸衰竭患者。

2. 护理措施

（1）血气 $PaCO_2$＜20 mmHg：去除可能致代谢性酸中毒因素;癔症患者可选择性应用镇静/抗精神病药物、心理护理、减少 CO_2 呼出等。

（2）血气 $PaCO_2$＞70 mmHg：保持呼吸道通畅,必要时应用无创/有创呼吸机辅助通气,遵医嘱应用解痉、平喘、化痰、抗感染药物或必要时辅助应用呼吸兴奋剂等。

三、影像危急值

影像学危急值通常包括超声心动图、胸腹部超声、妇产科超声、CT、MRI 等检查科室及检查项目危急值。影像学危急值的临床意义和护理措施详见相关章节。以下列举放射科危急值项目（表 11-2）和超声科危急值项目（表 11-3）。

表 11-2　放射科危急值项目

系统或器官	危急值
中枢神经系统	1. 严重的颅脑血肿、挫裂伤、蛛网膜下腔出血的急性期 2. 硬膜下/外血肿急性期 3. 脑疝 4. 颅脑 CT 或 MRI 扫描诊断为颅内急性大面积脑梗死（范围达到一个脑叶或全脑干范围或以上）

（续表）

系统或器官	危急值
呼吸系统	1. 气管、支气管异物 2. 肺栓塞、大范围肺动脉梗死
循环系统	1. 急性主动脉夹层动脉瘤破裂 2. 心包填塞、纵膈摆动
消化系统	1. 食道异物 2. 消化道穿孔、急性肠梗阻（包括肠套叠） 3. 急性坏死性胰腺炎 4. 腹腔空腔脏器破裂 5. 肠系膜动脉栓塞 6. 外伤性膈疝

表 11 - 3　超声科危急值项目

系统	危急值
心脏超声	1. 大量心包积液，前壁前厚度≥3 cm，合并心包填塞 2. 急性二尖瓣腱索断裂 3. 心脏人工瓣膜急性机械故障或严重瓣周漏 4. 急性心肌梗死或外伤性致心脏破裂至心包填塞 5. 主动脉夹层分离
腹部超声	1. 急诊外伤见腹腔积液，疑似肝、脾、胰、肾等腹腔脏器破裂或血管破裂出血的危重患者 2. 急性胆囊炎、胆囊化脓并伴有急性穿孔的患者 3. 肝肿瘤破裂 4. 腹主动脉夹层动脉瘤 5. 血管栓塞（动脉、静脉栓塞）
妇产科超声	1. 睾丸破裂、睾丸扭转 2. 宫外孕破裂并腹腔内出血 3. 胎盘早剥、边缘胎盘、帆状胎盘伴前置血管 4. 卵巢囊肿蒂扭转 5. 晚期妊娠出现羊水过少，羊水指数<3 m，胎儿心率>160 次/min 或<120 次/min

四、其他危急值

（一）心电图危急值项目　心电图危急值是指可导致严重血流动力学变化甚至危及患者生命的心电图改变。

1. 心肌梗死　异常 Q 波伴 ST 段呈弓背样抬高 0.1 mV 以上，或胸痛伴新出现的异常 Q 波，ST 段抬高 0.1 mV 以上（V1～V3 抬高 0.3 mV 以上）。

2. 快速型心律失常　室性心动过速、心室扑动、心室颤动、尖端扭转型室性心动过速、多形性室性心动过速、频发多源性及 RonT 室性期前收缩、快速心房颤动伴心室预激。

3. 缓慢型心律失常　心动过缓平均心室率<35 次/min、二度或三度房室传导阻滞；心房颤动伴长 R-R 间期>3.0 s；全心停搏等。

（二）病理危急值项目

（1）恶性肿瘤出现切缘阳性（术中快速冰冻病理切片）。

（2）病理检查结果是临床医师未能估计到的恶性病变。

（3）常规切片诊断与冷冻切片诊断不一致。

（三）消化内镜检查危急值项目

（1）食管或胃底重度静脉曲张伴有活动性出血。

（2）巨大、深在溃疡（引起穿孔、出血）。

（3）内镜检查时发现食管异物卡在食管中段。

（王佩珍　周丽金）

第十二章
危重症急救情景模拟

第一节　颈椎高位截瘫患者呼吸机断电的急救

（一）病情介绍　患者，男性，39 岁，因"车祸至胸腹部疼痛"入急诊。急诊 B 超提示：肝破裂，腹腔积液；CT 提示：胸腹腔积液，肝脏破裂。急诊行剖腹探查术，术后第一天出现胸闷、呼吸困难伴氧合下降，复查 CT 提示：右侧肋骨骨折、肺挫伤伴胸腔积液。病情危重转入 ICU 治疗，入 ICU 后立即予气管插管、机械辅助通气，模式：SIMV，参数：潮气量 420 ml，氧浓度 45％，呼吸频率 15 次/min，PEEP 6 cmH₂O。

（二）情景展现　夜间 1：30，护士甲在巡视病房，到了患者房间，发现呼吸机屏幕突然出现黑屏。患者顿时出现缺氧，面色、口唇发绀，呼吸急促，张口呼吸，血氧饱和度急剧下降为 85％。

（三）情景模拟急救流程　见图 12-1。

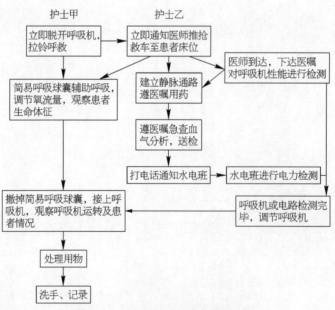

图 12-1　呼吸机断电的急救流程图

第二节　心搏骤停患者的急救

（一）病情介绍　患者，男性，62 岁，有心绞痛病史 5 年，今晨 3 点突然感到难以忍受的胸骨后压榨样疼痛，并累及左颈部和下颌，伴有大汗，面色苍白，恶心呕吐，呼吸困难和窒息感，自服硝酸甘油无效，于早上 5 点来医院急诊。入院后给予持续心电监护，吸氧 4 L/min，生命体征：体温 37.0℃，脉搏 118 次/min，呼吸 32 次/min，血压 100/60 mmHg。

（二）情景展现　护士在 5:15 换液体时突然发现心电监护仪上无法辨认 QRS 波、ST 段及 T 波，呈一条直线，立即给予心肺复苏抢救。

（三）情景模拟心肺复苏急救流程　见图 12 - 2。

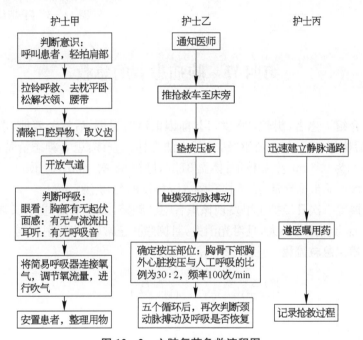

图 12 - 2　心肺复苏急救流程图

第三节　阿-斯综合征患者的急救

（一）病情介绍　患者，男性，52 岁，阵发性心悸半年，时有胸闷，登二楼觉气急 3 个月，下肢水肿 3 d 来门诊。心电图示：窦性心律，心率为 64 次/min，P - R 间期 0.24 s，伴完全性右束支传导阻滞。诊断为扩张性心肌病、心功能不全。入院后予洋地黄、利尿剂和扩血管药物治疗。第 4 日 14:30 分患者突然神志不清、抽搐。听诊心音消失，血压为 0 mmHg。

（二）情景展现　护士甲在巡视病房时，发现该患者抽搐，呼叫没有应答，立即测量血压，血压测不出。

（三）情景模拟急救流程　见图 12-3。

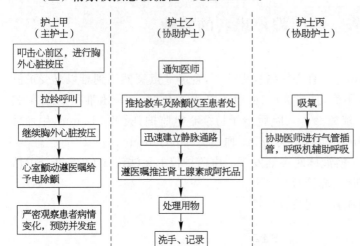

如只有两名护士，则主护士负责整个抢救的安排与协调，协助护士配合主护士完成抢救。

图 12-3　阿-斯综合征的急救流程图

第四节　脑疝患者的急救

（一）病情介绍　患者，男性，20 岁，1 h 前因溜冰时滑倒，后枕部着地，送来急诊，入抢救室。患者主诉后枕部疼痛，伴恶心呕吐，颈部无法弯曲。查体：患者神志清楚，瞳孔等大等圆，对光反射灵敏，均为 0.3 cm，生命体征：体温 37 ℃，脉搏 68 次/min，血压 140/90 mmHg，呼吸 14 次/min。头颅 CT 未见异常，给予甘露醇等降颅压的药物治疗。

（二）情景展现　次日晨护士甲发现该患者呕吐频繁，躁动不安，主诉头痛剧烈，立即查看患者的瞳孔，发现患侧瞳孔散大，且对光消失，对侧瞳孔正常，对光反射减弱。

（三）情景模拟急救流程　见图 12-4。

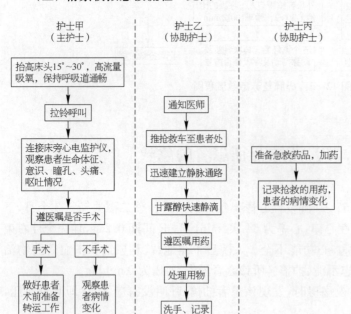

① 若病情允许，护士甲、护士乙需携带抢救物品及药品，复查 CT。

② 如只有两名护士，则主护士负责整个抢救的安排与协调，协助护士配合主护士完成抢救。

图 12-4　脑疝的急救流程图

第五节　气管插管半滑脱患者的急救

（一）病情介绍　患者，女，78岁，有高血压、冠心病、陈旧性心肌梗死病史，因心搏骤停在急诊室经CPR后收入ICU病房。入科时患者神志不清，气管插管接呼吸机控制呼吸，心率78次/min，血压125/70mmHg，呼吸18次/min，血氧饱和度99%。2周后医师根据患者情况给予气管切开，患者体型肥胖、脖子粗短，术中经过顺利，术后气切处出血少。

（二）情景展现　气管切开当晚给予患者翻身，翻身后患者出现呼吸机高压报警，随即出现面色发绀，血氧饱和度下降到60%，心率下降至42次/min。

（三）情景模拟急救流程　见图12-5。

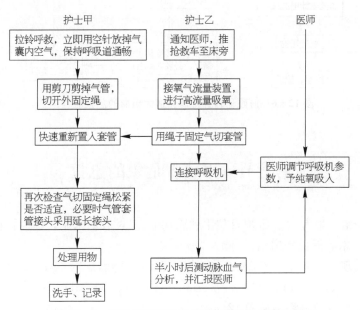

图12-5　情景模拟气管插管半滑脱的急救流程图

第六节　肝硬化合并上消化道大出血的急救

（一）病情介绍　患者，女，62岁，以"肝炎后肝硬化失代偿期、慢性活动性肝炎"收治入院。2年前开始出现柏油样便，1~2次/月，每次约300g，便后有头晕乏力表现。入院时生命体征为体温36.2℃，脉搏90次/min，呼吸21次/min，血压98/58mmHg。

（二）情景展现　患者入院后1d无明显诱因突然出现大量呕血，约1000ml，为鲜红色，患者主诉头晕、恶心、口渴、肢体发冷。

（三）情景模拟急救流程 见图 12-6。

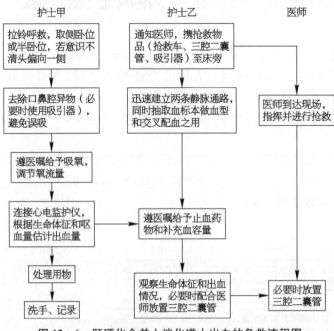

图 12-6　肝硬化合并上消化道大出血的急救流程图

第七节　甲状腺危象的急救

（一）病情介绍 患者，女，45 岁，以"甲状腺功能亢进"收治入院，入院后行"甲状腺次全切除术"，手术顺利，术后返回病房。

（二）情景展现 患者在手术 24 h 后突然出现大汗淋漓，烦躁不安。测量生命体征显示：体温 39.3℃，脉搏 130 次/min，呼吸 25 次/min，血压 100/55 mmHg。

（三）情景模拟急救流程 见图 12-7。

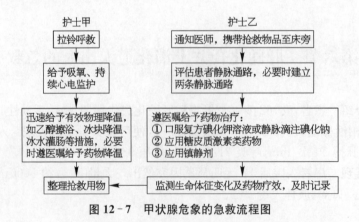

图 12-7　甲状腺危象的急救流程图

第八节　癫痫发作的急救

（一）病情介绍　患者，男性，18岁，半年前因玩耍时致伤头部，在全麻下行血肿清除＋去骨瓣减压术，术后恢复良好，现为行颅骨修补术入院。患者于今日8：00行手术治疗，于12：00安返病房，术后患者神志清楚，生命体征平稳。

（二）情景展现　第2日夜间，护士在巡视病房时突然发现患者全身抽搐，僵直，两眼上翻，口吐白沫，小便失禁。

（三）情景模拟急救流程　见图12-8。

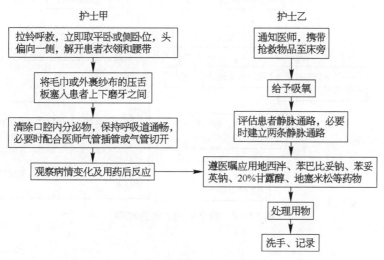

图12-8　癫痫发作的急救流程图

第九节　脑卒中患者就诊流程与急救

（一）病情介绍　患者，女性，80岁，因头昏、肢体麻木、无力送来急诊。体格检查发现患者肢体麻木，一侧面部发麻，口眼歪斜，言语不清。生命体征：体温37.1℃，脉搏69次/min，血压159/99mmHg，呼吸16次/min，其余未见异常。

（二）情景展现　清晨，家人发现患者倒在卫生间，立即拨打120，将其送至医院急诊。预检护士评估：患者意识不清，呼之不应，双眼右侧凝视，偶自发吃语，右侧肢体无意识抬举，无恶心呕吐，无四肢抽搐。

（三）情景模拟就诊与急救流程　见图 12 - 9。

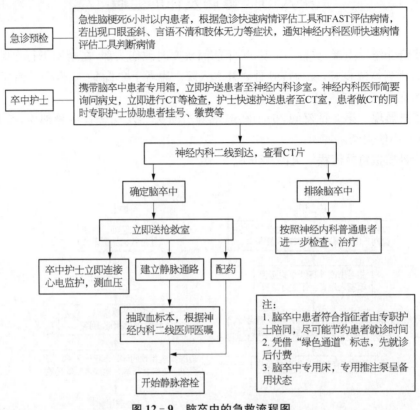

图 12 - 9　脑卒中的急救流程图

第十节　胸痛患者就诊流程与急救

（一）病情介绍　患者男性，65 岁，患者主诉发作性胸闷、胸痛 1 年，再发加重 3 h。有"冠心病"家族史。否认"高血压、糖尿病"病史，无传染病史，无手术、外伤史，无药物过敏史。个人史：吸烟 30 年余，20 支/d。体格检查：体温 37.2 ℃，脉搏 98 次/min，呼吸 22 次/min，血压 110/70 mmHg，神志清楚，查体合作，口唇轻度发绀，双肺呼吸音粗，双肺底可闻及细湿啰音，心浊音界正常，心率 98 次/min，律不齐，可闻及早搏 5 次/min，未闻及明显杂音，双下肢无水肿。心电图提示：V1～V6 导联 ST 段弓背向上抬高 0.3～0.5 mv，QRS 波宽大畸形。

（二）情景展现　3 h 前早餐后进行晨练活动中，胸痛、胸闷症状再发加重，疼痛呈持续性发作，放射至左肩、左臂及下颌，伴心前区压迫感、心悸乏力、烦躁不安、出汗、恶心，休息或含服速效救心丸后无明显缓解，家属立即将其送入急诊，病程中患者无大小便失禁，精神差。

(三) 情景模拟胸痛就诊与急救流程 见图 12－10。

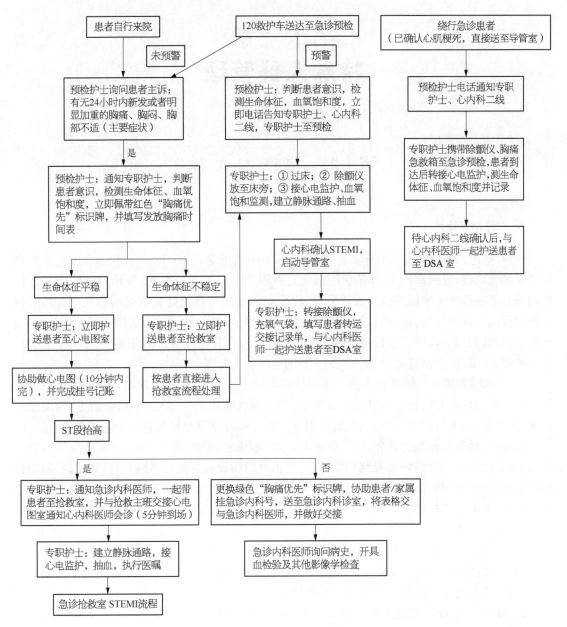

图 12－10 胸痛的急救流程图

（乔安花 李蕊 邵小平 董兰）

第十三章
特殊人群管理

第一节 孕产妇人群

一、异位妊娠

(一)概述 异位妊娠(ectopic pregnancy),习称宫外孕(extrauterine pregnancy)是妇产科常见的急腹症,发病率约2%,是孕产妇死亡原因之一。正常妊娠时,受精卵着床于子宫体腔内膜。受精卵在子宫体腔以外着床发育,称为异位妊娠。异位妊娠依受精卵在子宫体腔内外种植部位不同而分为:输卵管妊娠、卵巢妊娠、腹腔妊娠、宫颈妊娠、阔韧带妊娠、剖宫产瘢痕妊娠、宫角妊娠等。输卵管妊娠占异位妊娠的95%左右,其中壶腹部妊娠最多见,约占78%,其次峡部、伞部、间质部妊娠少见。本文主要阐述输卵管妊娠。

(二)病因与机制 输卵管炎症是输卵管妊娠的主要病因,可分为输卵管黏膜炎和输卵管周围炎。其他如输卵管发育不良或功能异常、输卵管妊娠史或手术史、受精卵游走、辅助生殖技术、避孕失败、子宫内膜异位症、放置宫内节育器等都可导致受精卵着床于输卵管。

输卵管妊娠时,输卵管管腔狭窄、管壁薄,蜕膜形成差,受精卵植入后,不能适应孕卵的生长发育,因此当输卵管妊娠发展到一定程度,可出现输卵管妊娠流产、输卵管妊娠破裂、陈旧性异位妊娠、继发性腹腔妊娠、持续性异位妊娠等情况。

(三)临床评估与判断

1. 病情评估

(1)症状:典型症状为停经后的腹痛和阴道流血。

1)停经:多有6~8周停经史。20%~30%的患者可无停经史,把不规则阴道流血误认为月经,或由于月经推迟仅数日而不认为是停经。

2)腹痛:是输卵管妊娠患者的主要症状,占95%。输卵管妊娠未发生流产或破裂前,常表现为一侧下腹隐痛或酸胀感。当发生流产或破裂时,患者突感一侧下腹部撕裂样疼痛,常伴有恶心呕吐。若血液局限于病变区,主要表现为下腹部疼痛,当血液积聚于直肠子宫陷凹时,可出现肛门坠胀感。随着血液由下腹部流向全腹,疼痛可由下腹部向全腹扩散,血液刺激膈肌,可引起肩胛部放射性疼痛及胸部疼痛。

3)阴道流血:占60%~80%。常有不规则阴道流血,色暗红或深褐,量少呈点滴状,一般不超过月经量,少数患者阴道流血量较多类似月经。阴道流血可伴有蜕膜管型或蜕膜碎片排出。

4)晕厥与休克:由于腹腔内急性出血及剧烈腹痛,轻者会出现晕厥,严重者出现失血性休克。出血量越多越快,症状出现越迅速越严重,但与阴道流血量不成正比。

（2）体征

1）腹部检查：患者下腹有明显的压痛及反跳痛，尤以患侧为著，但腹肌轻微紧张。部分患者下腹可触及包块。

2）盆腔检查：将患者宫颈轻轻上抬或左右摆动时引起剧烈疼痛，称为宫颈举痛或摇摆痛，此为输卵管妊娠的主要特征之一。

2. 辅助检查

（1）实验室检查：尿或血 HCG 测定对早期诊断异位妊娠至关重要。异位妊娠时，HCG 水平较宫内妊娠低。连续测定血 HCG，若倍增时间大于 7 d，异位妊娠可能性极大；倍增时间小于 1.4 d，异位妊娠可能性极小。输卵管妊娠时，血清孕酮水平偏低，如果其值＜5 ng/ml，应考虑宫内妊娠流产或异位妊娠。

（2）超声诊断：其对异位妊娠的诊断必不可少，还有助于明确异位妊娠部位和大小。经阴道超声是诊断输卵管妊娠的首选方法。

（3）腹腔镜检查：可以在明确诊断的同时行镜下手术治疗。但对早期异位妊娠进行腹腔镜检查会出现 3%～4% 的假阴性结果。

（4）其他：阴道后穹窿穿刺是一种简单可靠的诊断方法，适用于疑有腹腔内出血的患者。诊断性刮宫适用于不能存活宫内妊娠的鉴别诊断和超声检查不能确定的妊娠部位者。

（四）急救与护理措施

1. 紧急处理

（1）通知手术室、血库和检验科做好准备。

（2）建立静脉通路，积极补充血容量，纠正休克，必要时给予输血治疗；按急诊手术迅速完善术前准备。

（3）药物治疗：主要适用于早期输卵管妊娠、要求保存生育能力的年轻患者，全身用药常为氨甲蝶呤，生命体征不稳定、异位妊娠破裂等患者禁用。

2. 手术治疗 适用于：①生命体征不稳定或有腹腔内出血征象者。②诊断不明确者。③异位妊娠有进展者。④药物治疗禁忌或无效者。手术治疗分为保守手术和根治手术。

（1）保守手术：适用于有生育要求的年轻患者，特别是对输卵管已切除或有明显病变者。

（2）根治手术：适用于无生育要求的输卵管妊娠内出血并发休克的急症患者。

二、产后出血

（一）概述 产后出血（postpartum hemorrhage，PPH）是目前我国孕产妇死亡的首位原因，其发生率占分娩总数的 2%～3%，其中 80% 以上发生在产后 2h 之内。绝大多数产后出血所导致的孕产妇死亡是可避免或创造条件可避免的，其关键在于早期诊断和正确处理。产后出血是指胎儿娩出后 24 h 内，阴道分娩者出血量≥500 ml；剖宫产分娩者出血量≥1 000 ml；严重产后出血是指胎儿娩出后 24 h 内出血量≥1 000 ml；难治性产后出血是指经宫缩剂、持续性子宫按摩或按压等保守措施无法止血，需要外科手术介入治疗甚至切除子宫的严重产后出血。重症产后出血是指出血速度＞150 ml/min 或 3 h 内出血量超过总血容量的 50% 或 24 h 内出血量超过全身总血容量。诊断产后出血的关键在于对出血量有正确的测量和估计，错误低估将会丧失抢救时机。

（二）病因与机制 产后出血的主要原因有子宫收缩乏力、胎盘因素、产道损伤及凝血功能障碍等，产后出血既可以由以上单一因素所致，也可以由以上因素互相影响、互为因果并存，常见产后出血病因及对应的高危因素如下(表 13-1)。

表 13-1 产后出血病因及对应的高危因素

病因	对应的高危因素
子宫收缩乏力	
全身因素	产妇体质虚弱、合并慢性全身性疾病或精神过度紧张等
药物	过多使用镇静剂、麻醉剂或子宫收缩抑制剂等
产程因素	急产、产程延长或滞产、试产失败等
子宫因素	1. 子宫肌纤维过分伸展(如多胎妊娠、羊水过多、巨大胎儿等)
	2. 子宫肌壁损伤(剖宫产史、肌瘤剔除术后、产次过多等)
	3. 子宫病变(子宫肌瘤、子宫畸形、子宫肌纤维变性等)
胎盘因素	
胎盘异常	多次人工流产或分娩史、子宫手术史、前置胎盘
胎盘、胎膜残留	胎盘剥离、胎盘植入、多产、既往有胎盘粘连史
产道损伤	
软产道裂伤	阴道手术助产(如产钳助产、臀牵引术等)巨大胎儿分娩、急产、软产道静脉曲张、外阴水肿、软产道组织弹性差而产力过强等
凝血功能障碍	
血液系统疾病	遗传性凝血功能疾病、血小板减少症
肝脏疾病	重症肝炎、妊娠期急性脂肪肝
产科 DIC	羊水栓塞、胎盘早剥、重度子痫前期及休克晚期

(三) 临床评估与判断

1. 病情评估

(1) 阴道流血:胎儿娩出后立即发生阴道流血、色鲜红,应考虑软产道裂伤;胎儿娩出后数分钟出现阴道流血色暗红,应考虑胎盘因素;胎儿娩出后阴道流血较多,应考虑子宫收缩乏力或胎盘、胎膜残留;胎儿娩出后阴道持续流血且血液不凝,应考虑凝血功能障碍;失血表现明显,伴阴道疼痛而阴道流血不多,应考虑隐匿性软产道损伤,如阴道血肿。

(2) 低血压症状:患者可出现精神紧张、兴奋或烦躁不安、皮肤苍白、四肢厥冷、脉搏细速、脉压缩小、尿量减少等休克早期表现。

(3) 产后出血量评估:常用的估计出血量方法包括:①称重法或容积法。②监测生命体征、尿量和精神状态。③血红蛋白测定,血红蛋白每下降 10 g,出血量为 400~500 ml。④休克指数法(S):休克指数=脉率/收缩压,休克指数与估计出血量情况如下(表 13-2)。

2. 实验室检查 监测血常规、凝血时间、PT 及纤维蛋白原测定等。

表 13-2 休克指数与估计出血量

休克指数	估计出血量(ml)	占总血容量的百分比(%)
<0.9	<500	<20
1.0	1 000	20
1.5	1 500	30
2.0	≥2 500	≥50

(四)急救与护理措施

1. 紧急处理

(1)通知血库和检验科做好准备。

(2)建立两条静脉通路,积极补充血容量,纠正低血压休克,必要时给予输血治疗。

(3)监测出血量和生命体征,留置尿管,记录尿量,监测实验室指标动态变化。

2. 病因处理

(1)子宫收缩乏力

1)子宫按摩或压迫法:可采用经腹按摩或经腹、经阴道联合按压,按摩时间以子宫恢复正常收缩并能保持收缩状态为止,应配合应用宫缩剂。

2)应用宫缩剂:缩宫素 10U 加于 0.9%氯化钠注射液 500 ml 中静脉滴注,必要时缩宫素 10U 直接宫体注射。缩宫素无效时,尽早使用前列腺素类药物。

3)手术治疗:①宫腔填塞术:不脱脂棉纱布条自宫底由内向外有序地填紧宫腔压迫止血,24 h 后取出纱条,取出前使用宫缩剂,并给予抗生素预防感染。②子宫压缩缝合术:适用于子宫乏力性产后出血,在剖宫产时使用更方便。③结扎盆腔血管:经上述无效,出血不止,可经阴道结扎子宫动脉上行支。④髂内动脉或子宫动脉栓塞:行股动脉穿刺插入导管至髂内动脉或子宫动脉,注入明胶海绵颗粒栓塞动脉。⑤子宫切除术:适用于各种保守治疗方法无效时,应行子宫次全切除或子宫全切除术。

(2)胎盘因素:胎儿娩出后,若胎盘已剥离则应立即取出胎盘;若胎盘粘连,可试行徒手剥离胎盘后取出;若剥离困难疑胎盘植入,停止剥离。根据患者出血情况及胎盘剥离面积行保守治疗或子宫切除术。

(3)产道损伤:应彻底止血,按解剖层次逐层缝合裂伤。软产道血肿应切开血肿、清除积血、彻底止血缝合,必要时可放置引流条,同时注意补充血容量。

(4)凝血功能障碍:确诊为凝血功能障碍引起的产后出血应迅速补充相应的凝血因子如血小板、新鲜冰冻血浆、冷沉淀、纤维蛋白原等。若并发 DIC 应按 DIC 处理。

三、子痫

(一)概述 子痫(eclampsia)是妊娠期高血压并发症之一。妊娠期高血压是指妊娠期间首次出现的血压≥140/90 mmHg,尿蛋白阴性或可疑阳性。子痫前期(preeclampsia)是指妊娠高血压患者出现尿蛋白≥0.3 g/24 h。子痫则是处于子痫前期的患者发生抽搐。子痫前期的患者可无任何预兆情况下迅速进展为子痫。子痫前期出现的血管痉挛、缺血和血栓形成可导致患者全身各器官损伤、胎盘梗死和胎盘剥离、胎儿早产和因缺氧而死亡。

(二)病因与机制 子痫是一种发生于妊娠期的血管痉挛疾病,发病原因与机制尚不清楚,可能是母体、胎盘、胎儿等众多因素作用的结果。子痫前期发病的相关机制包括:血管痉挛、炎性反应的激活、血管内皮的损伤等,其基本病理生理变化是全身小动脉痉挛、内皮细胞功能障碍及局部缺血,导致全身各系统靶器官血流灌注减少而引起子痫前期、子痫的各种不同临床征象,包括心血管、血液、肾脏、肝脏、脑和子宫胎盘灌注等。

(三)临床评估与判断

1. 病情评估

(1)子痫前期

1)轻度:妊娠 20 周后出现收缩压≥140 mHg 和(或)舒张压≥90 mmHg 伴尿蛋白≥0.3

g/24 h,或随机尿蛋白≥(＋)。

2)重度:血压和尿蛋白持续升高,发生母体器官功能不全或胎儿并发症。出现下述任一不良情况可诊断为重度子痫前期:①血压持续升高:收缩压≥160 mmHg 和(或)舒张压≥110 mmHg。②尿蛋白≥2.0 g/24 h 或随机尿蛋白≥(＋＋)。③持续性头痛、视觉障碍或其他脑神经症状。④持续上腹部疼痛肝包膜下血肿或肝破裂症状。⑤肝、肾脏功能异常:肝酶 ALT 或 AST 水平升高、少尿(24 h 尿量<400 ml 或每小时尿量<17 ml)或血肌酐>106 μmmol/L。⑥低蛋白血症伴胸腔积液或腹腔积液。⑦血液系统异常:血小板呈持续性下降并<100×10^9/L。⑧血管内溶血、贫血、黄疸或 LDH 升高。⑨心力衰竭、肺水肿。⑩胎儿生长受限或羊水过少。⑪早发型即妊娠 34 周以前发病。

(2)子痫:子痫前期基础上发生不能用其他原因解释的抽搐。

2. 辅助检查

(1)实验室检查:血常规、尿常规、凝血功能、肾功能、电解质、动脉血气分析等。

(2)其他检查:①超声评估心、肝、肾等脏器及胸腹水情况,以及胎儿发育、脐动脉、子宫动脉等血流指数等。②头颅 CT 或 MRI 检查。③眼底检查。

(四)急救与护理措施

1. 紧急处理

(1)立即给予吸氧,保持呼吸道通畅,维持呼吸、循环功能稳定。

(2)卧床休息,持续心电、血压监护,密切观察生命体征、尿量等变化。

(3)避免声、光等刺激,预防坠地外伤、唇舌咬伤。

2. 控制抽搐　硫酸镁是治疗子痫及预防复发的首选药物。用药期间注意观察患者呼吸、尿量及跟腱反射,必要时监测镁离子浓度,备葡萄糖酸钙预防镁离子中毒。当患者存在硫酸镁应用禁忌或硫酸镁治疗无效时,可考虑应用地西泮、苯妥英钠或冬眠合剂控制抽搐。

3. 控制血压　降压治疗的目的是预防子痫、心脑血管意外和胎盘早剥等严重母胎并发症。当收缩压≥160 mmHg 和(或)舒张压≥110 mmHg 时要积极降压,降压过程中力求下降平稳,不可波动过大,且血压不可<130/80 mmHg,以保证子宫胎盘血流灌注。常用的口服降压药物有:拉贝洛尔、硝苯地平或硝苯地平缓释片等。

4. 纠正缺氧和酸中毒　根据患者病情选择合适的氧疗方式,监测 CO_2 结合力及尿素氮值,必要时给予适量 5%碳酸氢钠纠正酸中毒。

5. 适时终止妊娠　一般抽搐控制后 2 h 可考虑终止妊娠。对于早发型子痫前期治疗效果好者,可适当延长孕周,但需严密监护孕妇和胎儿。

第二节　精神异常人群

精神异常是指由内外各种致病因素引起的大脑功能活动紊乱,导致认识、情感、意志和行为等精神活动产生不同程度的障碍。精神异常有多种表现形式,包括感知觉障碍、思维障碍、抑郁、躁狂等情感障碍和意志行为障碍等。精神异常是生物-心理-社会多方面因素相互作用的结果,很多疾病都会出现精神异常。

一、虐待与暴力

虐待是一个人以胁迫的方式控制另一个人的行为模式。虐待是一种行为,这种行为造成他人身体上的伤害和心理上的恐惧,使别人不能做其想做的事,或以不情愿的方式去做事。

精神异常人群的暴力行为是指患者在精神症状支配或影响下,突然发生的冲动和攻击行为,严重地威胁社会、家庭、医护人员及患者的人身安全。幻觉、敌意、猜疑是精神分裂症患者暴力行为发生的主要原因。精神分裂症患者受精神症状支配的因素,受被害妄想影响,伴有言语性幻听,特别是命令性幻听、幻视及非血统妄想、嫉妒妄想、关系妄想合并逻辑障碍伴命令性幻听。由于患者病情痛苦的经验,显示某人可怕,极可能遭到伤害,为了保护自己,因而先发制人;或是患者误认为某人的活动是来监视或陷害自己的,或错看对方是坏人,从而进行攻击。患者意识模糊或错乱时,极易发生暴力行为的冲动型自伤、自杀行为。攻击的对象多为身边人群,如工作人员、亲人、熟人、陌生人、病友、医师和护士。在白天多见,夜间或清晨也极易发生。其场所在家庭中、公共场所(包括医院病区)发生时有他人在场。行使暴力的用具为徒手伤人、铁器、刀具、木棒、痰盂、酒具和餐具等。

灵活机智地运用心理护理是预防精神分裂症暴力行为发生的关键环节,医护人员要正确认识患者暴力行为是疾病的表现。做好心理沟通工作,视患者特点而采取相应的护理方法。严密观察患者病情动态变化,高度关注新入院患者,全面掌握患者思想活动和行为变化是预防暴力行为发生的重要环节。加强对患者精神症状的治疗及适当的约束保护是防范暴力行为发生至关重要的环节。对有严重精神症状的患者应尽快严密控制。一旦患者发生暴力行为,医护人员应保持镇静态度,耐心劝慰,不可直接与患者正面接触或与其争执,以减少其逆反心理,防止意外事件发生。对病区内危险物品要认真清除或严格管理。

二、自杀

自杀是指个体蓄意或自愿采取各种手段结束自己生命的行为,已成为全球性的重要公共卫生问题,自杀行为是心理冲突的结局之一,且已成为人类十大死因之一。服毒、缢死、高坠、溺死是最常见的四种自杀方式,其中服毒自杀占第一位,且女性多于男性。常用毒物均为苯二氮䓬类和有机磷杀虫剂类,这可能与自杀者对毒物的易获得性有关。每年至少有 10 倍于自杀死亡人数的自杀未遂者需要医疗救治。精神病患者往往受精神症状中幻觉、妄想的支配以及各种精神因素的影响,常常出现自杀的言语和行为。

对自杀者应及时清除毒物,应用解毒剂,血液灌流,镇静止惊,吸氧,保持呼吸道通畅;对溺水与自缢患者,应倒水,割断绳子,立即做心肺复苏、脱水等治疗,正确综合急救措施,才能提高抢救成功率。

定期对本地区自杀患者院前急救急诊抢救的流行病学特征进行分析,建立一个包括院前、医院急诊科、公安、消防、疾控中心等在内的完善的自杀患者信息监测系统,建立有关数据库,及时掌握本地区自杀患者的流行病学特征,对精神疾病患者和自杀未遂患者登记随访,这不仅对客观地评价自杀现况具有重要意义,更为重要的是合理安排院前急救和急诊抢救的人力和物力资源,以及时而高效地救治自杀患者,对降低其危害程度有积极的指导意义,同时对制订自杀的防范措施和策略也有一定的参考价值。

第三节 儿 童 人 群

儿童并不是缩小版的成人。儿童和成年人最大的区别是,儿童尚在生长发育的过程中,生理和病理变化有别于成年人。即使儿童和成年人患同一疾病,其症状和疾病进展过程完全不一致。儿童容易患病是生长发育过程中的自然现象,尤其是婴幼儿,出生半年后从母亲身体中获得的抗体基本消失,易得感染性疾病。而且不同年龄的儿童患病种类也有差别,如新生儿疾病常与先天畸形、遗传和围生期因素有关,婴幼儿疾病以感染性疾病占多数,年长儿以免疫性疾病居多等。儿科患者在临床表现方面具有明显的特殊性,主要表现在小年龄重症患儿对疾病的反应差,往往表现为体温不升、不哭、纳差、表情淡漠等一些非特异性表现,且无明显定位症状和体征。一旦患病容易出现全身性的症状,如婴儿患感冒,症状并不仅仅限于鼻、喉、气管等上呼吸道,还会引起腹泻等消化道症状,甚至还会引起脱水等全身症状。婴幼儿由于免疫功能不完善,感染容易扩散甚至发展成败血症、感染性休克,病情发展快,病程中变化多,易反复、易波动、易发生突然变化。因此,医护人员和家长必须密切观察病情,随时注意病情的细微变化,不轻易放过任何可疑表现,早发现、早治疗是改善预后的重要保证。虽然儿童患病来势凶猛、变化多样,呈现危重症状,但如能及时加以恰当诊治,预后大多良好恢复也较快,较少变为慢性或留下后遗症。本章节重点讨论部分儿童常见的急诊疾病:高热惊厥、呼吸困难、婴幼儿腹泻。

一、儿童高热惊厥

(一) 概述 高热惊厥又称热性惊厥(febrile seizures,FS),是小儿最常见的惊厥之一。一般发生在上呼吸道感染或其他感染性疾病初期,体温上升过程中>38℃出现惊厥,排除颅内感染和其他导致惊厥的器质性或代谢性异常,就可以诊断 FS。发病年龄 6 月至 3 岁较多见,一般到 6 岁后由于大脑发育完善而惊厥缓解,绝大多数预后良好。根据 2011 年美国儿科学会(American Academy of Pediatrics,AAP)标准,FS 为发热状态下(肛温≥38.5℃,腋温≥38℃)出现的惊厥发作,无中枢神经系统感染证据及导致惊厥的其他原因,既往也无热性惊厥病史。

(二) 病因与机制 高热惊厥的发病原因尚不完全清楚,与发病密切相关主要由脑发育未成熟、发热、遗传易感性三方面因素交互作用所致。神经发育不成熟,髓鞘形成的过程尚未完成,突触间联系不完善,神经冲动传导容易泛化。发热是惊厥的条件,感染是引起发热的原因,引起发热的常见病因包括急性上呼吸道感染、鼻炎、中耳炎、肺炎、急性胃肠炎、幼儿急疹、尿路感染以及个别非感染性疾病等,病毒感染是主要原因。遗传因素是惊厥的倾向,本病具有明显的家族遗传倾向,常为多基因遗传或常染色体显性遗传伴不完全外显,同卵双胎发病率高于异卵双胎。FS 发病的遗传相关机制涉及个人与家族易感性、炎症与免疫调节反应、神经元兴奋与抑制以及机体与病毒等病原体的相互作用。已报道多个基因和(或)染色体异常与热性惊厥相关。

(三) 临床评估与判断

1. **病情评估** 惊厥发作通常出现在热程初起的 24 h 内,典型表现为突然意识丧失,头向后仰,面部、四肢肌肉呈强直性或阵挛性抽搐、眼球固定、上翻或斜视、口吐白沫、牙关紧闭、面色青紫。部分患儿有大小便失禁,严重者出现颈项强直、角弓反张。发作大多在数秒钟或几分钟内自行停止,严重者可持续数十分钟或反复发作,抽搐停止后多入睡。FS 一般分为单纯型和复杂型(表 13-3),单纯性占 70%～80%,表现为全面性发作,24 h 内无复发,无异常神经系统体征；复杂性占 20%～30%，发作持续时间长或为局灶性发作 24 h 内有反复发作，发作后可有神经系统异常表现。热性惊厥持续状态(febrile status epilepticus，FSE)是指热性惊厥发作时间>30 min，或反复发作、发作间期意识未恢复达 30 min 及以上。

表 13 - 3　热性惊厥的分类

特点	单纯型(必须符合所有标准)	复杂型(符合以下一项或多项)
惊厥持续时间	短(<15 min)，自限性	长(>15 min)
惊厥类型	全面强直-阵挛发作	局灶性发作
惊厥频率	24 h 内仅 1 次	1 次发热性疾病中反复发作
起病前神经系统异常	无	有
惊厥发作后病理性异常	无	有(偏瘫或嗜睡)

2. **实验室检查**　目前认为腰椎穿刺、影像学检查及脑电图均不推荐为 FS 的常规检查，脑电图异常并不能可靠地预测 FS 的复发或以后发生癫痫的风险，具体可根据患儿年龄、病史、症状、体征、伴随情况等病情选择必要的辅助检查(表 13 - 4)。

表 13 - 4　热性惊厥患儿发作后检查评估证据与推荐

临床评估和检查	诊断作用	风险与成本分析	利益或风险评估	证据等级	推荐级别
常规实验室检查					
血电解质(钙、磷、镁)、血糖、血气分析、WBC、尿常规、腰穿穿刺检查	白细胞计数评估细菌感染风险，生化、尿常规检查鉴别相关病因	有创检查，有一定检查成本	有益	B	推荐
(1)任何具有脑膜刺激征或病理征阳性	细菌性颅内感染若未得到有效及时治疗可致命	有创检查，有一定检查成本	有益	B	强烈推荐
(2)6～12 个月未接种流感疫苗、肺炎链球菌疫苗或预防接种史不详	细菌性病因没有得到及时有效处理可致命或存在远期后遗症	同上	有益	D	推荐
(3)已使用抗生素治疗特别是小于 18 个月龄	抗生素治疗可掩盖脑膜炎症状	同上	有益	D	推荐
脑电图检查					
(1)神经系统发育正常的 SFS 者	发作后脑电图痫样放电对癫痫预测价值低	有一定检查成本，易引起家长焦虑	无益	B	不推荐
(2)局灶性发作者	伴脑电图局灶性放电与继发癫痫存在相关性	有一定检查成本	有益	B	推荐
神经影像检查 CT 或 MRI					
(1)SFS 患儿	无	成本高，CT 有辐射，MRI 需镇静	无益	B	不推荐
(2)CFS 和(或)FSE 患儿	明显结构异常	同上	有益	B	强烈推荐

注：本表参考 AAP 2011 年热性惊厥临床实践指南修改；MRI：磁共振成像；SFS：单纯性热性惊厥；CFS：复杂性热性惊厥；FSE：热性惊厥持续状态；WBC：白细胞计数。证据等级定义：B 为随机对照试验研究或存在轻微局限性的诊断试验；D 为专家意见、病例报告。

(四) 急救与护理措施

1. 急性发作期的急救

(1) 保持气道通畅：就地抢救，立即松解患儿衣扣，去枕平卧，头偏向一侧，及时清除呼吸道分泌物及口腔呕吐物，保持呼吸道通畅。

(2) 病情观察：密切观察呼吸、循环、神经系统症状和体征，监测体温。记录惊厥发作持续时间，给予心肺监护、SpO_2 监测。

(3) 氧气治疗：根据患儿的面色、SpO_2 和（或）血气分析等临床情况选择合适的氧气治疗方式，如鼻导管、面罩，部分惊厥持续时间长，保持气道通畅困难的患儿需进行无创辅助通气或气管插管机械通气。

(4) 抗惊厥治疗：大多数单纯性热性惊厥呈短暂的单次发作，持续时间一般 1～3 min，不必急于止惊药物治疗。若惊厥发作持续＞5 min，则需要尽快使用药物止惊。静脉注射地西泮简单快速、安全有效，是一线止惊剂，每次剂量为 0.5～0.2 mg/kg，最大量每次 10 mg，可重复；如难以止惊应立即建立静脉通路，咪达唑仑肌肉注射剂量每次为 0.15～0.3 mg/kg，或 10％水合氯醛灌肠，每次剂量 0.5～1 mg/kg。对于 FSE 的病例需要静脉用药积极止惊，并密切监护发作后状态。

(5) 降温处理：高热患儿应及时采取退热措施，首选对乙酰氨基酚 10～15 mg/kg，或布洛芬 5～15 mg/kg。

(6) 对因治疗：尽快建立静脉通路，保持患儿血糖、水、电解质稳定，采集血标本，尽早对因止惊。

2. 护理措施

(1) 病情评估：评估患儿气道、呼吸、循环、体温、意识状态，尤其注意脉搏、血压、呼吸的频率、节律、形态和深浅度；评估惊厥持续时间部位（全身性或局限性）发作次数；观察瞳孔变化及肢体运动，有无神经系统阳性体征等。

(2) 并发症观察：①若惊厥持续时间长、频繁发作，出现头痛、呕吐、瞳孔双侧不等大，或忽大忽小，呼吸节律不规则，应警惕有无脑水肿、颅内压增高的表现。②如发现患儿收缩压升高、脉率减慢、呼吸慢而不规则、双侧瞳孔扩大，则提示急性重症颅内压增高，应警惕脑疝的发生，及时遵医嘱采取利尿、脱水、降颅内压措施。③如有呼吸浅表不规则、抽泣样呼吸，提示中枢性呼吸衰竭，采取人工辅助通气。

(3) 安全护理

1) 保持气道通畅：必要时放置口咽通气管，以保持气道通畅，并防止舌咬伤。牙关紧闭时勿强行张开牙齿，避免损伤口腔黏膜。应用大剂量止惊药物的患儿，气道分泌物增多，应及时清理呼吸道，防止窒息。

2) 防止意外伤害：床边设置防护床档，给予患儿适当约束，防止坠床。切勿用力强行牵拉或按压患儿肢体，以免骨折或脱臼。

3) 防止皮肤损伤：对可能发生皮肤损伤的患儿应将纱布或棉球放在患儿的手心或腋下，防止皮肤摩擦受损。

4) 体位：抽搐发作时，立即将患儿平卧，头偏向一侧。合并颅内高压时需抬高床头 30°，保持中线位。有脑疝发生时，宜选择平卧位。

(4) 用药安全

1) 止惊药物应用：静脉推注过快可出现呼吸循环抑制，小婴儿尤为明显，须稀释后缓慢静脉推注,速度不超过 1 mg/min;丙戊酸钠首次静脉推注时,不超过 1.5～3 mg/(kg·min);苯巴比妥静脉推注不超过 1 mg/(kg·min),最大量 30 mg/min。

2) 静脉通路安全:使用甘露醇、甘油果糖、钙剂时应避免药物外渗,确保静脉通路通畅。

3) 维持体液平衡:准确记录 24 h 出入量情况,一般总液量控制在 60～80 ml/(kg·d),匀速输液,避免脑水肿发生。

4)心理护理:抢救时分秒必争,家长对疾病的认识不足会产生焦虑、恐惧情绪,因此在抢救过程中医务人员需保持镇定,动作轻柔,操作敏捷,态度温和,言词婉转,稳定家长情绪。

(5) 健康教育

1) 介绍相关知识:根据患儿及家长的接受能力选择适当的方式向其讲解热性惊厥的有关知识。让家长明白惊厥经急救停止发作以后,还应继续彻底地进行病因治疗,以防止惊厥复发。

2) 指导家长掌握惊厥发作时的应对措施:如发作时要就地抢救,平卧头偏向一侧,保持周围环境安静、安全,不能摇晃或抱着患儿往医院跑,以免加重惊厥,造成机体损伤。在发作缓解后迅速将患儿送往医院查明原因,防止再发作。

3) 体温控制:教会家长体温观察和正确的测温方法指导其使用安全的物理降温治疗,如降热贴、温水浴等,根据医嘱正确使用退烧药。

二、儿童急性呼吸困难

(一)概述 呼吸困难是指患者主观上感到空气不足、呼吸费力,客观上表现为呼吸用力、辅助呼吸肌做功,出现呼吸频率、节律、幅度改变等呼吸窘迫的表现。严重时出现低氧、高碳酸血症致急性呼吸衰竭。急性呼吸困难是指病程 3 周以内的呼吸困难。呼吸困难是儿童常见的危重症,有多种原因引起,常危及生命,早期识别恰当处置可降低病死率。

(二)病因与机制 呼吸困难通常因气道、肺部、胸膜、纵隔、胸廓及呼吸肌等的各种疾病引起通气、换气功能障碍,肺通气/血流比例失常,导致缺氧和(或)CO_2 潴留,发生急性呼吸衰竭。根据病因和发病机制分为以下几类。

1. 肺源性呼吸困难 主要是各种呼吸道及肺部疾病导致呼吸道阻力增加,从而引起通气障碍。根据病变部位分为上呼吸道梗阻及下呼吸道梗阻。肺实质病变、呼吸肌疾患,以及一些先天畸形,如脊柱胸廓畸形、膈疝等主要导致肺和胸壁顺应性降低,引起肺换气不足、肺炎、肺水肿、弥漫性肺间质病、肺栓塞等疾病导致肺弥散功能障碍和肺通气/血流比例失常。

2. 心源性呼吸困难 见于各类心脏病如先天性心脏病、心肌病、各种心律失常等,引起左心或右心功能衰竭时,尤以左心功能衰竭时更为显著。大量心包积液也可出现呼吸困难。此外,肺炎、哮喘、肾炎、贫血输液过快等亦可对心功能造成影响,从而出现呼吸困难。

3. 中毒性呼吸困难 各种原因所致代谢性酸中毒时,可使血中 CO_2 升高、pH 降低刺激颈动脉窦、主动脉体等外周化学感受器或直接兴奋刺激呼吸中枢,增加呼吸通气量,表现为深而大的呼吸困难。CO 中毒及亚硝酸盐中毒使机体失去携氧能力导致缺氧而产生呼吸困难;氯化物中毒时影响细胞呼吸作用,导致组织缺氧引起呼吸困难,严重时导致脑水肿抑制呼吸中枢。

4. 血源性呼吸困难 重症贫血休克、高铁血红蛋白血症、硫化血红蛋白血症等患儿,由于红细胞携带氧减少,血氧含量降低刺激呼吸中枢所致。

5. 神经精神性与肌病性呼吸困难 重症脑部疾病包括脑炎、脑肿瘤、脑血管意外等均可以直接累及呼吸中枢,造成换气不足,也可因颅内压升高和供血减少而使呼吸中枢抑制。肌营养不良、重症肌无力危象、急性感染性多发性神经根炎等神经肌肉麻痹也可致通气不足。心理及精神因素,如癔症、高通气综合征等亦可引起呼吸困难。

(三) 临床评估与判断

1. 临床评估　儿童呼吸困难为儿科急危重症之一,病因复杂,表现形式多样。临床细致的病情评估和正确的判断,常常为患儿的抢救治疗赢得机会。可遵循 ABC 原则,注意评估患儿的气道(airway)、呼吸(breathing)、循环(circulation)。初步检查气道通畅情况,吸气性呼吸困难常由上呼吸道梗阻引起,呼气性呼吸困难常由下呼吸道梗阻引起,适当调整患儿的体位以观察患儿呼吸改善情况;观察患儿呼吸频率、节律、三凹征,明确呼吸困难的严重程度。听诊双侧呼吸音,观察双侧胸廓运动是否对称,注意患儿是否存在呼吸窘迫和了解肺部通气情况;注意观察心率、循环反应,注意鉴别中央性紫绀和外周性紫绀。

突然发作的呼吸困难见于气管异物、喉头水肿、气胸、ARDS 等。急性发作的呼吸困难常见于急性喉炎、毛细支气管炎、肺炎、肺不张、积液量迅速增加的胸腔积液或心包积液等。根据患儿的年龄特点进行相关疾病的重点观察,并注意呼吸困难伴随症状。此外,还应关注患儿监护数据,如呼吸频率与节律、体温、心率、SpO_2 等的变化。

2. 实验室检查

(1) 血气分析:血气分析能反映机体的呼吸和代谢功能,是危重患者监测指标的重要内容之一,对呼吸困难的评估与检测具有重要指导意义,并适用于所有年龄的患儿。

(2) 胸部影像学检查:胸部影像学检查对儿童呼吸困难的诊断和治疗有重大的价值。如胸部 X 线检查在肺炎、肺结核、肺水肿、气胸、胸腔积液、肺发育不良等疾病均有特征性表现,对心脏病的诊断亦有一定帮助。胸部 CT 扫描则对胸部弥散性病变及纵隔病变具有重要诊断价值。

(3) 纤维喉镜及纤维支气管镜术:纤维喉镜及纤维支气管镜术在呼吸困难的病因诊断及治疗中非常重要,可直接观察气道及气道黏膜病变,探明肺部病变的原因,可取出气道异物,可行组织病理学、细胞学及病原学检查等,对明确呼吸困难病因及治疗有重要意义。

(4) 心电图、超声心动图检查:有助于诊断心源性呼吸困难。

(四) 急救与护理措施

1. 急性呼吸困难的急救

(1) 监测生命体征变化。

(2) 保持气道通畅:小婴儿置鼻嗅位或自然体位,保持气道开放。清除气道可见异物,或机械吸引排除气道分泌物和(或)吸入物。明确异物吸入的,1 岁以下患儿进行拍背冲胸法排出异物,大于 1 岁患儿给予海姆立克急救法。

(3) 氧气吸入:根据病情和患儿接受程度选用鼻导管、面罩、面托、头罩等方式吸氧。无自主呼吸或呼吸困难失代偿的患儿予球囊加压给氧。

(4) 药物扩张气道:局部雾化吸入激素、静脉使用激素减轻喉部水肿。吸入或静脉使用支气管扩张剂,缓解气道痉挛,改善呼吸困难。

(5) 辅助通气:无创或有创机械通气。符合急性肺损伤或呼吸窘迫综合征的患儿尽早气管插管行人工呼吸机辅助通气。呼吸困难进展迅速者可进行 ECMO 治疗。

(6) 迅速建立液体通路:在快速建立外周或中心静脉通路有困难时,可采用骨髓腔输液。

2. 护理措施

（1）病情观察：评估呼吸困难的程度、症状和体征，评估诱因、伴随症状及用药反应。认真观察患儿的精神状态、面色、神志，患儿烦躁不安可能是机体缺氧的表现。定时测量体温、脉搏、呼吸，脉搏呼吸持续增快，呼吸做功增加提示机体处于缺氧的代偿期。意识模糊、口唇紫绀、鼻翼扇动和三凹征明显，说明患儿缺氧严重。重症患儿应进行心肺监护和 SpO_2 监测，以便及时了解病情变化。

（2）保持气道通畅：舒适体位，采取头高位，以利呼吸，减轻肺部瘀血，并且经常更换体位有利于肺部炎症的消散吸收，减少坠积性肺炎的发生。做好翻身、叩击背部、体位引流等胸部物理疗法，雾化后可促进有效排痰，必要时气道吸引。

（3）环境和休息：保持环境安静，温湿度适宜，室温 18～20 ℃，相对湿度 55％～65％。避免吸入刺激性气体。操作尽量集中进行，减少不良刺激。

（4）氧气治疗：尽量避免患儿哭闹，减少氧的消耗。根据缺氧的程度或动脉血气分析决定氧流量及用氧的时间，进行合理给氧。小儿安全用氧需做到氧浓度可以调节并有监测，吸入氧气必须加温湿化，持续监测患儿氧合情况。

（5）镇静：患儿由于呼吸困难，往往会出现烦躁、哭闹等加重缺氧，可用少量的镇静药物使患儿保持安静，减少氧气消耗，改善缺氧。但切勿用药过量，以免掩盖病情，耽误诊治。所有机械通气患儿均应给予充分镇静。

（6）积极做好原发疾病的护理：呼吸困难的患儿都有原发疾病，如喉炎、肺炎等感染性疾病，在抗感染的同时要对这些原发疾病以及并发症作相应处理，如伴发热，可予以降温贴或及温水擦浴退热，必要时可适当用退热药。

（7）支持治疗及饮食护理：小儿发生急性呼吸困难后，常常影响患儿食欲，出现拒食。呼吸困难患儿进食时应防止食物吸入气道。如果呼吸困难严重，可暂时禁食。呼吸困难增加机体不显性失水，禁食导致水分摄入不够，都易导致患儿脱水，要注意补充营养、能量和水分。观察出入量，保持水、电解质平衡。

（8）健康宣教：向家长详细介绍患儿疾病的发展、诊断治疗的情况以及护理要点，以消除家长的焦虑情绪，恰当地配合治疗护理。指导家长密切关注患儿病情变化，若出现烦躁、面色口唇发绀、呼吸困难加重，应及时通知医护人员。

三、婴幼儿急性腹泻

（一）概述 婴幼儿腹泻（infantile diarrhea）是指由多种病原、多种因素引起的，以大便次数增多和大便性状改变为特点的消化道综合征，重者可引起水、电解质和酸碱平衡紊乱。发病年龄以 6 个月～2 岁多见，其中 1 岁以内者约占半数。一年四季均可发病，但夏秋季发病率最高。病程在 2 周以内的腹泻称为急性腹泻。

（二）病因与机制

1. 消化系统发育不成熟 胃酸和消化酶分泌不足，消化酶活性低，对食物质和量变化的耐受性差。

2. 生长发育迅速 对营养物质的需求相对较多，消化道负担较重。

3. 机体防御功能差 婴儿血液中免疫球蛋白、胃肠道 SIgA 及胃内酸度均较低，对感染的防御能力差。病毒、细菌、真菌等引起肠道内感染。肠道外感染也可因发热及病原体毒素作用使消化功能紊乱导致腹泻。

4. 肠道菌群失调 新生儿出生后尚未建立正常肠道菌群,或因使用抗生素等导致肠道菌群失调,使正常菌群对入侵肠道致病微生物的拮抗作用丧失,而引起肠道感染。

5. 人工喂养 母乳中含有大量体液因子,巨噬细胞和粒细胞溶菌酶、溶酶体等有很强的抗肠道感染作用。家备乳中虽有某些上述成分,但在加热过程中被破坏,而且人工喂养的食物和食具易受污染,故人工喂养儿肠道感染发生率明显高于母乳喂养儿。

导致腹泻发生的机制包括:肠腔内存在大量不能吸收的具有渗透活性的物质(渗透性腹泻)、肠腔内电解质分泌过多(分泌性腹泻)、炎症所致的液体大量渗出(渗出性腹泻)及肠道运动功能异常(肠道功能异常性腹泻)等。但临床上不少腹泻并非由某种单一机制引起,而是多种机制共同作用的结果。不同的病原体感染引起腹泻的发病机制也不完全相同。

下面以病毒性肠炎为例说明婴幼儿腹泻的发病机制,病毒主要侵犯小肠绒毛上皮细胞,使上皮细胞受损脱落而遗留不规则的裸露病变,导致小肠黏膜回收水、电解质能力下降,肠液在肠腔内大量聚集而引起腹泻。肠黏膜上原本存在的绒毛酶如麦芽糖酶、蔗糖酶、乳糖酶均减少,导致吸收功能障碍。由于乳糖及其他双糖不能被消化吸收而滞留在肠内,造成肠黏膜与肠腔渗透压的改变,使液体进入肠腔而造成渗透性腹泻,加重腹泻。

(三)临床评估与判断

1. 临床评估 饮食因素或肠道外感染引起的腹泻,通常症状较轻,起病可急可缓,以胃肠道症状为主,主要表现为食欲不振、腹泻,偶有恶心或呕吐。一般无全身症状。一天大便可达5~10次,每次大便量少、呈黄色或黄绿色粪质不多,水分略多时大便呈"蛋花汤"样,多在数日内痊愈。肠道内感染常引起重症腹泻,起病较急。除有较重的胃肠道症状外,还有明显的水、电解质紊乱及全身中毒症状。具体表现如下。

(1)胃肠道症状:食欲低下,常伴有呕吐,严重者可吐咖啡样液体。腹泻频繁,每天十次至数十次。大便呈黄绿色水样、量多,可有少量黏液,少数患儿也可有少量血便。

(2)水、电解质和酸碱平衡紊乱症状。

1)脱水:由于吐泻丢失体液和摄入量的不足,导致不同程度脱水(表13-5)。由于腹泻时水和电解质两者丧失的比例不同,从而引起体液渗透压的变化,即造成等渗、低渗或高渗性脱水。临床上以等渗性脱水最常见(表13-6)。

表 13-5 急性腹泻病患儿在不同脱水程度时的表现

	轻度	中度	重度
丢失体液占体重比例(%)	3~5	5~10	>10
精神状态	稍差	烦躁易激惹	萎靡、昏迷
皮肤弹性	尚可	差	极差,捏起皮肤恢复≥2 s
口唇	稍干口渴	干燥	明显干燥
眼窝和前囟	稍凹陷	凹陷	明显凹陷
肢端温度	正常	稍冷	四肢厥冷
尿量	稍少	明显减少	无尿
脉搏	正常	稍快	明显增快
血压	正常	正常或稍降	降低或休克

表 13 6 不同性质脱水的临床表现

	低渗性	等渗性	高渗性
原因及诱因	失盐为主	水与电解质丢失大致相同	失水为主
血钠浓度	<130 mmol/L	130～150 mmol/L	>150 mmol/L
口渴	不明显	明显	极明显
皮肤弹性	极差	稍差	尚可
血压	很低	低	正常或稍低
神志	嗜睡或昏迷	精神萎靡	烦躁、易激惹

2）代谢性酸中毒：表现精神萎靡、嗜睡、呼吸深快、口唇樱桃红色，严重者可意识不清、呼气有酮味。

3）低血钾：中、重度脱水患儿都有不同程度的低血钾。表现为神经、肌肉兴奋性降低，如精神萎靡、反应低下、全身无力腱反射减弱或消失；心脏损害，如心率增快、心肌收缩无力、心音低钝、血压降低、心脏扩大、心律失常、心力衰竭、猝死等；肾脏损害，如浓缩功能减低，出现多尿、夜尿、口渴、多饮等。

4）低钙、低镁低磷血症：低血钙（低血镁）时表现为手足搐搦、惊厥；重症低血磷时出现嗜睡、精神错乱或昏迷肌肉、心肌收缩无力等，应注意补充。大多数小儿腹泻缺磷一般不严重，故不需要另外补充磷盐即可恢复。

2. 实验室检查

（1）血常规：白细胞总数及中性粒细胞增多提示细菌感染，寄生虫感染或过敏性腹泻时嗜酸性粒细胞增多。

（2）大便检查：肉眼检查大便的性状如外观、颜色、是否有黏液脓血等；大便常规无或偶见白细胞者多为侵袭性细菌以外的病因引起，大便内有较多的白细胞常由于各种侵袭性细菌感染。大便培养可检出致病菌。大便涂片发现念珠菌孢子及假菌丝有助于真菌性肠炎诊断。疑为病毒感染者应作病毒学检查。

（3）生化检查：血钠测定可了解脱水的性质；血钾测定可了解有无低钾血症；碳酸氢盐测定可了解体内酸碱平衡失调的性质和程度。

（四）急救和护理措施

1. 临床急救 对于重度脱水的患儿需迅速建立静脉通路，如外周静脉或中心静脉通路建立有困难的患儿，可选用骨髓腔输液，以保证液体按计划输入，伴有周围循环衰竭的患儿必须尽快补充血容量，首剂用 2:1 等张液体 20 ml/kg 静脉推注，根据病情可重复使用。补液时按先盐后糖、先浓后淡、先快后慢、见尿补钾的原则补液，严禁直接静脉推注含钾溶液。严格掌握重度脱水的补液原则。

（1）定量：第一天液体总量包括：①累积损失量，即治疗前患儿丢失的液体总量，重度脱水体液丢失 100～120 ml/kg。②继续损失量，即开始治疗后，因吐泻等原因而继续丢失量。在禁食情况下，约 30 ml/(kg·d)。③生理需要量，即维持基础代谢所需要的量，60～80 ml/(kg·d)。

（2）定性：脱水性质决定补液种类。等渗性脱水补 1/2 张含钠液；低渗性脱水补 2/3 张含钠液；高渗性脱水补 1/3～1/5 张含钠液。重度脱水可先用 1/2 张含钠液。

（3）定速：重度脱水患儿半小时内静脉输入生理盐水或 1/2 张含钠液 20 ml/kg，总量≤300 ml，累积损失量应在 8～12 h 补足，以 8～10 ml/(kg·h)速度输注。继续损失量和生理需要量以 5 ml/(kg·h)速度在 12~24 h 内匀速输入。

2. 护理措施

(1) 补充体液，纠正脱水：口服补液适用于轻、中度脱水及无呕吐、能口服的患儿。重度脱水和呕吐较重的患儿需静脉补液。密切观察输液速度，准确记录输液量，根据病情调整输液速度，并了解补液后第一次排尿的时间。

(2) 饮食要求：根据患儿病情合理安排饮食。一般在补充累积损失阶段可暂禁食 46 h(母乳喂养者除外)，腹泻次数减少后，给予流质或半流质，如粥、面条，少量多餐，随着病情稳定和好转，逐步过渡到正常饮食。

(3) 病情观察

1) 监测生命体征：如神志体温、脉搏、呼吸、血压等。体温过高时应给患儿多饮水、擦干汗液、及时更换汗湿的衣服，并予头部冰敷等物理降温。

2) 判断脱水程度：通过观察患儿的神志、精神、皮肤弹性、前囟及眼眶有无凹陷、尿量等临床表现，估计患儿脱水程度。同时观察经过补液后脱水症状是否得到改善。

3) 观察代谢性酸中毒：当患儿呼吸深快、精神萎靡、口唇樱红、血 pH 值下降时积极准备碱性液体，配合医师抢救。

4) 观察低钾血症表现：低血钾常发生在输液脱水纠正时，当患儿出现精神萎靡、吃奶乏力、腹胀、肌张力低、呼吸频率不规则等临床表现时，及时报告医师。

5) 注意大便的变化：观察记录大便的次数颜色、性状，若出现脓血便，伴有里急后重的症状考虑是否有细菌性痢疾的可能，立即送检大便化验，为输液和治疗方案提供可靠的依据。

(4) 控制感染：按医嘱选用针对病原菌的抗生素以控制感染。一般不用止泻药，急性感染性腹泻主要是在毒素作用下，小肠分泌水和电解质增多，与肠道动力学关系不大，止泻药不但无治疗作用，而且延缓肠内容物的排出，可增加毒性产物的吸收，加重病情。严格执行消毒隔离，感染性腹泻与非感染性腹泻患儿应分室居住，护理患儿前后认真洗手，腹泻患儿用过的尿布、便盆应分类消毒，以防交叉感染。

(5) 补锌治疗：由于急性腹泻时大便丢失锌增加、负锌平衡、组织锌减少，补锌治疗有助于改善急性腹泻病和慢性腹泻病患儿的临床预后，减少腹泻复发。推荐急性腹泻患儿进食后即予以补锌治疗。

(6) 基础护理：保持床单位清洁、干燥、平整，及时更换衣裤。每次便后及时更换尿布，用温水冲洗臀部并擦干，保持肛周皮肤清洁、干燥，臀部涂呋锌油或宝婴药膏。严重的尿布疹给予红外线照射臀部每日 2 次，或 1:5 000 高锰酸钾溶液坐浴，每日 2 次；也可用 5% 聚维酮碘(PVP-I)溶液外涂，每日 1~2 次。

(7) 健康教育

1) 向家长解释腹泻的病因、潜在并发症及相关的治疗措施。

2) 指导家长配制和使用 ORS 溶液强调应少量多次饮用，呕吐不是禁忌证。告知家长微生态制剂的服法，水温<37℃；蒙脱石散最好在空腹时服用，每次至少 30~50 ml 温水冲服。

3) 指导合理喂养，宣传母乳喂养的优点，避免在夏季断奶。按时逐步添加辅食，切忌几种辅食同时添加，防止过食、偏食及饮食结构突然变动。注意饮食卫生，教育儿童饭前便后洗手，勤剪指甲，培养良好的卫生习惯。

4) 加强体格锻炼，适当户外活动，注意气候变化，防止受凉或过热。

5) 避免长期滥用广谱抗生素。

第四节　老　年　人　群

人的生命周期是一个生物、心理、社会各方面的动态发展变化过程,可以划分为若干个年龄阶段。其中,成年人可以分为青年期、中年期和老年期,老年期是人生的最后阶段。

老年人的界定:WHO对老年人年龄的划分有两个标准,在发达国家将65岁以上人群定义为老年人,而在发展中国家则将60岁以上人群称为老年人。

一、老年人群特点

(一)人口学特点

(1)病情危重,病死率高,比例逐年升高,呈上升趋势。

(2)出现不明原因的,最后没有确诊的病例在逐渐增高。

(3)发病后就诊时间晚,在急诊的就诊时间明显多于年轻人。

(4)男性死亡人数所占比例高于女性;夜晚死亡人数高于白天;冬季死亡人数最多,秋季死亡人数最少。

(二)生理特点

1. 神经系统

(1)运动知觉功能下降,记忆力和认知功能减退,反应迟钝,肌力减弱,动作协调能力下降。

(2)反射功能减弱或消失。

2. 呼吸系统　气道整体防御功能下降,易发生吞咽障碍、呛咳和误吸,肺活量减少,通气功能和换气效率降低。

3. 循环系统

(1)心功能改变:心肌收缩力减弱,心排血量减少,易发生心律失常、心绞痛、心肌梗死。

(2)血管改变:动静脉壁增厚、变硬、弹性下降、管腔狭窄,毛细血管通透性下降。

4. 消化系统

(1)食管:①黏膜萎缩而易发生吞咽困难。②下括约肌松弛而易发生反流性食管炎。

(2)胃:①胃酸分泌减少,使幽门螺杆菌(Helicobacter pylori,HP)感染率明显增高。②胃蠕动减慢,排空时间延长。

(3)大肠:①黏液分泌减少,蠕动减弱,易发生便秘。②肛门括约肌张力降低,易致大便失禁。

(4)肝脏:肝功能减退,对有毒物质和药物的清除率降低。

(5)胆道:胆汁减少而黏稠,易发生结石。

(6)胰腺:分泌胰岛素的生物活性下降,易发生老年糖尿病。

5. 泌尿系统　肾脏功能下降,易致水钠潴留,膀胱括约肌收缩无力,易发生尿频、尿急或尿失禁。因尿道抗菌能力减弱,老年女性易患泌尿系统感染。

6. 内分泌系统

(1)甲状腺激素生成减少,老年人基础代谢率及耗氧量降低。

(2)血中甲状旁腺激素逐渐升高,动员骨钙释放入血,最终形成老年骨质疏松。

(3)肾上腺皮质激素分泌减少,导致老年人对应激的反应能力以及对水、电解质代谢平衡的调节能力下降。

(4) 胰岛萎缩,胰岛素受体数减少,机体对胰岛素的敏感性下降。

(5) 代谢功能总能量消耗减少,糖耐量降低,蛋白质分解代谢加强,钙吸收减少。

7. **血液系统**　骨髓造血功能逐渐降低,血液有形成分发生变化,易发生缺氧、凝血功能异常及细胞及体液免疫功能低下。

8. **运动系统**

(1) 骨骼:骨质萎缩,骨量减少。

(2) 关节:发生退行性变化,活动受限。

(3) 肌肉:力量减弱,易致动作迟缓、笨拙和步态不稳。

9. **感官系统**

(1) 皮肤:①对冷、热、痛、触觉等反应迟钝。②排泄和体温调节功能降低。③皮肤抵抗力下降,易受刺激损伤而出现压力性损伤。

(2) 眼和视觉:①出现老视。②眼压升高,易诱发青光眼。

(3) 耳及听觉:听力敏感度下降,出现老年型耳聋。

(4) 味觉嗅觉:功能减退,敏感性降低。

(5) 触觉:对温度、压力、疼痛等感受减弱,耐寒能力差。

(三) 心理特点　多数患者有慢性病,长期忍受病痛折磨,由于疾病反复发作产生多疑恐惧、悲观失望,易产生孤独、寂寞的病态心理,情绪变化常见有消极、烦躁、抑郁等。

二、老年人疾病特点

老年病(elderly disease)是指在老年群体中发病率明显增高的疾病。老化本身就是多种老年病的危险因素,故与增龄相关的老年病随着人口的老龄化逐年增多。而急诊就诊老年人病情复杂,且常合并多种疾病,因此严重威胁着老年人的生存和生活质量。

(一) 流行病学特点

1. **疾病谱的特点**　在我国,老年患者急诊就诊的前 5 位病种依次是心脏病、脑血管病、骨折、高血压、慢性支气管炎。外科病例中急性阑尾炎所占比例最大,然后依次为急性肠梗阻、急性胆囊炎。

2. **死因特点**　急诊入院老年病患者不同死因疾病病死率依次为恶性肿瘤、脑血管病、心血管病、颅内损伤、糖尿病。相关资料分析还发现,老年人的死因顺位随着增龄而发生变化,其中,60~69 岁者的首位死因为恶性肿瘤;70~84 岁为脑血管病;≥84 岁为心血管病;肺部感染则为百岁以上老人的首位死因。

(二) 急诊老年病的临床特征

(1) 起病隐匿,临床表现不典型,漏诊或误诊可能性大。

(2) 病种多样,病情复杂。

(3) 耐受性和抵抗力差,药物效果差,病情发展变化迅速。

(4) 并发症和后遗症多。

(5) 病程长、恢复慢且治愈率低,致残率和死亡率高。

三、老年人跌倒风险与预防

跌倒(fall)是一种不能自我控制的意外事件,指个体突发的、不自主的、非故意的体位改变,跌落在地面或更低的平面上。国际疾病分类(CD-10)将跌倒分为两类:①从一个平面至另一个平面的跌落。②同一平面的跌倒。

老年人跌倒发生率高,是老年人伤残和意外死亡的最主要原因之一。WHO指出,每年大约有30% 65岁以上的居家老人发生过跌倒,15%发生2次以上,住院老年患者和老年护理院中每年分别有20%和40%的跌倒发生率。在美国,跌倒为老年人死因的第6位,占老年人意外死亡人数的2/3;在我国,跌倒是65岁以上老年人的首位意外伤害。跌倒严重威胁着老年人的身心健康,因此如何正确识别和评估跌倒的危险因素以及预防跌倒的发生成为重中之重。

(一) 老年人跌倒的危险因素

1. 内在因素　占45%。

(1) 生理因素

1) 神经系统:由于感觉迟钝,反应时间延长,导致平衡能力、协同运动能力降低,使跌倒危险性增加。

2) 感觉系统:老年人的视力、视觉分辨力下降,听力减退,触觉退行性改变导致平衡能力降低,增加跌倒危险性。

3) 运动系统:老年人肌肉萎缩,肌力减退,导致步态稳定性下降而易引发跌倒。

(2) 病理因素

1) 神经系统疾病:痴呆、脑卒中、帕金森病、癫痫发作。

2) 心血管疾病:直立性低血压、小血管缺血性病变、心律失常、心肌梗死、心力衰竭。

3) 眼部及耳部疾病:白内障、青光眼、耳部感染、迷路炎、失聪。

4) 运动系统疾病:骨质疏松、关节炎、足部疾病、足或脚趾畸形。

5) 晕厥:①情绪低落、过度劳累时引起的血管减压性晕厥。②血压下降性晕厥。③低血糖性晕厥。④颈动脉瘤引起的颈动脉窦性晕厥。⑤前列腺肥大引起的排尿性晕厥。

6) 其他:眩晕、感染、肺炎、贫血、脱水、低氧血症、消化道出血等。

(3) 心理因素:沮丧、焦虑、抑郁、个性好强和害怕跌倒的心理均可增加跌倒的危险。

(4) 药物因素:研究发现,50%老年人的跌倒与不正确的用药有关,这些药物可影响老年人的意识、精神、步态和血压,从而增加跌倒发生率。

1) 精神类药物:抗焦虑药、抗抑郁药、抗惊厥药、镇静安眠药。

2) 心血管药物:降压药、利尿药、血管扩张药。

3) 其他:降糖药、镇痛药、抗组织胺类药、抗帕金森药、抗感冒药等。

2. 外在因素　占39%。

(1) 环境因素:居家老年人的跌倒50%由环境因素所造成,包括室内和户外两方面因素。

1) 室内因素:一般来说,老年人跌倒多发生于室内,1/3在卧室,其次是门口、浴室、厨房和楼梯等。

2) 户外因素:①路面泥泞过滑、过陡或不平,台阶和人行道缺乏修缮。②路面行人和车辆过多、拥挤。③雨雪天气。

(2) 社会因素:老年人的教育和收入水平、卫生保健水平、与社会的交往和联系程度等都会影响其跌倒的发生。

(二) 跌倒危险因素的评估　评估的目的在于筛选出跌倒的危险因素,进行干预,进而消除或减少危险因素。文献报道,有跌倒史的老年人再次发生跌倒的机会比从未跌倒过的老年人高出4倍。因此,有效评估是预防老年人跌倒和再次跌倒的关键。

1. 病史评估

(1) 老年人既往病史、用药史、既往跌倒史。

(2) 此次跌倒前的症状和过程。

(3) 有无害怕跌倒的心理。

2. 体格检查 包括生命体征、神经系统、感官系统、骨骼、关节、肌肉系统、心血管系统和营养状态等。

3. 实验室检查 根据引起跌倒的潜在系统疾病选择相应的检查项目。

4. 认知和情感状态的评估 认知和情感的改变会使老年人跌倒的危险性增加。认知能力常用的评估量表有简易智力状态检查(mini-mental state examination，MMSE)和简易心智状态问卷(short portable mental state questionnaire，SPMSQ)，情绪状态的评定常用老年抑郁量表(the geriatric depression scale，GDS)。

5. 环境危险因素评估 评估项目可参照老年人跌倒危险因素中的环境因素。

6. 平衡功能的评定 平衡感的减退是老化过程的重要指标之一，因此要运用系统的评价方法评估老年人的平衡功能状态，主要有临床观察法、量表评定法和仪器评定法。

(1) 临床观察法：包括跪位平衡反应、坐位平衡反应、站立位平衡反应、跨步反应和活动。

(2) 量表评定法：包括 Beg 平衡量表、Tinetti 量表和"站起一走"计时测试。

(3) 仪器评定法：采用平衡测量仪评定受检者的静态和动态平衡功能。

7. 步行能力评定 常用方法有 Hoffer 步行能力分级(表 13-7)和 Holden 步行功能分类(表 13-8)。

表 13-7 Hoffer 步行能力分级

分级	评定标准
Ⅰ 不能步行(nonambulator)	完全不能步行
Ⅱ 非功能性步行(nonfunctional ambulator)	借助于膝—踝—足矫形器(KAFO)手杖等能在室内行走，又称治疗性步行
Ⅲ 家庭性步行(household ambulator)	借助于踝—足矫形器(AFO)手杖等能在室内行走自如，但在室外不能长时间行走
Ⅳ 社区性步行(community ambulator)	借助于 AFO、手杖或独立可在室外和社区内行走散步、去公园、去诊所购物等活动，但时间不能持久，如需要离开社区、长时间步行仍需坐轮椅

表 13-8 Holden 步行功能分类

级别	表现
0级:无功能	患者不能走，需要轮椅或 2 人协助才能走
Ⅰ级:须大量持续性的帮助	须使用双拐或 1 个人连续不断地搀扶才能行走或保持平衡
Ⅱ级:须少量帮助	能行走但平衡不佳，不安全，须 1 人在旁给予持续或间断地接触身体的帮助或须使用膝—踝—足矫形器(KAFO)、踝—足矫形器(AFO)单拐、手杖等以保持平衡和保证安全
Ⅲ级:须监护或语言指导	能行走，但不正常或不够安全，须 1 人监护或用语言指导，但不接触身体
Ⅳ级:平地上独立	在平地上能独立行走，但在上下斜坡、不平的地面上行走或上下楼梯时仍有困难，须他人帮助或监护
Ⅴ级:完全独立	在任何地方都能独立行走

8. 跌倒评估量表 常用有 Morse 跌倒评估量表(Morse fall scale,MFS)和 HendrichⅡ跌倒因素模型量表(HendfichⅡ fall risk model,HFRM)。研究表明,MFS 筛查的高危患者多于 HFRM,且 MFS(表 13-9)对跌倒的预测效果较 Berg 平衡量表好。

表 13-9 MFS

项目	评分标准
患者曾跌倒(3 个月内)/视觉障碍	没有=0 有=25
超过一个医学诊断	没有=0 有=15
使用助行器具	没有需要=0 完全卧床=0 护士扶持=0 丁形拐杖/手杖=15 学步车=15 扶家具行走=30
静脉输液/置管/使用药物治疗	没有=0 有=20
步态	正常=0 卧床=0 轮椅代步=0 乏力/≥65 岁/体位性低血压=10 失调及不平衡=20
精神状态	了解自己能力=0 忘记自己限制/意识障碍/躁动不安/沟通障碍/睡眠障碍=15
得分	总分>125 分,评分>45 分确定为跌倒高风险;25~45 分为中度风险;<25 分为低风险,得分越高表示跌倒风险越大

(三) 跌倒的预防

(1) 正确评估老年人跌倒的危险因素,包括病史评估、体格检查、实验室检查、认知和情感状态、平衡功能和步行能力评定。

(2) 改善老年人的生活环境。

(3) 治疗引起跌倒的疾病并合理用药。

(4) 对于有跌倒恐惧、消极心理的老年人给予心理支持,要帮助他们分析原因,并及时制订护理计划,克服这种心理状态。

(5) 健康指导:增强防跌倒意识,选择适当的辅助工具,合理膳食,合理运动,以及调整生活方式。

第五节 无名氏人群

无名氏是指临床上接诊到意识不清、无法正常进行沟通、无亲人或知情人陪护的患者,或不能提供证明身份证件,表达不清姓名、年龄、住址,暂时可确认为无名氏患者。随着经济的发展,人口流动性增大,生活节奏快,交通事故伤害也逐渐增多,临床上"无名氏"也有增多的趋势。

(一) 无名氏的特点

(1) 难以提供身份信息,无法确认身份。

(2) 沟通障碍或意识不清,既往史、病程起因及经过无法描述。

(二) 管理措施

(1) 接诊时与"120"的医师及出警的民警一起做好登记,登记患者出事地点、由因、出警人员的部门及民警的联系方式。保留取证,收取无名氏患者身上的各种证件、手机号、字条等,以便联系患者的家属,对于贵重物品做好登记,两人核对,由护士长保管。其他物品应统一装好封存,贴上标签,注明出事时间、地点、病情等,以利家属认领。

(2) 汇报请示接诊患者后及时报告院总值班及医务科,请示领导批准,签字开通绿色通道,为患者提供暂时的抢救药物,急诊检查与化验,甚至血液的供给,争取患者的抢救时间和物质支持。

(3) 积极抢救,细心观察本着"尊重患者生命价值"的原则,对"120"送急诊科的外伤重症患者,直接入 EICU,由医护人员按危重症患者抢救流程进行抢救,对需要手术、特殊治疗的患者,由总班签字决定,这样就不会因为没有钱或没有家属签字而耽误患者的抢救时机。对住院或留院观察的患者,做到密切观察生命体征、意识、瞳孔的变化,引流液的量和颜色,及时做好记录,并加强与医师协作、沟通,确保护理记录的准确性,保证与病程记录的一致性。做好床头交接,保证护理质量及护理安全,避免医疗纠纷的发生。

(4) 对安全隐患的预见性措施:对意识不清,躁动的患者要及时使用床挡、护栏,防止坠床,使用约束带的患者,注意观察约束肢体的血运、局部皮肤有无擦伤;精神异常的患者外出需要跟随防止走失。使用易过敏的药物时,密切观察药物反应和效果。同时,护理人员要主动关注患者的检查结果,有异常及时向医师汇报,并及时准确地执行医嘱。

(5) 预防护理并发症的发生

1) 保持呼吸道通畅:意识不清的患者,应头偏向一侧,及时有效地清除呼吸道分泌物,对痰液黏稠的患者遵嘱行气道雾化。同时,做好翻身、扣背、体位引流,防止坠积性肺炎和(或)肺不张的发生。

2) 做好皮肤护理,保持床单元整洁、干燥,建立翻身卡,必要时使用气垫床,以防压力性损伤的发生,同时保持患者舒适体位,做好各管道的护理,观察引流管的通畅和固定情况。

3) 做好生活护理,确保患者在院没有家属期间的温饱。

(6) 多方寻找线索:收集患者身上的各种证件,特别是手机里的号码,及时与家属联系。只要身上有手机的患者都能在短时间内找到家属,对没有线索、交流障碍、昏迷不醒的患者,通过公安部门,根据患者口音进行查找,通过民政局,加大媒体宣传,请求社会各界支持。

(周丽金)

参 考 文 献

[1] 周秀华. 急救护理学[M]. 2 版. 北京：科学技术出版社，2002.

[2] 于学忠. 急救护理学[M]. 北京：中国协和医科大学出版社，2000.

[3] 胡月娟. 护佐训练指导[M]. 北京：科学技术文献出版社，2000.

[4] 彭刚艺. 急重症护理学[M]. 北京：人民军医出版社，2001.

[5] 王一镗. 现代临床急诊医学[M]. 北京：中国医药科技出版社，2002.

[6] 王雪. 现代急诊护理手册[M]. 北京：北京医科大学出版社，2000.

[7] 薛善富，袁凤华. 围术期护理学[M]. 北京：科学技术文献出版社，2001.

[8] 张稚君. 手术室工作全书[M]. 北京：北京科学技术出版社，2001.

[9] 杨晓秋，孟庆义. 高级急诊护理教程[M]. 北京：海洋出版社，2000.

[10] 周立. 危重症急救护理程序[M]. 北京：人民军医出版社，2008.

[11] 陶红. 急救护理学难点分析与试题解析[M]. 上海：第二军医大学出版社，2003.

[12] 张伟英. 实用重症监护护理[M]. 上海：上海科学技术出版社，2005.

[13] 秦桂玺，阎明. 危急重症病与急救[M]. 北京：人民卫生出版社，2005.

[14] 王志红，周兰姝. 危重症护理学[M]. 北京：人民军医出版社，2004.

[15] 王丽华. 实用 ICU 护理及技术[M]. 北京：科学出版社，2008.

[16] 李国荣. 急重症护理学[M]. 上海：同济大学出版社，2008.

[17] 冯玉玲. 危重症护理专业规范化培训教程[M]. 北京：人民出版社，2006.

[18] 曾俊，任辉. 实用手术室护理学[M]. 北京：北京科学技术出版社，2007.

[19] 宋烽，王建荣. 手术室护理管理学[M]. 北京：人民军医出版社，2004.

[20] 王淑梅，殷立新. 新药临床应用手册[M]. 北京：人民卫生出版社，2006.

[21] 亓月琴. 手术室护理管理与操作规范手册[M]. 北京：清华大学出版社，2009.

[22] 钱蒨健，周嫣. 实用手术室护理[M]. 上海：上海科学技术出版社，2005.

[23] 蒋红. 神经外科围手术期的临床护理[M]. 上海：复旦大学出版社，2006.

[24] 魏革，刘苏君. 手术室护理学[M]. 北京：人民军医出版社，2002.

[25] 李思. 手术室专科护理[M]. 长沙：湖南科学技术出版社，2010.

[26] 张鉴，魏爱英，李彦博. 药物不良反应与合理应用[M]. 济南：山东科学技术出版社，2001.

[27] 张石革. 新药临床药理与应用手册[M]. 北京：化学工业出版社，2007.

[28] 李奇林，蔡学全，宋广刚. 全科急救学[M]. 北京：军事科学技术出版社，2001.

[29] 王鸿利. 实验诊断学[M]. 北京：人民卫生出版社，2006.

[30] 林惠凤. 实用血液净化护理[M]. 上海：上海科学技术出版社，2005.

[31] 魏江磊. 内科危急重症抢救程序[M]. 北京：科学出版社，2006.

[32] 中华人民共和国国家卫生和计划生育委员会. 急诊专业医疗质量控制指标（2015 版）[S]. 国卫办医函
    [2015]252 号.

[33] 金静芬，刘颖青. 急诊专科护理[M]. 北京：人民卫生出版社，2018.

[34] 张波，桂莉. 急危重症护理学[M]. 2 版. 北京：人民卫生出版社，2019.

[35] 赵剡. 急诊分诊指南[M]. 武汉：武汉大学出版社，2013.

[36] 黄伟明. ECMO 实用手册[M]. 北京：人民卫生出版社，2014.

[37] 杨峰，王粮山. 成人体外膜氧合循环辅助专家共识[J]. 中华重症医学电子杂志，2018，4(2)：114－122.

[38] 龙村，侯晓彤，赵举. ECMO 体外膜肺氧合[M]. 2 版. 北京：人民卫生出版社，2016.

[39] 龙村. 体外循环手册[M]. 2 版. 北京：人民卫生出版社，2006.

[40] 王庆梅，吴亿. 血液净化专科护士培训教材[M]. 北京：军事医学科学出版社，2015.

[41] 孙仁华，黄东胜. 重症血液净化学[M]. 浙江：浙江大学出版社，2015.

[42] 上海市护理学会. 实用血液净化护理[M]. 2 版. 上海：上海科学技术出版社，2016.

［43］王春英,房君,陈瑜,等.实用重症护理技术操作规范与图解［M］.浙江:浙江大学出版社,2017.

［44］黄俊蕾,赵娜,李丽沙,等.新编实用临床与护理［M］.青岛:中国海洋大学出版社,2019.

［45］金静芬,刘颖青.急诊专科护理［M］.2版.北京:人民卫生出版社,2019.

［46］黄东胜,杨向红.危急重症急救技术规范和实践［M］.浙江:浙江大学出版社,2017.

［47］王昌芳,张斌.局部枸橼酸抗凝用于重症患者血液净化的研究进展［J］.中国现代医药杂志,2016,18(9):95-97.

［48］刘翠琴.ECMO联合CRRT抢救ICU危重患者的护理效果分析［J］.中外医学研究,2018,16(21):75-76.

［49］张海波,孟旭,韩杰,等.危重症心脏外科患者的ECMO辅助技术与IABP、CRRT、呼吸机的相互配合治疗策略［J］.中华胸心血管外科杂志,2014,30(2):71-75.

［50］王培昌.危急值报告若干问题的商榷［J］.中华检验医学杂志,2013,36(2):117-122.

［51］曾蓉.我国实验室重要质量指标:危急值与报告周转时间的研究与分析［D］.北京:北京协和医学院,2012.

［52］检验危急值在危急重临床应用的专家共识组.检验危急值在危急重临床应用的专家共识(成人)［J］.中华急诊医学杂志,2013,22(10):1084-1089.

［53］薛恩生.超声医学专业质量管理控制指标专家共识(2018年版)解读及应用［J］.中华医学超声杂志(电子版),2019,16(5):327-328.

［54］国家卫生计生委.卫生计生委关于加强母婴安全保障工作的通知［EB/OL］.［2017-07-31］.http://www.gov.cn/gongbao/content/2018/content_5265003.htm.

［55］中华医学会儿科学分会神经学组.热性惊厥诊断治疗与管理专家共识(2017实用版)［J］.中华实用儿科临床杂志,2017,32(18):1379-1382.

［56］中国医院协会.中国医院协会患者安全目标(2017版)［EB/OL］.［2016-12-26］.http://www.cha.org.on/plus/view.php?aid=15131.